E. PISAR

Bildgebende Diagnostik in der Neurologie

Heinz-Walter Delank und Lothar Heuser

Bildgebende Diagnostik in der Neurologie

255 Einzelabbildungen

Ferdinand Enke Verlag Stuttgart 1995

Univ. Professor Dr. med. HEINZ-WALTER DELANK
em. Direktor der Neurologischen Universitätsklinik
der Berufsgenossenschaftlichen Krankenanstalten
„Bergmannsheil" Bochum
D-44789 Bochum

Univ. Professor Dr. med. LOTHAR HEUSER
Direktor des Instituts für Radiologie und Nuklearmedizin
der Ruhr-Universität Bochum
Knappschaftskrankenhaus Langendreer
D-44892 Bochum

Die Deutsche Bibliothek – CIP-Einheitsaufnahme

Delank, Heinz-Walter:
Bildgebende Diagnostik in der Neurologie / Heinz-Walter
Delank und Lothar Heuser. – Stuttgart : Enke, 1995
   ISBN 3-432-26331-7
NE: Heuser, Lothar:

Wichtiger Hinweis:

Wie jede Wissenschaft ist die Medizin ständigen Entwicklungen unterworfen. Forschung und klinische Erfahrung erweitern unsere Erkenntnisse, insbesondere was Behandlung und medikamentöse Therapie anbelangt. Soweit in diesem Werk eine Dosierung oder eine Applikation erwähnt wird, darf der Leser zwar darauf vertrauen, daß Autoren, Herausgeber und Verlag große Sorgfalt darauf verwandt haben, daß diese Angabe dem **Wissensstand bei Fertigstellung des Werkes** *entspricht.*

Für Angaben über Dosierungsanweisungen und Applikationsformen kann vom Verlag jedoch keine Gewähr übernommen werden. ***Jeder Benutzer ist angehalten,*** *durch sorgfältige Prüfung der Beipackzettel der verwendeten Präparate und gegebenenfalls durch Konsultation eines Spezialisten festzustellen, ob die dort gegebene Empfehlung für Dosierungen oder die Beachtung von Kontraindikationen gegenüber der Angabe in diesem Buch abweicht. Eine solche Prüfung ist besonders wichtig bei selten verwendeten Präparaten oder solchen, die neu auf den Markt gebracht worden sind.* ***Jede Dosierung oder Applikation erfolgt auf eigene Gefahr des Benutzers.*** *Autoren und Verlag appellieren an jeden Benutzer, ihm etwa auffallende Ungenauigkeiten dem Verlag mitzuteilen.*

Geschützte Warennamen (Warenzeichen®) werden *nicht* immmer besonders kenntlich gemacht. Aus dem Fehlen eines solchen Hinweises kann also nicht geschlossen werden, daß es sich um einen freien Warennamen handelt.

Das Werk, einschließlich aller seiner Teile, ist urheberrechtlich geschützt. Jede Verwertung ist ohne Zustimmung des Verlages außerhalb der engen Grenzen des Urheberrechtsgesetzes unzulässig und strafbar. Das gilt insbesondere für Vervielfältigungen, Übersetzungen, Mikroverfilmungen und die Einspeicherung und Verarbeitung in elektronischen Systemen.

© 1995 Ferdinand Enke Verlag, P.O. Box 300366, D-70443 Stuttgart – Printed in Germany
Satz und Druck: Druckhaus Götz GmbH, D-71636 Ludwigsburg
Filmsatz 10/11 Times, CCS-Textline (Linotronic 630)

In Dankbarkeit für
Nora und Sabine

Vorwort

Dank einer raschen technologischen Weiterentwicklung der bildgebenden Verfahren sind auch für die Diagnostik neurologischer Erkrankungen Fortschritte erzielt worden, die noch vor wenigen Jahren kaum denkbar gewesen wären. Moderne Untersuchungsmethoden liefern dem Neurologen am Krankenbett oftmals erst die entscheidenden und wegweisenden Hilfen zur ursächlichen Abklärung von Krankheitserscheinungen. Andererseits sieht sich der Arzt in Praxis und Klinik heute einer steigenden Zahl, zum Teil miteinander konkurrierender bildgebender Methoden mit anschwellender Bilderflut gegenüber, die ihn in seinem diagnostischen Bemühen nicht selten mehr verwirrt als fördert. Der wachsende Irrglaube, nur noch in Bildern könnten Kranke für uns Ärzte in ihrem Kranksein „durchschaubar" werden, hat sich fast zu einer Ikonomanie und einem blinden Vertrauen in die „Apparatemedizin" ausgeweitet.

Diese Situation und die vom Gesetzgeber auferlegten Zwänge, mit kostenbewußtem Handeln die medizinische Versorgung wirtschaftlicher zu gestalten, drängen auch den klinisch tätigen Arzt dazu, Erfahrungen im Umgang mit radiologischen Methoden zu erwerben, die Indikationen auf ihre Bedeutung für Diagnose, Therapie und Prognose des jeweiligen Krankheitsbildes zu hinterfragen und die Befunde kritisch zuzuordnen. Statt eines stufenweisen Einsatzes verschiedener Modalitäten, der immer zeit- und kostenintensiv sein muß, sollte in einer modernen Medizin dasjenige Verfahren a priori eingesetzt werden, das bei der gegebenen Fragestellung die weitestgehende Aussage trifft und darüber hinaus auch noch die für die Therapie relevanten Informationen liefert. Bei konkurrierenden Methoden mit gleicher Aussage, wie dies z. B. für Computertomographie und Magnetresonanztomographie für eine ganze Reihe von Fragestellungen gilt, sollte grundsätzlich das schneller verfügbare oder kostengünstigere Verfahren zur Anwendung kommen.

Zu dieser Problematik einen Beitrag zu liefern, ist die Zielsetzung des vorliegenden Buches. Dem Leser sollen die Erfahrungen aus jahrelanger klinischer Zusammenarbeit vermittelt werden in Form von praktisch nutzbaren Leitlinien zu einem streng problemorientierten Einsatz herkömmlicher und moderner neuroradiologischer Untersuchungsverfahren.

Das unverzichtbare Korrektiv jeder radiologischen Bildinterpretation ist die klinische Symptomatik. Bildbefunde allein liefern nur in Ausnahmefällen klinische Diagnosen. Demzufolge sind allen Krankheitsbildern kurze Darstellungen der wichtigsten klinischen Symptome vorangestellt. Kurz skizziert wurden dabei auch die wesentlichen pathomorphologischen Gegebenheiten, soweit diese für das Verständnis ihrer neuroradiologischen Korrelate Bedeutung haben. Ausgehend von einzelnen neurologischen Erkrankungen sind die sie charakterisierenden Bildkriterien beschrieben, zum Teil mit Bildwiedergaben veranschaulicht, und in ihrem klinisch-diagnostischen Aussagewert interpretiert.

Bedingt durch das vorgegebene Konzept des Buches mußte die Gesamtausstattung mit Bildern allerdings auf die wichtigsten Krankheitsbilder beschränkt bleiben. Desgleichen ließen sich gewisse „Lücken und Unvollständigkeiten" in der textlichen Darstellung nicht völlig vermeiden.

Herzlicher Dank gilt den Mitarbeitern des Instituts für Radiologie und Nuklearmedizin der Ruhr-Universität Bochum im Knappschaftskrankenhaus Bochum-Langendreer, vor allem Herrn Dr. ANDREAS FALK, die unsere Arbeit beim Sammeln der Bilder, deren Auswahl und auch bei der Fahnenkorrektur mit großem Fleiß und gewissenhafter Sorgfalt unterstützt haben. Dankbar entgegengenommen haben wir auch die Hilfe von Herrn Prof. Dr. OTTO SPANKE, der ebenso sorgfältig wie fachkundig die Druckfahnen durchgelesen und korrigiert hat. Sehr zu danken haben wir ferner Frau ELLI HENNING und Herrn stud. jur. OLAF HEUSER für die mühevollen zeit-, häufig auch freizeitaufwendigen Schreibarbeiten. Schließlich gebührt ein besonderer Dank dem Enke Verlag für die Ausstattung des Buches, insbesondere Frau Dr. MARLIS KUHLMANN und Frau Dr. RENATE REUTTER sowie ihren Mitarbeitern, die mit großer Geduld und Umsicht unsere Arbeit begleitet, und dadurch unsere Mühen wesentlich erleichtert haben.

Januar 1995, HEINZ-WALTER DELANK, LOTHAR HEUSER

Inhalt

Hirnerkrankungen

1 Angeborene und perinatal erworbene Schäden des Hirns und seiner Hüllen 2

- 1.1 **Supratentorielle Fehlbildungen** 2
  - 1.1.1 Anenzephalie 2
  - 1.1.2 Holoprosenzephalie 3
  - 1.1.3 Agenesie und Zysten des Septum pellucidum 4
  - 1.1.4 Agenesie des Corpus callosum 5
  - 1.1.5 Lissenzephalie 6
  - 1.1.6 Zephalozelen 7
- 1.2 **Infratentorielle Fehlbildungen** 8
  - 1.2.1 Dandy-Walker-Syndrom 8
  - 1.2.2 Arnold-Chiari-Malformation 10
- 1.3 **Natale und perinatale Hirnerkrankungen** 12
  - 1.3.1 Hypoxisch-ischämische Läsionen bei Neugeborenen 12
  - 1.3.2 Intrakranielle Blutungen bei Neugeborenen 13
  - 1.3.3 Neonatale Leptomeningitiden und Meningoenzephalitiden 15
- 1.4 **Zerebro-vaskuläre Dysplasien** 16
  - 1.4.1 Arterio-venöse Angiome 16
  - 1.4.2 Angioma racemosum 17
  - 1.4.3 Aneurysma der Vena cerebri magna (Galeni) 17
- 1.5 **Mißbildungstumoren** 19
- 1.6 **Pathologische Veränderungen der Liquorräume** 19
  - 1.6.1 Hydrozephalus beim Frühreifen und Neugeborenen 19
  - 1.6.2 Drainierter Hydrozephalus 20
  - 1.6.3 Arachnoidalzysten und glioependymale Zysten 21
  - 1.6.4 Subduralergüsse 22
- 1.7 **Phakomatosen (Neurokutane Dysplasien)** 22
  - 1.7.1 Neurofibromatose 22
  - 1.7.2 Tuberöse Sklerose (Morbus Bourneville-Pringle) 24
  - 1.7.3 Enzephalo-trigeminale Angiomatose (Sturge-Weber-Syndrom) 26
  - 1.7.4 von-Hippel-Lindau-Krankheit (Retino-zerebellare Angioblastose 27

2 Schädel-Hirn-Trauma 29

- 2.1 **Schädelfrakturen** 30
  - 2.1.1 Kalottenfrakturen 31
  - 2.1.2 Schädelbasisfrakturen 31
  - 2.1.3 Gesichtsschädelfrakturen 34
- 2.2 **Traumatische intrakranielle Hämatome** 37
  - 2.2.1 Epidurales Hämatom 37
  - 2.2.2 Subdurales Hämatom 39

2.2.3	Kontusionsblutung und intrazerebrales Hämatom	41
2.2.4	Diffuses axonales Trauma	43
2.3	**Posttraumatische Hirnschwellung**	44
2.4	**Offene Hirnverletzungen**	46
2.4.1	Schädelverletzungen mit Duraläsionen	46
2.4.2	Schußverletzungen	47
2.5	**Verletzungen der A. carotis**	48
2.5.1	Traumatische Karotisthrombose	48
2.5.2	Karotis-Sinus-cavernosus-Fistel	48

3 Erregerbedingte, entzündliche Erkrankungen des Gehirns und der Hirnhäute ... 51

3.1	**Meningitiden**	51
3.1.1	Akute eitrige (bakterielle) Meningitiden	51
3.1.2	Spezifische Meningitiden	52
3.1.3	Nichteitrige Meningitiden	53
3.2	**Enzephalitiden**	54
3.2.1	Herpes simplex-Enzephalitis	55
3.2.2	Subakute sklerosierende Pan-Enzephalitis (SSPE)	57
3.2.3	Subakute AIDS-Enzephalopathie	58
3.2.4	Toxoplasma-Enzephalitis	58
3.2.5	Metastatische Herd-Enzephalitiden bei Wurmerkrankungen	59
3.2.6	Zytomegalie-Enzephalitis	61
3.2.7	Embolische, bakterielle Herdenzephalitis	62
3.2.8	Neurosyphilis	62
3.3	**Subakute spongioforme Enzephalopathien**	64

4 Demyelinisierende Erkrankungen ... 65

| **4.1** | **Multiple Sklerose** | 65 |

5 Vaskuläre Hirnerkrankungen ... 68

5.1	**Akute zerebrale Durchblutungsstörungen**	68
5.1.1	Ischämischer Hirninsult	68
5.1.2	Intrazerebrale Blutung (ICB)	77
5.1.3	Subarachnoidalblutung (SAB)	78
5.1.4	Hirnvenenthrombosen	82
5.2	**Subakut-chronische zerebrale Durchblutungsstörungen (vaskuläre Enzephalopathien)**	85
5.2.1	Chronisch-progrediente subkortikale Enzephalopathie (SAE)	85
5.2.2	Pseudobulbärparalyse	86
5.2.3	Primär-entzündliche Gefäßerkrankungen (zerebrale Immunvaskulitiden)	86
5.3	**Intermittierende zerebrale Durchblutungsstörungen**	86
5.3.1	Hypertensive Enzephalopathie (akute Hochdruck-Enzephalopathie)	87
5.3.2	Episodische (transitorische) globale Amnesie	87
5.3.3	Subclavian-Steal-Syndrome	87
5.3.4	Fibromuskulöse Dysplasie	89
5.3.5	Moya-Moya	89
5.3.6	Zerebrale Amyloidangiopathie	90
5.3.7	Arterielle Dissektion	91

6	**Hirntumoren**	93
6.1	**Neuroepitheliale Tumoren**	94
6.1.1	Astrozytäre Tumoren	94
6.1.2	Oligodendrogliome	96
6.1.3	Ependymome und Plexuspapillome	97
6.1.4	Tumoren der Pinealisregion	99
6.1.5	Glioblastome	102
6.1.6	Medulloblastome	102
6.1.7	Spongioblastome	103
6.2	**Tumoren der Nervenscheiden**	103
6.3	**Tumoren der Meningen**	104
6.4	**Primär-maligne Lymphome**	107
6.5	**Mißbildungstumoren**	107
6.5.1	Hämangioblastome	108
6.5.2	Kraniopharyngeome (Erdheim-Tumoren)	109
6.5.3	Epidermoide	110
6.5.4	Kolloidzysten	111
6.5.5	Lipome	111
6.5.6	Hamartome des Tuber cinerium	112
6.6	**Tumoren des Hypophysenvorderlappens**	113
6.7	**Metastatische Hirntumoren**	115
6.8	**Pseudotumor cerebri**	116
7	**Degenerative Hirnerkrankungen**	117
7.1	**Degenerative Hirnerkrankungen der Großhirnrinde und des Marklagers**	117
7.1.1	Morbus Alzheimer	117
7.1.2	Pick-Krankheit	119
7.2	**Degenerative Hirnerkrankungen der Stammganglien des Zwischen- und Mittelhirns**	119
7.2.1	Chorea major (Huntington)	119
7.2.2	Morbus Parkinson	120
7.2.3	Dystonien	121
7.3	**Multisystematrophien**	122
7.3.1	Olivo-pontozerebellare Atrophie (OPCA)	122
7.3.2	Progressive supranukleäre Lähmung	123
7.3.3	Orthostatische Hypotension (Shy-Drager-Syndrom)	123
7.4	**Degenerative Kleinhirnerkrankungen**	123
7.4.1	Angeborene Kleinhirnhypoplasie	123
7.4.2	Zerebellare Heredoataxie (Nonne-Pierre-Marie-Krankheit)	123
7.4.3	Sporadische Spätatrophie der Kleinhirnrinde	124
7.5	**Formen des Hydrozephalus und Erweiterung der Liquorräume im Rahmen degenerativer Hirnprozesse**	124
8	**Metabolische und toxische ZNS-Erkrankungen**	126
8.1	**Hereditäre Lipidstoffwechsel-Erkrankungen**	126
8.2	**Hereditäre Aminosäurestoffwechsel-Erkrankungen**	127
8.3	**Hereditäre Kohlenhydratstoffwechselstörungen**	127

8.4	**Erkrankungen bei Störungen des Mineralstoffwechsels**	128
8.4.1	Idiopathische Hämochromatose	128
8.4.2	Hepatolentikuläre Degeneration (Morbus Wilson)	128
8.4.3	Striato-nigrale Verkalkungen (Morbus Fahr)	129
8.5	**Metabolische Enzephalopathien**	130
8.6	**Alkohol-toxische Enzephalopathien**	130
8.6.1	Alkohol-toxische Hirnatrophie	130
8.6.2	Wernicke-Enzephalopathie	130
8.6.3	Zentrale pontine Myelinolyse	131
8.6.4	Marchiafava-Bignami-Erkrankung	132
8.6.5	Alkohol-Embryopathie	132
8.7	**Enzephalopathien bei Intoxikationen durch Metalle, organische Verbindungen, Gase und Arzneimittel**	132

Rückenmarkerkrankungen

9	**Fehlbildungen des Rückenmarks und seiner Häute**	136
9.1	**Dysrhaphien der Wirbelsäule und des Rückenmarks (Spina bifida dorsalis)**	136
9.1.1	Spina bifida occulta	136
9.1.2	Spina bifida cystica	137
9.1.3	Spina bifida aperta	138
9.1.4	Spinale Lipome	138
9.2	**Syringomyelie**	140
9.3	**Fehlbildungen des kranio-zervikalen Überganges**	141
9.3.1	Basiläre Impression	141
9.3.2	Atlas-Assimilation und Dens-Hypoplasie	143
9.3.3	Klippel-Feil-Syndrom	145
9.4	**Weitere Fehlbildungen der Wirbelsäule mit (potentiellen) neurologischen Symptomen**	145
9.4.1	Lumbalisation und Sakralisation	146
9.4.2	Spondylolyse und Spondylolisthesis	146
9.4.3	Kongenitale Stenose des Wirbelkanals	147
10	**Degenerative, metabolisch/toxische und entzündliche Rückenmarkerkrankungen**	149
10.1	**Degenerative Rückenmarkerkrankungen**	149
10.2	**Metabolische und toxische Rückenmarkerkrankungen**	150
10.2.1	Funikuläre Myelosen	150
10.2.2	Toxische Myelopathien	150
11	**Traumatische Schäden des Rückenmarks**	152
11.1	**Frakturen und Luxationen der Wirbelsäule**	152
11.1.1	Frakturen und Luxationen der oberen Halswirbelsäule	152
11.1.2	Luxationen und Dislokationen am kranio-zervikalen Übergang	155
11.1.3	Frakturen und Luxationen der übrigen Wirbel	156
11.2	**Gedeckte Rückenmark- und Kaudaverletzungen**	158
11.2.1	Commotio spinalis	159
11.2.2	Contusio spinalis	159
11.2.3	Compressio spinalis	160

11.3	Offene Rückenmarkverletzungen	162
11.4	**Spätkomplikationen nach Rückenmarkverletzungen**	163
11.4.1	Posttraumatische spinale Arachnitis adhaesiva	163
11.4.2	Posttraumatische Spätmyelomalazie	163
11.4.3	Chronische Vorderhornprozesse nach Rückenmarktraumen	163
11.4.4	Traumatische Spinalgefäßschäden	164

12 Raumfordernde intraspinale Prozesse ... 165

12.1	**Intramedulläre Tumoren**	165
12.1.1	Gliomatöse Tumoren	165
12.1.2	Hämangioblastome	166
12.1.3	Embryonale Tumoren	167
12.1.4	Metastasen	169
12.2	**Juxtamedulläre (intradural-extramedulläre) Tumoren**	169
12.3	**Extradurale Tumoren**	170
12.4	**Nichttumoröse intraspinale Raumforderungen**	175
12.4.1	Degenerative Bandscheibenerkrankungen	175
12.4.2	Zervikale Myelopathie	182

13 Entzündliche Erkrankungen der Wirbelsäule und des Rückenmarks ... 184

13.1	**Entzündliche Wirbelsäulenerkrankungen**	184
13.1.1	Spondylitis und Spondylodiszitis	184
13.1.2	Spondylitis tuberculosa	186
13.1.3	Rheumatoide Arthritis (Chronische Polyarthritis)	187
13.1.4	Spondylarthritis ankylopoetica (Morbus Bechterew)	188
13.2	**Entzündliche intraspinale Erkrankungen**	189
13.2.1	Multiple Sklerose	189
13.2.2	Myelitis transversa	189
13.2.3	Poliomyelitis anterior acuta	190
13.2.4	Epiduraler und Rückenmarkabszeß	190
13.2.5	Arachnitis spinalis	192

14 Zirkulatorische Rückenmarkerkrankungen ... 194

14.1	**Rückenmarkischämien**	195
14.1.1	Intermittierende Durchblutungsstörungen des Rückenmarks	195
14.1.2	Akute ischämische Rückenmarkinfarkte	195
14.1.3	Chronisch-progrediente vaskuläre Myelopathie	198
14.2	**Spontane intraspinale Blutungen**	198
14.2.1	Epidurale spinale Hämatome	198
14.2.2	Subdurale spinale Hämatome	199
14.2.3	Spinale Subarachnoidalblutungen	199
14.2.4	Hämatomyelie	199
14.3	**Zirkulatorische Störungen durch spinale Gefäßmißbildungen**	200
14.3.1	Spinale arteriovenöse Malformation (AVM)	200
14.3.2	Kavernöse Angiome	202

Erkrankungen der Nervenwurzeln und Nervenplexus

15   Nervenwurzelerkrankungen 206
15.1   Kompressionsbedingte Radikulopathien 206
15.2   Entzündliche Radikulopathien 207
15.3   Traumatogene Radikulopathien 208

16   Plexuserkrankungen 210
16.1   Plexus-cervico-brachialis-Läsionen 210
16.2   Plexus-lumbo-sacralis-Läsionen 212

Erkrankungen der peripheren Nerven

17   Engpaßsyndrome 216

18   Kompartmentsyndrome 218

19   Isolierte Hirnnervenläsionen 219
19.1   Trigeminusneuralgie 219
19.2   Isolierte periphere Fazialisparese 220

20   Tumoren der peripheren Nerven 221
20.1   Neuroblastome 221
20.2   Neurinome, Neurofibrome und Neurosarkome 221
20.3   Glomus-Tumoren 222

Muskelerkrankungen

21   Lokalerkrankungen der Muskulatur 226
21.1   Primärgeschwülste der Skelettmuskulatur 226
21.2   Muskelverletzungen 226

22   Entzündliche Muskelerkrankungen 228
22.1   Autoimmun-Myositiden 228
22.1.1 Okuläre Myositis 228
22.1.2 Myositis ossificans 229
22.2   Erregerbedingte Myositiden 229
22.2.1 Parasitäre Myositiden 229
22.2.2 Bakterielle und virale Myositiden 230

**23   Progressive Muskeldystrophien, Myotonien, episodische
        Lähmungen, metabolisch/toxische und endokrine Myopathien** 231
23.1   Progressive Muskeldystrophie 231
23.2   Rhabdomyolyse 231
23.3   Mitochondriale Myopathien (Enzephalomyopathien) 232

24   Myasthenie 233

Literatur 234

Register 245

Hirnerkrankungen

1 Angeborene und perinatal erworbene Schäden des Hirns und seiner Hüllen

Unter **Fehl- oder Mißbildungen** (Malformationen) werden entwicklungsbedingte Abweichungen von der normalen Morphologie eines oder mehrerer Organe verstanden. Die zerebralen Mißbildungen lassen sich nach *DeMyer* (1978) in Störungen der Organogenese (z. B. Dysraphien, Störungen der Größenentwicklung oder destruktive Läsionen) und Störungen der Histogenese (z. B. zerebro-vaskuläre Dysplasien, Mißbildungstumoren oder Phakomatosen) unterteilen. In der klinischen Praxis ist jedoch eine rein topisch-deskriptive Einteilung in supra- und infratentorielle Läsionen gebräuchlich. Fehlbildungen des Nervensystems treten häufig in Kombination mit Mißbildungen des Skelettsystems, insbesondere des Schädels und der Wirbelsäule, oder auch mit solchen der Haut oder der viszeralen Organe auf.

Die **Ätiologie** der zerebralen Fehlbildungen ist sehr unterschiedlich. Zu unterscheiden sind Entwicklungsstörungen auf genetischer Basis (u. a. Chromosomenaberrationen) von Reifungsstörungen, die durch intrauterine, perinatale oder frühkindlich-postnatale Noxen verursacht werden. Die häufigsten Ursachen einer frühkindlichen Hirnschädigung sind in hypoxischen und toxisch-infektiösen Einwirkungen während der Fetalphase, unter der Geburt oder im Säuglingsalter zu suchen. Bei über der Hälfte aller zerebralen Fehlbildungen bleibt die Ätiologie ungeklärt.

Im klinischen Sprachgebrauch werden schließlich auch noch Fehlbildungen und Fehlbildungskrankheiten unterschieden. Während erstere zwar zahlreiche Sekundärerscheinungen nach sich ziehen können, jedoch nach Abschluß der Wachstumsvorgänge stationär bleiben, weisen Fehlbildungskrankheiten (z. B. Mißbildungstumoren) noch in späteren Lebensphasen eine selbständige prozeßhafte Dynamik auf.

Diagnostik mit bildgebenden Verfahren
Basisdiagnostik
- Schädelübersichtsaufnahmen (p.a., seitlich, axial, halbaxial)
- Schädelteilaufnahmen (Orbita, NNH usw.)
- HWS-Aufnahmen (kranio-zervikaler Übergang)
- Sonographie

Weiterführende Diagnostik
- Computertomographie
- Kernspintomographie
- Angiographie/Digitale Subtraktionsangiographie
- Szintigraphie (Liquorraum)

1.1 Supratentorielle Fehlbildungen

Zu den supratentoriell gelegenen Malformationen zählen die Prosenzephalien und Enzephalozelen; aber auch histogenetische Mißbildungen sind häufig oberhalb des Tentoriums lokalisiert. In vielen Fällen beruhen supratentorielle Malformationen auf Schließungsstörungen des Neuralrohres (Dysrhaphien), bei denen dann häufig auch eine Hemmung der Schließungsprozesse im kaudalen Neuralplattenbereich (Rückenmark) einbezogen ist.

Die Ausprägungsgrade der verschiedenen supratentoriellen Fehlbildungen sind ebenso wie ihre entsprechenden klinischen Erscheinungsbilder sehr unterschiedlich.

1.1.1 Anenzephalie

Bei den schwersten dysrhaphischen Störungen der Schädelanlage (Cranioschisis totalis) fehlen die Großhirnhemisphären und das Dienzephalon (Anenzephalie). An deren Stelle findet man eine sog. Area cerebro-vasculosa, eine angiomatöse, mit Hirnparenchym durchsetzte Gewebsmasse. Mittelhirn, Brücke und Kleinhirn sind normal oder ebenfalls fehlgebildet. Die Nn. optici fehlen bei oft erkennbaren Bulbi. Eine Schädeldecke ist nicht anzutreffen, während die Schädelbasis voll ausgebildet ist. Bei der sog. Craniorachischisis sind zusätzlich die Wirbelbögen teilweise offen, die Zahl der Wirbel oft vermindert.

Die Anenzephalie ist eine mit dem Leben nicht zu vereinbarende Fehlbildung.

1.1.2 Holoprosenzephalie

Bei dieser Hemmungsmißbildung des Telenzephalons und des Dienzephalons, die etwa einmal bei 13.000 Lebendgeburten gesehen wird, ist die Unterteilung in zwei Hemisphären nicht oder nur partiell erfolgt. Das Spektrum der Läsionen ist daher sehr unterschiedlich ausgeprägt. Gemeinsames Merkmal ist eine Fusion der Stammganglien.

Nach dem Schweregrad werden drei Formen unterschieden:

– **Alobare Holoprosenzephalie** mit ungeteiltem monoventrikulärem Großhirn ohne Hirnlappen und ohne Balken. Das stark verkleinerte Gehirn hat ein Gewicht von weniger als 100 Gramm. Da diese Entwicklungsstörung auch die Nn.optici betrifft, findet man als assoziierte Fehlbildung des Gesichts entweder eine Zyklopie (nur ein Auge in der Gegend der Nasenwurzel) oder einen Hypotelorismus (Engstand der Orbitae). Zusätzlich liegt dabei häufig eine Lippen-Kiefer-Gaumen-Spalte vor.

– **Semilobare Holoprosenzephalie** mit angedeutetem Interhemisphärenspalt, angedeuteter Windungsgliederung, Ansatz einer Falxbildung im hinteren Anteil und häufig mit rudimentärem 3. Ventrikel. Das Dach des Monoventrikels ist als Zeichen der beginnenden Unterteilung eingefaltet. Die Verkleinerung der Hirnmasse ist nicht so evident wie bei der alobaren Form.

– **Lobare Holoprosenzephalie**. Bei dieser mildesten Form einer Holoprosenzephalie ist die Hemisphärengroßhirnunterteilung weitgehend vollzogen, der Interhemisphärenspalt ausgebildet, jedoch besteht häufig noch eine schwere Störung der Großhirndifferenzierung (Schizenzephalie).

Eine vergleichsweise leichte Funktionsstörung ist die **Arhinenzephalie**, bei der eine Aplasie der Bulbi und der Tractus olfactorii vorliegt. Die lobare Holoprosenzephalie ermöglicht ein Überleben bis ins Erwachsenenalter, obgleich eine mentale Retardierung besteht.

Klinische Befunde

Die neurologische Symptomatik bei den Holoprosenzephalien ist entsprechend dem Schweregrad der Malformation sehr unterschiedlich ausgeprägt:

– Mikrokranie.
– Schwere, auch schwerste mentale Retardierung.
– Epileptische Anfälle.
– Spastische Syndrome.
– Endokrine Störungen.

In Kombination mit einer Holoprosenzephalie können auch Anomalien des urogenitalen Systems, Transpositionen der Eingeweide, Poly- oder Syndaktylie auftreten. In diesen Fällen ist an eine zugrundeliegende Chromosomopathie zu denken. Sonst werden als mögliche Ursachen einer Holoprosenzephalie, teratogene Faktoren, Diabetes mellitus und andere mütterliche Erkrankungen beschrieben.

Radiologische Befunde

- Im **Schädelübersichtsbild** finden sich ein Mikrozephalus mit verminderter Ausprägung des Hirnschädels und der bereits angeführte Hypotelorismus.

- **Computertomographie** und **Kernspintomographie** zeigen auf axialen Schichten eine stark reduzierte Hirnmasse, die hufeisenförmig rostral um einen überdimensionalen Monoventrikel angeordnet ist. Ein Hemisphärenspalt ist nicht zu erkennen.

Die meisten Fälle von **alobarer Holoprosenzephalie** werden heute bereits intrauterin diagnostiziert. Sie kommen entweder bereits als Totgeburt zur Welt oder leben nur eine kurze Zeit. Daher werden sie nur ausnahmsweise der bildgebenden Diagnostik mit CT und MRI zugeführt.

Bei der **semilobaren Holoprosenzephalie** (Abb. 1) ist die Störung der Untergliederung nicht so schwer wie bei der alobaren Holoprosenzephalie. Man findet folgende Zeichen:

– Ansatzweise entwickelte Falx, vor allem im okzipitalen Anteil.
– Beginnende Einfaltung des Monoventrikels, jedoch ohne Entwicklung von Vorderhörnern.
– Fehlen des Septum pellucidum.
– Teilweise fusionierte Thalami.
– Fehlen des Corpus callosum.

Bei der **lobaren Holoprosenzephalie** ergeben sich nur noch geringe aber typische Unterschiede zum normal entwickelten Hirn:

– Fehlen der Falx in den vorderen Abschnitten.
– Fehlen des Septum pellucidum.
– Dysplasie der Vorderhörner.
– Zystisch nach occipital hin erweiterter III. Ventrikel.
– Fehlen des Corpus callosum.
– Teilfusion der Thalami.

Ein Teil dieser Fälle ist der Sonderform zuzuordnen, die als **Septo-optische Dysplasie** bezeichnet

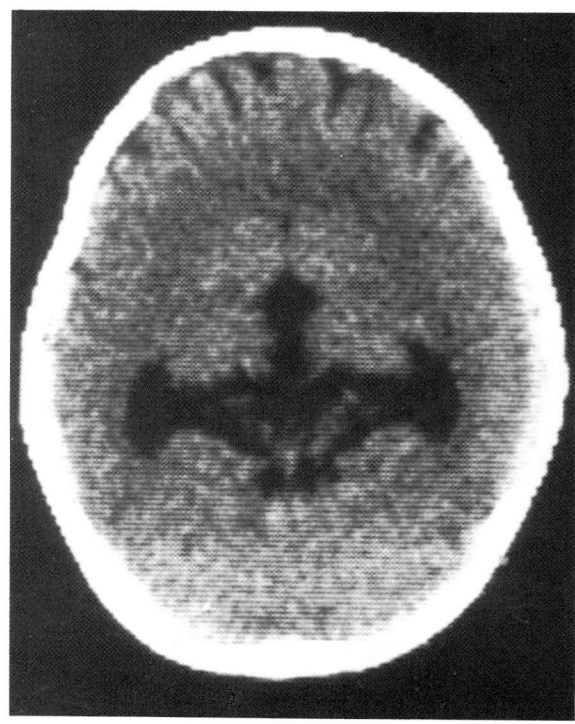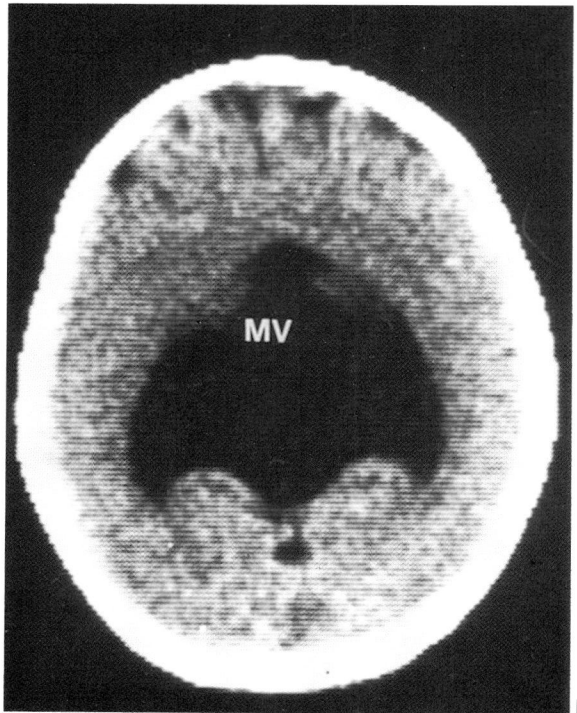

Abb. 1 Semilobare Holoprosenzephalie.
a CT-Schicht durch die kaudal fusionierten Thalami.
b Weiter kranial gelegene CT-Schicht durch einen großen Monoventrikel. Die Falx cerebri ist nur ansatzweise okzipital vorhanden.

wird (*de Morsier*, 1956). Hierbei handelt es sich um eine Dysplasie der Nn. optici in Verbindung mit dem Fehlen des Septum pellucidum. Simultan zur Hypoplasie des Chiasma opticum findet man auch eine Unterentwicklung des Hypothalamus, die erkennbar ist an einer umschriebenen Erweiterung des Recessus anterior des III. Ventrikels und der prasellären Zisterne. In etwa 50% der Fälle von septo-optischer Dysplasie findet sich auch eine Schizenzephalie.

1.1.3 Agenesie und Zysten des Septum pellucidum

Das **Fehlen (Agenesie) des Septum pellucidum** ist häufig mit anderen zerebralen Fehlbildungen assoziiert (s. auch 1.1.2). Eine isolierte Septum-pellucidum-Agenesie ist selten und ohne klinische Bedeutung. Sie ist dann als das einzig faßbare Zeichen der leichtesten Untergliederungsstörung in den Hirnhemisphären zu werten.

Eine **Fenestration oder Destruktion des Septums** ist bei einem länger bestehenden Hydrozephalus und als Meningitisfolge zu finden.

Ein **persistierendes Cavum septi pellucidi (Septum pellucidum-Zyste)** resultiert beim Ausbleiben des Verschmelzungsprozesses der bei der Geburt und bei Neugeborenen getrennt vorliegenden Septumblätter. Demzufolge ist das Cavum septi pellucidi am Gehirn des Neugeborenen ein Normalbefund.

Klinische Befunde

– Bei Agenesie des Septum pellucidum: Werden geprägt von assoziierten Fehlbildungen.
– Bei Septum-pellucidum-Zyste: Gewöhnlich keine Symptome.

Radiologische Befunde

● Es gibt keine Zeichen, die im **Schädelübersichtsbild** auf das Vorhandensein einer Septum-pellucidum-Zyste hinweisen.

● Im **Sonogramm** des Schädelinnenraumes des Neugeborenen ist die Duplikatur der Septumblätter innerhalb des 1. Lebensjahres ein Normalbefund.

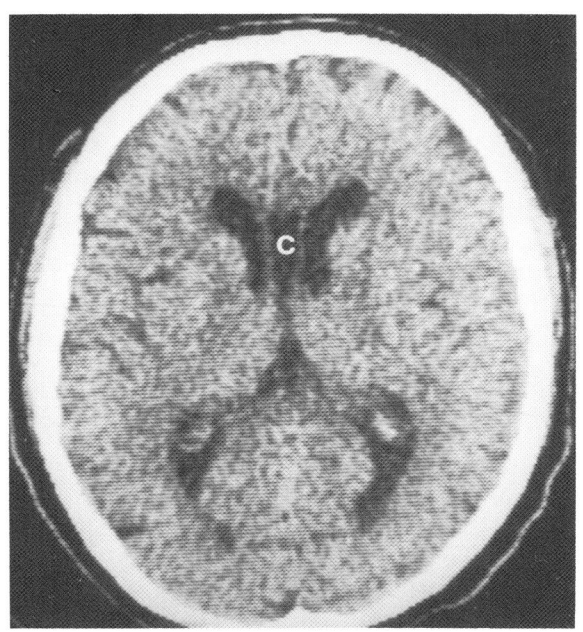

Abb. 2 Transversales Computertomogramm bei einem 12jährigen Kind mit Septum pellucidum-Zyste (c). Die beiden Blätter des Septum pellucidum sind gut erkennbar.

Computertomographie und **Kernspintomographie** zeigen die Septum-pellucidum-Zyste als ovoide Struktur zwischen den meist verplumpten Vorderhörnern (Abb. 2). Das Signalverhalten entspricht bei beiden Methoden demjenigen von Liquor. Ein weiteres Cavum wurde von *Verga* 1851 beschrieben. Es liegt im hinteren Anteil des Septums zwischen dem Psalterium und dem Splenium und kann sowohl mit den Seitenventrikeln als auch mit dem vorderen Cavum in Verbindung stehen.

1.1.4 Agenesie des Corpus callosum

Balkenmangel (partiell oder komplett) ist eine vergleichsweise geringe zerebrale Malformation, die ohne klinische Manifestation einhergehen kann. In der Mehrzahl der Fälle zeigen sich allerdings – möglicherweise als Auswirkung assoziierter Fehlbildungen, wie Mikrozephalie, Hemiatrophie, Dandy-Walker-Syndrom, Spina bifida, Gesichts- und Augenmißbildungen – verschiedenartigste Störungen.

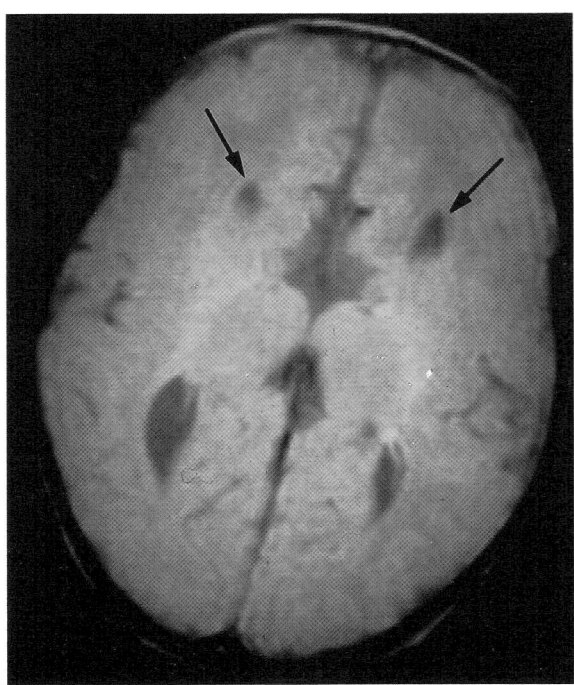
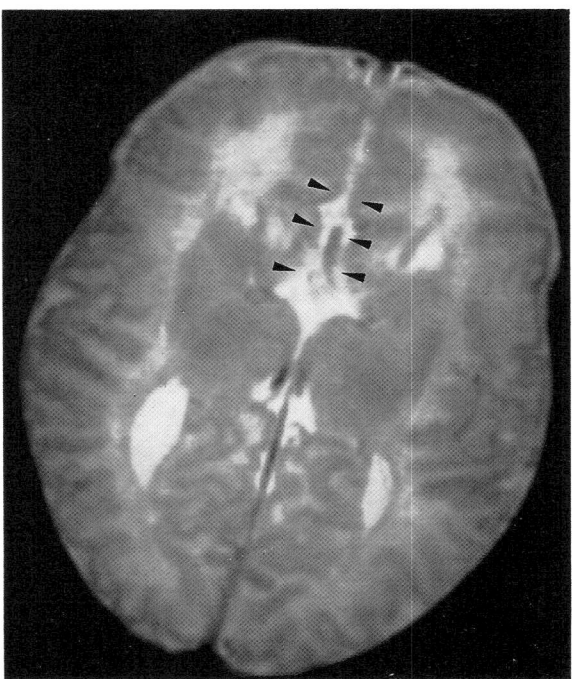

Abb. 3a, b 11 Tage alter Säugling mit Agenesie des Corpus callosum. Transversale Spinechobilder mit T1- (**a**) und T2- (**b**) Wichtung. Der 3. Ventrikel ist angehoben und liegt zwischen den Vorderhörnern (Pfeile). Der Interhemisphärenspalt reicht bis an den 3. Ventrikel (Pfeilspitzen) heran.

Klinische Befunde

– Mentale Retardierung.
– Epileptische Anfälle.
– Hydrozephalus.

Radiologische Befunde

• **Schädelübersichtsaufnahmen** zeigen in Abhängigkeit von assoziierten Fehlbildungen in erster Linie deren typische Zeichen, angefangen vom Mikrozephalus bis hin zu den Veränderungen, die das Dandy-Walker-Syndrom (s. S. 8 ff) kennzeichnen. Direkte Hinweise auf einen Balkenmangel findet man gewöhnlich nicht. Lediglich im Falle des Balkenlipoms können in den Standardprojektionen eine umschriebene Transparenzerhöhung bzw. girlandenförmige Verkalkungen in Projektion auf die Region des Corpus callosum vorhanden sein.

• Die **Sonographie** weist postnatal und in den ersten zwei Lebensjahren als typisches Zeichen den Hochstand des III. Ventrikels auf, der sich im gleichen Niveau wie die auseinandergetretenen Seitenventrikel befindet.

• **Computertomographie** und **Kernspintomographie** zeigen ebenfalls einen angehobenen III. Ventrikel, der zwischen den auseinandergetretenen Seitenventrikeln lokalisiert ist (Abb. 3). Die Vorderhörner weisen nach lateral und imponieren auf axialen und koronalen Schnitten als Stier- oder Teufelshörner. Die Hinterhörner sind oft verplumpt und erweitert. In Verbindung mit der Balkenagenesie findet man vielfach auch Zysten und Lipome des Interhemisphärenspaltes (s. 6.5.5).

• Als **Aicardi-Syndrom** ist eine Trias aus Balkenmangel, Chorioretinopathie und BNS-Anfällen beschrieben worden.

1.1.5 Lissenzephalie

Lissenzephale sind Säugetiere mit glatter windungsloser Hirnoberfläche. Bei Menschen wird unter Lissenzephalie eine fehlende Weiterentwicklung des Telenzephalons mit Agyrie, Mikrogyrie, Mikropolygyrie und Pachygyrie (plumpe Windungen) verstanden. Häufig finden sich bei Lissenzephalien auch Heterotopien der grauen Substanz, d. h. Aggregate von neuronalen Zellen im Marklager, die bisweilen girlandenförmig angeordnet und schon makroskopisch sichtbar sind. Diese Heterotopien sind Migrationsstörungen, d. h. Störungen der normalen „Wanderung" der zunächst subependymal gelegenen neuronalen Zellen. Eine derartige Heterotopie deutet immer auf eine Störung der Rindenentwicklung hin. Bei Lissenzephalien können ferner auch kraniofaziale Fehlbildungen, Erweiterungen des supratentoriellen Ventrikelsystems und eine Balkenhypoplasie hinzutreten.

Klinische Befunde
(sehr unterschiedlich ausgeprägt)

– Mikrokranie.
– Kraniofaziale Dysproportion (durch Ober- und Unterkieferhypoplasie).
– Mentale und motorische Retardierung.
– Epileptische Anfälle.
– Evtl. weitere assoziierte Malformationen, wie offenes Foramen ovale, Nierenagenesie, Leistenhoden, Duodenalatresie, Polydaktylie.

Radiologische Befunde

• Bei der Agyrie und den diffusen Formen der Pachygyrie zeigen **Schädelübersichtsaufnahmen** immer eine Mikrozephalie.

• Wegen der besseren Abbildungsqualität der Hirnsubstanz ist die **Kernspintomographie** grundsätzlich besser geeignet als die **Computertomographie**. Die folgenden z. T. sehr unterschiedlich ausgeprägten Zeichen der Agyrie/Pachygyrie sind:

– Glatte Oberfläche mit Fehlen der Gyri bzw. mit verbreiterten Gyri und abgeflachten Sulci.
– Verdickter Kortex.
– Minderung der weißen Substanz.
– Vertikal orientierte Fissura Sylvii.
– Die A. cerebri media verläuft jeweils direkt an der Innenseite der Kalotte.
– Splenium und Rostrum corporis callosi fehlen bei schweren Formen.
– Hypoplastischer Hirnstamm (bei Fehlen des Tractus cortico-spinalis und Tractus cortico-bulbaris).

Die **Pachygyrie** kann sowohl als diffuse Mißbildung als auch in Form einer fokalen Malformation auftreten. Hierbei beobachtet man dann lediglich eine umschriebene Verdickung des Kortex und eine unvollständige Ausprägung der Sulci. Das Ventrikelependym ist bei der **Heterotopie** im befallenen Bereich wellig konturiert sein (Abb. 4).
Bei der Polymikrogyrie können sowohl größere oder auch kleinere Flächen des Kortex befallen

1.1 Supratentorielle Fehlbildungen

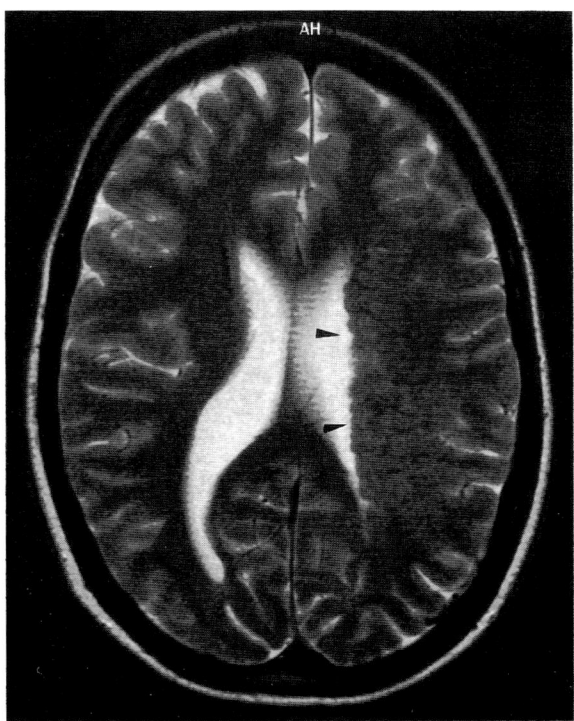

Abb. 4 24jährige Patientin mit links-parietaler Heterotopie. Transversale T2-gewichtete Turbospinechosequenz: Die veränderte Architektur im Bereich von Rinde und Mark der linken Parietalregion ist gut erkennbar. Zum Seitenventrikel hin zeigt sich eine höckrig prominente Oberfläche (Pfeilspitzen). Gleichzeitig ist die Konfiguration des Seitenventrikels verändert.

sein. Die Gyri sind meist so klein, daß sie im Kernspintomogramm und im Computertomogramm nicht einzeln aufgelöst werden können und somit eine Verwechslung mit der Pachygyrie möglich ist. In der Nachbarschaft des befallenen Kortex findet sich gliotisch veränderte weiße Substanz. Häufig bestehen im befallenen Areal Anomalien der venösen Drainage, die nicht mit einer Gefäßmalformation verwechselt werden dürfen. Eine **Angiographie** ist normalerweise nicht indiziert.

1.1.6 Zephalozelen

Zephalozelen sind Hemmungsmißbildungen mit einer Hernierung von intrakraniellen Strukturen durch eine mediane Knochenlücke an Nasenwurzel, Stirn, Hinterkopf oder Schädelbasis. Nach dem Inhalt des Bruchsackes werden unterschieden:

– Enzephalozelen (mit Hirngewebe).
– Meningozelen (mit Hirnhaut und Liquor).
– Meningoenzephalozelen (mit Hirnhaut und Hirngewebe).
– Meningoenzephalozystozelen (mit Hirnhaut, Hirngewebe und Anteilen des Ventrikelsystems).

Die **häufigste Lokalisation** der Zephalozelen ist die Okzipitalregion. Seltener sind frontale, frontoethmoidale und transsphenoidale Zephalozelen.

Spinale Myelomeningozelen sieht man etwa sechsmal häufiger als Zephalozelen. Oft sind Zephalozelen mit anderen zerebralen Hemmungsmißbildungen (Balkenmangel, Mikrogyrie, Heterotopien der grauen Substanz oder Chiari-II-Malformation) verbunden.

Als **ätiologische Faktoren** werden bei den Zephalozelen vor allem genetische Einflüsse und teratogene Schäden diskutiert.

Klinische Befunde
(in Abhängigkeit von der Defektausdehnung sehr variabel)

– Bei diskreten Zephalozelen, die sich röntgenologisch nur als Knochenlücke der vorderen Schädelgrube zu erkennen geben, sieht man nur sehr geringfügige klinische Symptome. Evtl. ist eine Verwechslung mit einem Tumor im Nasenbereich möglich.
– Neugeborene mit schweren Zephalozelen sterben in der Regel früh.
– Häufige Komplikationen durch hohe Infektionsrate.

Radiologische Befunde

Meningozelen und Zephalozelen werden (mit Ausnahme der transsphenoidalen Formen) klinisch diagnostiziert, so daß die Aufgaben der radiologischen Diagnostik darin bestehen, die **Voraussetzung für eine operative Korrektur** zu schaffen. Dies bedeutet:

– Bestimmung des knöchernen Defektes.
– Bestimmung des Bruchsackinhalts.
– Erfassung assoziierter intrakranieller Fehlbildungen.

• **Übersichtsaufnahmen** in den Standardprojektionen zeigen gewöhnlich den dysrhaphischen Defekt, der meist einen sklerosierten Saum besitzt. Einzige Ausnahme bildet hier die transsphenoidale Enzephalozele, bei der der Keilbeindefekt am besten auf der **submento-okzipitalen Projektion (NNH-Aufnahme)** erkennbar ist.

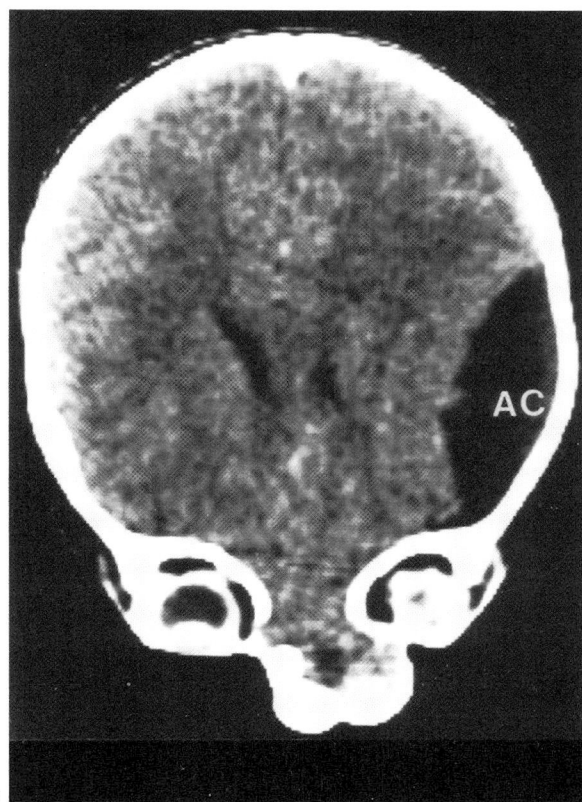 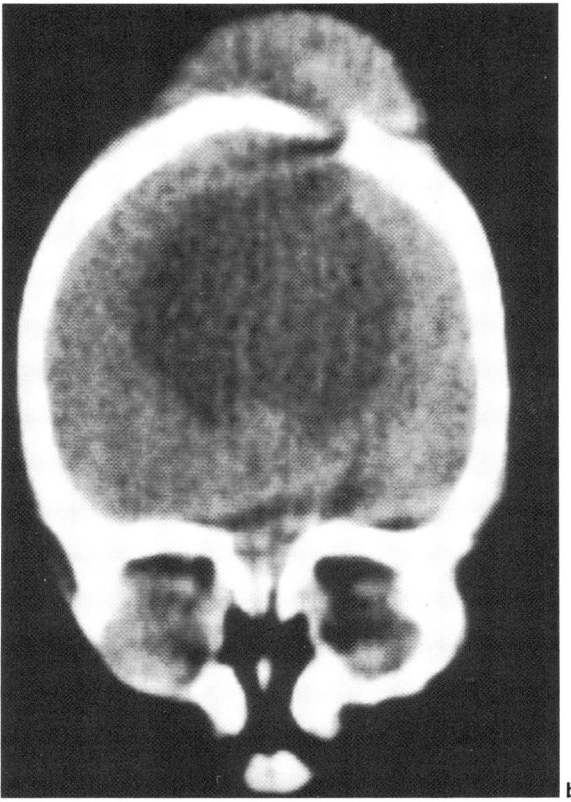

Abb. 5 a, b

a Fronto-basale Enzephalozele. Das prolabierte Hirngewebe ist zwischen den Orbitae im koronaren CT gut erkennbar. Als Nebenbefund stellt sich eine temporal gelegene Arachnoidalzyste dar (AC).

b Parietale Meningozele. Der Knochendefekt, der extrakraniale Hirnanteil und das erweiterte Ventrikelsystem sind auf dem koronaren CT gut zu erkennen.

- Besonders geeignet für diesen Fehlbildungskomplex ist die **Computertomographie,** da sie sowohl den knöchernen Defekt als auch den Inhalt des Bruchsackes zu erfassen vermag (Abb. 5).

- Die Darstellung des Bruchsackes und die Erfassung des intrakraniellen Status gelingen allerdings auch sehr gut mit der **Kernspintomographie**, da hier die Möglichkeit mehrerer Projektionsebenen besteht. Ergibt der Inhalt des Bruchsackes lediglich Liquor, handelt es sich um eine Meningozele, ist zusätzlich Hirngewebe erkennbar, um eine Meningo- Enzephalozele. Sind darüber hinaus Teile des Ventrikelsystems in den Bruchsack verlagert, liegt eine Enzephalomeningozystozele vor. Da das Hirngewebe im Bruchsack häufig dysplastisch verändert ist, läßt sich hier meist eine Unterscheidung in Rinde und Mark nicht treffen.

1.2 Infratentorielle Fehlbildungen

1.2.1 Dandy-Walker-Syndrom

Bei dieser Fehlbildung im Bereich der hinteren Schädelgrube findet man als kennzeichnende Trias:

– Eine Dys- oder Aplasie des Vermis cerebelli mit Erweiterung der Cisterna cerebello-medullaris.
– Eine zystische Erweiterung des Daches des IV. Ventrikels.
– Eine Anhebung des Tentoriums.

Häufig, aber nicht obligat, liegen gleichzeitig ein Verschluß der Foramina Luschkae und Magendi sowie in Abhängigkeit vom Grad der Liquorzirkulationsstörung eine Erweiterung des I. bis III. Ventrikels vor. Als assoziierte Fehlbildung können ein Balkenmangel, eine Dystopie oder Dysplasie des Nucl. olivarius inferior und Mißbildungen des zerebellaren Kortex vorhanden sein. Ferner findet man gelegentlich als systemische Anomalien kardio-vaskuläre Fehlbildungen, Poly- oder Syndaktylien, Gaumenspalten oder ein Klippel-Feil-Syndrom.

Klinische Befunde

– Leitsymptom ist eine hydrozephalusbedingte Kopfumfangsvergrößerung, die in den ersten drei Lebensmonaten noch zunimmt.
– Fakultativ: Hirndruckzeichen und zerebelläre Symptome.
– Gelegentlich epileptische Anfälle.

Radiologische Befunde

● In Abhängigkeit vom Grad der Liquorzirkulationsstörung stellt sich ein Makrozephalus mit erweiterten Schädelnähten bzw. später auch mit vermehrten Impressiones digitatae (Wolkenschädel) dar. Richtungweisend für die Diagnose, die in den meisten Fällen aus den **Schädelübersichtsaufnahmen** gestellt werden kann, ist eine Verlagerung der durch die Sinus transversus bedingten Impressionen über die Lambdanähte. Sie repräsentieren nämlich den angehobenen Tentoriumansatz. Fakultativ kann auch eine vermehrte Wölbung der Okzipitalschuppe als Folge des zystisch erweiterten Daches des IV. Ventrikels vorhanden sein.

● **Computertomographie** und **Kernspintomographie** zeigen als Leitsymptom den Defekt im Dach des IV. Ventrikels, der nur noch in Form einer Rinne erkennbar ist. Mit dieser Rinne kommuniziert eine große zystische Raumforderung, die nahezu symmetrisch den gesamten retrocerebellären Raum einnimmt und die dorsal der dysplastischen Kleinhirnhemisphären gelegen ist. Auf koronaren Projektionen ist der angehobene Tentoriumansatz gut erkennbar (Abb. 6).

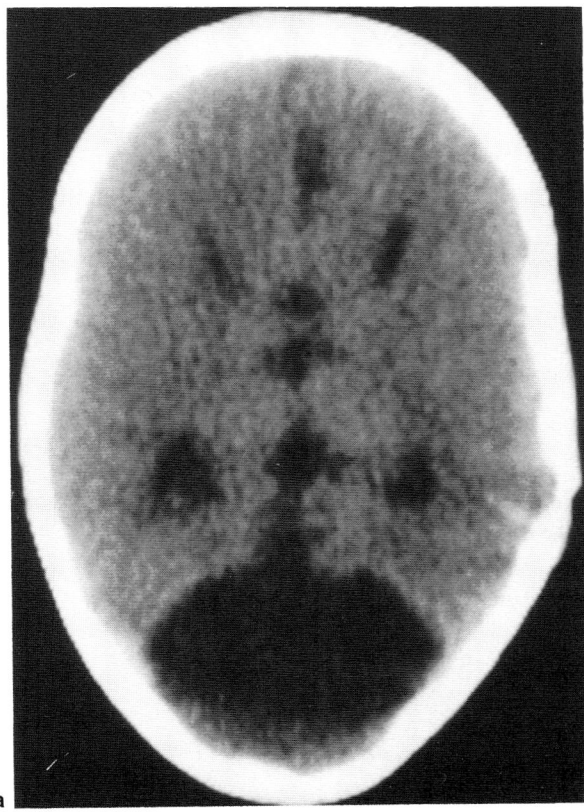
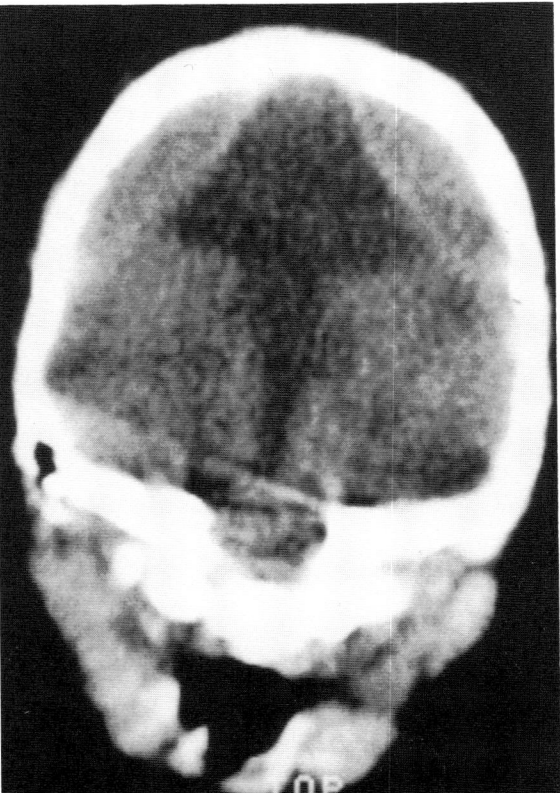

Abb. 6 a, b Dandy-Walker-Syndrom.
a Axiales CT. Die zystische Erweiterung des 4. Ventrikels ist gut zu erkennen. Als assoziierte Fehlbildung findet man eine Balkenagenesie.
b Koronares CT. Die Agenesie des Kleinhirnwurms und die hohen Tentoriumansätze kommen in dieser Projektion gut zur Darstellung.

Eine evtl. vorhandene Agenesie des Corpus callosum läßt sich ebenfalls mit beiden Methoden ohne Schwierigkeit feststellen.

Die **wichtigste Differentialdiagnose** sind retrozerebellär gelegene **Arachnoidalzysten** oder **glioependymale Zysten**. Hierbei handelt es sich ebenfalls um dünnwandige Raumforderungen mit einem liquorentsprechenden Signalverhalten. Im Gegensatz zum Dandy-Walker-Syndrom besteht bei diesen Zysten jedoch keine Verbindung zum IV. Ventrikel. Letzterer ist ebenso wie das Kleinhirn normal entwickelt, wobei jedoch durch die raumfordernde Wirkung der Zyste Abflachung und Verformung dieser Strukturen resultieren können.

Der Differentialdiagnose beider Krankheitsbilder kommt im Hinblick auf die Therapie entscheidende Bedeutung zu:

Beim Dandy-Walker-Syndrom ist wegen der Kommunikation der Zyste mit dem Ventrikelsystem in der Regel nur eine Drainage erforderlich, während bei nicht kommunizierenden retrozerebellären Zysten im Falle einer Zirkulationsstörung sowohl das Ventrikelsystem als auch die Zyste selbst abgeleitet werden müssen. Für die Differentialdiagnose wichtig ist der Nachweis des Defektes im Dach des IV. Ventrikels und der Kommunikation mit der zystischen Raumforderung.

Die weitere Differentialdiagnose umfaßt auch **zystische Tumoren der infratentoriellen Region**, z. B. pilozytische Astrozytome, Ependymome, Angioblastome und Medulloblastome. Richtungweisend für die richtige Diagnose sind jedoch hier jeweils der solide Tumoranteil und andere typische Tumormerkmale, wie z. B. Verkalkungen und die Fähigkeit zur Kontrastmittelanreicherung.

1.2.2 Arnold-Chiari-Malformation

Das Chiari-Syndrom ist eine mehr oder minder ausgeprägte komplexe Fehlbildung des unteren Hirnstammes und des Kleinhirns. Als begleitende Skelettveränderungen kommen Dysplasien der Hirnbasis (abgeflachte hintere Schädelgrube, vergrößertes Foramen magnum, schmächtiger Clivus, tiefsitzender Tentoriumansatz, basiläre Impression usw.) oder atlanto-okzipitale Fusionen sowie partielle Blockwirbelbildung von C2/C3 bzw. ein Klippel-Feil-Syndrom häufig vor. Pathogenetisch handelt es sich bei der Arnold-Chiari-Malformation am ehesten um eine dysrhaphische Fehlbildung. Nach dem Grad der Veränderungen werden drei Typen unterschieden:

Typ I: Dieser leichteste Typ ist durch eine variable Verlagerung der zapfenartigen Kleinhirntonsillen und des unteren Kleinhirns in den Spinalkanal gekennzeichnet. Nicht betroffen sind Medulla oblongata und IV. Ventrikel. Auch findet sich kein Hydrozephalus, jedoch ist häufig eine Hydromyelie oder Syringomyelie anzutreffen. Die klinische Manifestation erfolgt – wenn überhaupt – erst im Erwachsenenalter.

Typ II: Bei dieser weitaus häufigsten Form – die der ursprünglich von *Chiari* 1891 beschriebenen Fehlbildung entspricht – sind neben den Tonsillen und unteren Kleinhirnanteilen auch die untere Ponsregion und der IV. Ventrikel in den Spinalkanal verlagert. Das Foramen magnum ist erweitert. Ein Hydrozephalus ist mit dieser Form fast immer assoziiert.

Typ III: Bei dieser recht seltenen Form findet man eine Verlagerung der Medulla oblongata, des IV. Ventrikels und nahezu des gesamten Kleinhirns in eine okzipitale und hochzervikale Enzephalomeningozele (durch Vorhandensein einer begleitenden Spina bifida cervicalis).

Klinische Befunde

Typ I: Hier können klinische Symptome fehlen oder sich erst im Erwachsenenalter in geringfügiger Ausprägung einstellen.

Typ II und III: In Abhängigkeit vom Schweregrad der Malformation treten – nicht selten schon in früher Kindheit – mit unterschiedlicher Intensität auf:

- Schluckstörungen, apnoeische Episoden, Opistotonus (unter Umständen schon beim Neugeborenen).
- Zerebellare Symptome.
- Vestibuläre Störungen.
- Symptome eines raumfordernden Prozesses in der hinteren Schädelgrube (bei Ausbildung eines Hydrocephalus occlusus).

Die differentialdiagnostische Abgrenzung gegenüber einem Kleinhirntumor, einem hohen Halsmarktumor oder einer multiplen Sklerose kann gelegentlich schwierig sein.

Radiologische Befunde

- **Schädelübersichtsaufnahmen** zeigen gewöhnlich nur bei einem Teil der Fälle indirekte Hinweise auf das Bestehen eines Hydrozephalus bzw. das Vorliegen einer basilären Impression.
- Bei Neugeborenen und Säuglingen sind mit Hilfe der **Sonographie** die supra- und infratento-

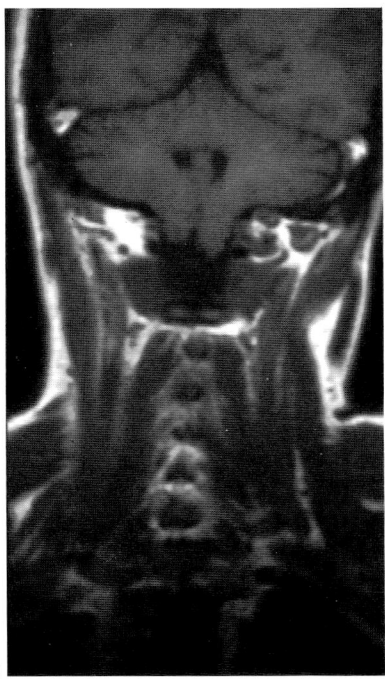
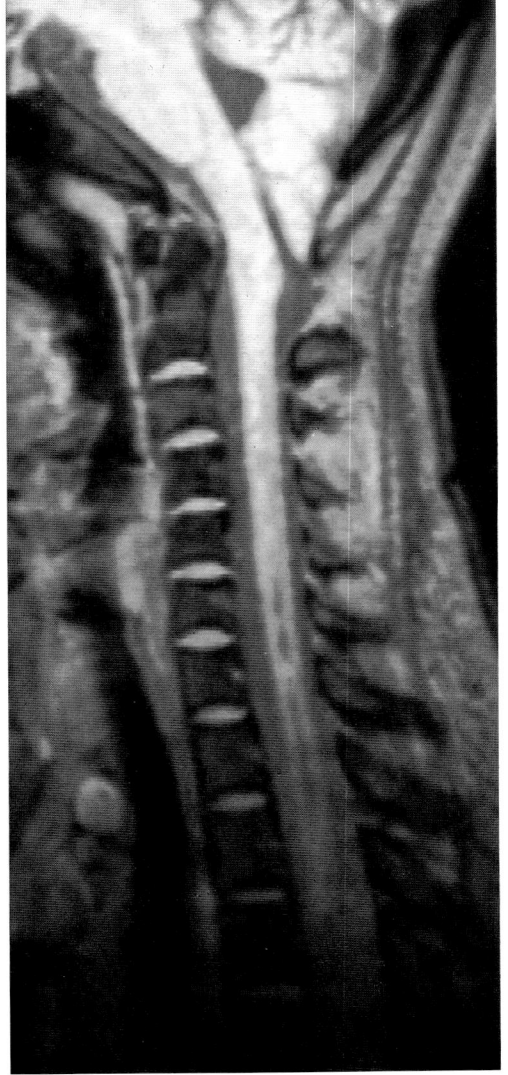

Abb. 7 a, b 23jähriger Patient mit Arnold-Chiari-I-Malformation.
a Kernspintomogramm in koronarer Projektion und T1-Wichtung: Der Tiefstand der Kleinhirntonsillen ist gut zu sehen.
b Sagittale T1-gewichtete FFE-Sequenz: Die Kleinhirntonsillen reichen bis zur Höhe von C1. Zusätzlich erkennt man eine Syrinx im unteren Hals- und oberen Brustmark.

riellen Veränderungen ebenso wie ein evtl. bestehender Hydrozephalus gut zu erfassen.

● Eine umfassende Darstellung der pathologischen Veränderungen gelingt mit **Computertomographie und Kernspintomographie**, wobei letztere Methode wegen der sagittalen Projektion und der besseren Darstellbarkeit der Weichteile Vorteile besitzt (Abb. 7).

Typische Befunde bei beiden Verfahren sind:

Chiari I:
– Tiefstand der Tonsillen.
– Fakultativ assoziierte Fehlbildungen:
  – Dysgenetische Störung des kraniozervikalen Überganges mit okzipitaler Assimilation des Atlas, Klippel-Feil-Anomalie und vergrößerten Kleinhirntonsillen.
– Patienten mit basilärer Impression weisen häufig eine Syringomyelie auf (Abb. 7).

Chiari II: Hierbei handelt es sich um eine komplexe Mißbildung der hinteren Schädelgrube, die häufig auch mit supratentoriellen Anomalien kombiniert ist.

● **Anomalien der hinteren Schädelgrube:**

– Niedriger Tentoriumansatz, der kranial zu einer Impression des Zerebellums führt. Gleichzeitig besteht auch eine kaudale Impression durch die knöchernen Begrenzungen des Foramen occipitale magnum bzw. den hinteren Atlasbogen.
– Die Ponsregion ist nach caudal verzogen und verschmälert.
– Verlagerung auch der Medulla oblongata und des Zervikalmark.

– Bedingt durch die Fixation an den Ligamenta dentata kann das zervikale Mark nur begrenzt sich nach kaudal verschieben und es kommt zur Ausbildung eines charakteristischen Knicks (ca. 70% der Fälle).
– Ventrale Ausdehnung des Zerebellum in die Kleinhirnbrückenwinkelregion.
– Tiefstand des IV. Ventrikels, der gleichzeitig nach rostral verlagert und eingeengt ist Kaudalverlagerung des Vermis cerebelli, der teilweise in den Spinalkanal herniert.
– Im CT häufig konkave Deformierung der hinteren Felsenbeinanteile (Druckwirkung).

- **Supratentorielle Anomalien** (in 80–90%):
– Hypo- oder Aplasie des Splenium corporis callosi bei gleichzeitigem Fehlen des Rostrums.
– Vergrößerung der Capita der N. caudati und der Massa intermedia.

Zeigt sich nach der operativen Versorgung einer angeborenen Myelomeningozele innerhalb von 48 Stunden ein Hydrocephalus occlusus, liegt mit großer Wahrscheinlichkeit eine **Chiari-II-Malformation** vor.

Chiari III: Hierbei findet man die bei der Chiari-II-Malformation aufgeführten Befunde, einschließlich einer zerviko-okzipitalen Enzephalozele.

1.3 Natale und perinatale Hirnerkrankungen

Die Abgrenzung frühkindlich erworbener Hirnerkrankungen von den zerebralen Entwicklungsstörungen ist schwierig, oft nur willkürlich. Da die Hirnreifung in der frühkindlichen Lebensphase noch nicht abgeschlossen ist, können zu dieser Zeit erlittene zerebrale Schädigungen stets auch Entwicklungsstörungen des Gehirns zur Folge haben.

1.3.1 Hypoxisch-ischämische Läsionen bei Neugeborenen

Bei asphyktischen Neugeborenen können akute hypoxisch bedingte zerebrale Läsionen in drei verschiedenen Formen auftreten: als Mikroinfarkte, Globalinfarkte und perventrikuläre Leukomalazie.

1.3.1.1 Mikroinfarkte

Diese sind sowohl kortikal als auch im subkortikalen Raum anzutreffen. Da sie beim Überleben retrospektiv oft nicht mehr zu erfassen sind, ist ihre klinische Relevanz für eine später in Erscheinung tretende psychische oder motorische Entwicklungsstörung schwer einzuschätzen.

Klinische Befunde

sind weitgehend lokalisationsabhängig.

Radiologische Befunde

Mikroinfarkte sind mit bildgebenden Verfahren derzeit nicht zu erfassen.

1.3.1.2 Globalinfarkte

Auch ausgedehnte Globalinfarkte können bei Neugeborenen auf dem Boden hypoxisch-ischämischer Mangelsituationen auftreten. Reife Neugeborene erleiden kortikale Infarkte, auch Mikroinfarkte, häufiger als Frühgeborene. Die Ursache hierfür liegt in der Rückbildung der kortikalen Anastomosen zwischen den Hirnarterien und den Meningealgefäßen. Diese Anastomosen sind bei Frühgeborenen noch, beim reifen Kind nicht mehr vorhanden.

Häufige Sekundärerscheinungen der globalen Infarkte sind ausgedehnte Hirnatrophien und Erweiterungen der Liquorräume.

Klinische Befunde

Lokalisationsabhängig, meist schwere psychische und motorische Defektzustände.

Radiologische Befunde

- Die **Schädelübersichtsaufnahmen** zeigen in der Postnatalphase bzw. in den ersten Lebenswochen und -monaten keine Veränderungen. Erst im Kleinkindesalter oder noch später können bei ausgedehnten Hemiatrophien Schädelasymmetrien resultieren. Kennzeichnend ist dann die verminderte Wölbung der Kalotte.

- Die **Sonographie** liefert in der Frühphase nur selten konkrete Hinweise, da bei reifen Neugeborenen intrakranielle Blutungen ohne ein Geburtstrauma ungewöhnlich sind. Der Einsatz dieses Verfahrens beschränkt sich daher ebenfalls auf die Erfassung von Spätfolgen, wie atrophische Veränderungen und zystische Läsionen.

- **Computertomographie** und **Kernspintomographie** sind die Methoden der Wahl. Hierbei versteht sich, daß alle notwendigen intensiv-therapeutischen Maßnahmen sowohl auf dem Transportwege als auch während der Untersuchung ohne Unterbrechung fortgeführt werden können. Im Gegensatz zu Erwachsenen ergibt sich neben der Sicherstellung von Atmung und Kreislauf bei Neugeborenen außerhalb des Inkubators das Problem der Auskühlung, dem durch spezielle Maßnahmen begegnet werden muß. Alle diese Maßnahmen lassen sich derzeit in einer CT-Anlage leichter und sicherer durchführen als in der wesentlich größeren und tieferen Gantry eines Kernspintomographen. Hinzu kommen weitere Probleme, die durch das starke statische Magnetfeld bedingt sind.

• Die **Kernspintomographie** besitzt jedoch – abgesehen von der Tatsache, daß sie ohne ionisierende Strahlung auskommt – insofern noch weitere Vorteile, als sie eine exakte Beurteilung des zerebralen Reifezustandes erlaubt, und durch die Möglichkeit der mehrdimensionalen Abbildung pathologische Prozesse besser darzustellen vermag.

Mit beiden Verfahren sind folgende Befunde zu erheben:

– Ödem der grauen Substanz, das sich bei einer ausgedehnten und länger bestehenden Minderperfusion zunächst in den Grenzzonengebieten manifestiert. Dies führt im CT zu ein Dichteminderung, so daß eine Abgrenzung zwischen grauer und weißer Substanz schwierig wird. Die Dichtewerte liegen dann bei 20 Hounsfield-Einheiten. Die Befunde sind am 1. bis 3. Tag am stärksten ausgeprägt und verschwinden nach dem 5. Tag.
– Bei schweren protrahierten Ischämien resultieren Nekrosen.
– Basalganglien und Kleinhirn sind normalerweise nicht befallen und zeigen daher normale Dichtewerte.
– Im Kernspintomogramm stellt sich das Ödem signalreich in T2-gewichteten Sequenzen dar.
– Spätfolgen sind Atrophien mit gleichzeitiger Ventrikelerweiterung und die multizystische Enzephalopathie.
– Assoziierte Blutungen der Germinalmatrix sind selten. Häufiger beobachtet man dagegen intrazerebrale subdurale und epidurale Blutungen (s. 1.3.2).

Periventrikuläre Leukomalazie

Hiervon werden meist Frühgeburten, seltener reife Kinder betroffen. Besonders gefährdet sind Neugeborene mit einem Geburtsgewicht von weniger als 1500 Gramm. Kennzeichnend sind ischämische Infarkte der weißen Substanz, besonders in Höhe der beiden Seitenventrikel sowie in der Nähe der akustischen und optischen Bahnen. Etwa ein Drittel der Kinder mit einer periventrikulären Leukomalazie haben gleichzeitig auch periventrikuläre Blutungen.

Klinische Befunde (Spätfolgen)

– Spastische Diplegien.
– Evtl. Taubheit, kortikale Blindheit, mentale Retardierung.

Auch hierbei kann retrospektiv in manchen Fällen die Diagnose einer periventrikulären Leukomalazie nur vermutet werden.

Radiologische Befunde

• **Schädelübersichtsaufnahmen** liefern im allgemeinen keine Hinweise.
• **Sonographisch** lassen sich die hypoxisch-ischämischen Läsionen besonders gut im Fontanellen-Koronarschnitt nachweisen. Leitsymptome sind eine asymmetrische Ventrikelerweiterung bzw. umschriebene Ausziehungen des Ventrikelsystems.
• Auch **computertomographisch** bietet die periventrikuläre Leukomalazie wegen des hohen Wassergehalts des unreifen Neugeborenenhirns, der zu niedrigen Dichtewerten führt und die periventrikulären malazischen Areale maskiert, keine typischen Befunde. In Folgestadien (nach Ausbildung einer Atrophie) stellen sich dann umschriebene Zonen mit verminderter weißer Substanz dar. Auch die asymmetrische Ventrikelerweiterung ist wie bei der Sonographie hierbei ein pathognomonisches Zeichen.

1.3.2 Intrakranielle Blutungen bei Neugeborenen

1.3.2.1 Intrazerebrale Blutungen

Intrazerebrale Blutungen sind die häufigste Ursache von partalen und postpartalen Komplikationen bei Frühgeborenen. Sie manifestieren sich meist während der ersten 48 Stunden nach der Geburt und gehen stets von der subependymalen Matrix (germinalen Matrix) am Boden der beiden Seitenventrikel aus. Von dort breiten sie sich in die Ventrikel und in das Parenchym aus. Gelegentliche Residualerscheinungen sind Zysten. Die Pathogenese der intrazerebralen Blutungen bei Frühgeborenen ist bislang noch nicht geklärt.

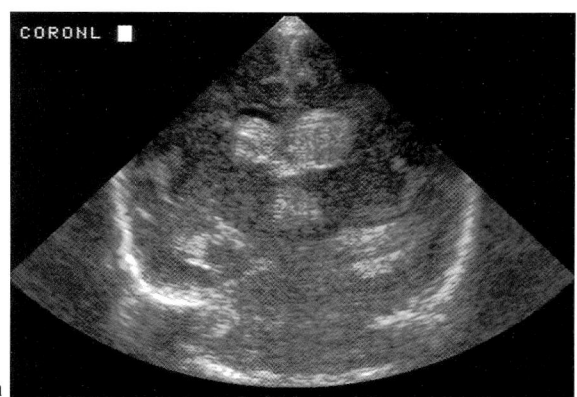 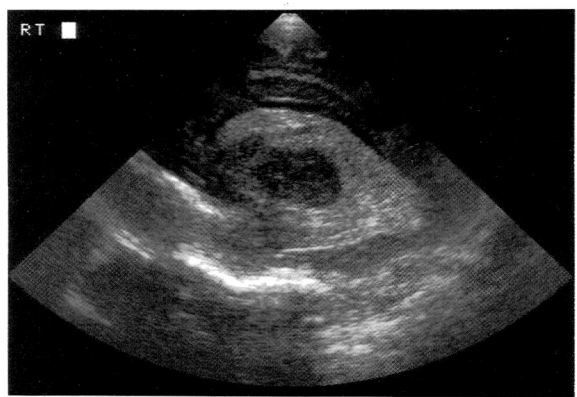

Abb. 8a, b Neugeborenenblutung Grad III nach Papile.
a Sonographischer Fontanellen-Koronarschnitt.
b Sonographischer Fontanellen-Parasagittalschnitt durch den rechten Seitenventrikel. Man erkennt eine ausgedehnte intraventrikuläre Blutung (Tamponade) mit Erweiterung des gesamten Ventrikelsystems (Aufnahmen: Prof. Dr. J. A. BLIESEBNER-HARZHEIM, Köln).

Nach *Burstein* und *Papile* (1978) und Mitarbeiter (1979) werden vier Schweregrade unterschieden:

Grad I: Die Blutung ist auf den Subependymalraum (germinale Matrix) begrenzt.

Grad II: Blutung mit Einbruch in das Ventrikelsystem bei normaler Ventrikelgröße.

Grad III: Blutung mit Ventrikeleinbruch bei Ventrikulomegalie (evtl. mit Tamponade) (Abb. 8).

Grad IV: Blutungen mit Einbruch in das Ventrikelsystem bei Ventrikulomegalie und Einbruch in das angrenzende Hirnparenchym.

Dieses Schema wird nicht von allen Perinatologen akzeptiert und angewendet, da es nur die Lokalisation der Blutungen, nicht jedoch die eigentlich wichtigere Blutungsmenge erfaßt.

Klinische Befunde
(in Abhängigkeit von Lokalisation und Schwere der Blutung)

In der Akutphase:

- Muskeltonusschwankungen.
- Vorgebeulte Fontanelle.
- Epileptische Anfälle.
- Evtl. rapide sich vergrößernder Kopfumfang.
- Hämatokritabfall.
- Metabolische Azidose und Verbrauchskoagulopathie bei schweren Verläufen.

Residualerscheinungen bei Blutungen I. und II. Grades:
Diese Blutungen sind prognostisch gut und ebenso wie die klinischen Befunde im Alter von 4–8 Wochen nicht mehr nachweisbar.

Residualerscheinungen bei Blutungen Grad III und Grad IV (sofern sie überlebt werden):

- Spastische Syndrome.
- Mentale Störungen.
- Progressive Ventrikeldilatation (Hydrozephalus).

Radiologische Befunde

• Die Methode der Wahl ist die **Sonographie**, die sich im Inkubator durchführen läßt und daher keine zusätzlichen Probleme mit der ohnehin schwierigen Versorgung der Frühgeborenen verursacht. Man wird daher nur in Ausnahmesituationen auf Computertomographie und Kernspintomographie zurückgreifen.

Die subependymale Blutung produziert ein echodichtes Muster in der ohnehin sich reflexreicherabsetzenden germinalen Matrix. Bei einem Ventrikeleinbruch sind auch intraventrikuläre echodichte Gerinsel nachweisbar bzw. es kommt zur Sedimentation der zellreichen Hämatomanteile mit einem entsprechend geschichteten Echomuster (Abb. 8). Die Weite des Ventrikelsystems läßt sich sonographisch gut einschätzen. Blutungen in das umgebende Hirnparenchym sind ebenfalls als echodichte Bezirke innerhalb von 10–14 Tagen post partum erkennbar.

• Im **Computertomogramm** sind bei entsprechender Wahl der Scanparameter (Schichtdicke zwischen 3 und 6 mm) innerhalb von 10–14 Tagen post partum hyperdense Areale in der subependymalen Matrix bzw. intraventrikulär oder intrazerebral erkennbar.

Begleitende Subarachnoidalblutungen lassen sich ausschließlich im CT nachweisen.

1.3.2.2 Intrakranielle extrazerebrale Blutungen

Subdurale und – selten – epidurale Blutungen bei Neugeborenen entstehen fast ausnahmslos durch das Geburtstrauma. Ihre Erfassung mit bildgebenden Verfahren ist jedoch bedeutungsvoll, da bei größeren Blutungen die Indikation zu einer operativen Therapie gestellt werden muß.

Radiologische Befunde

- **Computertomographie** und **Kernspintomographie** sind die Methoden der Wahl, wobei die Computertomographie im akuten Stadium deutliche Vorteile besitzt. Die im Nativ-Scan hyperdensen Blutungen können epidural, subdural, supra- oder infratentoriell gelegen sein. Insbesondere bei infratentorieller Lokalisation ergeben sich auch deutliche Vorteile gegenüber der **Sonographie**, mit der sich vielfach die hintere Schädelgrube nicht exakt erfassen läßt.

1.3.3 Neonatale Leptomeningitiden und Meningoenzephalitiden

Als **Infektionswege** für Meningo-Enzephalitiden kommen bei Neugeborenen in Betracht:
– Transplazentare Infektion (z. B. Lues, Zytomegalie, Toxoplasmose).
– Intrapartale Infektion durch Kontamination am Geburtskanal oder dem Harnweg der Mutter (z. B. Herpes simplex-Virus-Typ II).
– Postpartale Infektion infolge einer geringeren passiven Immunität insbesondere gegenüber gramnegativen Keimen.

Eine **Indikation zur neuroradiologischen Diagnostik** ergibt sich nur bei komplizierten Verläufen von Meningitiden oder Enzephalitiden der Neugeborenen.

1.3.3.1 Eitrige Meningitiden
(s. auch 3.1.1)

Von bakteriellen Meningitiden werden Neugeborene und Säuglinge häufiger betroffen als ältere Kinder und Erwachsene. Bei einem Drittel der Fälle handelt es sich um E. coli-Infektionen, während die Erreger einer Hirnphlegmone (Zerebritis) meist Staphylococcus aureus oder Streptokokken sind. Eine typische Komplikation des Säuglingsalters ist – neben einem postmeningitischen Hydrozephalus als Folge einer Liquorzirkulationsstörung oder einer Verlegung des Aquädukts und/oder der Foramina des IV. Ventrikels – die Ventrikulitis.

Hierbei kommt es zu einer Proliferation der ependymalen Glia mit Ausbildung von Septen (Ventrikelkammerung) zusammen mit entzündlichen Erweichungsherden im benachbarten Parenchym. Das Endstadium nach dem Abklingen der bakteriellen Entzündung ist eine (multi-)zystische Enzephalopathie, die – wenn sie überlebt wird – schwere psychische und neurologische Defektsymptome hinterlassen kann.

Klinische Befunde (in der Akutphase)

– Weitgehend unabhängig vom Erreger.
– Müdigkeit, Fieber, Erbrechen.
– Relativ spät epileptische Anfälle und gespannte Fontanellen. Meningitische Zeichen wie beim Erwachsenen sind selten.

Radiologische Befunde

- **Schädelübersichtsaufnahmen** zeigen in der Akutphase keine Veränderungen. Erst bei einem chronischen Hydrozephalus manifestieren sich die Zeichen der persistierenden intrakraniellen Drucksteigerung wie Makrozephalus, Impressiones digitatae (Wolkenschädel), Nahtverbreiterung.

- Im **Computertomogramm** und im **Kernspintomogramm** läßt sich der Verlauf in drei progrediente Stadien gliedern.

Das **Stadium I** (Initialstadium) ist durch eine Vergrößerung des I. bis III., bisweilen auch des IV. Ventrikels charakterisiert. Bereits jetzt können im umgebenden Hirnparenchym hypodense Zonen als Ausdruck begleitender enzephalitisch-malazischer Herde vorhanden sein.

Im **Stadium II** (Stadium der Ependymitis) findet man eine deutliche Verdickung des Ventrikelependyms, das nach der Gabe von Röntgenkontrastmittel (CT) oder Gadolinium DTPA (MRI) eine deutliche Signalanreicherung zeigt. Typisch für die Ependymitis ist auch der zellreiche Inhalt in den Ventrikeln mit dem Phänomen der Sedimentation des eitrigen Materials. Periventrikulär können parallel hierzu jetzt nekrotische Herde vorhanden sein.

Im **Stadium III** (Stadium der zystischen Enzephalopathie) ist der Endzustand erreicht. Infolge der starken Septierung des Ventrikelsystems und der zusätzlich enstandenen Nekroseareale sind jetzt multiple Hohlräume erkennbar, die vielfach nicht mehr mit dem Ventrikelsystem in Verbindung stehen. Gerade die letztere Aussage ist wichtig, da sich sowohl bei der intrathekalen Chemotherapie als auch bei der Drainage im Falle eines persistierenden erhöhten Druckes Probleme ergeben können.

1.3.3.2 Nichteitrige Meningoenzephalitiden
(s. auch 3.1.3)

Nichteitrige Meningitiden werden durch neurotrope Viren, sehr selten auch durch Leptospiren, Zystizerken oder Pilzerkrankungen hervorgerufen. Unter diesen ZNS-Erkrankungen der Neugeborenen sind besonders hervorzuheben:

Herpes simplex-Enzephalitis (s. 3.2.1).

Sie ist bei Neugeborenen immer eine HSV-Typ-II-Infektion.

Konnatale Toxoplasmose (s. 3.2.4).

Die Toxoplasma-Infektion erfolgt hier diaplazentar in der 2. Schwangerschaftshälfte. Morphologisch findet man eine periventrikuläre Meningoenzephalitis oder das Bild einer metastatischen Herdenzephalitis.

Klinische Befunde (bei konnaler Toxoplasmose)

Neben der Tetrade von Sabin findet sich selten ein allmählicher Hörverlust sowie eine ein- oder beidseitige Erblindung als Folge einer Chorioretinitis.

Radiologische Befunde (s. unter 3.2.4)

Konnatale Zytomegalie (s. unter 3.2.6)

Die Infektion des ZNS durch das Zytomegalie-Virus erfolgt vermutlich im 3.-5. Embryonalmonat. Mit einer Häufigkeit von etwa 1% bei allen Neugeborenen steht die Zytomegalie-Virusinfektion an der ersten Stelle der intrauterinen Virusinfektionen. Doch nur bei 10% dieser infizierten Kinder kommt es zu einer klinischen Manifestation der Erkrankung. Morphologisch liegt eine periventrikuläre, nicht selten auch foudroyant-nekrotisierende Enzephalitis vor, in deren Verlauf sich eine Aquäduktstenose mit Hydrozephalus ausbilden kann.

Klinische Befunde (bei Manifestation)

– Verlängerter Ikterus neonatorum.
– Hepato-Splenomegalie.
– Chorioretinitis, Mikrophthalmie, Katarakte.
– Thrombozytopenie.
– Später: Mikrozephalie, spastische Syndrome, mentale Retardierung.

Radiologische Befunde (s. 3.2.6)

1.4 Zerebrovaskuläre Dysplasien
(s. auch 6.5)

1.4.1 Arterio-venöse Angiome

Das arterio-venöse (a. v.) Angiom ist die häufigste embryonale Entwicklungsstörung der Hirngefäße. Es besteht aus einem scharf abgegrenzten Gefäßknäuel. Über 80% der AV-Angiome liegen supratentoriell, am häufigsten zentro-parietal an der Hirnoberfläche in das Hirnparenchym hineinragend. Charakteristischerweise fehlt das Kapillarbett und das arterielle Blut ergießt sich im Kurzschluß in das venöse System. Die Verbindungsstelle zwischen dem arteriellen und venösen Schenkel wird als Nidus bezeichnet. Der Nidus kann aus drei unterschiedlichen morphologischen Elementen bestehen:

– Zahlreiche knollenartig gewundene Verbindungen (plexiformer Nidus).
– Direkt-fistulöse Verbindung (fistulöser Nidus).
– Kombination aus fistulösen und plexiformen Anteilen (gemischter Nidus).

Infolge des hohen Blutflusses und aufgrund der Tatsache, daß der system-arterielle Druck vor allem durch fistulöse Verbindungen auf das venöse System weitergegeben wird, resultieren stark erweiterte, variköse Venen. Es können sowohl das tiefe wie auch das oberflächliche Venensystem bzw. beide befallen sein. Durch Knickbildung und Intimaproliferationen sind Obstruktionen in den drainierenden Venen nicht selten.

Durch Proliferation der Nidusanteile, aber auch durch eine Vergrößerung der Venen kommt es zur Ausweitung des Angioms (sog. wachsendes Angiom). Die klinischen Symptome sind entweder die Folge eines Anzapfsyndroms bzw. der raumfordernden Wirkung des Angioms auf benachbarte Hirnanteile oder aber, komplizierend, die Folge einer Blutung.

Klinische Befunde

- Migräneartige Kopfschmerzen, Schwindel, Tinnitus.
- Bei ca. 1/3 der Fälle epileptische Anfälle, häufig mit postiktaler (Toddscher) Lähmung.
- Hirnblutung (Subarachnoidal- oder Hirnmassenblutung).
- Neurologische Herdsymptome.
- EEG: Allgemein- und häufig fokale Veränderungen.

Radiologische Befunde

Da sich die arterio-venösen Angiome des Kindesalters in ihrer Morphologie nicht von denen des Erwachsenen unterscheiden, wird hier auf den Abschnitt **5.1.3** verwiesen. Die differentialdiagnostisch in Betracht zu ziehenden Hämangioblastome sind unter **6.5.1** beschrieben.

1.4.2 Angioma racemosum

Beim Rankenangiom handelt es sich um eine seltene hämangiomatöse Mißbildung ohne erhöhten arterio-venösen Durchfluß. Morphologisch besteht eine raumfordernde angiomatöse Veränderung im Schädelinnenraum, an der Haut und an den Schleimhäuten, evtl. auch in der Orbita mit Ausbildung eines Exophthalmus.

Bei dem sehr seltenen **Bonnet-Dechaume-Blanc-Syndrom** liegt ein angeborenes Rankenangiom der Netzhaut und des Mittelhirns vor. Rankenangiome haben eine Tendenz zur spontanen Rückbildung und sollten daher nur therapeutisch angegangen werden, wenn sie Komplikationen verursachen.

Klinische Befunde

- Meist neurologisch unauffällig. Dann liefern die extrakraniellen Lokalisationen an der Haut oder in der Orbita (Exophthalmus) die einzigen klinischen Hinweise.
- Evtl. neurologische Herdhinweise.

Radiologische Befunde

- **Schädelübersichtsaufnahmen** liefern keine spezifischen Hinweise. Nur bei starker extrakranieller Prominenz sind entsprechende Weichteilveränderungen erkennbar. Sonographisch zeigt das Angioma racemosum ein typisches echodichtes knolliges Erscheinungsbild. Es läßt sich aufgrund dieser Struktur sehr gut vom normalen Hirngewebe abgrenzen.

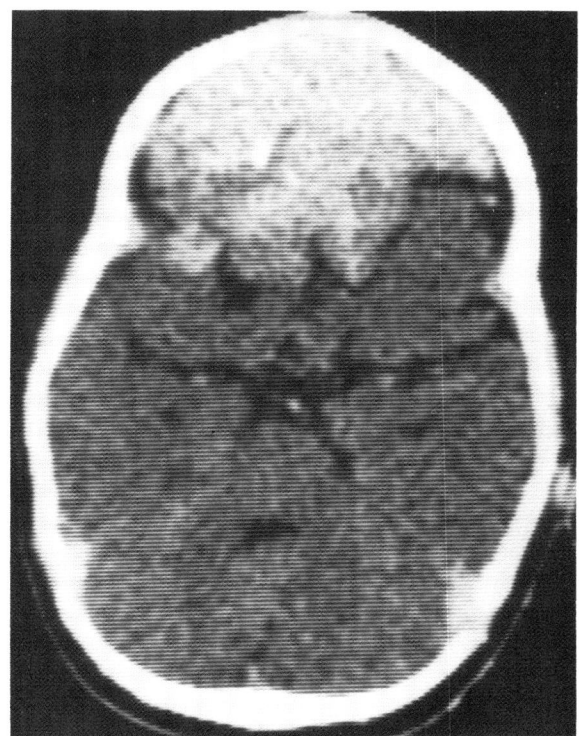

Abb. 9 Axiales CT mit i.v.-Kontrast bei einem 3 Monate alten Säugling: Ausgedehntes frontales Angioma racemosum, das zu einer Verdrängung des Frontalhirns, teilweise auch der Temporallappen geführt hat.

- Auch im **Computertomogramm** und im **Kernspintomogramm** ist das Rankenangiom als extrazerebrale Raumforderung gut erkennbar. Im CT erscheint es im Nativ-Scan hyperdens mit einer inhomogenen Struktur und punktförmigen Verkalkungen. Die Randkontur ist wellig und höckrig. Nach Kontrastmittelgabe kommt es zu einem deutlichen Dichteanstieg (Abb. 9).

Im Kernspintomogramm ist ebenfalls eine vermehrte Signalintensität im T1- und T2-Bild zu erwarten. Aufgrund des sehr langsamen Blutflusses lassen sich keine Flußphänomene nachweisen. Auch hier besteht die Möglichkeit, mit Hilfe von Gadolinium-DTPA eine Anhebung der Signalintensität herbeizuführen.

1.4.3 Aneurysma der Vena cerebri magna (Galeni)

Hierbei handelt es sich um eine Sonderform der arterio-venösen Mißbildungen mit direkten Shunts einer oder mehrerer Arterien in die stark erweiterte und varikös veränderte Vena Galeni. Die einspeisenden Gefäße sind meist Aufzweigungen der

Aa. cerebri posteriores, es können jedoch in seltenen Fällen auch die Aa. cerebri anteriores und mediae beteiligt sein. Grundsätzlich ergeben sich zwei verschiedene Formen mit hohem und mit niedrigem Durchflußvolumen. Erstere manifestieren sich durch die Folgen eines zum Teil extremen extrakardialen AV-Shunts, letztere durch die Folgen einer Raumforderung, die z. B. zu einem Verschlußhydrozephalus führen kann.

Klinische Befunde

Bei Manifestation im frühen Säuglingsalter (hoher Blutfluß):
– Herzdekompensation infolge des extrakardialen Shunts.
– Pulsierende große Fontanelle.
– Pulssynchrones Geräusch über dem Schädel.
– Unbehandelt meist Tod innerhalb der ersten zwei Lebensmonate.

Bei Manifestation im Kleinkindalter (niedriger Blutfluß):
– Hydrozephalus als Folge einer Aquäduktkompression durch das Aneurysma

Radiologische Befunde

● Bei der **postnatalen Manifestation** wird die Diagnose meist **sonographisch** gestellt. Es zeigt sich hier eine kugelförmige, echoarme und pulsierende Raumforderung, die zu einer Pellottierung des okzipitalen Anteils des III. Ventrikels und zu einem Hydrocephalus occlusus führt und Anschluß an den Sinus rectus gewinnt.

Die weiterführende Diagnostik besteht meist in einer **Herzkatheteruntersuchung**, in deren Rahmen zunächst ein Herzvitium ausgeschlossen wird. Im gleichen Eingriff kann durch Injektion in den Aortenbogen die Läsion direkt nachgewiesen werden (Abb. 10). Im Hinblick auf therapeutische Interventionen ist jedoch dann eine selektiv-arterielle bzw. selektiv-venöse Sondierung der beteiligten Gefäße erforderlich.

● Bei der **Manifestation im Kleinkindesalter** sind in den **Übersichtsaufnahmen** die Zeichen der chronischen Schädelinnendrucksteigerung bei einem Hydrozephalus, zum anderen typische schalenförmige Verkalkungen in Projektion auf die erweiterte V. Galeni nachweisbar.

Hier besteht die weiterführende Diagnostik in der **Computertomographie** und/oder der **Kernspintomographie**, die dann die typische Erweiterung der V.Galeni in der Zisterne der großen Hirnvene ebenso wie einen begleitenden Hydrozephalus nachweisen. Verkalkungen der Gefäßwand bzw. der muralen Thromben sind im Computertomogramm besser als im Kernspintomogramm zu erkennen. Im Gegensatz zu Hirntumoren ist ein perifokales Ödem nicht nachweisbar.

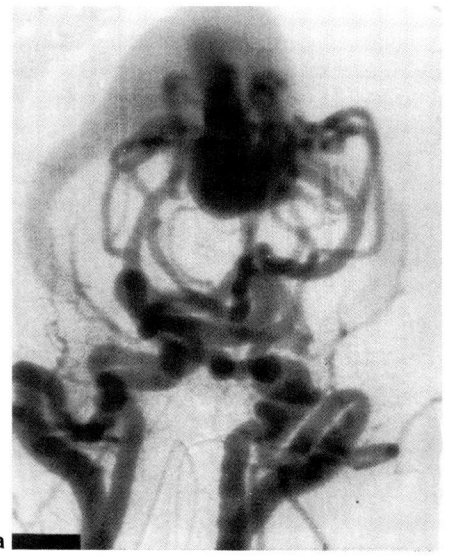 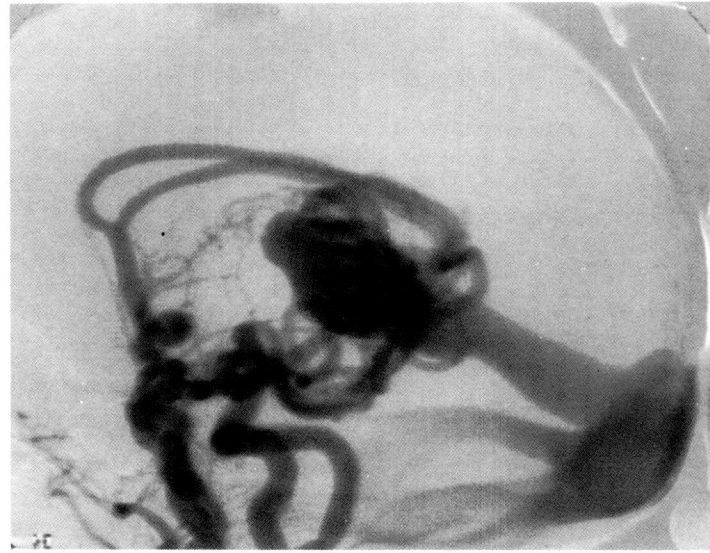

Abb. 10a, b Panangiographie des Gehirns bei einem 2 Wochen alten Säugling mit Aneurysma der V. Galeni vom high-flow-Typ. Die Zuflüsse erfolgen sowohl aus dem vorderen als auch aus dem hinteren Kreislauf.
a Sagittales Angiogramm.
b Seitliches Angiogramm.

Die Gabe von Kontrastmittel führt im Computertomogramm zu einem deutlichen Dichteanstieg. Im Kernspintomogramm hängt die Signalveränderung im wesentlichen von den zusätzlich hier auftretenden Flußphänomen ab. Die zunehmende Thrombose des V. Galeni-Aneurysma kann im weiteren Verlauf zu einem völligen Verschluß mit weitgehender Verkleinerung des Lumens und Rückbildung der Symptomatik führen.

1.5 Mißbildungstumoren
(s. 6.5)

1.6 Pathologische Veränderungen der Liquorräume

Krankhaft veränderte Liquorräume sind häufig Begleiterscheinungen von angeborenen zerebralen Malformationen oder eine Folge von frühkindlichen Hirnerkrankungen.

1.6.1 Hydrozephalus beim Frühgeborenen und reifen Neugeborenen (s. auch 7.5)

Die häufigste **Ursache** für die Entstehung eines Hydrozephalus in der postnatalen Lebensphase ist die Hirnblutung. Als weitere ätiologische Faktoren kommen vor allem Meningitiden im Säuglingsalter und mechanische Liquorzirkulationsstörungen durch raumfordernde Läsionen in Betracht.

Die pathogenetischen Wege, auf denen sich eine Ventrikulomegalie nach einer Hirnblutung entwickelt, laufen entweder über einen Liquorproduktionsreiz mit Anstieg der Liquorproduktion oder über eine Obstruktion der Liquorwege durch Blutkoagel bzw. durch Verklebungen der Foramina des 4. Ventrikels infolge einer Arachnitis.

Ab dem 2. Lebensjahr stellen die häufigsten Ursachen für einen Hydrozephalus Neoplasmen der hinteren Schädelgrube und Aquäduktverschlüsse dar.

Klinische Befunde

In der Neugeborenenperiode:
– Makrozephalus.
– Unproportionale Vergrößerung des Frontalschädels (frontal bossing).
– Verdünnte Schädeldecke.
– Verbreiterte Schädelnähte.
– Gespannte Fontanelle.
– Dilatierte Galeavenen.
– Augenmuskelparesen (z. B. Sonnenuntergangsphänomen = Verschwinden der Pupille hinter dem Unterlid).
– Spastik der unteren Extremitäten.

Bei Kindern ab dem 2. Lebensjahr:
– Morgendlicher Kopfschmerz mit Besserung nach dem Aufstehen.
– Papillenödem und Strabismus.
– Deutlichere Pyramidenbahnzeichen an den unteren Extremitäten als bei Neugeborenen.
– Endokrinologische Veränderungen (Minder- oder Riesenwuchs, Fettsucht, Hypothyreose, Diabetes insipidus).

Radiologische Befunde

● Im **Schädelübersichtsbild** besteht ein Makrozephalus sowie ein Mißverhältnis zwischen Hirnschädel und Gesichtsschädel. Auch die Vorwölbung der Fontanelle ist meist gut erkennbar. Bei einem chronischen Hydrozephalus sind vermehrte Impressiones digitatae (Wolkenschädel) nachweisbar.

● **Sonographisch** ist die Weite des Ventrikelsystems direkt bestimmbar. Darüber hinaus kann man vielfach auch die Ursachen des Hydrozephalus erkennen.

● Mit Hilfe von **Computertomographie** und **Kernspintomographie** läßt sich ebenfalls wie bei der Sonographie die Weite des Ventrikelsystems exakt festlegen. Die exakte mehrdimensionale Darstellung in beiden Verfahren erlaubt darüber hinaus konkrete Angaben über die Art des vorliegenden Hydrozephalus und dessen Ursache sowie die differentialdiagnostische Abgrenzung zu atrophischen Prozessen.

Die Ursache eines Hydrozephalus besteht nahezu immer in einer Obstruktion. Der Block kann dabei ventrikulär (Foramina Monroi, III. Ventrikel, Aquädukt, Foramina des IV. Ventrikels) oder extraventrikulär (Hydrocephalus aresorptivus) liegen. Darüber hinaus kann ein Hydrozephalus selten noch die Folge einer Liquorüberproduktion (z. B. beim Plexuspapillom) sein. Der Begriff „Hydrocephalus e vacuo" als Folge einer Atrophie sollte nicht mehr verwendet werden.

Die **differential-diagnostische Abgrenzung eines Hydrozephalus gegenüber einer Atrophie der weißen Substanz** ist nicht immer einfach. Folgende Parameter sprechen allerdings für den Hydrozephalus (*Barkovich*, 1990):

– Erweiterung der Temporalhörner in gleichem Maße wie die Cellae mediae der Seitenventrikel.

– Verkleinerung des Ventrikelwinkels (Winkel zwischen der Mediane und der Vorderhorntangente).
– Vergrößerung des Vorderhornradius.
– Verstrichene Sulci.
– Interstitielles Ödem (transependymaler Liquorfluß).

Alle hier beschriebenen Veränderungen sind gleichermaßen im Computertomogram wie im Kernspintomogramm nachweisbar. Das interstitielle Ödem stellt sich im Computertomogramm als periventrikuläre hypodense Zone in der weißen Substanz dar. Es ist im Kernspintomogramm auf Spin-density-Bildern am besten zu erkennen, da im T2-gewichteten Bild die Ödemzone von dem signalreichen intraventrikulären Liquor meist nicht abgrenzbar ist.

In allen Fällen, in denen eine tumorbedingte Obstruktion des Ventrikelsystems vorliegt, ist die Gabe von **Kontrastmittel** bei beiden Verfahren indiziert. Beim kommunizierenden Hydrozephalus (Hydrocephalus aresorptivus) kommt es nach der lumbalen Applikation des **Radiopharmakons** zu einem Reflux in das Ventrikelsystem innerhalb von 24 Stunden und zu einer Stase des Tracer, die auch nach 48 Stunden noch nachweisbar ist.

Diagnostische Probleme können sich beim sog. „Normal-Pressure-Hydrozephalus" und beim „zum-Stillstand-gekommenen-Hydrozephalus" ergeben. In beiden Fällen handelt es sich um inkomplette Formen des Hydrocephalus aresorptivus, wobei im ersteren intermittierende Druckerhöhungen postuliert werden. Bei letzterem ist es nach einer initialen Ventrikelerweiterung zu einer Kompensation des liquorproduzierenden und liquorresorbierenden Systems auf einem höheren Niveau gekommen.

Im Hinblick auf therapeutische Konsequenzen sind Aussagen über eine normale, verzögerte oder paradoxe Liquorzirkulation wichtig. Diese Frage kann mit Hilfe der **dynamischen Liquorraumszintigraphie**, mit 99-mTc-DTPA seit neuerer Zeit auch mit Hilfe einer kernspintomographischen Untersuchung zur Liquorflußdynamik, beantwortet werden. Diese Untersuchungen sind bei der Diagnose eines kommunizierenden Hydrozephalus hilfreich.

1.6.2 Drainierter Hydrozephalus

Ziele der Shunt-Operation sind die Dekompression des Ventrikelsystems mit Wiederherstellung der Liquorzirkulation sowie die Rückbildung des interstitiellen Ödems und die Entfaltung komprimierter Hirnanteile. Hierzu wird ein Shunt-System verwandt, das aus mehreren Komponenten besteht:

– Einem Ventrikulostomiekatheter, der über ein Bohrloch in der Schädelkalotte entweder in das Vorderhorn oder das Hinterhorn gelegt wird.
– Einem subkutan gelegenen Reservoir mit unidirektionalem Ventil und
– Einem intrakavalen oder intraperitonealen Ableitungskatheter. Bei erfolgreicher Ableitung des Hydrozephalus bildet sich ein Großteil der Symptome innerhalb kurzer Zeit zurück. Die bildgebende Diagnostik dient zur Dokumentation der Lage des Ableitungskatheters und der Normalisierung der Ventrikelweite im Rahmen einer postoperativen Kontrolle.

Komplikationsmöglichkeiten nach Shunt-Operation

– Fehlfunktion des Shunt-Systems.
– Verlegung von Teilen des Ventrikelsystems.
– Shunt-Infektion.
– Subdurales Hämatom oder Hygrom.
– Kraniosynostosis.
– Slit-Ventricle-Syndrome.

Eine Fehlfunktion des Shunt-Systems manifestiert sich neurologisch entweder durch die fehlende Rückbildung bzw. das erneute Auftreten der bereits geschilderten Hirndrucksymptomatik.

Bei den heute seltenen Shuntinfektionen kann es entweder zu einer Ventrikulitis mit den spezifischen Symptomen und radiologischen Zeichen kommen. Gelegentlich beobachtet man auch septische Zustände bzw. bei ventrikulo-peritonealem Shunt das Auftreten einer lokalen oder diffusen Peritonitis.

Ein komplizierendes subdurales Hämatom ist die Folge einer Ruptur von Brückenvenen und wird normalerweise bei älteren Kindern (über 3 Jahre) nach Drainage stark erweiterter Ventrikel beobachtet. Die zunehmende Anwendung von Hochdruckventilen hat zu einer weiteren Reduktion dieser Art von Komplikationen geführt.

Die Kraniosynostose ist eine seltene Komplikation, die als Folge einer schnellen Dekompression eines hochgradigen Hydrozephalus in Kombination mit Hirnentwicklungsstörungen auftritt und in einer schweren Schädeldeformierung resultiert.

Das Slit-Ventricle-Syndrom wird bei Kindern beobachtet, die bereits längere Zeit einen Shunt tragen und deren Ventrikel sehr schmal (schlitzförmig) erscheinen. Die Ursachen dieses Syndroms sind bisher nicht geklärt. Postuliert wird u. a. eine periventrikuläre Sklerose des Hirnparenchyms, die eine Ausdehnung der Ventrikel verhindert. Wichtig ist allerdings, daß im Falle einer Shunt-Fehlfunktion diese Kinder auch ohne Ventrikelerweiterung symptomatisch werden. Darüber hinaus ergeben sich – infolge der geringen Ventrikelgröße – oft Schwierigkeiten bei der Shuntrevision.

Radiologische Befunde

• Die **Übersichtsaufnahmen** geben Aufschluß über die Lage des Ventrikelkatheters und vor allem des Ableitungskatheters. Sie werden immer dann bedeutungsvoll, wenn eine Unterbrechung des Shuntsystems vermutet wird. In Einzelfällen kann sich die Injektion von Kontrastmittel hierbei als sinnvoll erweisen (Shuntogramm).

• **Sonographie, Computertomographie** und **Kernspintomographie** geben Aufschluß über die intrakranielle Situation, d. h. die genaue Lage des Ableitungskatheters im jeweiligen Seitenventrikel und die Größe des Ventrikelsystems. Die Zeichen eines subduralen Hämatoms werden in Kap. 2.2.2 beschrieben.

Das generelle Verhalten der intra- und extrazerebralen Liquorräume ist individuell sehr unterschiedlich und hängt im wesentlichen von der Dauer und dem Ausmaß des Hydrozephalus, dem Vorhandensein umschriebener oder diffuser Hirnschädigungen und insbesondere vom Ableitungssystem (Öffnungsdruckcharakteristik des Ventils) ab.

Grundsätzlich stellt ein weitgehender Kollaps des Ventrikelsystems unmittelbar nach der Shunt-Operation keine pathologische Situation dar. Vielmehr ist er Ausdruck einer guten Shuntfunktion. Dieser meist passagere Effekt einer Überdrainage sollte daher nicht mit dem Slit-Ventricle-Syndrome, das sich erst nach einer längeren Periode (mehrere Jahre) entwickelt, verwechselt werden.

1.6.3 Arachnoidalzysten und glioependymale Zysten

Hierbei handelt es sich um zystenartige, vom Subarachnoidalraum partiell oder vollständig getrennte Gebilde der weichen Hirnhäute. Eine Unterscheidung zwischen Arachnoidalzysten und glioependymalen Zysten ist nur mikroskopisch möglich, da sich deren Lokalisation und makroskopische Erscheinungsbilder gleichen. Diese Zysten, die eine beträchtliche Größe erreichen können, sind supratentoriell bevorzugt in der Fissura Sylvii, seltener im Interhemisphärenspalt und in den Cisternae chiasmatis et interpeduncularis lokalisiert. Infratentoriell ist ihr häufigster Sitz die retrocerebellare Mittelhirnregion. Nur ausnahmsweise sind sie in den zerebello-pontinen Zisternen oder im Clivusbereich lokalisiert.

Die **Ätiologie** ist unklar. Diskutiert werden eine anlagebedingte Dysplasie, umschriebene Arachnitiden und meningeale Blutungen bzw. posttraumatische Zysten (sekundäre Arachnoidalzysten).

Klinische Befunde (lokalisationsabhängig)

Supratentorielle Zysten:
– Meist symptomlos (dann Zufallsbefunde).
– Gelegentlich fokale neurologische Symptome.

Infratentorielle Zysten:
Fast immer Hydrocephalus occlusus-Symptomatik, die sich meist schon im Kindesalter manifestiert.

Radiologische Befunde

• Die **Schädelübersichtsaufnahmen** zeigen nur ausnahmsweise Veränderungen in Form von umschriebenen Vorwölbungen und Ausdünnungen der Schädelkalotte (Uhrglasphänomen), und zwar nur dann, wenn Arachnoidalzysten raumfordernden Charakter erlangen.

• In der **Computertomographie und Kernspintomographie** imponieren Arachnoidalzysten als glatt und scharf begrenzte homogene Gebilde, wobei der Inhalt bei beiden Verfahren das gleiche Signalverhalten wie Liquor aufweist (Abb. 11). In

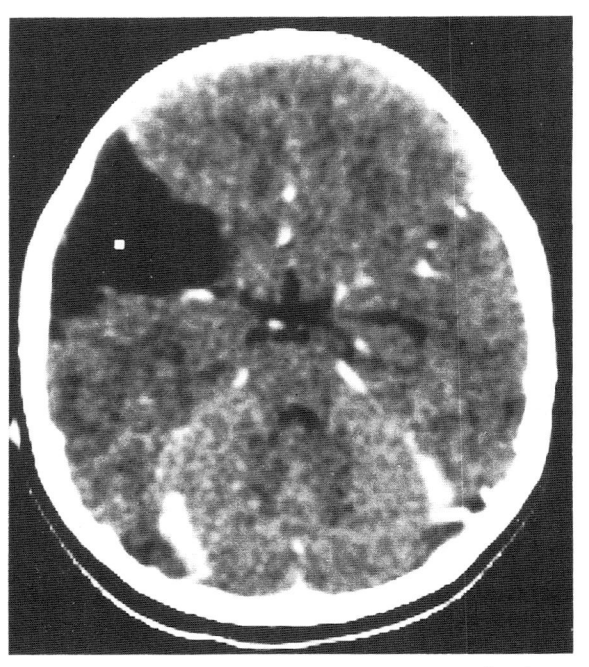

Abb. 11 Axiales CT mit einer rechts-temporal gelegenen Arachnoidalzyste.

Abhängigkeit von ihrer Größe und Lokalisation findet man Zeichen der Raumforderung wie eine Verlagerung angrenzender Hirnteile, eine Pelottierung des Ventrikelsystems oder – wie bereits aufgeführt – Vorwölbungen und Ausdünnungen der Kalotte.

Die Zeichen der retrozerebellären Zyste und deren Differentialdiagnose wurden bereits unter **1.2.1** beschrieben.

1.6.4 Subduralergüsse

Unter diesem Begriff werden alle pathologischen Flüssigkeitsansammlungen im Subduralspalt subsummiert, unabhängig davon, ob es sich um blut-, eiweiß-, liquorhaltige oder fibrinreiche Flüssigkeiten handelt.

Die **Ätiologie** ist vielfältig. Am häufigsten sind die ursächlichen Faktoren in peri- oder postnatalen Schädel-Hirn-Traumen zu suchen. Aber auch im Verlauf einer Meningitis, besonders nach Infektion mit Haemophilus influenzae, Pneumo- und Meningokokken oder bei zerebralen Zirkulationsstörungen sowie bei der Überdrainage eines Hydrozephalus mit Ventrikelkollaps können Subduralergüsse beobachtet werden.

Unabhängig von der Ätiologie führt die Ansammlung von blutiger, eiweißreicher oder fibrinhaltiger Flüssigkeit im Subduralspalt zur Bildung von Granulationsgewebe (Neomembranen) und dünnwandigen sinusoidalen Blutgefäßen (Neokapillaren), die zu Rexisblutungen neigen und zusammen mit Blutungen aus einreißenden Brückenvenen zu einer sekundären Progredienz und Chronizität des Subduralgusses beitragen.

Nach ihrem Alter unterscheidet man:
– Akute Subduralhämatome und -hygrome (0–5 Tage).
– Subakute Subduralergüsse (6 Tage bis 3 Wochen).
– Chronische Subduralergüsse (über 3 Wochen).

Klinische Befunde (sehr variabel)

Im **Säuglingsalter** imponieren:

– Symptome der Hirndrucksteigerung (Erbrechen, gespannte Fontanelle, vergrößerter Kopfumfang).
– Retinale Fundusblutungen.

Bei älteren Kindern stehen im Vordergrund:

– Rezidivierende Kopfschmerzen, Erbrechen.
– Psychische Auffälligkeiten.

– Stauungspapille oder Optikusatrophie, unilaterale Mydriasis, Lidspaltendifferenz.
– Augenmuskelparesen.
– Kontralaterales Hemisyndrom.

Radiologische Befunde

● **Schädelübersichtsaufnahmen** zeigen für gewöhnlich keine richtungsweisende Befunde. Allenfalls ist bei einem chronischen Subduralerguß mit stark raumforderndem Charakter ein Makrozephalus mit den Zeichen der chronischen Schädelinnendrucksteigerung erkennbar.

● Im **Sonogramm** läßt sich eine echoarme Zone über der Hirnkonvexität nachweisen. Wesentlich ist hier ein 5- oder 7,5 MHz-Transducer mit günstiger Nahfeldauflösung, da sonst der direkt unter der Kalotte gelegene Erguß nicht oder nur unzureichend erfaßt wird.

● Im **Computertomogramm** und **Kernspintomogramm** erfolgt die Diagnose des Subduralergusses nach Lage, Form und Signalintensität, dem Vorhandensein einer Kapsel und der Präsenz sekundärer Zeichen der Raumforderung. Subduralergüsse breiten sich ein- oder beidseitig entlang der Konvexitäten aus und überschreiten dabei die Grenze der Schädelknochen. Sie besitzen meist eine konvex-konkave Konfiguration (Abb. 12). Bezüglich der Unterscheidung in akute, subakute und chronische Subduralblutung s. 2.2.2.

1.7 Phakomatosen (Neurokutane Dysplasien)

Hierbei handelt es sich um erbliche, dysgenetische Gewebsveränderungen an Haut, Nervensystem und teilweise auch an den inneren Organen. Auf deren Boden entstehen Geschwülste, insbesondere im zentralen und peripheren Nervensystem.

1.7.1 Neurofibromatose

Die Neurofibromatose ist eine der häufigsten autosomal-dominanten Erkrankungen des ZNS mit einer Inzidenz von einer Erkrankung pro 3000–5000 Individuen einer unselektierten Population. Im Gegensatz zu früheren Annahmen handelt es sich um keine einheitliche Erkrankung. Aufgrund genetischer Untersuchungen existieren mindestens zwei Formen, von denen der Typ Neurofibromatose I (NF-I) von Recklinghausen der weitaus häufigste ist. Diese Unterteilung erfolgt in Übereinstimmung mit der „National Institutes of Health Consensus Development Conference" 1988.

1.7 Phamakatosen (Neurokutane Dysplasien) | 23

lung. Schwannome der Hirnnerven sind bei NF-I sehr selten!

– Zwei oder mehr Irishamartome. Diese treten während der Kindheit auf.

– Knöcherne Läsionen, z.B. Keilbeindysplasie, Verdünnung der Kortikalis der langen Röhrenknochen, Dysplasien der Wirbelkörper.

– Verwandte I. Grades ebenfalls mit NF-I.

– Zahlreiche andere Symptome, z. B. Kyphoskoliose, vaskuläre Dysplasien, z. B. Karotis- und Nierenarterienstenosen, Neurofibrosarkome, Makrozephalus (als Folge eines Hydrozephalus), epileptische Anfälle, mentale Retardierung.

Die Inzidenz eines ZNS-Befalls liegt bei 15% (*Huson*, et al., 1988).

Radiologische Befunde

Schädelübersichtsaufnahmen und **Wirbelsäulenübersichtsaufnahmen** sind allenfalls in der Lage, grobe Veränderungen wie Makrozephalus mit chronischen Hirndruckzeichen, ausgeprägte Keilbeindysplasien bzw. die Kyphoskoliose zu dokumentieren.

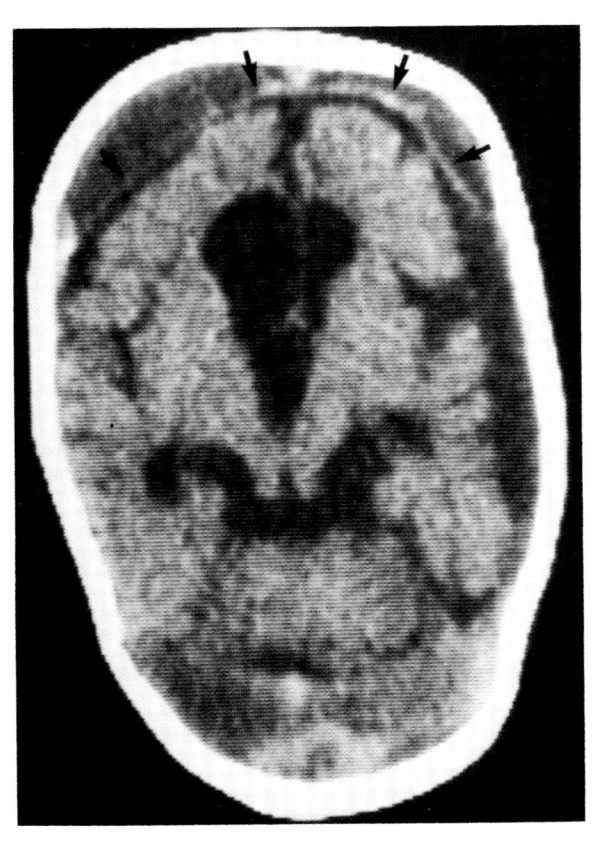

Abb. 12 Chronischer frontal gelegener Subduralerguß nach bakterieller Meningitis. Zum Hirnparenchym wird er von einer kontrastmittelanreichernden Membran abgegrenzt.

Intrakranielle Manifestationen

1. Gliome der Sehbahn

● Die **Computertomographie** eignet sich zum Nachweis der Optikusgliome. Es handelt sich hierbei um nicht kontrastmittelanreichernde Tumoren, die zu einer spindelförmigen Verdickung der Sehnerven führen.

1.7.1.1 Neurofibromatose I (v. Recklinghausen)

Auf diese Neurofibromatoseform entfallen mehr als 90% aller Fälle. Ursache ist eine Abnormalität des langen Arms von Chromosom-17. Neumutationen sollen sowohl beim Typ I als auch beim Typ II der Neurofibromatose in einer Häufigkeit von ca. 50% vorkommen.

● Die **Kernspintomographie** erscheint jedoch die geeignetere Methode, da mit ihrer Hilfe auch ein Befall des Chiasma opticum wesentlich besser zu erfassen ist als mit der Computertomographie. Während T1-gewichtete Bilder ebenfalls wie die Computertomographie nur eine Vergrößerung oder Verdickung der Strukturen zeigen, imponiert im T2-gewichteten Bild eine signalintensive Läsion. Die Anwendung von Gadolinium-DTPA führt zu inhomogenen Anreicherungen.

Klinische Befunde (als Voraussetzung für die klinische Diagnose der Erkrankung)

2. Hydrozephalus durch Gliome im Bereich des Aquädukts (z. B. Tectum)

3. Carotisstenosen und Moya-Moya-Syndrom

– Sechs oder mehr café-au-lait-Flecken größer als 5 mm im Durchmesser (mehr als 15 mm Durchmesser ab der Pubertät). Sie entwickeln sich meist im 1. Lebensjahr.

In diesem Fall ist die Anwendung **angiographischer Verfahren** indiziert.

– Zwei oder mehr Neurofibrome jeden Typs oder ein plexiformes Neurofibrom. Kutane Neurofibrome entwickeln sich in der Pubertät und nehmen im Laufe des Lebens an Größe und Zahl zu.

4. Dysplasie des großen Keilbeinflügels mit Herniation des Temporallappens in die Orbita.

– Optikusgliome uni- oder bilateral oder Befall des Chiasmas mit oder ohne Befall der Sehstrah-

Hier kann es zu einem pulsierenden Exophthalmus der befallenen Seite kommen. Diese Verändrungen lassen sich sowohl **computertomographisch** als auch **kernspintomographisch** eindeutig erfassen.

5. Plexiforme Neurofibrome im Bereich der Orbita (Apex) und am übrigen Gesichtsschädel.

Sie stellen sich in der **Computertomographie** meist hypodens im Vergleich zu den angrenzenden muskulären Strukturen dar und zeigen keine Kontrastmittelanreicherung.

In der **Kernspintomographie** sind sie relativ signalarm im T1- und signalreich im T2-gewichteten Bild. Nach Kontrastmittelgabe kommt es ebenfalls zu einer inhomogenen Anreicherung.

6. Fokale Läsionen ohne Masseneffekte (*Barkovich*, 1990).

Sie sind nur im **Kernspintomogramm** nachweisbar und überwiegend in der Ponsregion und dem Zerebellum lokalisiert. Es handelt sich hierbei um umschriebene Signalalterationen der weißen Substanz.

Spinale Manifestationen

1. Skoliose als Folge von Entwicklungsstörungen der Wirbelkörper.

Hier kommen Übersichtsaufnahmen, Computertomographie und Kernspintomographie zum Einsatz.

2. Paraspinale Neurofibrome

Sie fallen im **Übersichtsbild** sehr häufig durch eine Vergrößerung der Foramina intervertebralia (Sanduhrgeschwulst) auf.

CT und **Kernspintomographie** decken dann das volle Ausmaß des Tumors intra- und paraspinal auf. Im Computertomogramm und im T1-gewichteten Kernspintomogramm zeigen sie ein geringeres Signal als Muskelgewebe, während im T2-gewichteten MR-Bild eine deutliche Signalanhebung resultiert.

3. Laterale Meningozelen

Sie müssen gegenüber Neurinomen differentialdiagnostisch abgegrenzt werden, was anhand der Dichtewerte (**CT**) oder der Signalintensität im T1- und T2-Bild (**MR**) meist gut möglich ist.

1.7.1.2 Neurofibromatose II (NF-II)

Sie wird wesentlich seltener beobachtet als die NF-I, etwa ein Fall auf 50.000 Individuen einer unselektierten Population. Die Ursache ist eine Abnormalität am Chromosom 22.

Klinische Befunde

– Bilaterale Akustikusneurinome.

– Multiple intrakranielle Tumoren, Schwannome, Meningeome usw.

– Verwandte I.Grades mit Neurofibromatose II und entweder einseitigem Akustikusneurinom oder Neurofibromen, Meningeomen, Gliomen, Schwannomen bzw. juveniler hinterer intrakapsulärer Linsentrübung.

– Die Manifestation erfolgt oft erst in der 2. bis 3. Lebensdekade. Kutane Manifestationen sind wesentlich seltener als bei NF-1. Café-au-lait-Flekken findet man in weniger als der Hälfte der Fälle. Sie sind deutlich blasser, zahlenmäßig geringer und kleiner als bei der NF-1.

Radiologische Befunde

• Zum Einsatz kommt vor allem die **Kernspintomographie**. Hier sind in T1-gewichteten Sequenzen vor allem bilaterale Akustikusneurinome bzw. auch multiple Schwannome oder Meningeome zu finden. Alle diese Tumoren zeigen eine deutliche Kontrastmittelaufnahme und sind aufgrund dieser Signalintensität von den physiologischen Strukturen zu unterscheiden.

Auch zum Nachweis einer spinalen Manifestation ist das Kernspintomogramm nach Gadolinium-DTPA die Methode der Wahl.

Typische Befunde sind:

– Multiple paraspinale Neurofibrome.

– Ependymome des Rückenmarks (vor allem im Bereich des Conus medullaris, des Filum terminale, aber auch in höher gelegenen Lokalisationen.

– Meningeome, die wie bei anderen Patienten ohne Neurofibromatose vor allem in der Thorakalregion gelegen sind. Letztere sind als intradurale extramedulläre Tumore gut zu identifizieren.

Bei allen spinalen Tumormanifestationen muß besonders beachtet werden, ob es durch die intraspinale Tumorausdehnung zu Kompressionserscheinungen des Rückenmarkes kommt. Insbesondere bei Ependymomen können sich über den Weg einer Liquorzirkulationsstörung auch Syringomyelien entwickeln.

1.7.2 Tuberöse Sklerose (Morbus Bourneville-Pringle)

Sie ist ebenfalls eine autosomal-dominant vererbte Erkrankung, allerdings mit niedriger Penetranz. Die Inzidenz beträgt eine Erkrankung auf 10.000 bis 50.000 Individuen in einer unselektierten Population. Neben der Neurofibromatose stellt die tuberöse Sklerose die häufigste neurokutane Dysplasie dar. Neben der klassischen Trias mentale Retardierung, Epilepsie, Adenoma sebaceum (die nur bei rund 30% der Betroffenen zu beobachten ist – häufiger liegen inkomplette Manifestationen mit nur einem oder zwei Symptomen vor -) besteht das wesentliche Merkmal dieser Erkrankung in Hamartomen (sog.Tuberome) an der Hirnoberfläche und in der Subependymalregion. Außer diesen zur Verkalkung neigenden Tubera entwickeln sich auch tumoröse Veränderungen an den viszeralen Organen wie Angiomyolipome der Nieren (ca. 50%) und – seltener – Rhabdomyome des Herzens und eine interstitielle Lungenfibrose. Häufig sind dagegen auch Hamartome der Retina sowie Fibrome am Zahnfleisch und am Nagelbett der Finger und Zehen (sog. Koenen-Tumoren) nachweisbar. In mehr als der Hälfte der Fälle manifestiert sich die Erkrankung schon im Säuglingsalter durch das Auftreten von BNS-Krämpfen und depigmentierten Hautarealen („White Spots").

Klinische Befunde

– Epileptische Anfälle.
– Mentale Entwicklungsstörungen unterschiedlichen Grades.
– Adenoma sebaceum (Talgdrüsenhyperplasien in der Gesichtshaut, insbesondere in der Nasolabialregion, die sich schmetterlingsförmig in die Wangenregion ausdehnen.
– Retinale Phakome.

Radiologische Diagnostik

● **Schädelübersichtsaufnahmen** liefern meist keinen diagnostischen Beitrag, da normalerweise keine Abnormalitäten vorliegen. Erst ab einer bestimmten Größe und einem höheren Verkalkungsgrad werden die Tuberome nachweisbar (Abb. 13a).

● Mit **Computertomographie** und **Kernspintomographie** lassen sich folgende Läsionen nachweisen:

Kortikale Hamartome: imponieren im Computertomogramm und im Kernspintomogramm zunächst als verdickte Hirnwindungen, können jedoch im T2-gewichteten MR-Bild als Fremdstruktur mit leicht raumforderndem Charakter identifiziert werden. Mit zunehmendem Alter steigt der Grad der Verkalkung, so daß sich mit einem Lebensalter von 10 Jahren bei etwa der Hälfte aller Patienten kalzifizierte kortikale Tumoren auch im Computertomogramm nachweisen lassen (Abb.13b). Verkalkte Tuberome sind im Kernspintomogramm meist schlechter nachweisbar als im Computertomogramm, wenn nicht spezielle Gradientenecho-Sequenzen angewendet werden.

Subependymale Tuberome: sind das eigentliche Leitsymptom der Erkrankung. Es handelt sich um kleine rundliche, meist verkalkte Läsionen im Computertomogramm, die in der lateralen Subependymalregion der Seitenventrikel hinter dem Foramen Monroi gelegen sind. Im T1-gewichteten Kernspintomogramm sind sie in Abhängig-

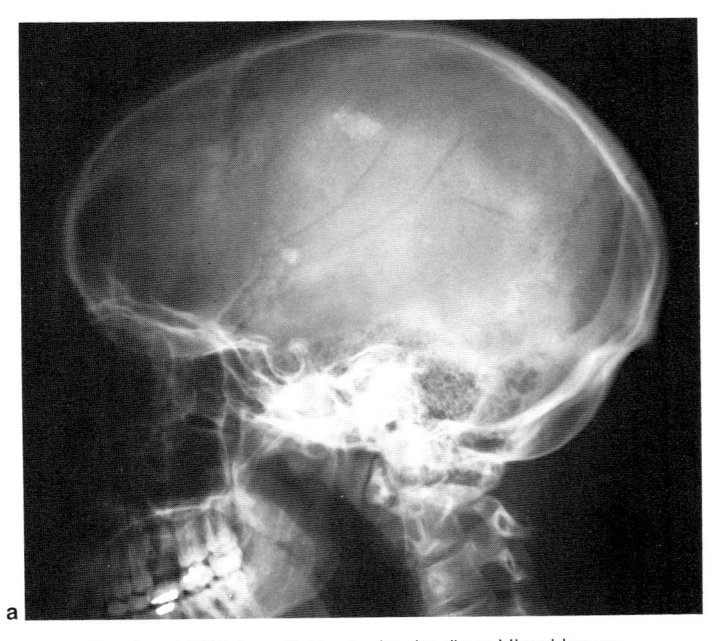

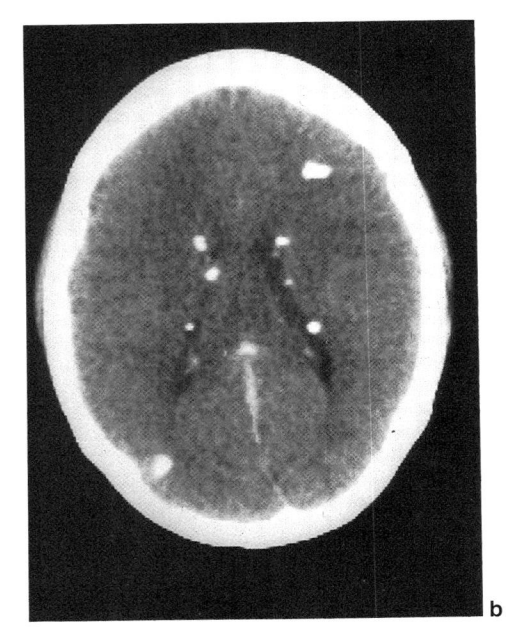

Abb. 13a, b 10 jähriger Patient mit tuberöser Hirnsklerose.

keit vom Verkalkungsgrad als isointense Läsionen erkennbar (Abb.13 b).

Sog. „Riesenzell-Astrozytome" unterscheiden sich von den normalen ependymal gelegenen Hamartomen in ihrer Größe und in ihrer Wachstumstendenz. Darüber hinaus zeigen sie meist eine deutliche Kontrastanreicherung sowohl im Computertomogramm als auch im Kernspintomogramm. Aufgrund ihrer topographischen Lage können sie zu einer Blockade des Foramen Monroi und damit zum Hydrocephalus occlusus der Seitenventrikel führen.

Die **Differentialdiagnose** umfaßt periventrikuläre Verkalkungen bei Toxoplasmose, Zystizerkose und Zytomegalie, während Verkalkungen der Basalganglien vor allem bei Hyperparathyreoidismus und im Rahmen eines Morbus Fahr beobachtet werden.

Bei den am häufigsten vorkommenden **Angiomyolipomen der Nieren** ist der Nachweis von Fettgewebe in einer tumorösen Läsion charakteristisch. Letztere erscheint im Sonogramm echoreich, im Computertomogramm hypodens und im Kernspintomogramm signalintensiv im T1- und T2-gewichteten Bild.

● **Sonographisch** lassen sich die Angiomyolipome der Nieren als echoreiche Herde dastellen.

1.7.3 Enzephalo-trigeminale Angiomatose (Sturge-Weber-Syndrom)

Bei dieser ebenfalls kongenitalen Erkrankung, die auch mit dem Begriff meningo-faziale Angiomatose belegt ist, bestehen angiomatöse Veränderungen der weichen Hirnhäute, der Chorioidea des Auges und des Gesichts im Versorgungsbereich des N. trigeminus (Naevus flammeus, Portwein-Naevus). Auch die Schleimhäute von Nase, Wangen, Zunge und die Gingiva sind einbezogen.

Die Angiomatose der weichen Hirnhäute ist parieto-okzipital betont und findet sich über der linken Großhirnhälfte häufiger als über der rechten. Sie führt im Laufe des Lebens zu ausgedehnten Verkalkungen, die sich am Muster der Gyri orientieren. Die darunterliegende Hirnrinde ist atrophisch, die Hirnwindungen sind vergröbert. Begleitende cerebrale Entwicklungsstörungen wie Mikro- und Argyrie können ebenfalls vorkommen.

Klinische Befunde

– Gefäßnävus im Gesicht: Er ist kongenital und meist einseitig. Ein beiderseitiges Auftreten kann jedoch gelegentlich vorkommen.
– Epileptische Anfälle treten bei 80% der Patienten auf. Initial sind sie fokal, mit fortschreitendem Alter neigen sie immer mehr zu Generalisierungen und werden in zunehmenden Maße therapierefraktär.
– Spastische Hemiparese: Sie tritt bei etwa 30% der Patienten nicht selten schon vor der Pubertät auf und führt dann zu einer Hypotrophie der betroffenen Gliedmaßen.
– Glaukomgefahr und Buphthalmus bei Aderhautbefall.
– Mentale Retardierung (Mehrheit der Patienten).
– EEG: Fokale Veränderungen.

Radiologische Befunde

● **Schädelübersichtsaufnahmen** zeigen erst mit zunehmendem Alter die für die Erkrankung typischen Befunde:
– Asymmetrie des Hirnschädels.
– Erweiterung der ipsilateralen Nasennebenhöhlen.
– Parieto-okzipitale Verkalkungen („girlandenartige" Kalzifikationen), die am Muster der Gyri orientiert sind (Abb.14).
– Verdickung der ipsilateralen Schädelkalotte.

● **Computertomographie** und **Kernspintomographie** weisen ebenfalls als Leitsymptom die kortikalen Verkalkungen auf. Sie sind im Computertomogramm leichter und deutlicher erkennbar als im Kernspintomogramm, wo sie noch am besten auf T2-gewichteten Bildern oder bei der Anwendung von geeigneten Gradientenechosequenzen erkennbar sind. Bei 20% der Patienten treten auch bilaterale Verkalkungen auf.

Nach Kontrastmittelgabe kommt es bei einem Teil der Patienten zu einer deutlichen Anreicherung der Gyri bei beiden Methoden, wobei derzeit noch nicht geklärt ist, ob es sich hierbei um die Folgen einer Hirnschrankenstörung bei O_2-Mangel oder um die Darstellung der angiomatösen Veränderungen selbst handelt.

Mit beiden Verfahren lassen sich auch die typischen Veränderungen der ipsilateralen Hirnatrophie gleichermaßen gut nachweisen. Neben der verminderten Hirnmasse mit Erweiterung der extrazerebralen Liquorräume erkennt man vor allem die Vergröberung der Gyri.

Eine Hypertrophie der ipsilateralen Plexus chorioideii wird ebenfalls beschrieben (*Stimac* et al., 1986).

Schließlich imponieren auch die bereits von der Schädelübersicht her bekannten Veränderungen

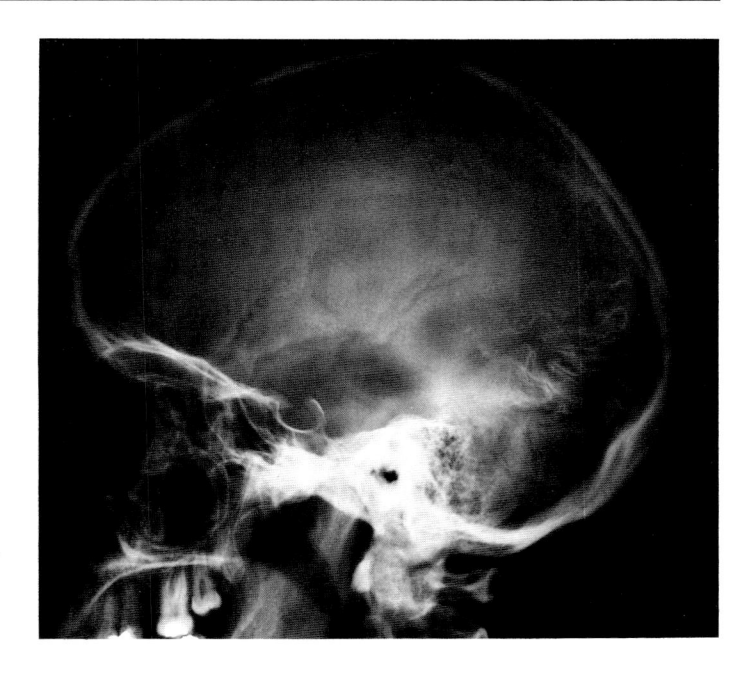

Abb. 14 19jährige Patientin mit Sturge-Weber-Syndrom. In der seitlichen Schädelübersicht sind die Gyrus-Verkalkungen deutlich erkennbar.

wie Verdickung der ipsilateralen Schädeldecke, Asymmetrie des Hirn- und Gesichtsschädels mit Erweiterung der ipsilateralen Sinus paranasales.

1.7.4 von Hippel-Lindau-Krankheit (Retino-zerebellare Angioblastose)

Es handelt sich hierbei um eine autosomal-dominant vererbte Erkrankung mit inkompletter Penetranz, die zu Bildung von Hämangioblastomen in Retina, Kleinhirn, unterem Hirnstamm und seltener im Rückenmark führt. Hinzutreten auch Läsionen der viszeralen Organe wie Nierenzellkarzinome, Phäochromozytome, Angiome der Leber und der Nieren sowie Zysten von Pankreas, Nieren, Leber und Nebenhoden (s. auch Kap. **6.5.1**). Die Manifestation der Krankheit erfolgt meist erst zwischen der Mitte des 2. bis zur Mitte des 3. Lebensjahrzehnts. Die Prognose ist ungünstig.

Das Erscheinungsbild der Erkrankung ist variabel. Die Diagnose gilt als gesichert, wenn

– mehr als ein Hämangioblastom des ZNS,
– ein Hämangioblastom mit viszeraler Manifestation oder eine Manifestation der Erkrankung bei bekannter Familienanamnese bestehen.

Klinische Befunde

Zerebelläre Symptome:

– Kopfschmerzen.
– Vertigo.
– Erbrechen.
– Dysdiadochokinese.
– Dysmetrie.
– Positives Romberg-Zeichen.

Retinale Symptome:

– Retinitis.
– Retinablutung.
– Amotio retinae.
– Glaukom.
– Katarakt.
– Uveitis.

Spinale Symptome:

– Spinal bedingte Paresen.
– Sensible Ausfälle, insbesondere in Form von dissoziierten Empfindungsstörungen.
– Syringomyelie.

Radiologische Befunde

• **Schädelübersichtsaufnahmen** leisten keinen Beitrag zur Diagnose oder Verlaufskontrolle der Erkrankung.

• Zur Diagnostik des **spinalen Befalls** kommt vor allem die **Kernspintomographie** in Betracht. Im Gegensatz zur hinteren Schädelgrube imponieren intraspinal vor allem stark vaskularisierte Tumoren ohne oder mit nur geringem zystischen Anteil. Sie zeigen eine starke Kontrastmittelanreicherung. Besonderes Merkmal sind jedoch stark erweiterte, varikös veränderte Venen innerhalb des Spinalkanals, die zur Kompression der Medulla führen.

- Die **selektive und superselektive Angiographie (DSA) der Spinalarterien** ist nur indiziert, wenn hiervon therapeutische Interventionen abhängen. Im Halsbereich ist hierzu die einzelne Sondierung der Aa. vertebrales, der Äste des Tr. tyreocervicalis u. cervico-lateralis sowie der Äste der Aa. carotides externae erforderlich. Ab der Höhe von TH 4 müssen die Interkostalarterien sondiert werden. Typische Befunde sind stark vaskularisierte rundliche intraspinale Tumoren unterschiedlicher Größe mit schnellem Blutdurchfluß und stark erweiterten Venen.

- Zur Erfassung der viszeralen Veränderungen werden **Sonographie** und **Computertomographie**, weniger die Kernspintomographie eingesetzt. Das Manifestationsalter der Nierenzellkarzinome liegt jenseits des 50. Lebensjahres.

Die **Befunde der hinteren Schädelgrube** werden in Kap. **6.5.1** beschrieben.

2 Schädel-Hirn-Trauma

Gewalteinwirkungen auf den Kopf können zu isolierten oder kombinierten Verletzungen der Weichteile, der Schädelknochen und der intrakraniellen Strukturen führen.

Für die **Einteilung** ergeben sich mehrere Kriterien:

1. Gewalteinwirkungen
- Stumpfes Schädel-Hirn-Trauma.
- Penetrierendes Schädel-Hirn-Trauma.
- Perforierendes Schädel-Hirn-Trauma.

2. Topographie
- Gesichtsschädeltrauma.
- Schädelbasistrauma.
- Hirnschädeltrauma.

3. Verbindung zwischen Hirn und Außenwelt
- Geschlossenes (gedecktes) Schädel-Hirn-Trauma.
- Offenes Schädel-Hirn-Trauma.

4. Pathogenese
- Primäre, unmittelbare Hirnverletzungen (uni- oder multilokulär durch direkte Gewalteinwirkung).
- Sekundäre, mit zeitlicher Verzögerung sich entwickelnde Hirnverletzungen (als Folge von Durchblutungsstörungen, Schwellungszuständen oder Infektionen).

In der **klinischen Praxis** ist die Unterscheidung zwischen primären oder sekundären Hirnschädigungen vor allem bei Verletzten mit anhaltender Bewußtlosigkeit erschwert.

Für das klinische Bemühen um eine **Klassifizierung der Schweregrade** von Schädel-Hirnverletzungen hat sich eine Orientierung an der Dauer der initialen Bewußtlosigkeit und am Vorliegen bzw. Fehlen von Beeinträchtigungen der Hirnstammfunktionen bewährt. Eine schwere Hirnverletzung ist stets anzunehmen, wenn die Bewußtlosigkeit länger als 24 Stunden anhält und/oder initial Zeichen einer Hirnstammdysfunktion bestehen.

Die folgenden Begriffe sind weiterhin in klinischem Gebrauch:

- **Commotio cerebri**, eine durch Schädelprellung verursachte akute, rasch und vollständig reversible Hirnfunktionsstörung ohne morphologische Veränderungen.

- **Contusio cerebri**, eine substantielle Hirnschädigung, die in umschriebenen Bereichen uni- oder multilokulär vorliegt. Lokalisation und Ausdehnung prägen das Bild der vorliegenden neurologischen und psychischen Störungen.

- **Compressio cerebri**, eine Hirnschädigung durch sekundäre intrakranielle Drucksteigerung, hervorgerufen durch raumfordernde Blutungen oder Hirnschwellungszustände.

Klinisch haben nach jedem Schädel-Hirn-Trauma die Unfallanamnese, der Initialbefund und eine sorgfältige Verlaufsbeobachtung der zerebralen Funktionsstörungen für die Diagnostik die wesentlichste Bedeutung. Besonders wichtig sind die Erfassung und Beobachtung von Störungen der Vigilanz, Atmung, Körper-, Augen- und Pupillenmotorik und der vegetativen Regulationen.

Diese **Prävalenz neurologischer und psychopathologischer Befunde** besteht sowohl in der Frühphase von Hirnverletzungen als auch bei der diagnostischen Wertung von hirntraumatischen Spätschäden. Dennoch sind in vielen Fällen apparativ-diagnostische Hilfen unverzichtbar. Beim akuten Schädel-Hirn-Trauma kommt den bildgebenden Verfahren eine erstrangige Bedeutung zu, um morphologische Veränderungen und deren Ausmaß im Hinblick auf therapeutische Konsequenzen zu erfassen. Für die Beurteilung des Heilungsverlaufes und die Abschätzung posttraumatischer Folgezustände haben neurophysiologische Untersuchungsverfahren, insbesondere die Elektroenzephalographie, evozierte Potentiale und die Elektronystagmographie, aber auch neuropsychologische Testmethoden ein breites Indikationsfeld.

Diagnostik mit bildgebenden Verfahren

Basisdiagnostik

- Schädelübersichtsaufnahmen in sagittaler, frontaler und halbaxialer (Hinterhauptsaufnahme nach Towne) Projektion

Ergänzungsaufnahmen

• Tangentiale Zielaufnahmen (Impressionsfrakturen)
• Aufnahmen im okzipitomentalen (NNH-Projektion) und okzipitonasalen (Orbitaprojektion) Strahlengang bei Ausdehnung der traumatischen Veränderungen auf den Gesichtsschädel
• Aufnahmen nach *Schüller* und *Stenvers* beider Seiten bei Ausdehnung der traumatischen Veränderungen auf die Otobasis
• Sonographie (bei Säuglingen und Kleinkindern bis zum 2. Lebensjahr)

Weiterführende Diagnostik

• Computertomographie bei Bewußtseinsstörungen und neurologischen Ausfällen
• Angiographie und DSA bei vaskulären Traumafolgen (z. B. Karotis-Sinus-cavernosus-Fistel)
• Kernspintomographie bei chronischen Traumafolgen (z. B. chron. Subduralhämatom)
• Liquorraum-Szintigraphie bei Liquorrhoe

2.1 Schädelfrakturen

Frakturen am Kopfskelett geben Hinweise auf die Art und Schwere der Gewalteinwirkung. Sie sind häufig, aber nicht immer mit Verletzungen des Endokraniums verbunden. Entsprechend den Frakturformen, die von der Art der Krafteinwirkung abhängen, wird zwischen Spaltbrüchen (Fissuren), Stückbrüchen, Impressions-, Biegungs- und Berstungsbrüchen unterschieden.

„Wachsende Frakturen„ können bei Konvexitätsbrüchen im Kindesalter auftreten. Hierbei wird durch das Eindringen von Hirnhäuten oder Hirnteilen in den Bruchspalt die knöcherne Heilung verhindert. Durch die fortgeleitete Liquorpulsation kommt es zu einer Erweiterung des Bruchspaltes und zu einer sekundären Osteolyse der angrenzenden Knochenränder.

Diagnostisches Vorgehen

• Bei Patienten, die ein Schädel-Hirn-Trauma erlitten haben, werden ungeachtet des Verletzungsgrades und des klinisch-neurologischen Befundes nahezu immer **routinemäßig Schädelübersichtsaufnahmen** angefertigt. Die Indikation hierzu beruht oft weniger auf einem begründeten Frakturverdacht als vielmehr auf einem überhöhten Sicherheitsbedürfnis oder der Furcht vor rechtlichen Konsequenzen. Dies geschieht offenbar ungeachtet der Tatsache, daß keine enge Korrelation zwischen Schädelfrakturen und intrakraniellen Komplikationen besteht, die Mehrzahl der Schädelfrakturen keiner Therapie bedarf und intrakranielle Komplikationen oft ohne begleitende Fraktur auftreten. Hieraus ergibt sich, daß der Frakturnachweis allein – von wenigen Ausnahmen abgesehen – nur eine untergeordnete Bedeutung besitzt.

• Bei Patienten mit längeren posttraumatischen Bewußtseinsstörungen oder neurologischen Ausfällen ist daher die **Computertomographie** als erstes diagnostisches Verfahren einzusetzen, um das Ausmaß intrakranieller Verletzungsfolgen zu erfassen. Die mit jeder CT-Anlage durchführbaren elektronischen Projektionsradiogramme zur Lokalisation der Schichtebenen sind für eine Groborientierung über knöcherne Verletzungsfolgen ausreichend. Die Basisdiagnostik sollte nur dann oder erst dann erfolgen, wenn der Zustand des Patienten stabil ist und unmittelbare therapeutische Maßnahmen nicht anstehen.

• Indikationen zur **konventionellen Röntgendiagnostik** sind offene Schädelverletzungen, der Verdacht auf eine Impressionsfraktur und Schädelbasisfrakturen, sofern nicht auch hier aufgrund der Klinik die Diagnostik primär mit der Computertomographie begonnen wurde.

Im Zweifelsfalle sollte bei der vermuteten Diagnose – sowohl im Sinne eines optimalen Management, als auch aus Kostengründen – das Verfahren mit der weitestgehenden Aussagekraft eingesetzt werden.

Entschließt man sich zur konventionellen Röntgendiagnostik, sollte diese mit für die jeweilige Fragestellung angemessenen Projektionen durchgeführt werden. Grundsätzlich werden zwei Projektionen in zueinander senkrecht stehenden Ebenen erstellt. Bei einem unbekannten Traumamechanismus oder bei bekannter Gewalteinwirkung auf das Okziput ist zusätzlich eine Hinterhauptsaufnahme nach Towne anzufertigen (Abb. 15).

Radiologische Befunde

• Mit Hilfe der **konventionellen Röntgendiagnostik** des Schädels sind folgende Befunde möglich:

– Frakturzeichen wie Aufhellungslinien, Impression und Dislokation von Fragmenten (Abb. 15).

– Pinealisverlagerung als Ausdruck intrakranieller Hämatome.

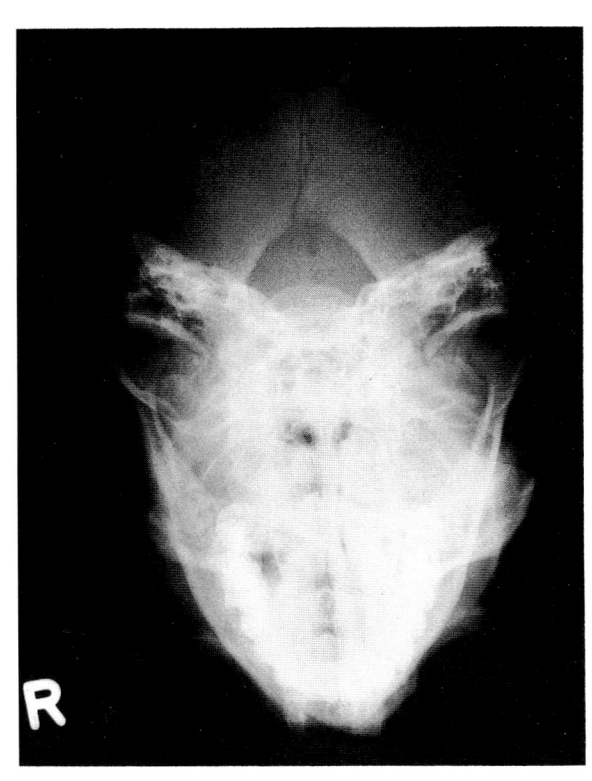

Abb. 15 Hinterhauptsaufnahme nach Towne. Es zeigt sich eine Fraktur des Os occipitale mit Einstrahlung in das Foramen magnum.

– Intrakranielle Lufteinschlüsse als Zeichen der Duraverletzung mit Anschluß an lufthaltige Räume (Stirnhöhle, Siebbeinzellen, Mastoidzellen).
– Hämatosinus als indirektes Zeichen einer Gesichtsschädelfraktur.

Der kranio-zervikale Übergang und die obere HWS sollten auf den Übersichtsaufnahmen des Schädels immer mit abgebildet sein. Begleitende HWS-Verletzungen werden bei der ersten Analyse der Röntgenbilder oft übersehen! Bei Patienten mit schwerem Schädel-Hirn-Trauma oder Polytrauma sollten **routinemäßig Aufnahmen der HWS** und der **Thoraxorgane** angefertigt werden.

Täuschungsmöglichkeiten

– Natürliche Aufhellungslinien des Schädels können mit Frakturen verwechselt werden. Hierbei handelt es ich vor allem um Gefäßkanäle und Schädelnähte. Frische Frakturlinien sind bei filmnaher Projektion intensiv schwarz, scharf konturiert und nehmen einen geradlinigen Verlauf. Sie zeigen keine Randverdichtung. Gefäßkanäle sind im allgemeinen unscharf konturiert und verlaufen geschlängelt. Sie weisen nach peripher hin eine Verjüngung des Kalibers und typische Aufzweigungen auf. Die Abgrenzung von Schädelnähten ist beim Erwachsenen im allgemeinen leicht, da eine Randsklerose besteht. Bei kindlichen Schädelaufnahmen können sich dabei jedoch erhebliche Schwierigkeiten ergeben. Hier ist zur Differenzierung die genaue Kenntnis der normalen Nahtverhältnisse, der Nahtvarianten und der möglichen Schaltknochen erforderlich.

– Der **Bathrozephalus** ist eine harmlose Formvariante des Schädels mit Stufenbildung am Übergang von den Scheitelbeinen zum Hinterhauptsbein. Er darf nicht mit einer Impressionsfraktur verwechselt werden (*Birkner*, 1977, *Köhler* u. *Zimmer*, 1982) .

2.1.1 Kalottenfrakturen

Spaltfrakturen findet man hier am häufigsten (ca. 80%). Sie entstehen durch indirekte Biegung der Schädelkalotte, wobei Tabula interna und externa (meist) gemeinsam, aber auch isoliert betroffen sein können. Mehrere, annähernd sternförmig angeordnete Spaltfrakturen kennzeichnen die **Berstungsfraktur**. Frakturen mit **Nahtsprengung** (Diastase) werden vorwiegend bei Kindern beobachtet. **Impressionsfrakturen** sind vorzugsweise an der Schädelkonvexität gelegen und können ebenfalls offen oder gedeckt sein. Bei Säuglingen verursachen umschriebene Gewalteinwirkungen oft eine als **Tischtennisballimpression** bezeichnete reversible Eindellung ohne Duraverletzung.

Klinische Befunde

– Nicht selten beschwerde- und symptomarm.
– Kephalhämatom und Palpationsbefund.

Mögliche Komplikationen:

– Korrespondierende kortikale Symptome.
– Hirnschwellung.
– Intrakranielle Blutungen bei Arterien- oder Sinusverletzungen.
– Infektionen bei offenen (Impressions-)Frakturen.
– Entwicklung eines epileptogenen Fokus.

2.1.2 Schädelbasisfrakturen

Frakturen der Schädelbasis treten häufig in Kombination mit Kalottenfrakturen und Gesichtsschädelverletzungen auf, meist als Berstungs-, seltener als Impressionsbrüche. Nach ihrer Lokalisation werden fronto-basale, temporo-basale und okzipitale Frakturen (Abb. 16) unterschieden.

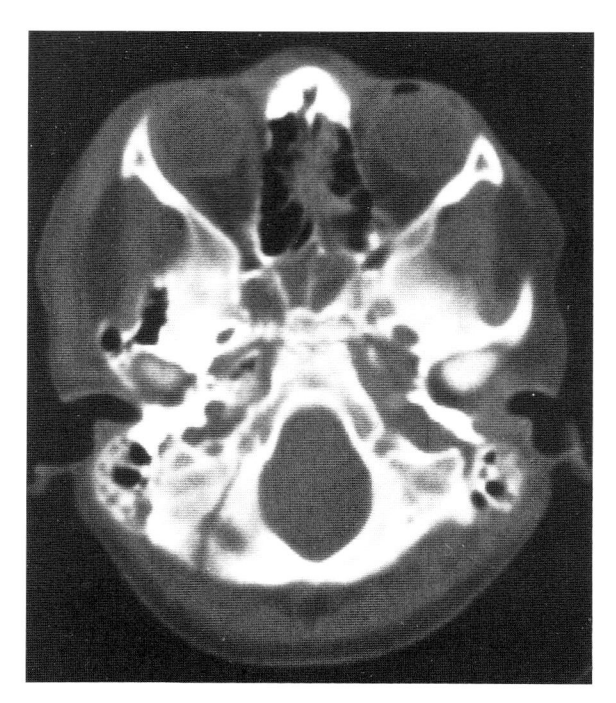

Abb. 16 Axiale CT-Schicht der Schädelbasis. Fraktur des basalen rechten Os occipitale mit Einstrahlung in den Clivus.

2.1.2.1 Fronto-basale Frakturen

Zu den Brüchen der vorderen Schädelbasis gehören Frakturen der Stirnhöhlenhinterwand, des Siebbeins, des Orbitadaches und des Keilbeins. Sie stellen in Kombination mit den häufig anzutreffenden Durarissen offene Hirnverletzungen dar!

Klinische Befunde (lokalisationsabhängig)

- Blutungen im Nasen-Rachenraum.
- Rhinoliquorrhoe.
- Pneumatozele/Pneumatozephalus.
- Hautemphysem.
- Monokel-, Brillenhämatom.
- Doppelbildersehen.
- Anosmie.

Komplikationen

- Intrakranielle Blutungen.
- Hirnnervenläsionen (I bis VI).
- Aufsteigende Infektionen (Meningitis, Frontalhirnabszeß).
- Karotido-kavernöse Fisteln (bei Keilbeinfrakturen).

Lokalisation der fronto-basalen Frakturen

1. Os frontale mit Beteiligung der vorderen und/ oder hinteren Stirnhöhlenwand.
2. Os nasale (oberer Anteil) oder Os ethmoidale.
3. Oberes Mittelgesicht (Le Fort III).

Besondere Bedeutung kommt den in der letzten Zeit immer häufiger zu beobachtenden **periorbitalen Trümmerfrakturen** zu. Hierbei handelt es sich um die Kombination einer fronto-basalen Orbitafraktur mit einem Mittelgesichtsabriß. Sie sind häufig von Duraverletzungen begleitet.

Eine weitere **Einteilung** wurde von *Escher* 1971 gegeben:

Typ I: Ausgedehnte fronto-basale Fraktur.
Typ II: Umschriebene fronto-basale Fraktur.
Typ III: Fronto-basale Fraktur mit Mittelgesichtsabriß.
Typ IV: Fronto-basale Orbitafraktur.

Radiologische Befunde

Das **radiologisch-diagnostische Vorgehen** wird auch hier vom klinischen Zustand des Patienten bestimmt:

- Beim wachen, neurologisch nicht beeinträchtigten Patienten sollte mit **konventionellen Aufnahmen** begonnen werden.

- Beim bewußtlosen Patienten oder beim Vorliegen von Hirnnervenausfällen ist jedoch die **Computertomographie** als erste bildgebende Methode einzusetzen. Man beginnt zunächst mit hochauflösenden axialen Schichten (dünne Schichtdicke) im Bereich des Gesichtsschädels und ergänzt diese durch Schichten normaler Schichtdicke im Bereich des Hirnschädels.

In der konventionellen Diagnostik wie im Computertomogramm sind neben direkten Frakturzeichen wie Fissuren, Nahtsprengungen und Dislokation von Fragmenten auch indirekte wie Verschattungen der Stirnhöhlen und Siebbeinzellen als Ausdruck von Blutungen für die jeweilige Diagnose richtungsweisend.

Diagnostik der Rhinoliquorrhoe

Bei der Diagnostik einer Liquorfistel zur Nase hin gilt es zunächst, den grundsätzlichen Nachweis der Liquorrhoe zu führen. Dieser kann mit chemischen Untersuchungen der austretenden Flüssigkeit (Glukosebestimmung) oder durch das Auffinden liquorspezifischer Proteinbestandteile, z. B. des Beta-trace-Proteins oder des Präalbumins, in der aufgefangenen Flüssigkeit erbracht werden, verläßlicher mit Radionukliden (s. unten). Häufig besteht nur ein temporärer oder phasenweiser Liquorfluß, so daß zum Nachweis ein längerer Beobachtungszeitraum (24–48 Stunden) erforderlich ist.

Bei grundsätzlichem Nachweis besteht die nächste Aufgabe in der exakten Lokalisation des Duralecks als Voraussetzung für eine operative Intervention.

Die Beantwortung der erstgenannten Fragestellung erfolgt mit Hilfe der **Liquorszintigraphie:** Hierzu werden 48 MBq-111-Indium-DTPA über eine Lumbalpunktion appliziert. In Abständen von 2,4 und 24 Stunden erfolgen dann szintigraphische Untersuchungen des Gesichtsschädels. Zusätzlich erfolgt eine seitengetrennte Nasentamponade, wobei die in den Tampons akkumulierte Aktivität in 3stündlichen Abständen gemessen wird.

Zur **Lokalisationsdiagnostik** wird die hochauflösende **Computertomographie** in axialer und koronarer Projektion eingesetzt. Die Untersuchung wird 3, ggf. auch 6 Stunden nach der intrathekalen Gabe von 5 ml eines liquorgängigen Kontrastmittels (Jopamidol oder Jodtrolan mit einer Jodkonzentration von 240–300 mg/ml) durchgeführt.

Typische Befunde sind die meist einseitige Nuklidakkumulation im Nasentampon. Auch szintigraphisch läßt sich in diesen Fällen häufig das Leck nachweisen. Die präzise Lokalisation mit der **Zisterno-Computertomographie** erfordert jedoch häufig die Darstellung in zwei Ebenen. Häufigste Lokalisation sind die Stirnhöhlenhinterwand und die laterale Wand der Keilbeinhöhle (Abb. 17).

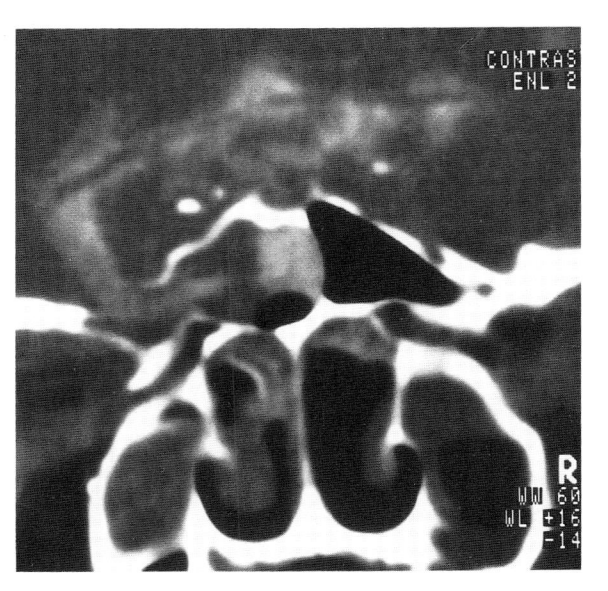

Abb. 17 Hochauflösendes CT in koronarer Projektion nach der lumbalen Applikation eines myelographischen Kontrastmittels. Die Aufnahme zeigt sowohl das Leck in der rechten Keilbeinhöhlenseitenwand als auch den Übertritt von Kontrastliquor in die Keilbeinhöhle.

2.1.2.2 Temporo-basale Frakturen

Das Schläfenbein ist bei Schädelbasisfrakturen sehr häufig beteiligt. Verletzungen des Felsenbeines entstehen durch direkte Gewalteinwirkung, vor allem jedoch indirekt als Folge von Berstungsbrüchen. Nach dem Frakturverlauf werden Felsenbeinlängs- und -querfrakturen unterschieden.

Klinische Befunde

Pyramidenlängsfraktur:
- Blutung aus dem äußeren Gehörgang.
- Otoliquorrhoe.
- Hämatotympanom mit und ohne Trommelfellruptur.
- Schalleitungsschwerhörigkeit.
- Stufenbildung im äußeren Gehörgang.
- Retroaurikuläres Hämatom (Battle-Zeichen).
- Fazialisparese (in etwa 20%).

Pyramidenquerfraktur:
- Schallempfindungsschwerhörigkeit.
- Schwindel.
- Otoliquorrhoe (über die eustachische Röhre in den Nasen- Rachenraum).
- Fazialisparese (in etwa 50%).

Komplikationen

Pyramidenlängsfraktur:
- Otitis media.
- Mastoiditis/Labyrinthitis.
- Otogene Meningitis/Hirnabszeß.
- Ruptur des Sinus sigmoideus.

Pyramidenquerfraktur:
- Labyrinthitis.
- Otogene Meningitis/Hirnabszeß.
- Weitere Hirnnervenläsionen (V, VIII).

Radiologische Befunde

● Um das Gesamtausmaß der knöchernen Verletzungsfolgen zu erfassen, sollte die radiologische Diagnostik mit **Schädelübersichtsaufnahmen** begonnen werden. Bei Felsenbeinlängsfrakturen ist häufig die von der Schläfenbeinschuppe in das Felsenbein sich fortsetzende Frakturlinie auf der seitlichen Übersichtsaufnahme erkennbar. Ergeben sich Schwierigkeiten bei der Seitenlokalisation, sollten sowohl eine linksanliegende als auch eine rechtsanliegende seitliche Aufnahme angefertigt werden. Wegen der filmnahen Lage wird sich der Frakturspalt auf der seitenentsprechenden Projektion schmäler und schärfer abbilden.

• **Aufnahmen nach Schüller und Stenvers** erlauben in den meisten Fällen eine eindeutige Aussage über eine Mitbeteiligung des Felsenbeines.

• Die bei Felsenbeinfrakturen früher hauptsächlich eingesetzte Polytomographie wird heute mehr und mehr durch die **hochauflösende Computertomographie** ersetzt. Sie hat folgende Vorteile:
1. Der Nachweis einer Felsenbeinfraktur ist mit größerer Treffsicherheit möglich als mit konventionellen Röntgentechniken.
2. Traumafolgen wie Hämatotympanon, Luxation der Gehörknöchelchen, Schädigungen des Fazialiskanals und die Liquoraustrittsstellen sind gut zu klären.
3. Die Untersuchung ist in bequemer Rückenlage des Patienten in Verbindung mit einem normalen Schäde-CT durchzuführen und bedeutet für den Patienten somit keine weitere Belastung.

2.1.2.3 Okzipitale Frakturen

Frakturen des Os occipitale stellen infolge der häufig begleitenden infratentoriellen Blutungen meist lebensbedrohliche Verletzungen dar. Basisbrüche, die das Foramen magnum umfassen (Ringbrüche), verlaufen fast immer tödlich.

Klinische Befunde und Komplikationen

– Läsionen der basalen Hirnnerven.
– Kleinhirnschädigungen.
– Schädigungen der Medulla oblongata.

Radiologische Befunde

Das **radiologisch-diagnostische Vorgehen** wird bei Verdacht auf einen Schädelbasisbruch ebenfalls vom klinischen Befund bestimmt.

• Bei Störungen der Vigilanz oder neurologischen Ausfällen muß daher mit der **Computertomographie** begonnen werden; denn der intrakranielle Befund (Vorliegen eines Hämatoms, Hirnschwellung) ist für das therapeutische Vorgehen maßgebend.

• Bei wenig beeinträchtigten Patienten sollte man jedoch mit der **konventionellen Röntgendiagnostik** beginnen. Frakturen der Okzipitalschuppe sind im sagittalen Strahlengang prinzipiell nur auf der Aufnahme nach *Towne* erkennbar (Abb. 15).

2.1.3 Gesichtsschädelfrakturen

Frontale Gewalteinwirkungen können neben Frakturen des Stirnbeins und der Frontobasis vor allem Brüche der Gesichtsschädelknochen zur Folge haben. Hierzu gehören Frakturen der Orbitawände, des Nasenbeins, des Jochbeins und Jochbogens sowie des Ober- und Unterkiefers.

2.1.3.1 Frakturen der Orbitawände

Aufgrund der unterschiedlichen Wanddicke sind die einzelnen Orbitawände unterschiedlich vulnerabel. Besonders empfindlich sind die medial gelegene Lamina papyracea, der Orbitaboden und das Orbitadach. Die häufigste Orbitafraktur betrifft den Orbitaboden. Sie kann als Folge einer indirekten Gewalteinwirkung über den Jochbeinkörper, aber auch bei einem direkten Trauma als Folge einer Drucksteigerung im Orbitalumen (sog. blow-out-fracture) entstehen. Es kommt in der Regel zu einer Verlagerung von Orbitainhalt (Augenmuskel-, -Binde-und -Fettgewebe) in die angrenzende Kieferhöhle. Die ebenfalls recht häufige Fraktur der medialen Lamina papyracea hat eine Verbindung zwischen Orbita und Siebbein zur Folge.

Klinische Befunde

– Enophthalmus (durch Weichteilprolaps in die Kieferhöhle).
– Exophthalmus (bei retrobulbärer Blut- oder Luftansammlung).
– Orbitale Pneumatozele.
– Doppelbilder (durch Augenmuskel- oder Augenmuskelnervenläsion).
– Eingeschränkte Bulbusmotilität.
– N. infraorbitalis-Läsion.
– Palpable Knochenstufen (bei Orbitarandfraktur).

Komplikationen

– Visusschädigung.
– Thrombosen.
– Sinugene Orbitalphlegmone.

Radiologische Befunde

Orbitabodenfraktur

- Die Diagnose einer Orbitabodenfraktur ist in den meisten Fällen bereits in der **NNH-Aufnahme** (okzipito-mentaler Strahlengang) und in der **Orbitaaufnahme** zu stellen. Neben der Kontinuitätstrennung des Orbitabodens ist für diese Fraktur der sog. „hängende Tropfen" pathognomonisch (Abb. 18a). Hierbei handelt es sich um Weichteilgewebe, das aus der Orbita in die angrenzende Kieferhöhle prolabiert ist. Eine begleitende Verschattung des angrenzenden Sinus maxillaris (Hämatosinus) ist als indirektes Frakturzeichen zu werten.

- Weiterführende diagnostische Methoden sind indiziert, wenn die Diagnose an Hand der Übersichtsaufnahmen nicht zu stellen ist bzw. wenn Komplikationen wie z. B. Augenmuskelbewegungsstörungen vorliegen. Die **Tomographie** im sagittalen und seitlichen Strahlengang ist normalerweise in der Lage, eine Orbitabodenfraktur zu beweisen oder auszuschließen.

- Der hochauflösenden **Computertomographie** ist jedoch insbesondere bei Komplikationen der Vorzug zu geben, da sie neben den knöchernen Verletzungsfolgen auch pathologische Weichteilbefunde aufzudecken vermag. Dies gilt insbesondere für die Diagnose einer Einklemmung des Musculus rectus inferior in den Frakturspalt (Abb. 18b). Weitere mögliche Befunde sind Hämatome und orbitale Luftansammlungen.

Frakturen der Lamina papyracea

- Kleinere Einrisse der Lamina papyracea (unter 3 mm) sind auf **konventionellen Aufnahmen** und auf **Tomogrammen** oft nicht oder nur mit Mühe nachzuweisen. Die Diagnose wird dann meist an Hand indirekter Veränderungen wie Verschattungen der Siebbeinzellen und Orbitaemphysem gestellt.

- Wie bei der Orbitabodenfraktur so ist auch bei der Fraktur der lateralen Orbitawand die Computertomographie den konventionellen radiologischen Verfahren eindeutig überlegen. Zum Nachweis der Fraktur selbst und zur Diagnostik von Komplikationen reicht die axiale Projektion vielfach aus, da sie Herniationen des Musculus rectus medialis, umschriebene Verschattungen der Siebbeinzellen, intrabulbäre Hämtome, Bulbushypotonien und Bulbusdeviationen nachweisen kann (Abb. 18b).

2.1.3.2 Jochbein- und Jochbogenfrakturen

Bei einer direkten Gewalteinwirkung auf das Jochbein stellen dessen Nähte zum Stirnbein, zum großen Keilbeinflügel, zur Maxilla und zum Jochbogen des Schläfenbeins präformierte Bruchlinien dar. Dabei sind Frakturen des Jochbeinkörpers gewöhnlich mit Nahtsprengungen verbunden. Das Jochbein ist bei 25% aller Mittelgesichtsfrakturen mitbetroffen. Isolierte Frakturen des Jochbogens kommen seltener vor.

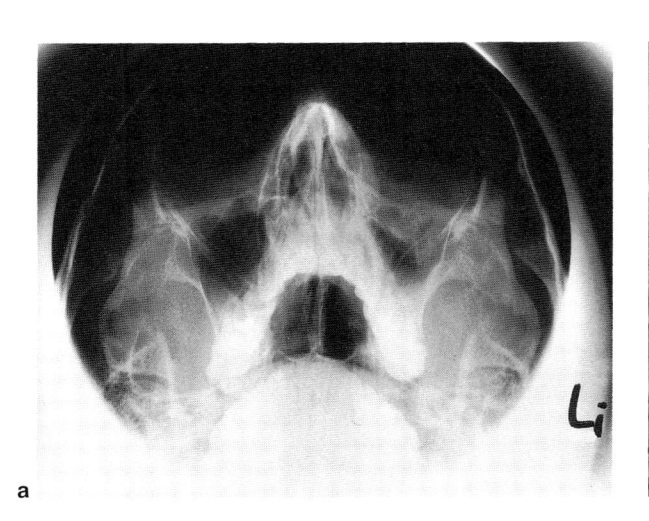

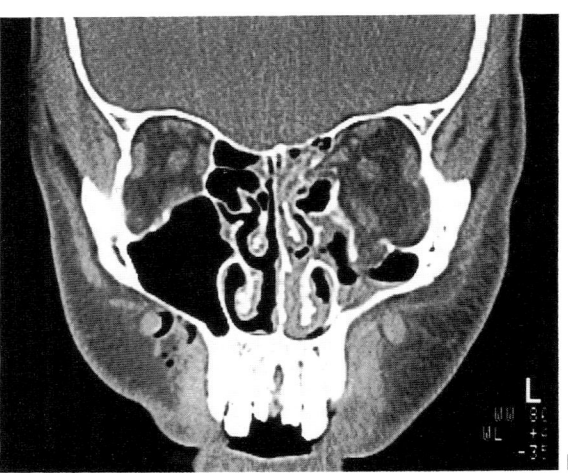

Abb. 18 a, b Frakturen der Lamina papyracea und des Orbitalbodens links.
a NNH-Aufnahme: Deutliche Verbreiterung und Verdichtung des linken Kieferhöhlendaches. Auch im Bereich der linken nasalen Orbitawand ist eine Verdichtung erkennbar.
b Koronares CT: Darstellung der Frakturdefekte sowohl im Bereich der Lamina papyracea als auch im Bereich des Orbitabodens mit Herniation von orbitalem Fettgewebe.

Klinische Befunde (lokalisationsabhängig)

– Weichteilschwellung der betroffenen Gesichtshälfte.
– Abflachung der typischen Jochbeinprominenz.
– Muldenförmige Abflachung im seitlichen Gesichtsbereich (bei Jochbogenfraktur).
– Monokelhämatom.
– Stufenbildung am Orbitarand und Orbitaboden.
– Einblutung in die Kieferhöhle.
– N. infraorbitalis-Läsion.
– Mechanische Kieferklemme (bei Jochbogenfraktur).

Radiologische Befunde

• Zum Nachweis von Frakturen des Jochbeins und Jochbogens genügen im allgemeinen die **NNH-Aufnahme** (okzipito-mentaler Strahlengang), die **Orbitaaufnahme** (Brillenaufnahme) und die **Jochbogenvergleichsaufnahme** (Henkeltopf). Typische Befunde sind Fissuren im Jochbeinkörper mit oder ohne Dislokation der Fragmente und das Klaffen der Sutura frontozygomatica bzw. der Sutura zygomatico-maxillaris. Bei Jochbogenfrakturen fällt die Impression in der Vergleichsaufnahme direkt ins Auge. Als indirektes Frakturzeichen dient der gleichzeitige Hämatosinus, der sich als Teilverschattung, unter Umständen mit Ausbildung eines Spiegels, oder als vollständige Verschattung der gleichseitigen Kieferhöhle manifestiert.

2.1.3.3 Frakturen des Nasenbeines

Frakturen des Nasenbeins sind häufig, jedoch selten isoliert anzutreffen. Meist sind das knöcherne Nasenseptum und die gesamte Nasenpyramide mitbetroffen.

Klinische Befunde

– Nasendeformität.
– Abnorme Beweglichkeit mit Krepitation,
– Schwellung, Hämatom, Nasenbluten.

Radiologische Befunde

Angesichts eindeutiger klinischer Befunde kommt dem radiologischen Nachweis nur ergänzende Bedeutung im Sinne der Befunddokumentation zu. Hierzu dienen Aufnahmen in **NNH-Projektion** und die **seitlich ausgeblendete Aufnahme des Nasenbeins**. Spezialaufnahmen mit folienlosen Filmen (z.B. Zahnfilm) sollten wegen der deutlich höheren Strahlenexposition möglichst vermieden werden. Die radiologische Diagnose einer Nasenbeinfraktur wird an Hand der Kontinuitätstrennung und der Dislokation der Fragmente gestellt.

2.1.3.4 Mittelgesichtsfrakturen

Bei kranio-fazialen Absprengungen des Mittelgesichtes werden je nach dem Verlauf der Bruchlinien und je nach der Größe des abgesprengten Mittelgesichtsfragments die Oberkiefer/Mittelgesichtsfrakturen nach Le Fort und Wassmund eingeteilt:

– **Le Fort I-Fraktur (Guerin-Fraktur):** Basale Absprengung der Maxilla.
– **Le Fort II-Fraktur:** Pyramidale Aussprengung der Maxilla
ohne Beteiligung der knöchernen Nase (Wassmund I-Fraktur)
mit Beteiligung der knöchernen Nase (Wassmund II-Fraktur) .
– **Le Fort III-Fraktur:** Hohe Aussprengung des Mittelgesichts
ohne Beteiligung der knöchernen Nase (Wassmund III-Fraktur)
mit Beteiligung der knöchernen Nase (Wassmund IV-Fraktur).

Unabhängig von dieser Einteilung ergeben sich noch weitere Frakturmöglichkeiten:

– Sagittalfraktur der Maxilla.
– Kombinationsfrakturen auf allen drei Le Fort-Ebenen.

Klinische Befunde und Komplikationen

– Okklusionsstörungen im Sinne einer Pseudoprogenie.
– Stufenbildungen und abnorme Beweglichkeit an den jeweiligen Bruchlinien.
– Verlängerung und Abflachung des Mittelgesichts.
– N.infraorbitalis-Läsionen.
– Begleitende Verletzungen der Orbita und der Kieferhöhlen (Le Fort II/III).
– Aufsteigende Infektionen des Endokraniums bei begleitenden Durarissen (Le Fort II/III).

Radiologische Befunde

• Bei der Le Fort I-Fraktur verläuft die Frakturlinie typischerweise durch die basalen Anteile der Maxilla, wobei der Alveolarfortsatz und die Recessus alveolares der Kieferhöhlen meist mitbeteiligt sind. Die Diagnose ist normalerweise auf **konventionellen Röntgenaufnahmen** gut zu stellen.

Bei der Le Fort II-Fraktur sind schräge Fissuren durch die Jochbeinkörper und die Nasenpyramide bzw. das knöcherne Nasenseptum erkennbar. Auch hier ist die Diagnose meist auf **konventionellen Röntgenaufnahmen** zu stellen.

Bei der Le Fort III-Fraktur erkennt man den Frakturverlauf durch die Suturae fronto-zygomaticae, die Nasenbeinpyramide bzw. das knöcherne Nasenseptum ebenfalls auf den Übersichtsaufnahmen.

● Die immer vorhandene Beteiligung der übrigen Orbitawände und des Keilbeins bei Le Fort III-Frakturen zeigt sich jedoch besser auf **Tomogrammen** bzw. **Computertomogrammen**. Besonders wichtig sind bei dieser Fraktur auch begleitende Frakturen der Frontobasis und intrakranielle Komplikationen.

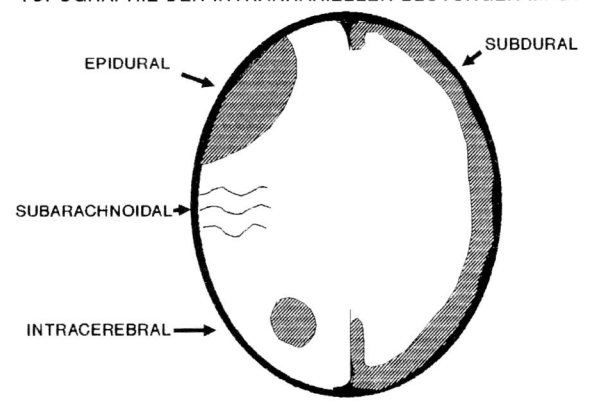

Abb. 19 Schema der Topographie der intrakraniellen Blutungen im CT.

2.2 Traumatische intrakranielle Hämatome

Raumfordernde intrakranielle Hämatome sind die Folge von Verletzungen intrakranieller Gefäße. Ihre Häufigkeit liegt bei etwa 1–2 % aller Schädelverletzten. Nach der **Hämatomlokalisation** werden vier Formen unterschieden, die nicht selten auch miteinander kombiniert auftreten können (Abb. 19):

– Epidurale Hämatome zwischen Dura und Schädelkalotte.
– Subdurale Hämatome zwischen Dura und Arachnoidea.
– Subarachnoidale Blutungen in den Liquorräumen (Sulci und Zisternen).
– Intrazerebrale Hämatome (raumfordernde Blutungen in das Hirngewebe).

Die klinischen Erscheinungen der traumatischen intrakraniellen Hämatome treten mit unterschiedlichem Zeitabstand zum Trauma auf, so daß zwischen akuten, subakuten und chronischen Hämatomen differenziert wird.

2.2.1 Epidurales Hämatom

Beim epiduralen Hämatom ist die Blutungsquelle in den weitaus meisten Fällen eine Arterie, am häufigsten (ca. 70–80%) die verletzte A. meningea media. Jedoch können auch – wesentlich seltener – Verletzungen der großen Sinus oder kleinerer Venen zu epiduralen Blutungen führen (Abb. 21). Verantwortlich für die Gefäßläsionen sind meist Frakturen der Schädelkalotte. Am häufigsten werden epidurale Hämatome im Bereich des Schläfenlappens (2/3 aller Fälle), seltener frontal und parieto-okzipital und noch seltener infratentoriell beobachtet. Letztere gelten allerdings wegen ihrer besonderen Lage und der uncharakteristischen Symptomatik als besonders gefährlich.

Klinische Befunde

– Symptomentwicklung meist nach wenigen Stunden, selten jedoch auch erst nach einigen Tagen.
– Unterschiedlicher Verlauf der initialen Bewußtseinsstörungen. „Freies Intervall" zwischen initialer Bewußtlosigkeit und einer sekundären Bewußtseinsstörung nur bei etwa 1/3 der Fälle.
– Lokalisationsabhängige Halbseitensymptomatik.
– Fortschreitende Hirndrucksymptomatik mit Pupillenstörungen, Störungen der zentralen Atem- und Kreislaufregulation, Streckkrämpfen.
– Schädelfraktur (in fast 90% der Fälle).
– Im EEG meist schwere Herd- und Allgemeinveränderungen.

Komplikationen

– Zusätzlich subdurales (bei etwa 1/4 der Fälle) oder intrazerebrales Hämatom.
– Foudroyante Entwicklung eines Mittelhirn-Bulbärhirnsyndroms.

Radiologische Befunde

● Das bildgebende Verfahren der Wahl ist heute die **Computertomographie**. Bei fehlender Verfügbarkeit können Angiographie, bei Kleinkindern bis etwa 2 Jahre auch die Sonographie eingesetzt werden.

Leitsymptom des epiduralen Hämatom im CT ist eine hyperdense bikonvexe Raumforderung mit deutlicher Verlagerung der zerebralen Strukturen. Das reine epidurale Hämatom ist immer auf die Grenzen des jeweiligen Schädelknochens beschränkt, da Dura und Periost miteinander verwachsen sind (Abb. 20). Aus der fehlenden Möglichkeit, sich über die Hirnoberfläche zu verteilen, resultiert der umschrieben raumfordernde Charakter der Epiduralblutung. Problematisch ist der Nachweis infratentorieller epiduraler Hämatome, da diese Region im CT oft durch Artefakte überlagert ist (Abb. 21).

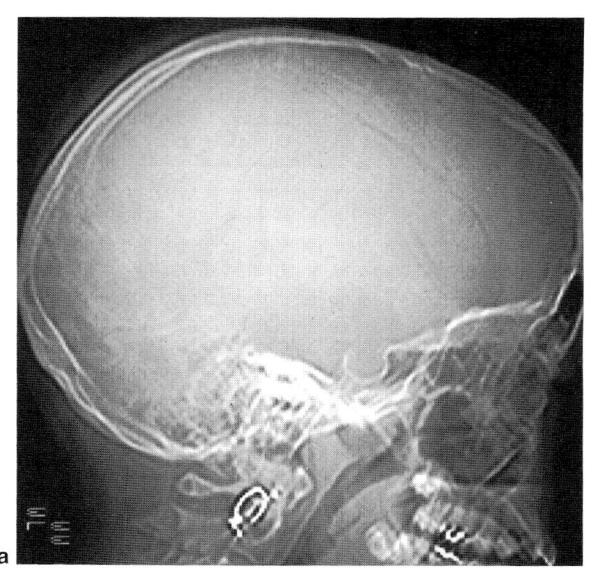

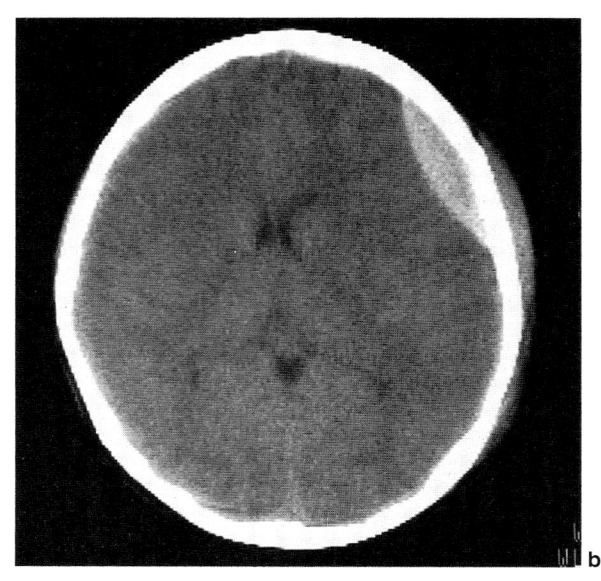

Abb. 20 a, b Epidurales Hämatom bei einer 13 jährigen Patientin.
a Seitliche Schädelübersicht (CT-Scanogramm). Kalottenfraktur im Verlaufsbereich der A. meningea media.
b Axiale CT-Schicht. Das epidurale Hämatom ist als bikonvexe hyperdense Raumforderung links-temporal erkennbar.

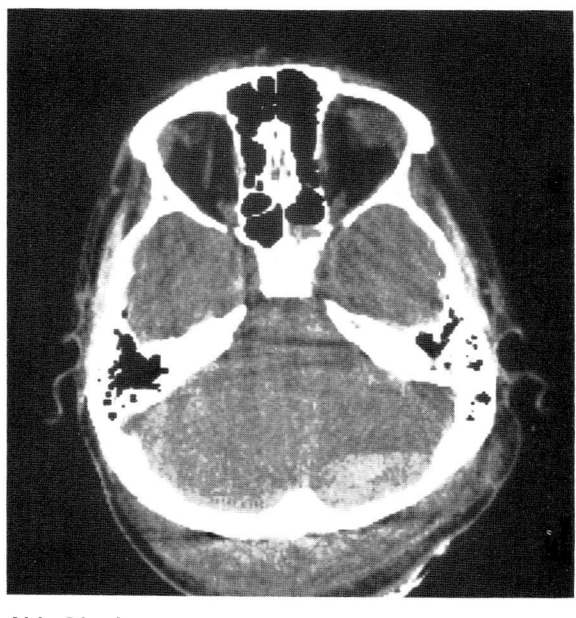

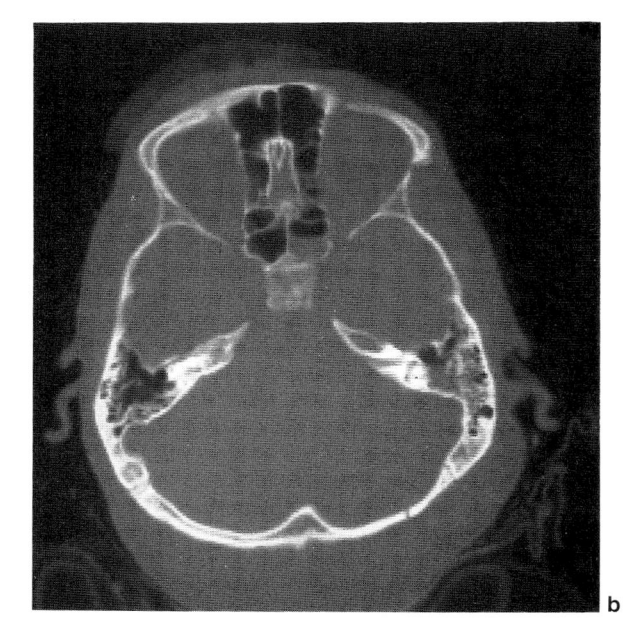

Abb. 21 a, b
a Axiale CT-Schicht mit Fenstereinstellung für das Weichteilgewebe. Epidurales Hämatom in der hinteren Schädelgrube links neben der Protuberantia occipitalis interna. Deutliche extrakranielle Weichteilschwellung.
b Gleiche Schicht, jedoch mit Fenstereinstellung auf die knöchernen Strukturen. Links okzipitale Kalottenfraktur im Bereich des linken Sinus transversus.

Im **Angiogramm** zeigt sich vor allem in der Parenchymphase und der frühvenösen Phase ein linsenförmiger gefäßfreier Raum zwischen der verlagerten Hirnoberfläche und der Kalotte. Die Unterscheidung zwischen einer Epiduralblutung und einer Subduralblutung ist in den Standardprojektionen deutlich schwieriger als im Computertomogramm. Die Verlagerung der A. meningea media weist auf ein epidurales Hämatom hin. Der raumfordernde Charakter als Parameter therapeutischer Konsequenzen läßt sich im Angiogramm ebensogut abschätzen wie im Computertomogramm. Kriterien hierfür sind die Verlagerung der großen Hirngefäße (Aa. cerebri anteriores und mediae) einschließlich ihrer Aufzweigungen. Neben der normalerweise üblichen Darstellung beider Karotiskreisläufe ist bei einer vermuteten Epiduralblutung in die hintere Schädelgrube auch die Darstellung des vertebro-basilären Kreislaufs indiziert.

● Die **Kernspintomographie** ist zur Diagnostik akuter epiduraler Blutungen nicht geeignet, weil die Methode nicht überall verfügbar ist, die Untersuchung zu lange dauert, die Betreuung des Patienten schwierig ist und vor allem sich bei der Diagnose frischer Blutungen Probleme ergeben können.

2.2.2 Subdurales Hämatom

Da Rindenprellungen regelmäßig von akuten subduralen Einblutungen begleitet werden, sind subdurale Hämatome ursächlich am häufigsten auf Rindenkontusionen zurückzuführen. Sie können sich aber auch unabhängig von Kontusionsherden entwickeln, z.B. bei verletzten Brückenvenen oder aus Sinus- und Rindenarterienläsionen. Subdurale Hämatome sind häufig größer und ausgedehnter als epidurale Hämatome, bilden bisweilen aber nur einen schmalen, wenige Millimeter breiten Blutsaum über der Hirnkonvexität (Pfannkuchenhämatom). Sie treten bevorzugt temporo-fronto-parietal, nur ausnahmsweise in der hinteren Schädelgrube und gelegentlich (ca. 8%) über beiden Hirnhälften auf.

Posttraumatische subdurale **Hygrome** sind abgekapselte Flüssigkeitsansammlungen unter der Dura. Als Ursache werden Arachnoideaeinrisse und Permeabilitätsstörungen der Duragefäße diskutiert. Subdurale Hygrome können ebenfalls doppelseitig auftreten und sind in ihrem klinischen Erscheinungsbild nicht von subduralen Hämatomen zu unterscheiden.

Ein eigenes Krankheitsbild stellt das **chronisch-subdurale Hämatom** dar, das bevorzugt beim alten Patienten meist nach einem leichten, oft nicht mehr erinnerten Kopftrauma zu beobachten ist. Hierbei ist umstritten, ob von diesen traumatogenen chronisch-subduralen Hämatomen eine nicht traumatische Form als Pachymeningeosis haemorrhagica interna, für die eine eigenständige Duraerkrankung bei Fehlernährung und Alkoholismus angenommen wird, abgetrennt werden kann.

Klinische Befunde

– Akute oder subakute (zwischen dem 2. und 10. Tag) Symptomentwicklung.
– Meist protrahierte initiale Bewußtlosigkeit, selten „freies Intervall".
– Lokalisationsentsprechende zerebrale Herdsymptome.
– Liquor oft blutig.
– Fortschreitende Hirndrucksymptomatik.
– Uneinheitliche EEG-Veränderungen.
– Bei chronisch subduralen Hämatomen anfänglich oft nur unspezifische Symptome wie Kopfschmerzen, Schwindel und insbesondere psychische Veränderungen.

Radiologische Befunde

Frisches Subduralhämatom

● Die frische Subduralblutung ist im **Computertomogramm** als hyperdense, konkav-konvexe Raumforderung zu erkennen. Im Gegensatz zum Epiduralhämatom verteilt sich die Subduralblutung über die gesamte Hemisphäre bzw. greift auf das Tentorium oder den Interhemisphärenspalt über (Abb. 22). Symptome der Raumforderung, wie Kompression des Seitenventrikels und Mittellinienverlagerung entwickeln sich erst bei einem größeren Volumen. Ebenso wie beim epiduralen Hämatom ist auch bei der Subduralblutung in der Akutphase der Computertomographie der Vorzug gegenüber der Kernspintomographie zu geben.

Subakutes und chronisches subdurales Hämatom

● Bereits nach wenigen Stunden läßt sich im **Computertomogramm** eine Abnahme der Dichte (Hounsfield-Einheiten) beobachten. Sie ist durch eine Sedimentation der korpuskulären Blutbestandteile bedingt, später dann auch durch deren Abbau. Im weiteren Verlauf zeigt der Hämatominhalt hirnisodense, später (nach zwei bis mehreren Tagen) hypodense Dichtewerte. Schwierigkeiten können sich vor allem bei bilateralen hirnisodensen Hämatomen ergeben, insbesondere dann, wenn die Qualität des CT-Bildes, z.B. durch Bewegungsartefakte, eingeschränkt ist.

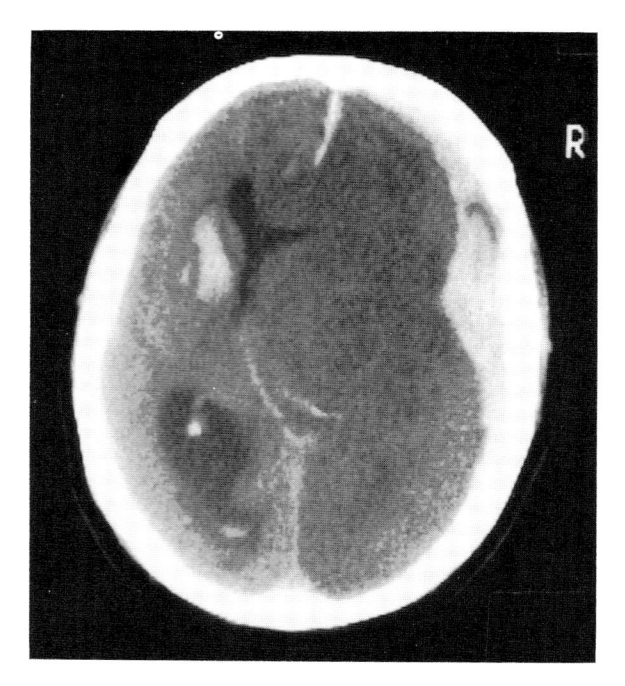

Abb. 22 Axiale CT-Schicht in Höhe der Vorderhörner: Ausgedehntes rechts-seitiges subdurales Hämatom im Bereich der gesamten rechten Hemisphäre. Die hyperdense Darstellung ist typisch für die akute Blutung. Zusätzlich erkennt man eine Kontusionsblutung im kontralateralen Stammgangliengebiet.

Dieses diagnostische Dilemma läßt sich auf mehrerlei Weise lösen:

– Wiederholung der **Computertomographie mit Kontrastmittel-Bolusinjektion**. Hierdurch kommt es zu einer deutlichen Dichteanhebung der Hirnrinde, die dann gegenüber dem Hämatom abgrenzbar ist.

– Durchführung einer **Kernspintomographie**. Sie erlaubt in jedem Fall eine Abgrenzung des sowohl im T1- als auch im T2-gewichteten Bild signalintensiven Hämatoms gegenüber der Hirnrinde.

– **Angiographie**.

Das Signalverhalten des chronischen Subduralhämatoms im Computertomogramm und Kernspintomogramm ist in Abb. 24 dargestellt. Es stellt sich in der subaktuten Phase im T1-gewichteten, im chronischen Stadium (> 4 Wochen) im T2-gewichteten Bild signalreich dar (Abb. 23).

● **Im Angiogramm der A. carotis** sieht man in ähnlicher Weise wie bei epiduralen Hämatomen eine gefäßfreie Zone zwischen Hirnoberfläche und Kalotte. Bei einer Blutung in den Interhemisphärenspalt ist ein Auseinandertreten der Aa. cerebri anteriores zu beobachten. Neben der konventionellen intraarteriellen Darstellung in Blattfilmtechnik sollte vor allem der **DSA**, die auch als

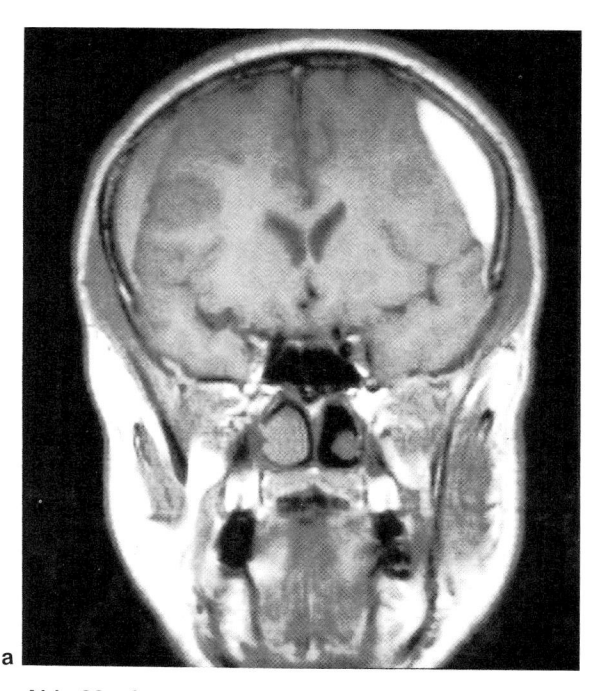

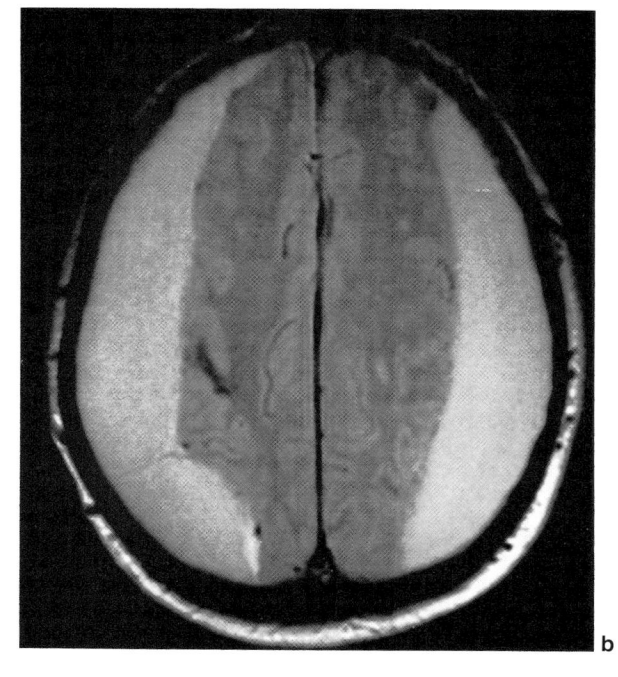

Abb. 23 a, b
a Kernspintomogramm in koronarer Schnittführung und T1-Wichtung. Beiderseitiges chronisches subdurales Hämatom. Links ist die Blutung 4 Wochen alt und präsentiert sich als hyperintense Raumforderung. Rechts besteht die Blutung bereits seit 4 Monaten. Sie stellt sich nahezu hirnisointens dar.
b Axiale protonengewichtete MR-Schicht. Beide Hämatome zeigen sich leicht hyperintens.

SUBDURALHÄMATOM
– Signalintensität –

	akut 0 – 2 d	subakut 2 d – 2 Wo	chronisch 2 Wo – 2 Mo	2 Mo – Jahre
CT	↑	→	↓	↓
T_1	→	↑	↑	↓
T_2	↓ (→)	↓	↑	↑

Abb. 24 Signalverhalten des subduralen Hämatoms im CT und im Kernspintomogramm.

intravenöse Untersuchung durchgeführt werden kann, der Vorzug gegeben werden. Auf diese Weise ist eine schnelle und risikoarme Untersuchung möglich.

- Die seltenen basisnahen subduralen Hämatome lassen sich am besten mit der **Kernspintomographie** diagnostizieren.

Ältere Subduralhämatome sind meist von einer mehr oder weniger starken Kapsel umgeben und bereiten daher weniger Schwierigkeiten bei der Diagnostik. Sowohl in der Computertomographie als auch in der Kernspintomographie läßt sich diese Kapsel, insbesondere nach Kontrastmittelgabe, gut darstellen. Verkalkungen in der Hämatomkapsel weisen auf ein mehrmonatiges bis jahrelanges Bestehen des Hämatoms hin.

2.2.3 Kontusionsblutung und intrazerebrales Hämatom

Das morphologische Bild der primären Kontusionsschäden ist geprägt durch Hirngewebsläsionen (Quetschungen und Zerreißungen) mit Rexisblutungen. **Kontusionsschäden** findet man am häufigsten an den Windungskuppen der Hirnrinde (Rindenprellungsherde), und zwar sowohl am Ort der Gewalteinwirkung („Coup") als auch auf der Gegenseite („Contre coup"). Prädilektionsstellen der Rindenprellungsherde sind die basalen Anteile des Stirnhirns und der Schläfenlappen sowie im Konvexitätsbereich ebenfalls das Frontal- und Schläfenhirn.

Neben diesen Kontusionen der Rindenareale können schwere Traumatisierungen des Schädels auch zu zentralen Kontusionsschäden vornehmlich im Marklager-, Balken- und Stammganglienbereich – hier meist zwischen Putamen und der äu-

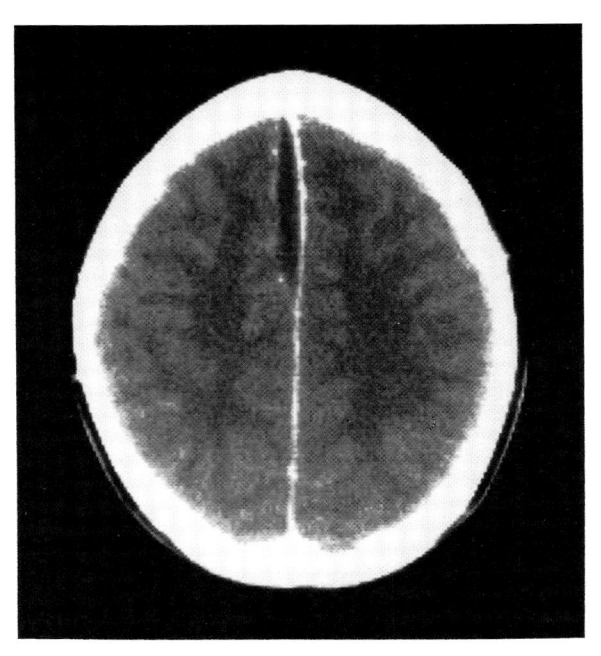

Abb. 25 Subdurales Empyem. Die Läsion ist als Raumforderung im vorderen Interhemisphärenspalt erkennbar.

ßeren Kapsel – führen. Ausgedehnte traumatische Marklagerblutungen, die man insbesondere bei älteren Menschen mit brüchigen Gefäßsystemen beobachten kann (Schwarzacher Markblutungen), werden ebenso wie primäre Hirnstammkontusionen selten überlebt.

Posttraumatische raumfordernde intrazerebrale Hämatome entwickeln sich aus verletzten intrazerebralen Gefäßen und zwar gehäuft bei älteren Patienten. Sie sind seltener (nur bei etwa 10 % aller traumatischen intrakraniellen Hämatome) als sub- oder epidurale Hämatome und vorwiegend (oberflächennah) im Schläfen- und Frontalhirn, selten okzipital oder im Kleinhirn anzutreffen. Ausgedehnte Blutungen können zum Ventrikeleinbruch führen.

Klinische Befunde

Bei Kontusionsblutungen:

– Längere initiale Bewußtlosigkeit, jedoch nicht obligat (contusio sine commotione).
– Protrahierte psychopathologische Durchgangssyndrome.
– Lokalisationsabhängige neurologische Herdsymptome.
– Meist länger anhaltende EEG-Veränderungen.
– Subarachnoidale Einblutungen in die äußeren Liquorräume (bei Rindenprellungsherden), in die Ventrikel (bei schweren zentralen Kontusionsblutungen).

Bei intrazerebralen Hämatomen:

– Protrahierte Bewußtlosigkeit.
– Meist rasch fortschreitende Hirndrucksymptomatik.
– Lokalisationsbedingte neurologische Symptome.
– Im EEG oft Herdveränderungen.

Komplikationen

– Infektionsgefahr bei gleichzeitigen offenen Schädelfrakturen.
– Sekundär-traumatische Hirnschäden (Ödem, Hämatom, Hygrom).
– Posttraumatischer Hydrozephalus unterschiedlicher Pathogenese.
– – Erweiterung der inneren und äußeren Liquorräume nach Hirnsubstanzverlusten.
– – Hydrocephalus occlusus infolge arachnoidaler Verklebungen.
– – Hydrocephalus aresorptivus, meist nach Subarachnoidalblutungen.

Radiologische Befunde

• Computertomographie

Kontusionszonen stellen sich in Abhängigkeit von Alter und Ausdehnung im CT dar. Im akuten Stadium beobachtet man fleckförmige hypodense Zonen, die von hyperdensen Randsäumen umgeben sein können. Nach dem dritten Tag verstärken sich das perifokale Ödem und hierdurch der Masseneffekt. Nach etwa einer Woche wird die Störung der Bluthirnschranke evident; sie ist mit dem Einsprossen von Gefäßen verbunden. Nach Kontrastmittelgabe zeigt das CT-Bild das typische Rand-Enhancement, ähnlich wie bei einem Hirninfarkt.

Intrazerebrale Blutungen erscheinen im CT als rundliche hyperdense Läsionen mit raumfordernden Charakter (Abb. 26). Bereits nach wenigen Stunden sind sie von einem hypodensen Ödemsaum umgeben, der in den nachfolgenden Tagen an Ausdehnung zunimmt. Dieser Prozeß wird von einem zunehmenden Masseneffekt, häufig auch von einer Verschlechterung des klinischen Zustandes begleitet.

Sowohl Rindenprellungsherde als auch intrazerebrale Blutungen können mit einer Latenz von bis zu 24 Stunden nach dem Schädel-Hirn-Trauma auftreten bzw. ihr volles Ausmaß erreichen. Aus diesem Grund sind computertomographische **Verlaufskontrollen** immer dann durchzuführen, wenn sich eine Diskrepanz zwischen den im CT nachweisbaren Veränderungen und der Schwere der klinischen Symptomatik ergibt.

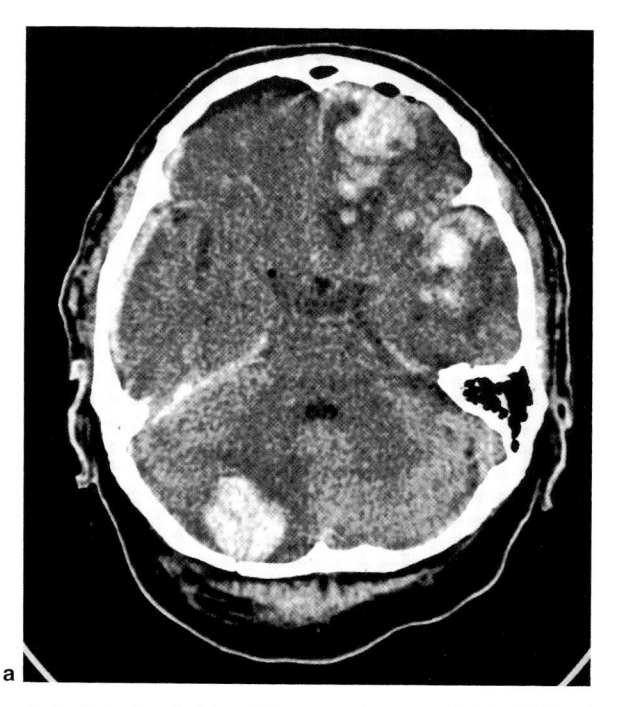

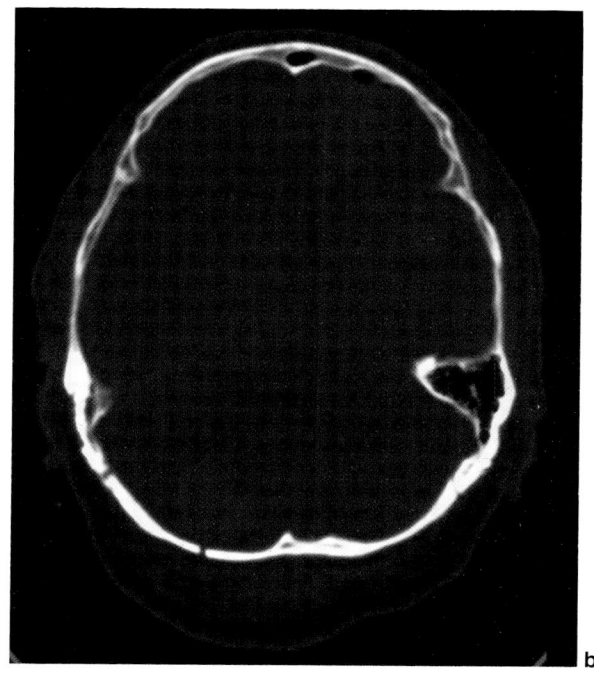

Abb. 26 a, b Axiales CT nach schwerem Schädel-Hirn-Trauma.
a Fenstereinstellung auf Weichteilstrukturen. Kontusionsblutung im Bereich der Gewalteinwirkung (Coup) rechts in der hinteren Schädelgrube und kontralateral, frontal und temporal (Contrecoup).
b Fenstereinstellung auf Knochen. Frakturen der Okzipitalschuppe rechts.

● **Kernspintomographie**

Die Kernspintomographie läßt sich derzeit nur begrenzt einsetzen. Dies liegt zum einen an der vielerorts noch nicht vorhandenen Verfügbarkeit, zum anderen aber an der schwierigen technischen Durchführbarkeit bei Patienten, die intensivpflegebedürftig sind und eines komplizierten Monitorings bedürfen.

Das Kernspintomogramm ist – erwartungsgemäß – sensibler als die Computertomographie. Dies betrifft vor allem den Nachweis unblutiger Läsionsbezirke. Darüber hinaus sind Ausdehnung und Konfiguration immer dort besser abzugrenzen, wo im CT Artefakte durch dichte Schädelknochen auftreten, z. B. in den fronto-basalen, temporo-polaren und temporo-basalen Regionen.

Hämorrhagische Kontusionszonen erscheinen im T1-gewichteten Bild signalintensiv, während sich die stärker ödematös veränderten Bezirke vor allem in den T2-gewichteten Bildern signalreich darstellen.

Im Kernspintomogramm wird die Signalintensität bei **intrazerebralen Hämatomen** durch die paramagnetischen Eigenschaften der Abbauprodukte des Hämoglobins beeinflußt. Da der Abbauprozeß vom Rande her erfolgt, zeigt sich zu Anfang eine ringförmige Signalintensität bei signalarmem Zentrum im T1-gewichteten Bild. Im Laufe der Zeit kommt es zu einer konzentrischen Zunahme der Signaldichte. In größeren Hämatomen kann diese hyperintense Phase mehrere Monate lang bestehen. Im Gegensatz zum CT ist hier das in Verflüssigung befindliche Hämatom sehr gut im T1-gewichteten Bild gegenüber dem perifokalen Ödem abgrenzbar, da letzteres sich durch lange Relaxationszeiten auszeichnet. Im Laufe der chronischen Phase reichert sich das Eisen des Hämoglobins in den Makrophagen an der Peripherie der Blutung an, so daß diese Zone schließlich signalarm auf T2-gewichteten Bildern erscheint. Im Endstadium enthält die Hämatomhöhle nur noch nicht paramagnetisches Hämatoidin.

Differentialdiagnose

Bei der intrazerebralen Blutung muß grundsätzlich in Betracht gezogen werden, daß neben einer primär traumatogenen Blutung auch eine spontane intrazerebrale Blutung stattgefunden haben kann, die dann zum Trauma führte oder einen „Unfall" vortäuscht. Somit sind in die Differentialdiagnose einzubeziehen:

– Die spontane intrazerebrale Blutung bei hypertoner Krise.
– Die Ruptur eines Hirnarterienaneurysmas (meistens Mediatrifurkationsaneurysma) oder einer arterio-venösen Mißbildung.

Im Zweifelsfalle und vor einer durchzuführenden Trepanation ist daher eine **angiographische Abklärung** indiziert.

2.2.4 Diffuses axonales Trauma

Tritt bei einem schweren Schädel-Hirn-Trauma eine unmittelbare Bewußtlosigkeit auf, die in ein protrahiertes Stadium oder in den Tod übergeht, ist die Annahme eines diffusen axonalen Traumas gerechtfertigt. Es handelt sich bei diesem Krankheitsbild, das bislang gewöhnlich als Hirnstammkontusion bezeichnet wurde, um eine diffuse Schädigung des Zerebrums mit einem morphologisch nachweisbaren diffusen axonalen Schaden von weißer Substanz, Hirnstamm, Corpus callosum, Fornix, Capsula interna, der tiefen grauen Substanz und der Folia cerebelli, welche durch eine plötzliche Winkelrotation des Kopfes verursacht wird (Shearing injury).

Mikromorphologisch kommt es zu einer reaktiven Schwellung der Axone in den befallenen Regionen. Nach wenigen Wochen werden sie durch Mikroglia ersetzt. Zusätzlich ergeben sich kleine hämorrhagische Nekrosen, die, wenn sie periaquäduktal gelegen sind, für ein prolongiertes Koma und einen ungünstigen Verlauf bei diesen Traumen verantwortlich gemacht werden können.

Klinische Befunde

– Protrahiertes Koma.
– Schweres Mittelhirnsyndrom oder
– Bulbärhirnsyndrom.
– EEG mit schweren Allgemeinveränderungen oder „burst suppression".
– Pathologische AEP.
– Meist tödlicher Verlauf oder Übergang in ein apallisches Syndrom.

Radiologische Befunde

● Im akuten Stadium kann die **Computertomographie** kleine hämorrhagische Herde im Corpus callosum (Abb. 27) oder im Bereich der Mark-Rinden-Grenze bzw. im Bereich der inneren Kapsel der Basalganglien oder des oberen Hirnstammes nachweisen. Die Voraussetzung hierfür ist jedoch, daß die Schichtdicke nicht allzu groß gewählt wird. Die zerrissenen Axone sind erwartungsgemäß nicht erkennbar. Nach zwei bis drei Wochen kann man Zonen mit verminderter Dich-

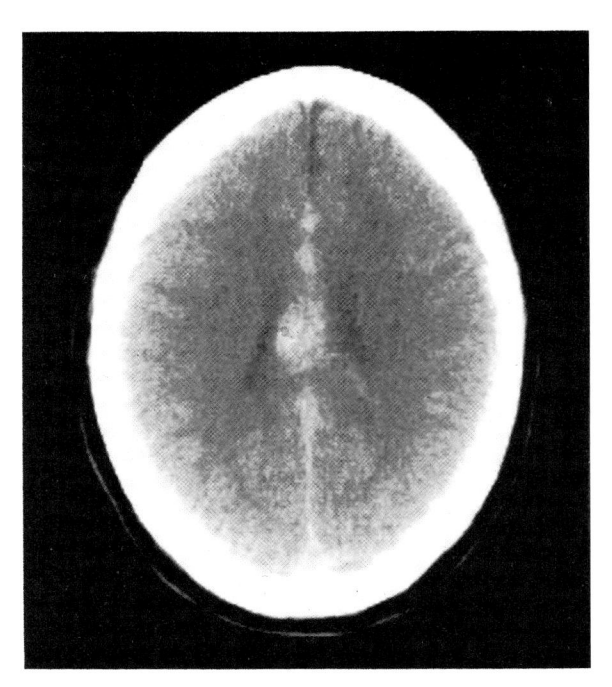

Abb. 27 Axiales CT bei einem 37jährigen Patienten mit diffusem axonalen Trauma. Es zeigt sich eine frische Blutung im Corpus callosum.

te, vor allem in der weißen Substanz, mit Zeichen der diffusen Atrophie (Erweiterung der intra- und extrazerebralen Liquorräume) sehen.

- Im **Kernspintomogramm** sind kleine Blutungen im akuten Stadium unmittelbar nach dem Trauma nur schwer nachweisbar. Sie können – wenn überhaupt – anhand des perifokalen Ödems, das sich innerhalb weniger Stunden ausbildet, nur indirekt abgegrenzt werden. Im subakuten Stadium geben sie ein starkes MR-Signal und lassen sich dann, vor allem im T1-gewichteten Bild, gut gegenüber dem Ödem abgrenzen.

2.3 Posttraumatische Hirnschwellung

Unter den sekundär-traumatischen Hirnläsionen kommt der Hirnschwellung die größte Bedeutung zu. Sie kann durch ein überwiegend in der weißen Substanz extrazellulär lokalisiertes Ödem als Folge einer Störung der Blut-Hirn-Schranke bedingt sein. Bei ausgedehnten Parenchymschädigungen kann eine zytotoxische Komponente mit einer auch intrazellulären Flüssigkeitsansammlung hinzutreten.

Die zweite Ursache der Schwellung beruht auf einer Zunahme der Hirndurchblutung mit nachfolgender vaskulärer Kongestion, d. h. auf einer Volumenzunahme des intravasalen Kompartimentes. Es handelt sich hierbei um ein typisches Geschehen beim schweren geschlossenen Schädel-Hirn-Trauma, welches insbesondere im Kindesalter sich häufig und deutlich manifestiert und früher als malignes Hirnödem bezeichnet wurde.

Grundsätzlich können Schwellungszustände des Gehirns, gleich welcher Ätiologie, zu Perfusionsstörungen führen, die dann in Form eines Circulus vitiosus das Krankheitsbild ungünstig beeinflussen. Ein perifokales Ödem entwickelt sich sowohl in der Umgebung eines Kontusionsherdes als auch im Umfeld aller Formen der intrakraniellen Hämatome.

Ausgedehnte posttraumatische Hirnschwellungszustände führen zu einer intrakraniellen Drucksteigerung unterschiedlichen Schweregrades, wodurch es zu Einklemmungssyndromen, vorwiegend einer Einklemmung von medio-basalen Anteilen des Schläfenlappens im Tentoriumschlitz mit Kompressionseffekten auf den Hirnstamm, kommen kann.

Eine stärkere supratentorielle Drucksteigerung, bedingt durch eine diffuse Hirnschwellung oder häufiger noch durch epi- und subdurale Hämatome, kann gelegentlich eine Abklemmung der homo-lateralen Arteria cerebri posterior am Tentoriumrand bewirken. Hieraus resultiert dann ein traumatischer Posteriorinfarkt.

Klinische Befunde und Komplikationen

– Unspezifische Hirndrucksymptomatik.
– Posttraumatisches Mittelhirn- bzw. Bulbärhirn-Syndrom (Einklemmung).
– Sekundäre Marklageratrophie.
– Traumatischer A. cerebri posterior-Infarkt.

Radiologische Befunde

- Die in **Computertomographie** und **Kernspintomographie** nachweisbaren Kriterien sind:

– Verringerung bzw. Verstreichen der Liquorräume. In der Reihenfolge des Schweregrades sind die Sulci über den Hemisphären, die Ventrikel und schließlich die basalen Zisternen eingeengt bzw. nicht mehr nachweisbar.

– Im Falle des diffusen Hirnödems tritt ein Dichteverlust im CT ein, der in schweren Fällen dazu führt, daß die graue und die weiße Substanz nicht mehr voneinander abgrenzbar sind.

– Im Falle der meist schneller eintretenden vaskulären Kongestion ist die Dichte des Hirngewebes im CT erhöht, die graue und die weiße Substanz sind immer abgrenzbar (Abb. 28).

2.3 Posttraumatische Hirnschwellung | 45

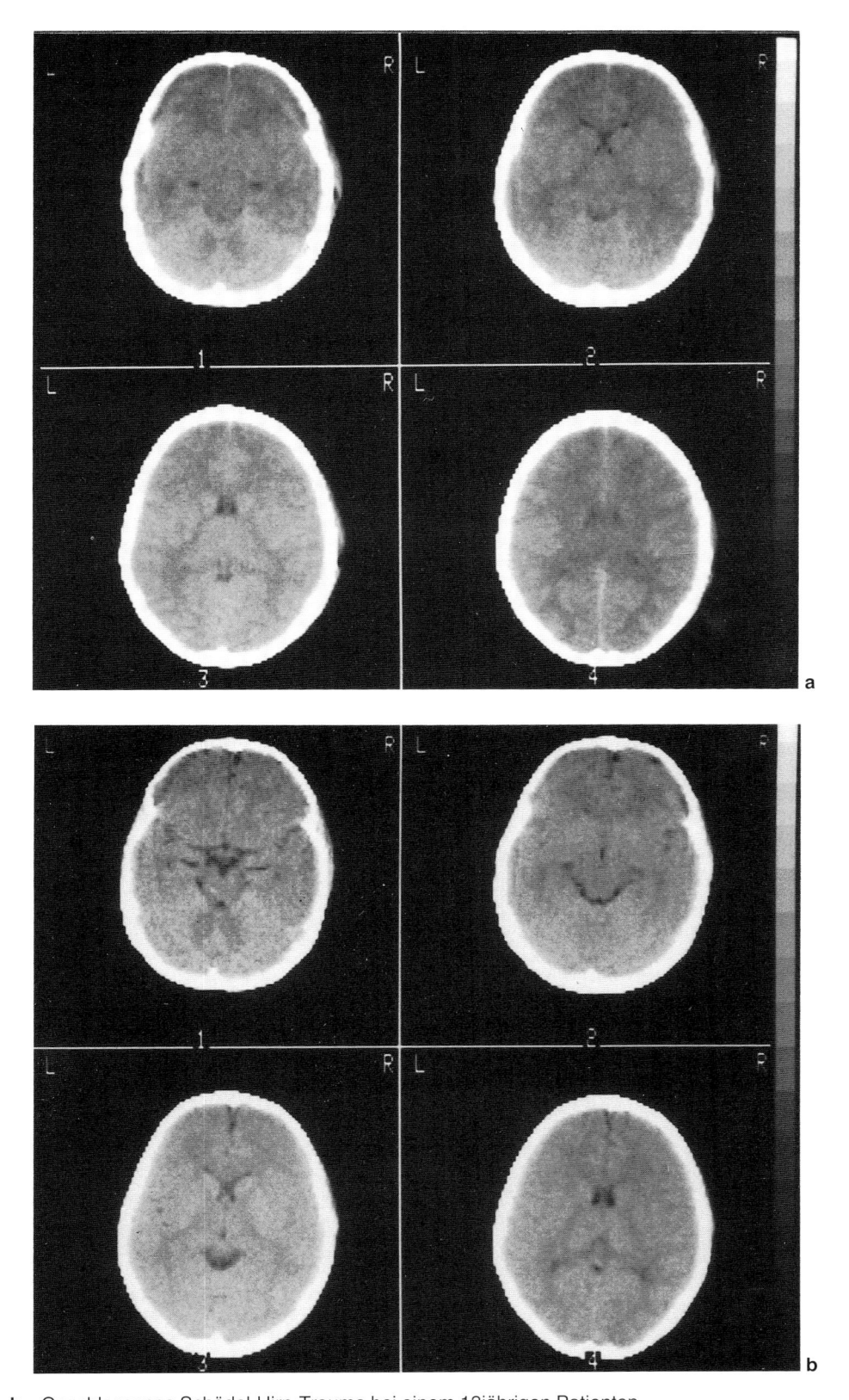

Abb. 28 a, b Geschlossenes Schädel-Hirn-Trauma bei einem 13jährigen Patienten.
a CT-Schichten am Unfalltag. Diffuse Hirnschwellung mit deutlicher Einengung der basalen Zisternen und des Ventrikelsystems. Die Abgrenzung zwischen der grauen und weißen Substanz ist erhalten geblieben.
b CT-Schichten 4 Wochen nach dem Trauma: Normalisierung der Befunde.

2.4 Offene Hirnverletzungen

Offene Hirnverletzungen entstehen bei penetrierenden und perforierenden Schädel-Hirn-Traumen (Schuß-, Bolzen-, oder Pfählungs-Verletzungen) oder nach Schädel-Hirn-Frakturen mit Duraläsion und kommunizierender Läsion der extrakraniellen Weichteile. Es besteht hier immer eine Verbindung zwischen Hirnwunde und Außenwelt.

2.4.1 Schädelverletzungen mit Duraläsionen

Hier besteht grundsätzlich immer die Gefahr einer Infektion, welche dann den weiteren Krankheitsverlauf wesentlich bestimmt. Die häufigste Komplikation dieser Verletzungen sind Infektionen.

Komplikationen

– Markphlegmone: eine von der Hirnwunde sich rasch ausbreitende Infektion, die innerhalb weniger Tage zum Tode führen kann.
  – Bakterielle Meningitis/Enzephalitis.
  – Subdurales Empyem.
– Hirnabszeß: Eine eitrige Einschmelzung des verletzten und infizierten Hirngewebsbezirkes kann sich schon in der Frühphase als „Früh-Abszeß" oder erst viele Monate oder Jahre später („Spätabszeß") entwickeln. Die klinischen Erscheinungen des traumatischen Hirnabszesses sind sehr unterschiedlich.

Klinische Befunde

Beim traumatischen Hirnabszeß:

In Abhängigkeit von der Lokalisation und der Entwicklungsdynamik des Abszesses treten auf:
– Kopfschmerzen, Erbrechen, Fieber.
– Vigilanzstörungen.
– Epileptische Anfälle.
– Stauungspapille.
– Blutsenkungsbeschleunigung, Leukozytose.
– Liquorveränderungen mit Pleozytose und Eiweißvermehrung.
– Im EEG Allgemeinveränderungen und häufig Delta-Herde.
– Neurologische Herdsymptome.

Radiologische Befunde

Subdurales Empyem

● Im **Computertomogramm** zeigt sich das subdurale Empyem als hypodense, gelegentlich auch hirnisodense, sichelförmige Raumforderung, die bei längerem Bestehen durch eine Kapsel abgegrenzt ist. Letztere weist nach einer Kontrastmittelgabe eine deutliche Anfärbung auf (Abb. 25).

● Im **Kernspintomogramm** stellt sich das pyogene Material auf T1-gewichteten Bildern bedingt durch die langen Relaxationszeiten signalarm dar, wie Davidson und Steiner demonstrieren konnten. Ähnlich wie beim CT ist nach Gadolinium-Gabe ein Signalanstieg in der Kapsel zu erwarten.

Die differentialdiagnostische Abgrenzung gegenüber einem chronischen Subduralhämatom ist ohne Kenntnis der Klinik schwierig bis unmöglich. Lediglich der Nachweis von Gasblasen ist pathognomonisch für eine Infektion, allerdings nur bei gasbildenden Erregern zu finden.

Markphlegmone

● Im Initialstadium kann ein entzündlicher Herd dem **computertomographischen Nachweis** entgehen. In fortgeschrittenen Stadien sind unscharf begrenzte hypodense Zonen, bedingt durch das lokale Hirnödem, zu erkennen.

● Da die **Kernspintomographie** eine wesentlich höhere Kontrastauflösung im Weichteilbereich besitzt als die Computertomographie, sind die ödematösen Veränderungen früher und ausgeprägter nachweisbar. Pathognomonisch sind hier signalreiche Zonen in T1-gewichteten Bildern.

Hirnabszeß

● In typischen Fällen beobachtet man im **Computertomogramm** drei verschiedene Zonen von innen nach außen:

1. Die Einschmelzungszone erscheint immer hypodens.
2. Die Abszeßkapsel ist eine schmale, ringförmige, hirnisodense oder schwach hyperdense Struktur, die nach Kontrastmittelgabe stark hyperdens wird. Sie umgrenzt die Einschmelzungszone scharf.
3. Das perifokale Ödem schließt sich nach außen an die Kapsel, ist hypodens und zum gesunden Hirngewebe unscharf abgesetzt.

● Im **Kernspintomogramm** zeigt sich auf T1-gewichteten Bildern, ähnlich dem Nativ-CT, eine hypointense Zone. Erst in der T2-gewichteten Sequenz beobachtet man einen starken signalgebenden Bezirk, der sich aus der Einschmelzungszone und dem perifokalen Ödem zusammensetzt. Beide Zonen werden durch eine signalarme schmale und scharfrandige hypointense Zone getrennt, die der Abszeßkapsel entspricht. Auf T1-gewichteten

Bildern nach i.v.-Gabe von Gadolinium-DTPA kommt es zu einer breiten Anfärbung der Abszeßkapsel, die als hyperintense Zone in der Frühphase erscheint. Nach 1 bis 2 Stunden nimmt die Kontrastmittelaufnahme im Inneren der Läsion dann deutlich zu.

2.4.2 Schußverletzungen

In Friedenszeiten kommen Schußverletzungen durch Suizidversuche, fahrlässigen Umgang mit Handfeuerwaffen und durch kriminelle Delikte zustande. Hierbei läßt meist der Verlauf des Schußkanales Rückschlüsse auf das Motiv zu.

Wir finden beispielsweise:
– Bei Suizidversuchen den aufgesetzten Schläfenschuß oder den Schuß durch den offenen Mund.
– Bei Waffenunfällen Schrägdurchschüsse des Gesichtsschädels und bei kriminellen Delikten den orbitalen oder infraorbitalen Ein- oder Durchschuß. Der Weg des Projektils durch Weichteile und knöcherne Strukturen wird durch Einschußwinkel, Projektilart und -geschwindigkeit stark beeinflußt. Beim Auftreffen des Projektils auf knöcherne Strukturen zerlegt sich dies meist in mehrere Teile, die auch unterschiedliche Wege durch das Schädelinnere nehmen können.

Klinische Befunde

Bei Gesichtsschädelläsionen:
– Blutungen und Schwellungen im Naso-Oropharynxbereich.
– Verlegung der Atemwege.
– Verletzungen der großen hirnversorgenden Gefäße.

Bei Hirnschädelläsionen:
– Bewußtlosigkeit.
– Neurologische Defizite.
– Klaffende Schädelwunden mit Austritt von Hirngewebe.
– Stauungspapille.

Komplikationen

– Epi-, subdurale, subarachnoidale und intrazerebrale Blutungen.
– Hirnödem.
– Infektionen und Fremdkörperreaktionen durch Geschoßfragmente.

Radiologische Befunde

● **Übersichtsaufnahmen** des Schädels dienen zur Lokalisation der Geschoßfragmente und zur Orientierung über die knöchernen Verletzungsfolgen, während die **Computertomographie** eingesetzt wird, um den Grad der Hirnläsion festzustellen.

Wie immer bei Schädel-Hirn-Traumen wird die **Reihenfolge der Methoden** durch den klinischen Zustand des Patienten bestimmt: Das bedeutet, bei Patienten mit schwerem neurologischen Defizit bzw. bei bewußtlosen Patienten wird zunächst mit der Computertomographie begonnen, wäh-

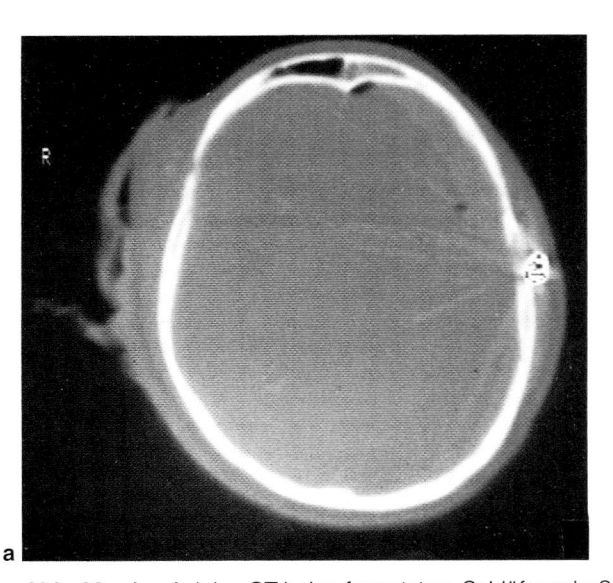

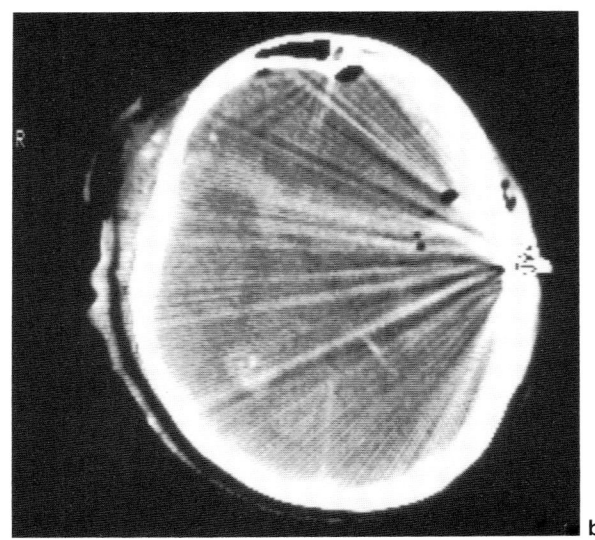

Abb. 29a, b Axiales CT bei aufgesetztem Schläfenschuß.
a Fenstereinstellung auf Knochen. Einschuß- und Ausschußloch sind erkennbar. Im Bereich des Einschußloches befindet sich ein größeres Geschoßfragment.
b Einstellung auf Weichteilgewebe. Man erkennt eine diffuse Hirnschwellung, den blutgefüllten Schußkanal, die Einblutung ins Ventrikelsystem und die Weichteilschwellung im Bereich des Ausschußloches.

rend man bei leichteren Verletzungsfolgen mit der konventionellen Diagnostik beginnen kann. Das diagnostische Vorgehen und die darzustellenden Befunde unterscheiden sich nicht prinzipiell von übrigen Schädel-Hirn-Traumen. Häufig kommt jedoch eine Kombination aller möglichen intra- und extrazerebralen Verletzungsformen vor (Abb. 29).

2.5 Verletzungen der A. carotis

Zu den insgesamt seltenen Verletzungen der Arteria carotis können Schädeltraumen aber auch Gewalteinwirkungen auf die Hals-Nacken-Region führen. Bei diesen Patienten findet man am häufigsten Dissektionen oder Aneurysmen der Arteria carotis interna unterhalb der Schädelbasis, wobei pathomechanisch die ersten beiden Halswirbel als Hypomochlion wirken. Darüber hinaus kann es zu extrakraniellen traumatischen Karotisthrombosen und -verschlüssen sowie zu Karotis-Sinuscavernosus-Fisteln kommen. Die dabei durch Beeinträchtigung der zerebralen Blutversorgung auftretenden neurologischen Symptome werden nicht selten als Ausdruck einer Hirnverletzung verkannt.

2.5.1 Traumatische Carotis-Thrombose

Posttraumatische Thrombosierungen der Arteria carotis entwickeln sich auf dem Boden einer traumabedingten Intimaläsion, die mit und ohne Ausbildung eines Aneurysmas auftreten kann. Das Aneurysma spurium der Arteria carotis bzw. das arteriovenöse Aneurysma ist dagegen meist die Folge einer perforierenden Gefäßverletzung (Messerstich usw.) und nur in den seltensten Fällen die Folge eines HWS-Schleudertraumas.

Klinische Befunde

– Die Patienten sind nicht selten lange oder dauernd symptomlos, infolge einer Kompensation durch einen gut funktionierenden Kollateralkreislauf.
– Transitorische ischämische Attacken durch die Embolisation thrombotischen Materials.
– Plötzliche oder langsame Entwicklung eines Hirninfarktes mit entsprechender Halbseitensymptomatik.

Radiologische Befunde

● Grundsätzlich sind die **sonographischen Techniken**, die zusätzlich zum Dopplersignal auch ein B-Bild liefern, wie Duplexsonographie oder farbkodierte Dopplersonographie, der CW-Dopplersonographie überlegen.

Beim **Gefäßverschluß** zeigt sich ein fehlendes Flußsignal bzw. eine typische Verschlußkurve. Liegt der verschlossene Gefäßanteil im Bereich der Arteria carotis communis, läßt sich häufig ein Kollateralkreislauf über die in diesem Falle retrograd durchströmte Arteria carotis externa in die Arteria carotis interna nachweisen. Im B-Bild ist der verschlossene Gefäßanteil oft schwierig gegenüber dem perfundierten abzugrenzen. Eindeutige Kriterien sind eine echoreichere Reflexstruktur gegenüber dem perfundierten Gefäßanteil und das Fehlen von Pulsationen.

● Die **angiographische Abklärung** kann sowohl als intravenöse DSA als auch als intraarterielle Untersuchung erfolgen. Entschließt man sich zu letzterem Verfahren, ist eine Injektion in den Aortenbogen sinnvoll, da auf diese Weise alle Kollateralkreisläufe in der gleichen Serie miterfaßt werden.

Das **Aneurysma der Arteria carotis** ist sowohl im sonographischen B-Bild als auch im Angiogramm als deutliche, umschriebene Lumenerweiterung der Karotis erkennbar. Beim Aneurysma verum liegt meist eine spindelförmige Erweiterung des Gefäßes vor, während das Aneurysma falsum (spurium) sich durch eine exzentrische Gefäßerweiterung auszeichnet.

● **Gefäßwanddissektionen** sind grundsätzlich mit **Ultraschall**, **Computertomographie** und **Kernspintomographie** besser zu erfassen als mit angiographischen Methoden. Pathognomonisch für die Dissektion ist der Nachweis zweier Lumina, die durch die abgehobene Intima bzw. Intima und Media von einander getrennt sind. Während zur computertomographischen Abklärung eine Kontrastmittel-Bolus-Injektion immer notwendig ist, kommen Sonographie und Kernspintomographie grundsätzlich ohne eine solche aus. Ein weiterer Vorteil dieser Schnittbildverfahren gegenüber angiographischen Techniken liegt in der Abgrenzung muraler Thromben vom perfundierten Lumen und in der Darstellung eines Hämatoms im Falle einer Aneurysmaruptur.

2.5.2 Carotis-Sinuscavernosus-Fistel

Nach Verletzungen der Arteria carotis interna im Bereich der Schädelbasis kann es zu einem arteriovenösen Shunt zwischen Arteria carotis und Sinus cavernosus kommen. Hieraus resultieren eine Arterialisierung des Blutes und ein Druckanstieg im jeweiligen Sinus. Die Verletzung der knöchernen Schädelbasis ist dabei häufig nur schwer oder nicht nachweisbar. Die klinische Manifestation kann sofort nach dem Trauma, nicht selten aber erst nach einem symptomarmen Intervall von Wochen oder Monaten erfolgen.

Differentialdiagnostisch sind kongeniatale arterio-venöse Fehlbildungen oder die Ruptur eines Karotis-Aneurysmas innerhalb des Sinus cavernosus abzugrenzen.

Klinische Befunde und Komplikationen

– Anhaltende Kopfschmerzen in der Stirn-, Schläfen- und Orbitaregion und Schwindelgefühl.
– Pulssynchrones Gefäßgeräusch, das auch oft vom Patienten wahrgenommen wird.
– Exophthalmus mit oder ohne Pulsation.
– Chemosis.
– Doppelbildersehen (durch Kompression des III., IV. oder VI. Hirnnerven).
– Visusverlust (durch Minderperfusion in der Arteria ophthalmica).

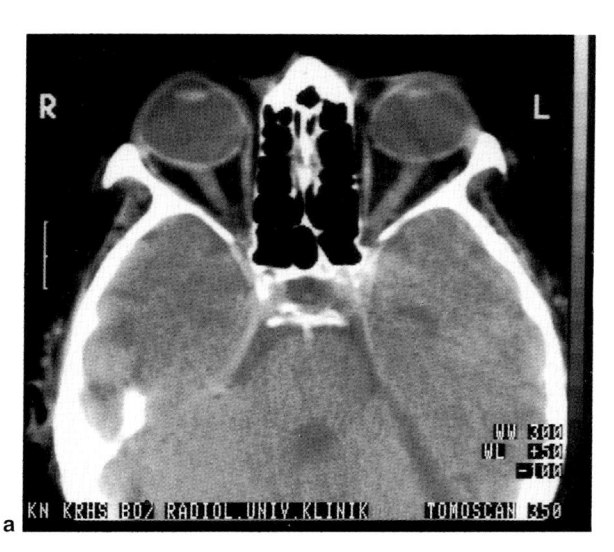

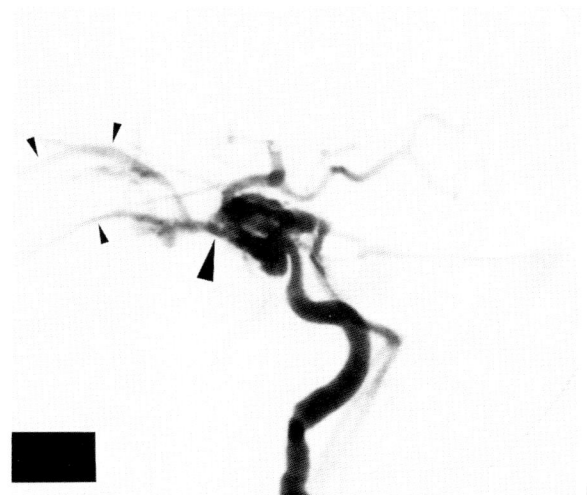

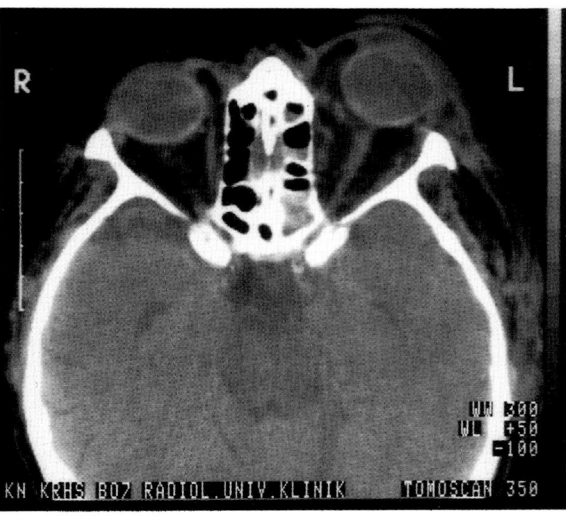

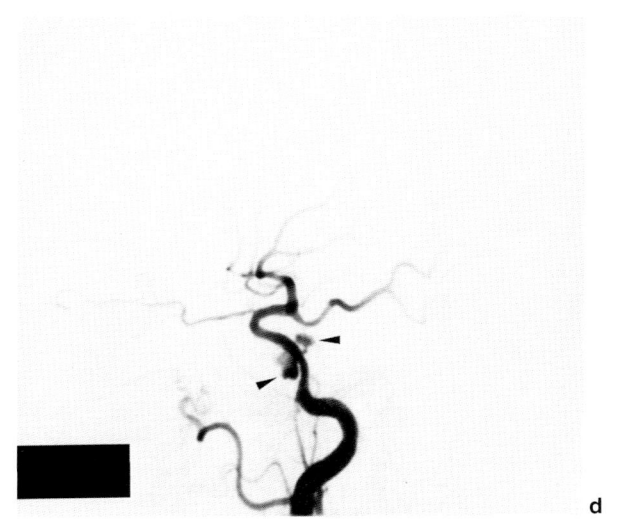

Abb. 30 a–d Schweres Schädel-Hirn-Trauma mit Ausbildung einer Carotis cavernosus-Fistel links.

a Axiales CT der Orbitae. Protrusion des linken Bulbus und deutliche Zeichen der vaskulären Kongestion der linken Orbita mit Erweiterung der Gefäße.

b Angiogramm der linken A. carotis interna. Verletzung des intrakavernösen Carotisanteils an mehreren Stellen, frühe Kontrastierung der Orbitavenen, des Sinus cavernosus sowie des Sinus petrosus major und minor.

c CT eine Woche nach Verschluß der Carotis cavernosus-Fistel. Normalisierung der Befunde.

d Kontrollangiogramm unmittelbar nach Verschluß der Carotis cavernosus-Fistel. Es zeigen sich noch zwei Rupturstellen der Carotis interna (Pfeilspitzen), jedoch ohne Anschluß an das Venensystem. Deutliche Einengung der Carotis interna durch ein hier bestehendes Wandhämatom.

– Hervortreten pulsierender Venen im Gesichts- und Halsbereich (durch Druckanstieg im Venensystem).
– Entwicklung eines Glaukoms.
– Selten (3% der Fälle) intrakranielle Blutungen.

Radiologische Befunde

● Die **Computertomographie** sollte in axialer gegebenenfalls auch in koronarer Projektion mit intravenöser Kontrastmittelgabe durchgeführt werden. Leitsymptom der Karotis-Sinus-cavernosus-Fistel ist eine Erweiterung der Vena ophthalmica, häufig auch der Vena angularis und der übrigen Gesichtsvenen (Abb. 30a). Mit dünnen Schichten läßt sich ggf. auch die Fistel direkt darstellen.

● Besser als die Computertomographie ist die **Kernspintomographie** geeignet, da sie eine freie Wahl der Schichtebene und damit eine optimale Darstellung der Fistel ermöglicht. Durch die Entwicklung schneller Sequenzen ist bei neueren Geräten auch eine direkte Darstellung des Blutflusses möglich.

● Die **Angiographie** sollte mit schnellen Bildfolgen (mindestens vier Bilder/sec) durchgeführt werden, da nur durch ein hohes zeitliches Auflösungsvermögen die überlagerungsfreie Darstellung der Fistel in der frühen Phase gelingt. Im Hinblick auf die für eine therapeutische Intervention notwendige präzise Lokalisation der Fistel(n) sind auch Injektionen in die Aa. vertebrales gegebenenfalls bei gleichzeitiger Blockade der befallenen A. carotis interna notwendig.

Typisch sind hier die erweiterte Vena ophthalmica und der rasche Abstrom des Kontrastblutes in den Sinus cavernosus und über die Vena ophthalmica in die Gesichtsvenen (Abb. 30).

Die angiographische Diagnostik wird häufig mit einem **interventionell radiologischen Eingriff zur Therapie** der Fistel kombiniert: Bei Fisteln mit großem Fluß läßt sich transarteriell ein Ballon in den venösen Schenkel der Fistel einführen und diesen dadurch blockieren (Abb. 30). Im Falle eines geringen Fistelflusses besteht auch die Möglichkeit, mit steuerbaren Mikrokathetern transjugulär und über den Sinus petrosus inferior in den venösen Fistelschenkel zu gelangen und diesen mit kleinen Platinspiralen zu verschließen.

3 Erregerbedingte, entzündliche Erkrankungen des Gehirns und der Hirnhäute

Das Eindringen von Mikroorganismen in das ZNS kann auf verschiedenen Wegen erfolgen:
– Hämatogen bei einer Bakteriämie bzw. Virämie.
– Durchwanderung der knöchernen Barrieren (vor allem bei Nasennebenhöhlen-, Mittelohr- und Schädelbasisinfektionen).
– Einwanderung entlang der Hirn- und Rückenmarknerven (ausschließlich bei Viren).

Bei erregerbedingten, entzündlichen Prozessen erkranken Gehirn und Rückenmark und deren Häute meist gemeinsam, allerdings häufig mit Schwerpunkten, so daß klinisch die Gliederung in Meningitiden, Enzephalitiden und Myelitiden gerechtfertigt ist. Die häufigsten Erreger sind Bakterien und Viren, seltener sind es Pilze oder Protozoen. Virale Infektionen des ZNS können entweder als akute Infektionen in Erscheinung treten oder als latente Infekte, bei denen das eingedrungene Virus erst zu einem späteren Zeitpunkt unter dem Einfluß verschiedener Faktoren aktiviert wird (z. B. Herpes simplex und SSPE).

Als „slow-(virus)-Infektionen" werden auch Infektionskrankheiten des ZNS mit langer Latenz bezeichnet, die durch sog. unkonventionelle infektiöse Erreger (Viroide, Prione) hervorgerufen werden, wie z. B. die Creutzfeldt-Jakob-Krankheit. Hier fehlen jedoch entzündliche oder Immun-Reaktionen, und das histologische Bild ist durch einen degenerativen (spongioformen) Prozeß gekennzeichnet.

Die entzündlichen Reaktionen des ZNS auf die verschiedenen Erreger sind relativ uniform. Daher können **bildgebende Untersuchungsverfahren** oft nur wenig zur Aufklärung der Erregerart beitragen.

Allerdings läßt sich verschiedenen Erregern eine elektive Vulnerabilität bestimmter Hirnregionen zuordnen, so daß sich nicht selten aus der Topographie des entzündlichen Geschehens wenigstens artspezifische Hinweise ableiten lassen.

Diagnostik mit bildgebenden Verfahren
Basisdiagnostik
- Schädelübersichtsaufnahmen
- Schädelteilaufnahmen (NNH, Aufnahmen nach Schüller und Stenvers usw.)
- Sonographie (Säuglinge)

Weiterführende Diagnostik
- Computertomographie
- Kernspintomographie
- Szintigraphie (SPECT)

Die diagnostisch entscheidende Bedeutung kommt bei allen infektiös-entzündlichen ZNS-Erkrankungen neben den klinisch-bakteriologischen und serologischen Befunden der **Liquoruntersuchung** zu.

Die nachfolgende Gliederung ist unter dem Aspekt der **diagnostisch-radiologischen Möglichkeiten** rein an topischen Gegebenheiten orientiert:

3.1 Meningitiden

3.1.1 Akute eitrige (bakterielle) Meningitiden

Die häufigsten Erreger der eitrigen Leptomeningitis, die hämatogen oder fortgeleitet entsteht, sind beim Erwachsenen Pneumokokken und Meningokokken, bei Kindern Haemophilus influenzae und bei Säuglingen Escherichia coli, Proteus und Pseudomonas. Doch auch Streptokokken-, Staphylokokken- und Listeria-Infektionen kommen vor. Die Hauptmasse des Exsudates liegt, insbesondere bei den Pneumokokken-Meningitiden, an der Konvexität („Haubenmeningitis").

Klinische Befunde

– Akutes schweres Krankheitsbild, meist mit hohem Fieber.
– Intensive Kopf- (oft auch Rücken-)Schmerzen.
– Meningismus.

– Übelkeit, Erbrechen.
– Bewußtseinstrübung bis Koma.
– Evtl. epileptische Anfälle.
– Immer pathologischer Liquor: Hohe, polynukleäre Pleozytose (bis 10.000/Drittel Zellen und mehr), erhebliche Eiweißvermehrung (100–200 mg/%), erniedrigter Liquorzucker, Laktaterhöhung, Erregernachweis im Liquor.

Komplikationen

– Hydrocephalus internus occlusus.
– Ventrikulitis (Ependymitis), (multi)zystische Enzephalopathie, subdurale Hygrome und Empyeme (typische Komplikationen im Säuglingsalter).
– Lokalisierte, ischämische und hämorrhagische Infarkte als Folge von arteriellen bzw. venösen Durchblutungsstörungen.
– Neurologische und psychische Defektsyndrome (z. B. Taubheit, Augenmuskelparesen, epileptische Anfälle und Intelligenzdefekte).

Radiologische Befunde

• **Schädelübersichtsaufnahmen** und **Aufnahmen der Nasennebenhöhlen bzw. der Mastoidfortsätze** (Projektion nach *Schüller*) können in einzelnen Fällen grobe Hinweise auf die Ursache und den Infektionsweg geben. Hierzu zählen die typischen Befunde bei einer Sinusitis ethmoidalis und frontalis bzw. bei einer Mastoiditis, die im wesentlichen durch eine Verschattung der entsprechend pneumatisierten Räume gekennzeichnet sind. In fortgeschrittenen Fällen kommt es zu Destruktionen der knöchernen Begrenzungen, die als Eintrittspforte für die Erreger zu werten sind.

Bei chronischen Verläufen mit Hydrozephalus dient das Schädelübersichtsbild vor allem der Dokumentation eines pathologischen Schädelwachstums im Kindesalter.

• Mit **Computertomographie** und **Kernspintomographie** lassen sich prinzipiell die gleichen typischen Veränderungen erfassen, so daß sich bezüglich des Reaktionsmusters und der Lokalisation der Befunde keine Unterschiede ergeben.

Im einzelnen handelt es sich um folgende Zeichen:
– Erweiterung der Subarachnoidalräume und Anfärbung entzündlicher Infiltrate z. B. meningealer Pannus (Abb. 31) nach intravenöser Gabe von Röntgenkontrastmittel (CT) oder Gadolinium DTPA (MR).
– Lokalisierte Infarkte.
– Hirnvenenthrombose.
– Erweiterung des 1. bis 3. Ventrikels.
– Ventrikulitis mit Nachweis einer Ependymitis und Darstellung von putridem Material im Ventrikellumen.
– Multizystische Enzephalopathie (Endstadium).

Vergleichende Studien haben gezeigt, daß die Kernspintomographie bei der Anwendung T2-gewichteter und T1-gewichteter Sequenzen vor und nach Gadolinium-Gabe die empfindlichere Methode ist und zudem den Vorteil der mehrdimensionalen Darstellung bietet.

Bei der **unkomplizierten Meningitis** sind mit beiden Verfahren normalerweise keine pathologischen Befunde zu erheben.

3.1.2 Spezifische Meningitiden

Hierzu zählen die Meningitis tuberculosa und die Meningitis syphilitica (im sekundären und tertiären Stadium der Lues). Beide sind in Europa heute nur noch selten anzutreffen.

Die tuberkulöse Meningoenzephalitis entwickelt sich meist durch hämatogene Streuung im Rahmen einer Miliartuberkulose. Das gallertige Exsudat bevorzugt hier die basalen Zisternen, wo es zu einer „Ummauerung" der Hirnnerven und Hirngefäße führt („Basalmeningitis").

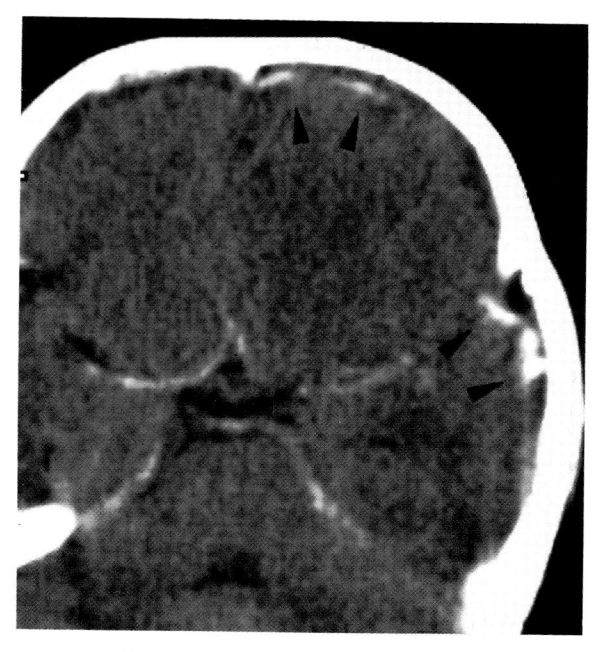

Abb. 31 Haubenmeningitis bei Infektion mit Haemophilus influenzae. Nach Kontrastmittelgabe ist die Anreicherung im Bereich der Meningen frontal und temporal gut zu erkennen.

Klinische Befunde der Meningitis tuberculosa

– Meist schleichend progredientes Krankheitsbild mit Fieber.
– Heftige, frontal betonte Kopfschmerzen mit Nackensteifigkeit.
– Hirnnervenlähmungen.
– Progrediente Bewußtseinseintrübungen.
– Pathologischer Liquorbefund:
  – Lymphozytäre Pleozytose (100/3 bis 3000/3-Zellen).
  – Mäßig bis starke Eiweißvermehrung (mit „Spinngewebsgerinnsel").
  – Stark erniedrigter Liquorzucker.
  – Erniedrigter Chloridgehalt.
  – Selten gelingt der direkte mikroskopische Nachweis von säurefesten Stäbchen.
  – Kultureller Erregernachweis benötigt mehrere Wochen.

Komplikationen

– Hydrocephalus internus occlusus.
– Multiple Hirninfarkte (durch Übergreifen der Entzündung auf die Wände der Hirnbasisgefäße).
– Neurologische und psychische Defektsyndrome.

Radiologische Befunde

● **Schädelübersichtsaufnahmen** liefern keine pathognomonischen Befunde und dienen lediglich im Kindesalter der Dokumentation eines pathologischen Schädelwachstums.

● **Computertomographie** und **Kernspintomographie** können bezüglich des Reaktionsmusters und der Lokalisation der pathologischen Veränderungen prinzipiell die gleichen Befunde liefern (Abb. 32):

– Anfärbung basaler meningealer Infiltrate, vor allem im Bereich der Pentagonzisterne und der Sylvischen Fissuren nach der Gabe von Röntgenkontrastmittel (CT) oder Gadolinium-DTPA (MRI).
– Territoriale Infarkte (ischämisch oder hämorrhagisch).
– Hydrozephalus des 1. bis 3., u.U. auch des 4. Ventrikels.
– Subdurale Hygrome und Hämatome.

Wie bei der eitrigen Meningitis ergibt sich auch hier eine Überlegenheit der Kernspintomographie gegenüber der Computertomographie, da sie die sensiblere Methode darstellt und darüber hinaus den Vorteil der mehrdimensionalen Abbildung besitzt.

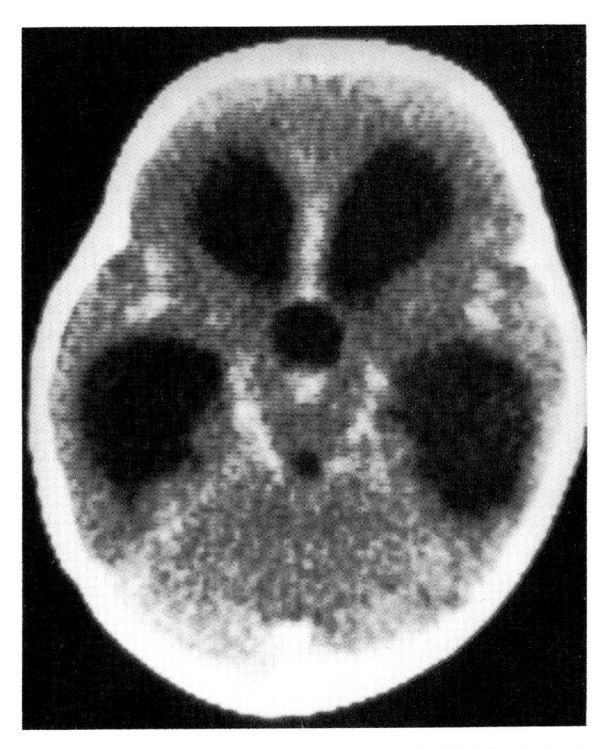

Abb. 32 Computertomogramm des Schädels bei einem Kind mit Meningitis tuberculosa. Nach Kontrastmittelgabe ist die Anreicherung im Bereich der basalen Meningen gut zu sehen.

3.1.3 Nichteitrige Meningitiden

Unter diesem Begriff lassen sich alle Entzündungen der Hirnhäute zusammenfassen, die in der Regel Liquorpleozytosen unter 2000/3-Zellen aufweisen. Als Erreger kommen Bakterien (z. B. Bruzellen, Leptospiren – letztlich auch Tuberkelbakterien und Spirochäten), selten Pilze, Rikettsien oder Helminthen in Betracht. Die häufigsten Erreger der nichteitrigen Meningitiden sind jedoch Viren, vor allem Entero-, Arbo-, Herpes-, Adeno- und Myxo-Viren. Auch bei den Virusmeningitiden ist nicht selten das Hirnparenchym beteiligt (Meningo-Enzephalitis), obwohl in vielen Fällen bei günstigen Verläufen und guter Prognose das meningitische Syndrom ganz im Vordergrund steht.

Klinische Befunde der Virusmeningitis

– Kopfschmerzen, Nackensteifigkeit, Lichtempfindlichkeit.
– Vigilanzstörungen (geringer als bei eitrigen Meningitiden).
– Mittelgradiges Fieber.

– Charakteristische Liquorbefunde:
  – Lymphozytäre Pleozytose (meist unter 1000/3-Zellen).
  – Nur leicht erhöhte Eiweißwerte.
  – Liquorzucker- und -chloridgehalt nicht erniedrigt.
  – Laktat meist normal.
  – Exakte Artdiagnose nur virologisch (Rachenspülwasser, Stuhl, Liquor) möglich.

Radiologische Befunde

Da die nichteitrigen Meningitiden keine spezifischen pathologischen Substrate entwickeln, andererseits der klinische Verlauf einer sehr großen Variationsbreite unterliegt, sind bisher **keine typischen radiologischen Befunde** beschrieben. In Einzelfallbeschreibungen, z.B. bei Infektionen mit Listeria monocytogenes wurde die Entwicklung eines shuntverdächtigen Hydrozephalus beschrieben.

3.2 Enzephalitiden

Der Schwerpunkt der entzündlichen ZNS-Erkrankung liegt bei den Enzephalitiden im Hirnbereich. Als Erreger treten neben Bakterien vor allem die bei den viralen Meningitiden bereits genannten Virustypen auf. Sogenannte post- oder parainfektiöse und postvakzinale Enzephalitiden (z.B. subakute Masernenzephalitis, Enzephalitis nach Pockenschutzimpfung) sind nicht unmittelbar erregerbedingt, sondern pathogenetisch auf Immunreaktionen zurückzuführen.

Unter Berücksichtigung der bevorzugten Lokalisation des entzündlichen Geschehens können – in Anlehnung an das Klassifikationsschema von Spatz – bei den Enzephalitiden folgende Formen unterschieden werden:
– Polio- und Pan-Enzephalitiden
(z.B. Poliomyelitis acuta anterior, Encephalitis epidemica Economo, zentraleuropäische Zeckenenzephalitis, Herpes simplex-Enzephalitis, subakute sklerosierende Panenzephalitis).
– Leuko-Enzephalitiden
(z.B. perivenöse Leuko-Enzephalitis nach Masern, Röteln, Varizellen; AIDS-Leuko-Enzephalopathie).
– Metastatische Herdenzephalitiden
(z.B. bei Endokarditis lenta, Septikopyämie, Toxoplasmose, Mykosen).

Klinische Befunde

– Kopf-, Glieder-, Rückenschmerzen.
– Mäßiges Fieber bei schwerkrankem Allgemeinzustand.
– Bewußtseinsstörungen und Verwirrtheit.
– Unterschiedliche neurologische Herdsymptome.
– Evtl. epileptische Anfälle.
– Liquor: Mäßige (oder auch keine !) Pleozytose, mäßige Eiweißvermehrung.
– EEG: Unspezifische Allgemeinveränderungen.

Radiologische Befunde

Da die hier zu erwartenden Veränderungen im Hirnparenchym lokalisiert sind, können **Schädelübersichtsaufnahmen** grundsätzlich keinen Beitrag zur Diagnose liefern. Deshalb grenzt sich die bildgebende Diagnostik auf die **Computertomographie**, die **Kernspintomographie** und die **Hirnszintigraphie** (Planscan und SPECT) ein. Die hier zu erwartenden Veränderungen sind:
– Hirnödem lokal oder diffus.
– Lokale Blutungen und Nekrosen.
– Bei metastatischen, bakteriellen Prozessen Markphlegmone (Zerebritis).
– Kortikale Hyperämien und Infiltrationen als Ausdruck der begleitenden Meningitis.
– Verkalkungen und umschriebene bzw. diffuse atrophische Veränderungen als Spätfolgen.

• Im **Computertomogramm** zeigt sich das Hirnödem anhand der verstrichenen Hirnfurchen, der Verschmälerung der Ventrikel bzw. einer Verengung der Zisternen. Ein halbseitiges Ödem kann zu einer Massenverschiebung führen. Lokalisierte Hirnschwellungen können als unscharfe hypodense Zonen imponieren (Abb. 33), wobei hier die Differentialdiagnose zu fokalen Nekrosen und zur Markphlegmone im Akutstadium nicht zu stellen ist. Blutungen imponieren als umschriebene hyperdense Areale. Nach der Gabe von Kontrastmittel können sich sowohl kortikal als auch im Marklager umschriebene Kontrastmittelanreicherungen zeigen. Erweiterte intrazerebrale und extrazerebrale Liquorräume bzw. auch Parenchymdefekte sind Ausdruck der atrophischen Veränderungen. Verkalkungen lassen sich ebenfalls computertomographisch gut erkennen. Nach Angaben der Literatur sind die hier beschriebenen Veränderungen bei etwa der Hälfte der Patienten mit viralbedingter Enzephalitis nachweisbar, wobei die Herpes-Enzephalitis hierbei nicht mit eingerechnet ist.

• Die **Kernspintomographie** zeigt prinzipiell ein identisches Muster der pathologischen Verän-

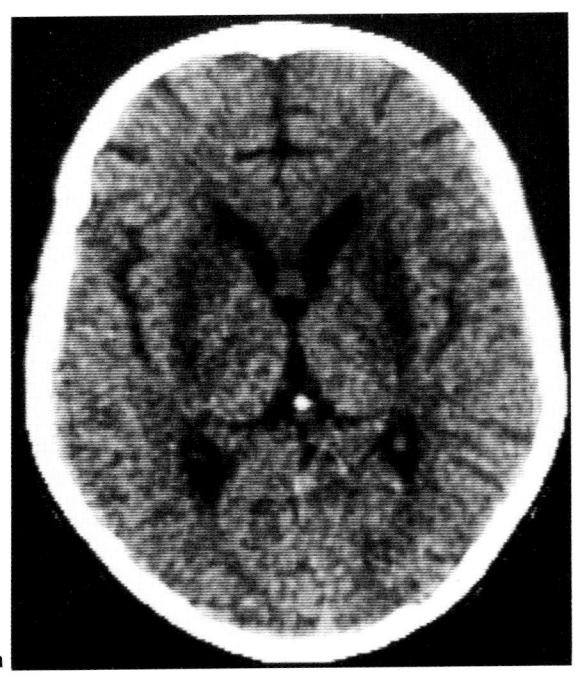

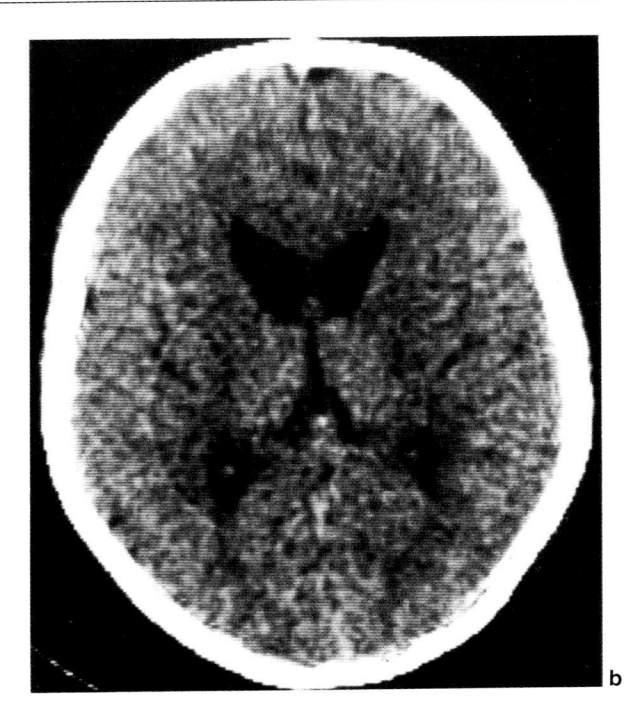

Abb. 33a, b Stammganglienenzephalitis bei Mumps.
a Akutphase: Symmetrisch entwickeltes Ödem im Bereich der Köpfe der Nn. caudati.
b Endstadium: Als Folge des Gewebsunterganges im Bereich der Köpfe der Nn. caudati sind die Vorderhörner ausgeweitet.

derungen. Da sie jedoch wesentlich sensibler bezüglich der Veränderungen des zerebralen Wassergehalts ist, werden die einzelnen Formen des Hirnödems mit Hilfe von T2-gewichteten Sequenzen (lange T2-Zeiten im Spinechomode) früher und entsprechend ausgedehnter erfaßt. Auch im Nachweis von umschriebenen Blutungen hat sich die Kernspintomographie als die sensiblere Methode erwiesen. Typisch sind hier fokale Signalintensitäten sowohl im T1- als auch im T2-gewichteten Bild.

● Die **Hirnszintigraphie (99m-TC-HMPAO-SPECT)** kommt bei Enzephalitiden nur ausnahmsweise zum Einsatz, nämlich dann, wenn es um die differentialdianostische Abgrenzung entzündlicher Prozesse von Durchblutungsstörungen geht. Eine Ausnahme bildet hier die Herpes-Enzephalitis, denn bei dieser Erkrankung läßt sich die Hyperämie der befallenen Hirnareale früher als mit anderen bildgebenden Verfahren nachweisen.

Unter dem Aspekt der radiologisch-diagnostischen Möglichkeiten sind nachfolgend einige wichtige enzephalitische Krankheitsbilder herausgestellt, bei denen die CT- und MR-Befunde wichtige Hinweise liefern, wenngleich sie nicht für das jeweilige Krankheitsbild beweisend sind.

3.2.1 Herpes simplex-Enzephalitis

Die Herpes simplex-Enzephalitis ist weltweit verbreitet und in Europa die häufigste sporadisch auftretende Enzephalitis. Erreger sind die Herpes-Viren (HSV Typ I und HSV Typ II). Der Ausbreitungsweg geht bei HSV I (Herpes labialis) nasal über den N. olfactorius zum Gehirn oder möglicherweise auch entlang der sensiblen Trigeminusfasern durch Aktivierung von latent im Ganglion gasseri persistierenden Viren. Das HSV II (Herpes genitalis) wird durch Geschlechtsverkehr verbreitet, bei Neugeborenen erfolgt die Infektion über den Geburtskanal.

Morphologisch erscheint die Herpes-Enzephalitis Typ I als ein oft asymmetrischer, nekrotisierender, hämorrhagischer Prozeß in den temporo-fronto-basalen Rindenarealen mit Ausdehnung auf das angrenzende Marklager. Bei der Herpes-Enzephalitis Typ II liegt dagegen ein diffuser Befall des gesamten Gehirns vor.

Klinische Befunde

– Unspezifische grippale Prodromi mit Fieber.
– Bewußtseinsstörungen von Somnolenz bis zum Koma.

- Temporo-frontale Herdsymptome, oft halbseitig (u. a. aphasische Störungen).
- Häufig frühzeitig Stauungspapille.
- Epileptische Anfälle.
- EEG: Allgemein- und Herd-Veränderungen, oft mit Krampfpotentialen.
- Liquor: (Vorsichtige Entnahme bei intrakranieller Drucksteigerung!) Pleozytose bis 500/3-Zellen, leicht erhöhtes Gesamtprotein, oligoklonale IgG-Banden ab der 2. Krankheitswoche.
- Virusnachweis im Liquor oder Serum fast nie möglich.
- ELISA-Test positiv ab dem 7. Krankheitstag, noch früher positiver Polymerase-Kettenreaktions-Test (PCR-Test).
- Hirnbiopsie ist sehr spezifisch und liefert eine frühzeitige Diagnosesicherung.

Radiologische Befunde

Die nachfolgend beschriebenen Veränderungen sind für eine Herpes simplex-Enzephalitis **hochverdächtig**, jedoch **differentialdiagnostisch nicht beweisend,** da sie auch bei anderen Enzephalitiden auftreten können.

- Umschriebene Hyperämie im Bereich der Sylvischen Fissur und des temporalen Kortex in der Frühphase (Abb. 34 a).
- Umschriebene Blutungen und Nekrosen temporal und fronto-basal, die sich in extremen Fällen auch in die Parietalregion ausdehnen können, umschriebenes und diffuses Hirnödem.
- Relativ schneller Übergang in Defektzustände und lokal betonte Hirnatrophie (Abb. 34 b).

● Im **Computertomogramm** läßt sich die Hyperämie nur durch eine mit der Datenaquisition synchronisierte Bolusinjektion von Röntgenkontrastmittel nachweisen. Die hier zu erwartenden Befunde sind bei Kindern und Jugendlichen ausgeprägter und eindeutiger als bei Erwachsenen, da das Potential der vaskulären Reaktion hier noch größer ist.

● Auch **szintigraphische Untersuchungen** belegen die umschriebene Hyperämie, wobei zum Nachweis 123 J-Jodamphetamin oder 99m-Tc Hexamethylpropyleneamineoxime in Verbindung mit SPECT-Technik besonders geeignet sind (*Launes* et al, 1988).

Blutungen imponieren als umschriebene hyperdense Zonen im Nativscan, Nekrosen entsprechend als hypodense Areale.

● In der **Kernspintomographie** imponiert als Frühsymptom das Ödem, das als signalreiche Zone in T2-gewichteten Sequenzen charakterisiert ist. Grundsätzlich ist das Verteilungsmuster

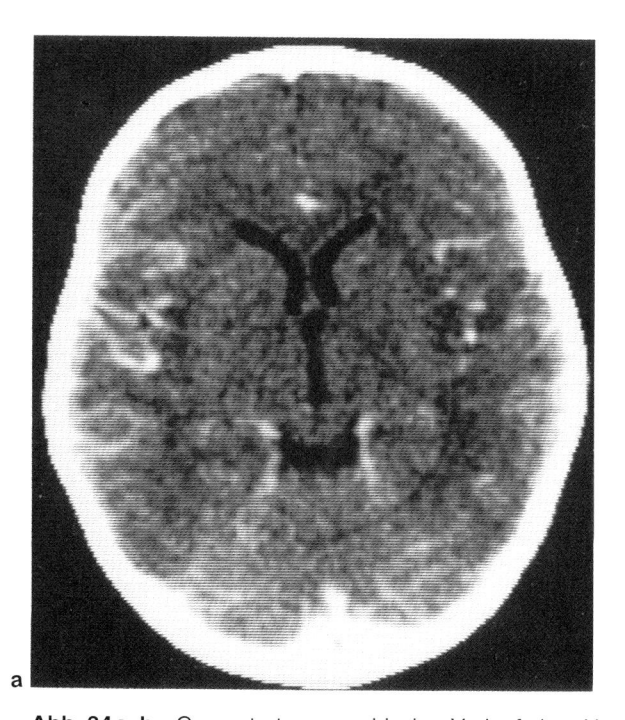

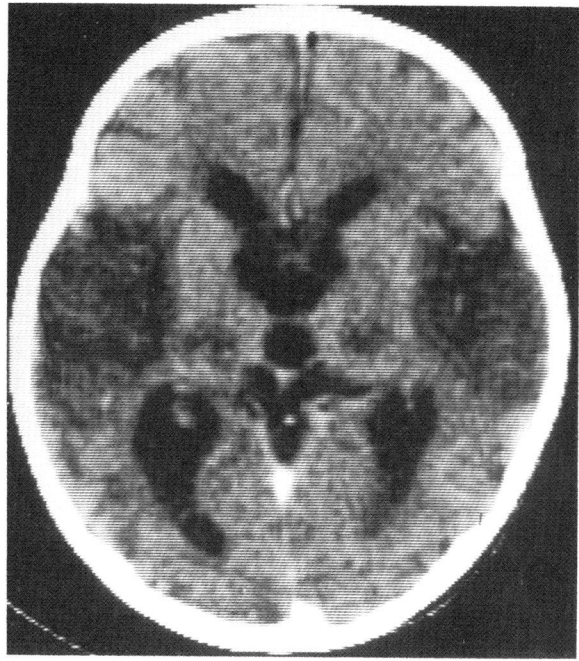

Abb. 34 a, b Computertomographischer Verlauf einer Herpes simplex-Enzephalitis.

a Akutphase (9. Tag nach Krankheitsbeginn): Girlandenförmige Kontrastmittelanfärbung bds. temporal mit schwachem, eben abgrenzbarem perifokalen Ödem.

b Endstadium nach dem Abklingen der akuten Infektion (3 Monate nach Krankheitsbeginn). Demarkierte Nekrosen bds. temporal, leichte bis mittelgradige symmetrische Erweiterung des Ventrikelsystems.

der Veränderungen mit der Computertomographie identisch. Umschriebene Hämorrhagien äußern sich in Signalanhebungen sowohl im T1- als auch im T2-gewichteten Bild. Defektzustände und atrophische Veränderungen sind ebenfalls mit beiden Verfahren in gleicher Weise zu erfassen.

Während bei Kindern die hier beschriebenen Veränderungen bereits zwei Tage nach dem Einsetzen der klinischen Symptomatik erwartet werden können, ist eine Diagnose mit Hilfe der bildgebenden Verfahren bei Erwachsenen häufig erst nach 5–7 Tagen möglich.

3.2.2 Subakute sklerosierende Pan-Enzephalitis (SSPE)

Erreger ist das zu den Morbilli-Viren (Paramyxoviren) gehörende SSPE-Virus. Der entzündliche Prozeß erstreckt sich diffus auf die graue und weiße Substanz und ist histologisch neben lymphozytären Infiltraten durch eine ausgedehnte Markscheidendegeneration, Gliawucherungen und typische Einschlußkörperchen in Neuronen und Gliazellen gekennzeichnet.

Klinische Befunde

– Schleichender Beginn mit progredientem Verfall geistiger Leistungen.
– Neuropsychologische Störungen.
– Extrapyramidale Hyperkinesen, Myoklonien.
– Epileptische Anfälle.
– Präfinal Dekortikationssyndrom.
– Liquor: Normale (oder nur leicht erhöhte) Zellzahl, sehr ausgeprägte IgG-Vermehrung.
– Erhöhter Masern-Antikörper-Titer in Liquor und Serum.
– EEG: Periodische Gruppen hoher, langsamer Wellen (Rademecker-Komplexe).

Radiologische Befunde

● Von den zur Verfügung stehenden bildgebenden Verfahren kommen nur **Computertomographie und Kernspintomographie** in Betracht.

Bei einem **rasch progredienten Verlauf** ergibt sich in der Mehrzahl der Fälle ein Normalbefund. Es können jedoch auch Zeichen des Hirnödems (verringerte intra- und extrazerebrale Liquorräume) vorhanden sein.

Bei einem mehr **protrahierten Verlauf** entwickeln sich periventrikulär (Abb. 35) und in den Basalganglien umschriebene Bezirke mit geringerer Dichte (CT) bzw. angehobener Signalintensität (T2-gewichtete Sequenzen der MRT). Letztere korrespondieren gut mit den neurologischen Störungen. Eine Kontrastaufnahme der Läsionen wurde bisher mit beiden Verfahren nicht beobachtet. Das Ausmaß der Veränderungen ist mit der Kernspintomographie früher und vollständiger zu erfassen als mit der Computertomographie.

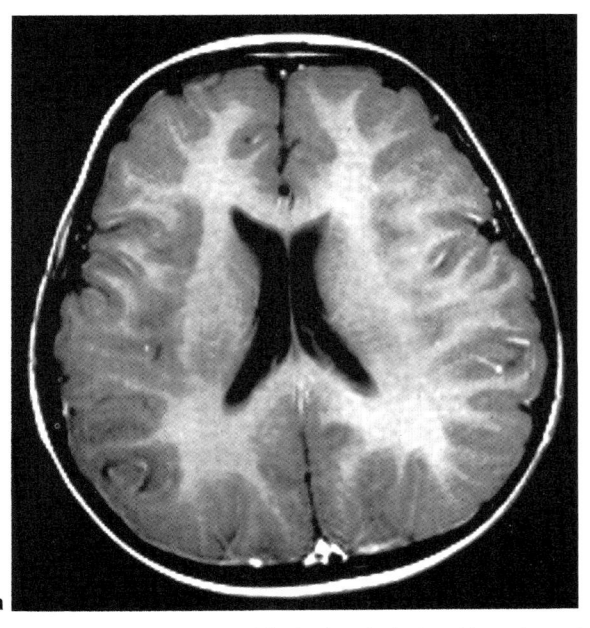

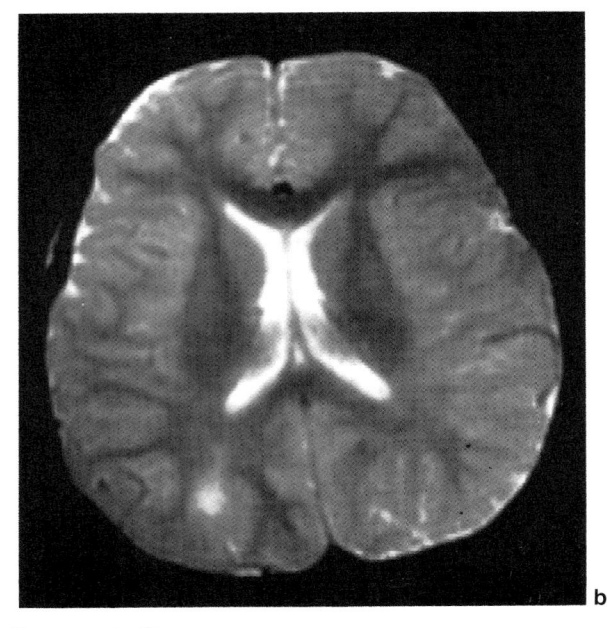

Abb. 35 a, b 6jähriges Kind mit subakuter sklerosierender Panenzephalitis.
a Axiale T1-gewichtete MR-Schicht ohne erkennbare pathologische Veränderungen.
b Gleiche Schicht wie **a**, jedoch in einer T2-gewichteten Spinechosequenz. Nachweis einer signalreichen Zone rechts okzipital als Hinweis auf die vorliegende Erkrankung.

3.2.3 Subakute AIDS-Enzephalopathie

Diese degenerative und/oder entzündliche Erkrankung des ZNS wird durch den direkten neurotropen Effekt des humanen Immundefizienzvirus (HIV) hervorgerufen. Morphologisch liegt eine diffuse Leukoenzephalopathie vor mit perivaskulären und parenchymalen Infiltraten von Makrophagen und multinukleären Riesenzellen sowie Gliaknötchen. Makroskopisch besteht eine Hirnatrophie.

Klinische Befunde

– Progressiver Abbau mentaler Leistungen bis hin zur Demenz.
– Motorische Funktionsstörungen (z. B. Paraparesen).
– Evtl. Hirn-Nerven-Beteiligung.
– Harninkontinenz.
– EEG: Thetadysrhythmien (können der Manifestation des organischen Psychosyndroms vorausgehen).
– Liquor: Nur mäßige Eiweißvermehrung.

Radiologische Befunde

Radiologisch sind grundsätzlich zwei Gruppen von Veränderungen zu differenzieren: Zum einen handelt es sich um Befunde, die durch die oben beschriebenen pathologischen Veränderungen erklärt werden können. Zum anderen sind es Veränderungen, die sich als Folge des zerstörten zellulären Immunsystems des Gehirns deuten lassen. Hierzu gehören opportunistische Infektionen durch Viren, Pilze und Parasiten.

Alle hier im folgenden beschriebenen Veränderungen sind nur mit der **Computertomographie** oder besser mit der **Kernspintomographie** zu erfassen.

Bei der **subakuten AIDS-Enzephalopathie** sind das Computertomogramm und das Kernspintomogramm in der Initialphase meist normal. Mit fortschreitender Erkrankung findet man die Symptome der Mittelhirnatrophie. Nach der Gabe von Röntgenkontrastmittel (CT) bzw. Gadolinium-GTPA (MRI) zeigt sich keine Kontrastmittelaufnahme.

In **fortgeschrittenen Stadien** wird die Hirnatrophie (Erweiterung der intra- und extrazerebralen Liquorräume) deutlicher. Mit der Kernspintomographie lassen sich bei Anwendung T2-gewichteter Sequenzen umschriebene, z. T. auch diffuse Hyperintensitäten nachweisen.

Die radiologischen Befunde bei den hier vorkommenden opportunistischen Erregern werden in den entsprechenden Abschnitten jeweils getrennt besprochen.

3.2.4 Toxoplasma-Enzephalitis

Eine Infektion mit dem weltweit unter verschiedenen Säugetieren und Vögeln verbreiteten Protozoon Toxoplasma Gondii – ein intrazellulärer Parasit – erfolgt bei Menschen diaplazentar (kongenitale Toxoplasmose) oder durch Verzehr von rohem Fleisch infizierter Tiere bzw. durch engen Kontakt mit infizierten Haustieren, vor allem Katzen (erworbene Toxoplasmose).

Die Infektion kann klinisch inapparent bleiben (bis zu 70% unserer Bevölkerung dürfte latent mit Toxoplasma Gondii durchseucht sein) oder zu einer manifesten akuten, subakuten oder chronischen Erkrankung führen.

Die Toxoplasma-Enzephalitis kann sowohl kongenital vorliegen, als auch bei der erworbenen Toxoplasmose auftreten. Ihr histologischer Befund ist gekennzeichnet durch miliare, fokale Nekrosen sowohl in der weißen als auch in der grauen Substanz, durch Gliaknötchen und perivaskuläre lymphozytäre Infiltrate. In neuerer Zeit werden gehäuft ungünstige Verläufe der Toxoplasma-Enzephalitis, vor allem unter immunsuppressiver Therapie und bei AIDS (hier ist die Toxoplasmose die häufigste opportunistische ZNS-Erkrankung) beobachtet.

Klinische Befunde

Bei der **konnatalen (frühkindlichen) Toxoplasma-Enzephalitis** (Tetrade von Sabin):

– Krampfanfälle.
– Chorioretinitis.
– Intrakranielle Verkalkungen.
– Hydrocephalus internus.

Bei der **Toxoplasma-Enzephalitis der Erwachsenen**:

– Enzephalitisches Allgemeinsyndrom.
– Evtl. Krampfanfälle.
– Fokale Herdbefunde unterschiedlicher Lokalisation mit oft schubweisen Verläufen.
– Liquor: Kaum verändert, allenfalls leichte Pleozytose.

Radiologische Befunde

● Zum Einsatz kommen hier in erster Linie **Computertomographie** und **Kernspintomographie. Bei der kongenitalen Toxoplasmose** handelt es sich um eine Infektion des Fetus, die bereits in der zweiten Schwangerschaftshälfte erfolgt ist. Somit liegt zum Zeitpunkt der Untersuchung bereits ein fortgeschrittenes Stadium der Erkrankung vor. Neben einer meist deutlichen Ventrikelerweiterung (Hydrocephalus internus) zeigen sich vor allem Verkalkungen, die schalenförmig periventrikulär, aber auch als punkt- oder kommaförmige Gebilde im Marklager gelegen sind. Der Hydrozephalus ist grundsätzlich mit beiden Methoden gleich gut zu erfassen. Die Verkalkungen hingegen lassen sich derzeit noch besser mit der Computertomographie nachweisen, wenn auch neue, T1-gewichtete Gradientenechosequenzen der Kernspintomographie ebenfalls gute Ergebnisse zeigen.

Differentialdiagnostisch sind die konnatale Zytomegalie und die tuberöse Hirnsklerose abzugrenzen.

Bei der **erworbenen Toxoplasmose** stehen dagegen entsprechend den pathologischen Veränderungen umschriebene Läsionen der weißen und grauen Substanz im Vordergrund. Sie sind in der Akutphase von einem perifokalen Ödem begleitet und können zu Masseneffekten führen. Im Computertomogramm stellen sich die meist multipen Herde als hypodense Läsionen dar, die nach Kontrastmittel-Gabe eine typische ringförmige Anreicherung (Abb. 36), gelegentlich auch eine homogene Anreicherung zeigen.

Ähnliche Befunde sind im Kernspintomogramm zu erhalten, auch hier zeigen sich die Läsionen als umschriebene Zonen mit hypointensem Signalverhalten im T1-Bild. Nach Kontrastmittelgabe kann man auch hier eine ringförmige Anreicherung nachweisen. In T2-gewichteten Bildern läßt sich das Ödem besser als in der Computertomographie darstellen.

Unter einer entsprechenden Therapie sieht man bereits innerhalb einer Woche einen deutlichen Rückgang dieser Veränderungen, so daß die genannten Verfahren gleichzeitig auch wichtige Parameter für die **Bewertung des Therapieerfolges** darstellen.

Die wichtigsten **Differentialdiagnosen** von Seiten der bildgebenden Diagnostik sind zum einen multiple Hirnabszesse und zum anderen multiple Hirnmetastasen. In beiden Fällen handelt es sich um Läsionen, die charakteristischerweise auch eine ringförmige Kontrastmittelaufnahme aufweisen und durch ein perifokales Ödem gekennzeichnet sind.

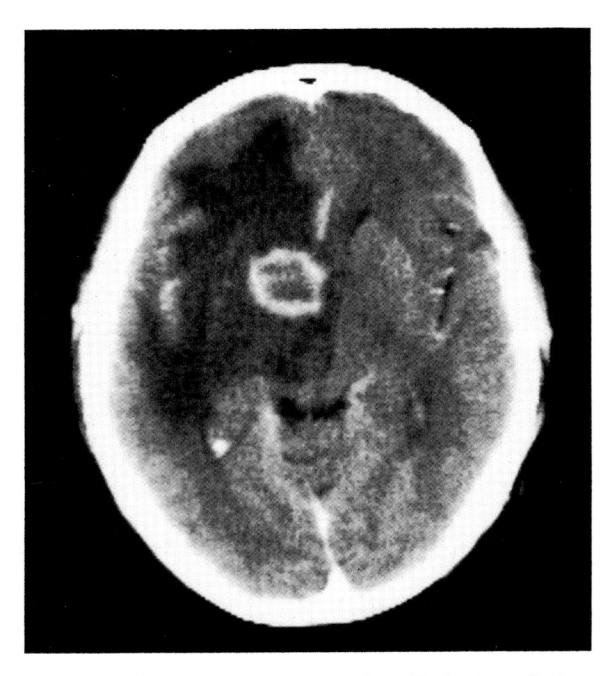

Abb. 36 Computertomogramm eines Patienten mit akuter Toxoplasmose des Gehirns bei HIV-Infektion. Nach Kontrastmittelgabe zeigt sich ein ähnlicher Befund wie bei einem Hirnabszeß mit ringförmiger Kontrastmittelaufnahme und ausgeprägtem perifokalen Ödem.

3.2.5 Metastatische Herd-Enzephalitiden bei Wurmerkrankungen

Beim Wurmbefall des ZNS kommt es zu Meningoenzephalitiden, die durch zystische Läsionen gekennzeichnet sind.

3.2.5.1 Zystizerkose

Die Larve des Cysticercus cellulosae (Schweinebandwurm) ist der am häufigsten vorkommende Hirnparasit. Die Zystizerken können im Hirn multilokulär mit unterschiedlicher Verteilung, d. h. parenchymal, intraventrikulär und subarachnoidal, auftreten. Bei der parenchymatösen Verlaufsform bilden sich zunächst im frühen Larvenstadium (bei noch lebendiger Larve) reaktionslose zystische Läsionen. Erst nach dem Absterben der Larve wird die Zystenwand porös, und es kommt zu einer starken granulomatösen Reaktion mit deutlichem perifokalem Ödem.

Bei Kindern gibt es eine miliare Variante mit diffusem Befall des gesamten Gehirns, die zu einer diffus entzündlichen Reaktion mit globalem Hirnödem führt. Die Abheilung erfolgt durch fibröse, kalzifizierende Narbenbildung. Man findet 2 bis 3 mm große rundliche Verkalkungen, die im Hirn diffus verteilt sind.

Bei der ventrikulären Manifestation werden frei im Ventrikelsystem flottierende Zysten, die gelegentlich auch wandadhärent sein können, beobachtet. Häufigste Lokalisation ist der 4. Ventrikel, jedoch wurden auch Zysten in den übrigen Anteilen des Ventrikelsystems beschrieben (*Zee* und Mitarbeiter 1980, *Zee* und Mitarbeiter 1981).

Bei der subarachnoidalen Form der Zystizerkose sind bevorzugt die basalen Zisternen betroffen. Je nach der Größe der Zysten kann es zu einer Deformierung der Pentagonzisterne kommen.

Klinische Befunde

– Lokalisationsentsprechende Herdbefunde.
– Evtl. epileptische Anfälle.
– Evtl. raumfordernde Symptomatik.
– Bluteosinophilie.
– Liquor: Mäßige lymphozytär eosinophile Pleozytose.

Radiologische Befunde

● **Schädelübersichtsaufnahmen** liefern bei etwa 25% aller Patienten mit Zystizerkose anhand der multiplen rundlichen Verkalkungen diagnostische Hinweise auf die zugrundeliegende Erkrankung.

Für die **weiterführende Diagnostik** kommen Computertomographie und Kernspintomographie sowie Röntgenweichteilaufnahmen der Extremitäten, insbesondere der Ober- und Unterschenkel in Betracht.

● Typisch für das Krankheitsbild sind zystische Läsionen in der **Computertomographie** (hypodense Areale) und in der **Kernspintomographie** signalarme Herde im T1-Bild. Nach dem Absterben der Larve lassen sich ringförmige Anreicherungen nach der Gabe von Röntgenkontrastmittel (CT) oder Gadolinium-DTPA (MRI) und ein entsprechend ausgeprägtes perifokales Ödem nachweisen (Abb. 37a).

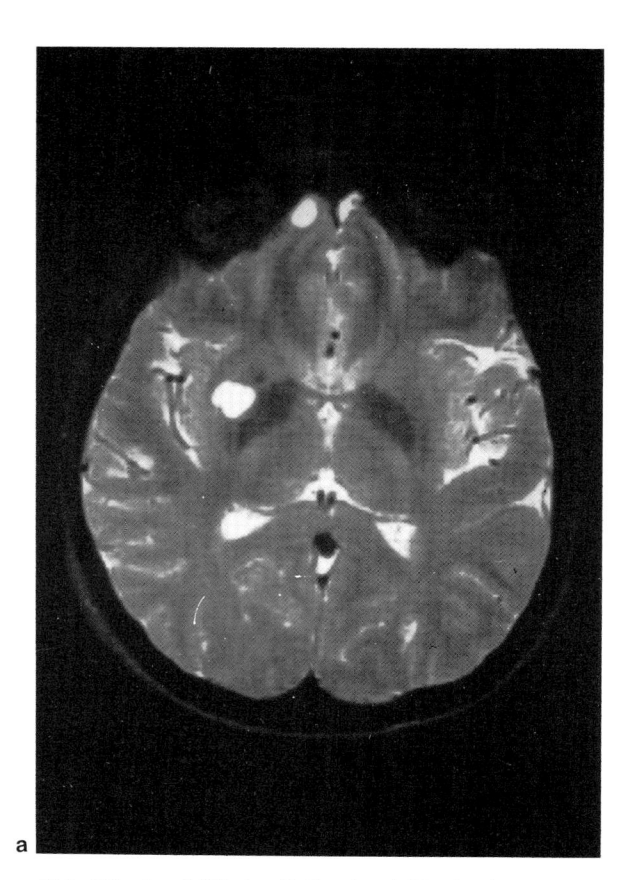

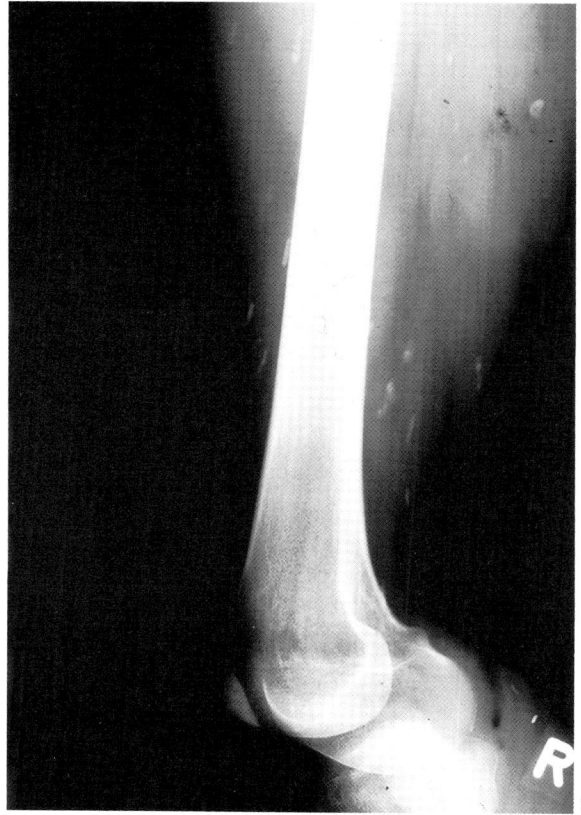

Abb. 37a, b 31jährige Patientin mit Zystizerkose.
a T2-gewichtetes axiales MR-Tomogramm mit frischen signalreichen Herden im rechten Stammganglienbereich und links temporal.
b Weichteilaufnahme des Oberschenkels der gleichen Patientin. Nachweis zahlreicher verkalkter Zystizerken.

Die intraventrikuläre Manifestation führt häufig zu einem Hydrocephalus occlusus. Eine Abgrenzung der Zystenwände gegenüber dem Ventrikelsystem ist im Computertomogramm nicht möglich. Wie weit dies im Kernspintomogramm gelingt, muß durch weitere Erfahrungen belegt werden.

Bei der subarachnoidalen Manifestation liegen die zystischen Raumforderungen in der Pentagonzisterne. Auch hier ist die Diagnose zumindest bei kleinen Zystizerken im Computertomogramm schwierig und nur mit Hilfe intrathekaler Kontrastmittelgaben möglich. Durch den Einsatz der Kernspintomographie ist auch hier eine Verbesserung der diagnostischen Möglichkeiten zu erwarten.

Typisch für **abgeheilte Zystizerken** sind die bereits erwähnten Verkalkungen, die mit der Computertomographie wesentlich deutlicher nachzuweisen sind als mit Schädelübersichtsaufnahmen. Im Kernspintomogramm imponieren sie sowohl im T1- als auch im T2-gewichteten Bild als signalarme Zone.

Pathognomonisch für das vorliegende Krankheitsbild ist das Nebeneinanderbestehen multipler Zystizerken in unterschiedlichen Stadien.

Übersichtsaufnahmen der Extremitäten (Weichteilaufnahmen) zeigen mehr ovaläre Verkalkungen, da hier die Zystizerken durch die Muskulatur komprimiert werden (Abb. 37b). Der Nachweis dieser Verkalkungen ist nahezu beweisend für das Vorliegen der Zystizerkose.

3.2.5.2 Echinokokkose

Erreger ist die Jugendform des Echinococcus granularis oder des Echinococcus alveolaris. Es handelt sich um den Hundebandwurm. Der Mensch fungiert als Zwischenwirt, indem er die Eier von infiziertem Hundekot aufnimmt. Erster Filter ist das Kapillarnetz der Leber, in dem die meisten Larven hängenbleiben. Das ZNS ist in nur 1 bis 5% beteiligt (Avana-Iniquez 1978). Das Gehirn kann sowohl unilokulär als auch multilokulär mit unterschiedlichen Verteilungen befallen sein. Ein parenchymatöser Befall ist häufiger als ein intraventrikulärer oder subarachnoidaler. Zu ausgeprägten granulomatösen, entzündlichen Reaktionen kommt es erst nach dem Absterben und Verkalken der Zystizerken.

Klinische Befunde

– Lokalisationsentsprechende Herdbefunde.
– Evtl. epileptische Anfälle.
– Evtl. raumfordernde Symptomatik.
– Bluteosinophilie.
– Casoni-Test und Echinokokkus-KBR positiv.
– Liquor: Mäßige lymphozytär-eosinophile Pleozytose.

Radiologische Befunde

● **Übersichtsaufnahmen des Schädels** können nur gelegentlich bei Kindern Hinweise auf die Diagnose liefern. Richtungsweisend sind hier ein Makrozephalus bzw. eine einseitige Vorwölbung und Ausdünnung der Schädelkalotte (Uhrglasphänomen)

● **Computertomographie** und **Kernspintomographie** zeigen relativ große, scharf begrenzte zystische Läsionen mit liquorisodensem Inhalt, welche für die Erkrankung charakteristisch sind. Prinzipiell gleichen die Echinokokkuszysten des Gehirns denen der Leber. Die Kapsel ist glatt begrenzt, die Zyste kann mehrfach septiert sein. Da Echinokokkuszysten nur langsam an Größe zunehmen, können sich Knochen und Parenchym dem wachsenden Druck anpassen. So ergibt sich oft eine Diskrepanz zwischen der Größe der Läsion und den klinischen Symptomen.

3.2.6 Zytomegalie-Enzephalitis

Das Zytomegalie-Virus (CMV) ist ein weit verbreitetes Herpes-Virus. Bei Erwachsenen bleibt die Mehrzahl dieser Infektionen ohne Symptome. Infolge der langen Latenz des CMV in hämatogenen Zellen kann es jedoch bei Immundefizienz-Syndromen zu einer Aktivierung mit dann manifesten Krankheitserscheinungen kommen. So findet man die Zytomegalie insbesondere unter den opportunistischen Erkrankungen bei AIDS. Auch die intrauterine CMV-Infektion kann zu schweren Krankheitsbildern mit Hepatosplenomegalie, Ikterus, Chorioretinitis, Thrombozytopenie und insbesondere zu einer foudroyanten, nekrotisierenden Enzephalitis führen. Der charakteristische morphologische Befund bei der CMV-Enzephalitis sind die sog. Zytomegalie-Zellen, d.h. die vom CMV infizierten, vergrößerten Nerven-und Gliazellen mit großen eosinophilen Einschlüssen in den Zellkernen.

Klinische Befunde

– Hepatitisches Syndrom.
– Retinitis.
– Unspezifisches enzephalitisches Syndrom.

Nach *Helmke* und Mit. (1983) läßt sich bei ca. 1% aller Neugeborenen das Zytomegalie-Virus im

Urin nachweisen, aber nur bei 10% dieser Kinder kommt es zu einer Manifestation der Erkrankung im ZNS. Typische Symptome des Neugeborenen sind ein verlängerter oder persistierender Neugeborenen-Ikterus, eine Chorioretinitis, Mikroophthalmie und Katarakte. Im weiteren Verlauf imponieren geistige und motorische Retardierung, spastische Paresen und Mikrozephalie.

Radiologische Befunde

- In der **Schädelübersichtsaufnahme** imponiert ein Mikrozephalus. Nur in Ausnahmefällen sind ausgeprägte Parenchymverkalkungen auf Übersichtsaufnahmen nachweisbar (*Vogt* et al., 1975).
- In der **Computertomographie** und der **Kernspintomographie** läßt sich eine Erweiterung der Ventrikel durch Atrophie feststellen; selten entsteht ein Hydrozephalus aufgrund einer Liquorzirkulationsstörung durch den Verschluß der Foramina Monroe und des Aquäduktes. Darüber hinaus zeigen sich porenzephale Defekte. Charakteristisch sind schalenförmige periventrikuläre Verkalkungen. Schließlich besteht auch eine Erweiterung der äußeren Liquorräume (Abb. 38).

Differentialdiagnostisch muß die konnatale Toxoplasmose abgegrenzt werden, bei der es ebenfalls zu einer Ventrikelerweiterung mit schalenförmiger Kalzifikation kommt, bei der jedoch die Erweiterung der extrazerebralen Liquorräume fehlt.

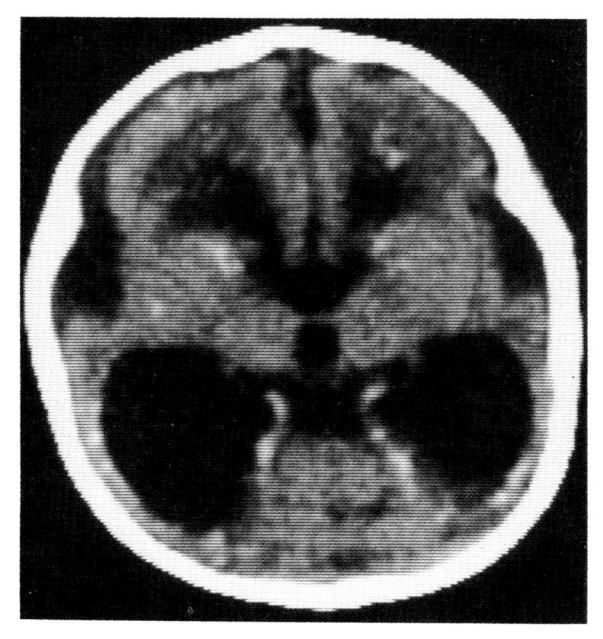

Abb. 38 Konnatale Zytomegalie, symmetrische Erweiterung des Ventrikelsystems und der extrazerebralen Liquorräume. Schalenförmige Ependymverkalkungen.

3.2.7 Embolische, bakterielle Herdenzephalitis

Die eitrige, metastatische Herdenzephalitis ist die Folge multipler hämatogener Bakterienansiedlungen bei septisch-pyämischen Prozessen, besonders bei der bakteriellen Endokarditis. Die wechselhaft großen, entzündlichen, hämorrhagischen Herde entwickeln sich sowohl in der weißen als auch in der grauen Substanz. Bei dem häufig vorliegenden Befall der Wände kleiner intrazerebraler und pialer Arterien sind aneurysmatische Erweiterungen (mykotische Aneurysmen) möglich, deren Ruptur zu schweren parenchymalen oder subarachnoidalen Blutungen führen kann. Auch größere, zum Teil multiple Hirnabszesse können sich aus einer embolischen, bakteriellen Herdenzephalitis entwickeln. Die begleitende perifokale Ödemreaktion führt dabei oft zu einem stärkeren Masseneffekt als der Abszeß selbst.

Klinische Befunde

- Schüttelfrost, Fieber, Kopf-, Muskel- und Gelenkschmerzen.
- Kleinere und größere apoplektische Insulte (rezidivierend, multilokulär).
- Vigilanz- und psychotische Störungen.
- Evtl. epileptische Anfälle.
- Liquor: Evtl. blutig (bei Ruptur mykotischer Aneurysmen), diskrete entzündliche Veränderungen.
- Internistische Befunde: Endokarditis, Herdnephritis, Anämie.
- Streptococcus viridans-Nachweis im Blut.

Radiologische Befunde

- Die mit der **Computertomographie** und der **Kernspintomographie** erkennbaren Veränderungen entsprechen denen einer Zerebritis bzw. eines Hirnabszeß. Richtungweisend für die Diagnose ist jedoch das Auftreten multipler Läsionen (Abb. 39).

Im Falle einer Aneurysmaruptur sind die Befunde einer Subarachnoidalblutung bzw. einer intrazerebralen Blutung zu erwarten.

3.2.8 Neurosyphilis

Einer kurzen Erwähnung bedarf die heute selten gewordene Neurosyphilis, obwohl bei dieser chronisch-infektiösen Erkrankung des Nervensystems bildgebende Untersuchungsverfahren kaum eine nennenswerte Bedeutung besitzen. Die ZNS-Infektion mit Treponema pallidum erfolgt bereits

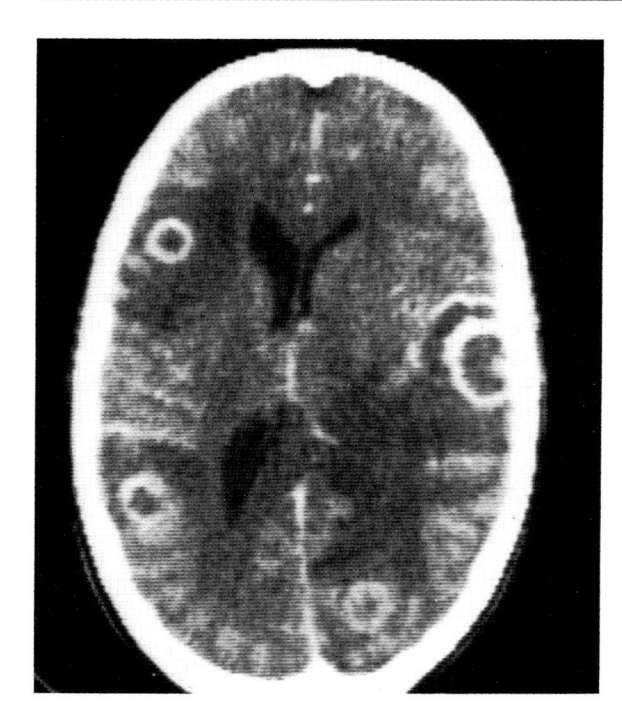

Abb. 39 Patientin mit akuter Exazerbation einer Tuberkulose. Zahlreiche Tuberkulöse Abszesse in allen Hirnregionen.

im Sekundärstadium der Lues, führt jedoch in der Regel nur zu einer symptomarmen frühluischen Meningitis.

Bei den nach nicht erfolgreich behandelter Frischinfektion sich entwickelnden Spätformen der Neurolues im Tertiärstadium treten außerordentlich vielgestaltige zerebrale und spinale Krankheitsbilder auf, so daß bei einer Vielzahl von neurologischen und psychiatrischen Erkrankungen auch heute noch eine Lues zumindest differentialdiagnostisch in Erwägung zu ziehen ist.

Klinische Befunde

Klinisch lassen sich bei der Neurolues folgende Grundformen – häufig als Mischbilder – unterscheiden:

– **Vaskuläre Lues cerebrospinalis**, bei der eine Endarteriitis syphilitica bevorzugt im Hirnstammbereich vorliegt. Die Gefäßwandentzündungen mit Intimaproliferation führen zu fortschreitenden Gefäßstenosen und Obliterationen. Daraus können folgende, von der Lokalisation des Gefäßprozesses abhängigen Symptome resultieren:
– Apoplektische zerebrale Paresen, extrapyramidale und pseudobulbäre Symptome.
– Epileptische Anfälle.
– Hirnorganische Psychosyndrome.
– Partielle Querschnittssyndrome bei Befall der Rückenmarkgefäße.
– Entzündliche Liquorveränderungen.
– Positive serologische Luesreaktionen, die für eine differentialdiagnostische Abgrenzung insbesondere gegenüber Infarkten und der Herpesenzephalitis wegweisend sind.

– **Luische Meningoenzephalitis**. Diese ist durch disseminierte enzephalomyelitische Infiltrationen mit einer mehr oder weniger ausgeprägten, nicht eitrigen basalen Meningitis gekennzeichnet. In einem häufig fluktuierenden Symptomverlauf prävalieren:
– Hirnnervenausfälle.
– Hydrozephalus mit Stauungspapille.
– Entzündliche Liquorveränderungen.
– Wegweisende positive serologische Lues-Reaktionen.

– **Gummöse Lues cerebrospinalis**. Diese sehr seltene Form tritt klinisch mit einer Tumorsymptomatik in Erscheinung.

– **Tabes dorsalis**. Hierbei liegt pathognomonisch eine Entzündung der Hinterwurzeln mit nachfolgender Degeneration der Hinterstränge im Rückenmark vor. Klinische Kardinalsymptome sind:
– Spinale Ataxie.
– Lanzinierende Schmerzen.
– Verzögerte Schmerzreaktionen.
– Trophische Störungen.
– Optikusatrophie und reflektorische Pupillenstarre.
– Blasenfunktionsstörungen.
– Nicht obligate entzündliche Liquorveränderungen.

– **Progressive Paralyse**. Dieser liegt eine subakute chronische Meningoenzephalitis bevorzugt im Frontalhirnbereich, zugrunde. Klinische Achsensymptome sind:
– Sehr variable psychiatrische Störungen mit dementen, maniformen, depressiven oder paranoidhalluzinatorischen Erscheinungen.
– Dysarthrische Sprechstörungen.
– Schlaffe Mimik.
– Sehr ausgeprägte entzündliche Liquorveränderungen, welche zusammen mit positiven serologischen Luesreaktionen eine differentialdiagnostische Abgrenzung vor allem zum Morbus Alzheimer, Stirnhirntumoren und einem Morbus Pick ermöglichen.

Radiologische Befunde

Sämtliche mit bildgebenden Verfahren faßbaren Befunde sind **unspezifisch** und nur im Zusam-

menhang mit positiven serologischen Tests verwertbar!
- **Schädelübersichtsaufnahmen** zeigen gewöhnlich keine Veränderungen.

Im **Computertomogramm** und T1-gewichteten **Kernspintomogramm** finden sich Zonen mit verminderter Signalintensität, die nach der Gabe von Kontrastmittel diffus oder nur im Randbereich anreichern können. Im T2-gewichteten MR-Bild stellen sie sich signalreich dar. Darüberhinaus werden auch Läsionen mit raumforderndem Charakter beschrieben, die ebenfalls Kontrastmittel aufnehmen können und das entsprechende Korrelat für luetische Gummen darstellen.

- Im **Szintigramm (123J-IMP-SPECT)** findet man eine umschriebene Minderperfusion. Die wichtigsten Differentialdiagnosen sind: Niedriggradige Gliome und Infarkte.

Die hier angeführten Veränderungen bilden sich bei einer erfolgreichen Therapie mit Penicillin G vollständig zurück. Aus diesem Grund erscheint die von einigen Autoren geäußerte Annahme von umschriebenen Infarkten der grauen und weißen Substanz, zumindest in diesen Fällen, nicht gerechtfertigt.

Chronische ZNS-Veränderungen sind eine frontal betonte Atrophie und eine ebenfalls atrophisch bedingte Erweiterung des Ventrikelsystems. Veränderungen der mittleren und großen Gefäße wie Verschlüsse der Aortenbogenarterien, Aortenaneurysmen und -dissektionen als Folge einer Syphilis sind heute sehr selten.

3.3 Subakute spongioforme Enzephalopathien

Diese Erkrankungen manifestieren sich in Form eines degenerativen ZNS-Prozesses, sind aber infektiöser Genese. Ihre gemeinsamen Merkmale sind spongioforme Hirnläsionen, eine Übertragbarkeit durch sog. unkonventionelle Erreger (die eine Resistenz gegenüber den üblichen Desinfektionsmitteln aufweisen) und das Fehlen einer Immun- bzw. entzündlichen Reaktion gegen das infektöse Agens. Unter diesen sehr seltenen Krankheitsbildern besitzt in Europa allein die **Creutzfeldt-Jakob-Krankheit** klinische Relevanz. Ihr morphologischer Befund ist gekennzeichnet durch eine mäßige Hirnatrophie mit Hydrocephalus internus und durch einen Status spongiosus der Hirnrinde mit Ganglienzellverlust und kompensatorischer hypertrophischer Astrozytose.

Klinische Befunde

– Uncharakteristische Prodromalphase mit Gedächtnisschwäche, Ermüdbarkeit, Schwindel und Stimmungsschwankungen.
– Rasch progredienter Abbau der mentalen Leistungen bis zur Demenz.
– Kortikale Herdzeichen, extrapyramidale Symptome.
– Myoklonien.
– Liquor: Keine entzündlichen Veränderungen.
– EEG: Periodische Aktivität aus Sharp- und Slow-wave-Komplexen (nicht obligat!).

Radiologische Befunde

- Zum diagnostischen Einsatz kommen hier ausschließlich **Computertomographie** und **Kernspintomographie**. Mit beiden Verfahren lassen sich jedoch nur unspezifische Veränderungen nachweisen. Dies sind in Abhängigkeit vom Stadium der Erkrankung progressive atrophische Veränderungen mit Erweiterung der Ventrikel und der extrazerebralen Liquorräume. Sie können entweder okzipital oder auch temporal betont sein. Eine Degeneration der weißen Substanz ist erst im finalen Stadium zu erwarten.

4 Demyelinisierende Erkrankungen

Das gemeinsame Merkmal der Entmarkungskrankheiten ist der Untergang von Myelinscheiden, ganz überwiegend im ZNS. Ein solcher Myelinverlust kann auf einem angeborenen enzymatischen Defekt beruhen – wie bei den genetisch bedingten metabolischen Leukodystrophien.

Die wichtigsten demyelinisierenden Erkrankungen sind jedoch erworben und entzündlicher Genese. Sie sind mittelbar, selten unmittelbar, mit einer Virusinfektion verbunden. Außerdem haben immunologische Mechanismen bei ihrer Pathogenese eine wesentliche Bedeutung.

Neben den akuten disseminierten (perivenösen) Enzephalomyelitiden, die parainfektiös, postvakzinal oder serogenetisch auftreten können, ist die **multiple Sklerose** die weitaus häufigste und wichtigste demyelinisierende Erkrankung.

Diagnostik mit bildgebenden Verfahren

- Computertomographie
- Kernspintomographie

4.1 Multiple Sklerose

Die Erkrankung ist durch einen herdförmigen, diskontinuierlichen Markscheidenzerfall, der in allen Teilen des Nervensystems auftreten kann, gekennzeichnet. Die Entmarkungsherde sind fast immer perivenös angeordnet und befinden sich bevorzugt periventrikulär, im Kleinhirn, Hirnstamm und im Rückenmark. Das histologische Bild der Herde wird wesentlich von deren Alter bestimmt. Bei den frischen, unscharf begrenzten Herden stehen entzündliche Infiltrate, Proliferationen der Mikroglia, Phagozytose und Myelinzerfall im Vordergrund. Bei den chronisch inaktiven Herden findet man vor allem eine Hyperplasie der faserbildenden Astroglia. Dieser Gliose ist die harte Beschaffenheit der chronischen, scharf begrenzten Herde zuzuschreiben.

Die **Ursachen** der multiplen Sklerose sind trotz intensiver Forschungsbemühungen bislang nicht bekannt. In der Diskussion stehen eine infektiöse (virale) Ätiologie, eine Autoimmun-Erkrankung sowie toxische und genetische Faktoren als ein dispositionelles Moment.

Der typische **Verlauf** der multiplen Sklerose ist schubweise mit Remissionen. Eine geringere Zahl von MS-Kranken zeigt einen primär chronisch-progredienten Verlauf ohne Remissionen.

Klinische Befunde

Charakteristisch sind multilokuläre Funktionsstörungen des ZNS.

- Neuritis nervi optici und Augenmuskelparesen (häufigste Frühsymptome).
- Pyramidenbahnsymptome.
- Zerebelläre Störungen.
- Sensibilitätsstörungen.
- Nystagmus.
- Vegetative Funktionsstörungen (Blasen-Mastdarmstörungen).
- Sprechstörungen.
- Psychoorganische Veränderungen.
- Liquor: Mäßige lymphozytäre Pleozytose, nur leichte Eiweißvermehrung, deutliche Vermehrung des IgG, oligoklonale Produktion des IgG.
- Evozierte Potentiale (VEP, MEP, FAEP und evtl. SSEP) mit verlängerten Latenzen.

Radiologische Befunde

Richtungweisende Befunde sind nur durch Computertomographie oder Kernspintomographie zu erwarten. Die Veränderungen bei der multiplen Sklerose sind grundsätzlich unspezifisch und können daher nicht das Vorliegen dieser Erkrankung beweisen.

Eine wesentliche Rolle kommt beiden Verfahren jedoch bei der Multiplen Sklerose im Nachweis klinisch stummer Läsionen zu. Andererseits schließt das Fehlen der nachfolgend beschriebenen Veränderungen eine Multiple Sklerose nicht aus. Veränderungen in den N. optici, zum Teil auch im Rückenmark, können derzeit nicht bzw. nicht immer dargestellt werden.

- Im **Computertomogramm** kann man solitäre oder multiple Läsionen von runder oder polygonaler Konfiguration erkennen. Sie sind gewöhnlich

4 Demyelinisierende Erkrankungen

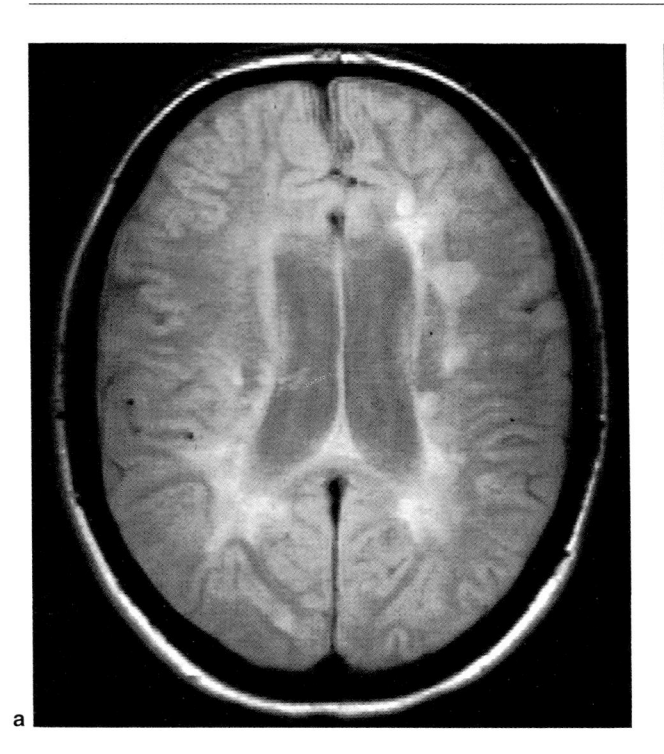

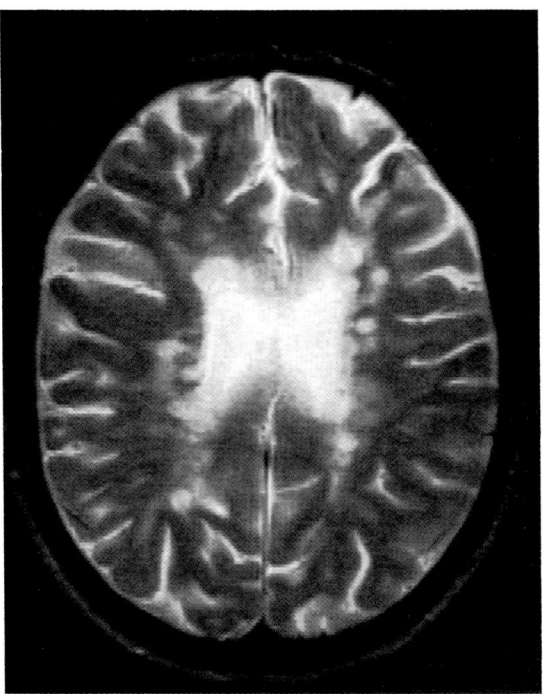

Abb. 40a, b 25jährige Patientin mit Encephalitis disseminata.
a Transversale protonengewichtete Spinechosequenz.
b Transversale T2-gewichtete Spinechosequenz. Mit beiden Sequenzen lassen sich die signalreichen periventrikulären Entmarkungsherde gut nachweisen. Die Abgrenzung zum Ventrikelsystem gelingt allerdings besser auf protonengewichteten Bildern (a).

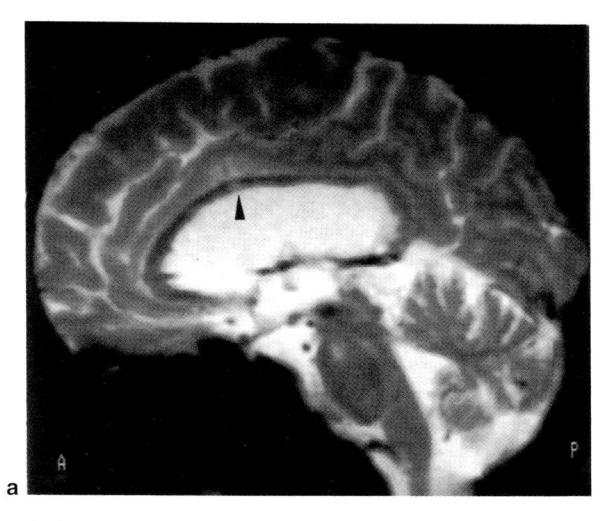

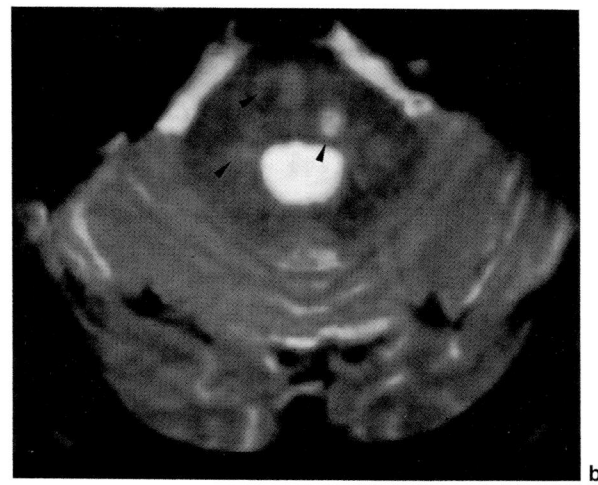

Abb. 41a, b 39jährige multiple Sklerose-Patientin mit spastischer Gangstörung und Sensibilitätsstörungen.
a Sagittale T2-gewichtete Gradientenechosequenz. Hochgradig atrophiertes Corpus callosum mit eben erkennbaren Demyelinisierungsherden (Pfeil).
b T2-gewichtete axiale Gradientenechosequenz. Es zeigen sich multiple signalreiche Demyelinisierungsherde im Bereich der Pons und am Übergang zu den Pedunculi cerebelli beidseits.

rund um das Ventrikelsystem angeordnet. Im Vergleich zum Hirngewebe ist ihre Dichte schwach hyperdens. Ältere Läsionen zeigen keine Veränderungen bei Verlaufskontrollen und keine Aufnahme von Kontrastmittel. Bei frischen Herden oder bei einer akuten Exazerbation älterer Herde läßt sich jedoch insbesondere im Spät-CT (1 Stunde nach der Infusion von 200 ml Kontrastmittel) eine Anreicherung nachweisen. Sie ist die Folge einer umschriebenen Störung der Bluthirnschranke. Selten werden auch größere Läsionen beschrieben, die zu einem Masseneffekt führen und eine ringförmige Kontrastmittelanreicherung, ähnlich der einer Metastase oder eines Glioblastoms, zeigen.

- Im **Kernspintomogramm** lassen sich MS-Herde am besten auf Spin-density-Bildern oder T2-gewichteten Bildern nachweisen (Abb. 40 und 41). Es handelt sich hierbei um signalintensive Bereiche in der periventrikulären Zone, im corpus callosum, im Kleinhirn, im Hirnstamm oder auch in der Medulla oblongata. Aufgrund der wesentlich höheren Sensibilität gelingt der Nachweis mit der Kernspintomographie weitaus besser als mit der Computertomographie. Dies betrifft vor allem auch Läsionen in den basalen Regionen und im Bereich des Hirnstammes, die gewöhnlich auf CT-Schichten stark artefaktüberlagert sind. Mit zunehmender Dauer der Erkrankung beobachtet man eine Atrophie des Corpus callosum (Abb. 41a). Ähnlich wie bei der Kontrastaufnahme im CT kommt es auch im Kernspintomogramm bei frischen Herden und bei akut exazerbierten älteren Herden zu einem Signalanstieg nach der intravenösen Gabe von Gadolinium-DTPA.

Differentialdiagnose

Ist die multiple Sklerose klinisch weitgehend gesichert und liegen multiple Herde in typischer Lokalisation vor, ergeben sich keine differential-diagnostischen Schwierigkeiten. Bei einzelnen oder wenigen Läsionen sind jedoch zunächst physiologische signalintensive Zonen, die einen Fokus vortäuschen können, abzugrenzen. Hierzu gehören Anschnitte des Ventrikelsystems (z. B. Hinterhörner) und der Sulci. Darüber hinaus müssen folgende pathologische Veränderungen abgegrenzt werden: Umschriebene Malazieherde, die Leukodystrophie, Adreno-Leukodystrophie, Morbus Alexander und Morbus Binswanger.

5 Vaskuläre Hirnerkrankungen

Zur Einteilung der Durchblutungsstörungen des Gehirns werden sehr verschiedenartige Ordnungsprinzipien verwendet, von denen jedoch keines eine gleichzeitige Berücksichtigung aller morphologischen, pathogenetischen und klinischen Aspekte ermöglicht. Aus neuropathologischer Sicht lassen sich bei den Kreislaufstörungen des zentralen Nervensystems vor allem zwei große Gruppen unterscheiden:

– Die **Störungen der Makrozirkulation**, denen Strömungsbehinderungen in den aortalen Zuflüssen, den Halsarterien, den großen Hirnarterien oder Läsionen der großen venösen Blutleiter zugrunde liegen.

– Die **Störungen der Mikrozirkulation**, bei denen Arteriolen, Venolen und Kapillaren betroffen sind.

Neben diesen vaskulären Kausalfaktoren sind bei zerebralen Durchblutungsstörungen prinzipiell auch nichtvaskuläre Ursachen wie Herzinsuffizienz, Störungen der Hämodynamik oder Blutviskositätsveränderungen in Betracht zu ziehen. Die nachfolgende Darstellung der Untersuchungsbefunde bildgebender Verfahren bei den Kreislaufstörungen des Gehirns orientiert sich an den klinischen Erscheinungsbildern.

Diagnostik mit bildgebenden Verfahren
Basisdiagnostik
Morphologie des Gehirns

- Computertomographie
- Kernspintomographie

Weiterführende Diagnostik
Perfusion und Stoffwechsel des Gehirns

- **S**ingle **P**hoton **E**mission **C**omputed **T**omography (SPECT)
- **P**ositron **E**mission **T**omography (PET)
- Funktionelle MR-Bildgebung

Diagnostik der Ursachen

- Echokardiographie, CT/MR des Herzens (kardiogene Emboliequellen)
- Bidirektionale Dopplersonographie, Duplexsonographie
- Farbcodierte Dopplersonographie
- MR-Angiographie
- Angiographie/DSA

5.1 Akute zerebrale Durchblutungsstörungen

Die pathogenetische Endstrecke aller zerebrovaskulären Insulte („Schlaganfälle") ist eine Unterbrechung des zerebralen Gewebsstoffwechsels. Ihre akuten klinischen Erscheinungsbilder bestehen in sehr verschiedenartigen neurologischen und psychopathologischen Ausfällen. Ursächlich können unterschiedliche anatomische und/oder funktionelle Beeinträchtigungen der Zirkulation von Bedeutung sein. Mit der Bezeichnung „Schlaganfall" (Apoplexie, zerebro-vaskulärer Insult) wird nichts über die Ursache ausgesagt, d. h. ihm können Ischämien, Blutungen oder auch venöse Abflußstörungen zugrunde liegen.

5.1.1 Ischämischer Hirninsult

Als **Ursache** des ischämischen Insultes sind – unter Umständen auch kombiniert – in Erwägung zu ziehen:

– Strömungsbehinderungen in den supraaortalen und zerebralen Arterien.
– – Durch Arteriosklerose.
– – durch Arteritiden (spezifisch, unspezifisch, immunvaskulitisch).
– – durch Aneurysmen/Angiome.
– – durch arterielle Dissektion.
– – durch Amyloidangiopathie.
– – durch fibromuskuläre Dysplasien.
– – durch Moya-Moya-Syndrom.
– – durch äußere Kompression (Narben, Tumoren, Herniationen).
– Embolien (Thromboembolien).
– – aus atheromatösen Plaques in den supraaortalen Arterien.
– – aus Endokarditiden.
– – aus Herzvitien.

– Herzrhythmusstörungen/plötzlicher Blutdruckabfall.
– Hämatologische Erkrankungen (Koagulopathien, Störungen des hämatopoetische Systems, akuter Blutverlust).
– Pharmaka (Ergotalkaloide, Kontrazeptiva + Nikotin).

Klinische Befunde

– Eine morphologisch faßbare Stenose der A. carotis interna oder einer A. vertebralis kann, auch bei hochgradiger Lumeneinengung **symptomlos (= Stadium I)** verlaufen.

– Vorboten eines ischämischen Insultes sind nicht selten **transitorisch-ischämische Attakken (TIA = Stadium IIa)** mit flüchtigen, höchstens 24 Stunden andauernden neurologischen Herdsymptomen, die dem Ort der Ischämie entsprechen.

– Von einem **reversiblen ischämischen neurologischen Defizit (RIND = Stadium IIb)** wird gesprochen, wenn die neurologischen Störungen bis zu 7 Tagen fortbestehen.

– Beim **progredienten Hirninsult (progressive stroke, subakuter Schlaganfall = Stadium III)** entwickeln sich die neurologischen Ausfallserscheinungen innerhalb von 12–24 Stunden fluktuierend oder kontinuierlich zunehmend bis hin zum
– **Vollbild des Schlaganfalls (completed stroke = Stadium IV)**.

Die klinische **Symptomatik** des Hirninfarktes hängt vom betroffenen Gefäßterritorium ab.

Kernsymptome sind:

Beim **A. carotis-interna-/A. cerebri-media-Syndrom:**
– Sensomotorische Hemiparese kontralateral (brachio-fazial betont).
– Gesichtsfeldausfälle, Blickstörungen (Déviation conjuguée).
– Aphasie/Dysphasie bei Befall der sprachdominanten Hemisphäre.

Beim **A. cerebri-anterior-Syndrom:**
– Sensomotorische Hemiparese kontralateral (beinbetont).
– Dyspraxie.
– Blasen-Darm-Inkontinenz.

Beim **A. cerebri-posterior-Syndrom:**
– Homonyme Hemianopsie kontralateral.

Beim **A. basilaris-Syndrom:**
– Tetraplegie.
– Sprach-Schluckstörungen.
– Augenmuskellähmungen, Pupillenstörungen.
– Vigilanzstörungen bis Koma.

Beim **Wallenberg-Syndrom** (häufigstes Hirnstammsyndrom):
– Zerebelläre Störungen ipsilateral.
– Horner-Syndrom ipsilateral.
– Hypalgesie im Gesicht ipsilateral.
– Dissoziierte Sensibilitätsstörungen kontralateral.
– Akuter Drehschwindel.

Beim **Kleinhirninfarkt:**
– Akuter Schwindel, Erbrechen.
– Dysarthrie.
– Ataxie/Astasie.

Radiologische Befunde

Von der üblichen Einteilung in Basisdiagnostik und weiterführende Diagnostik muß in diesem Kapitel abgewichen werden, da man beim Auftreten einer akuten zerebralen Symptomatik in jedem Fall eine Computertomographie oder Kernspintomographie zur Abklärung der intrakraniellen Läsion an die erste Stelle setzen wird, andererseits Schädelübersichtsaufnahmen weder zur Abklärung der Ursache noch für die Therapieplanung einen Beitrag leisten können.

Die bildgebende Diagnostik akuter zerebraler Durchblutungsstörungen gliedert sich in zwei große Gruppen: dies sind die Diagnostik der Ursachen, die zum größeren Teil extrakraniell lokalisiert sind, zum anderen die Diagnostik der pathologischen Hirnveränderungen.

Diagnostik der Ursachen akuter zerebraler Durchblutungsstörungen

1. Kardiogene Emboliequellen

Bei Verdacht auf embolische Ereignisse wird die **Echokardiographie** (transthorakal oder transösophageal) zum Nachweis oder Ausschluß eines intrakavitären Thrombus oder eines Tumors im Herzen eingesetzt. Neben dem Thrombus, der sich als Folge von Herzrhythmusstörungen im linken oder rechten Herzohr bzw. als Folge eines links-ventrikulären Aneurysmas gebildet hat, sind Tumoren, vor allem das Vorhofmyxom eine der häufigen Emboliequellen. Die echokardiographischen Verfahren können gelegentlich Probleme durch unzureichende Ankoppelungen z. B. bei einem Lungenemphysem aufweisen.

In diesen Fällen kann die Diagnostik durch eine **Computertomographie** oder **Kernspintomographie des Herzens** erweitert werden.

2. Emboliequellen, Stenosen und Verschlüsse im Bereich der hirnversorgenden Arterien

Häufigste Ursachen akuter zerebraler Durchblutungsstörungen sind hochgradige Stenosen oder Verschlüsse der A. carotis interna im gabelnahen Bereich; seltener liegen Stenosen im Bereich des Karotissiphons oder der Hirnarterien vor. Darüber hinaus können auch bei geringergradigen Stenosen Gefäßwandulzera auftreten, die wiederum eine Emboliequelle darstellen. Zu den typischen Veränderungen gehören auch Abgangsstenosen der Aa. vertebrales. Im Bereich des Aortenbogens entwickeln sich Stenosen des Truncus brachiocephalicus und Abgangsstenosen der linken A. carotis communis und der linken A. subclavia.

• **Ultraschalltechniken** sind auch hier die Verfahren der ersten Wahl. Neben der bidirektionalen Dopplersonographie werden heute vor allem die **Duplexsonographie** oder **farbcodierte Dopplerverfahren**, die B-Bild-Technik mit Dopplertechnik kombinieren, eingesetzt. Mit Hilfe dieser Techniken kann der Nachweis von Plaques, sog. Soft-Plaques (= ohne Verkalkungen) und Hard-Plaques (= mit Verkalkungen), geführt werden. Gegenüber den angiographischen Methoden ergibt sich der Vorteil, daß solche Plaques bereits in sehr frühen Stadien, in denen sie noch nicht das Lumen einengen, nachgewiesen werden können. Außerdem ist der extraluminäre Anteil des Plaques sehr gut zu erfassen.

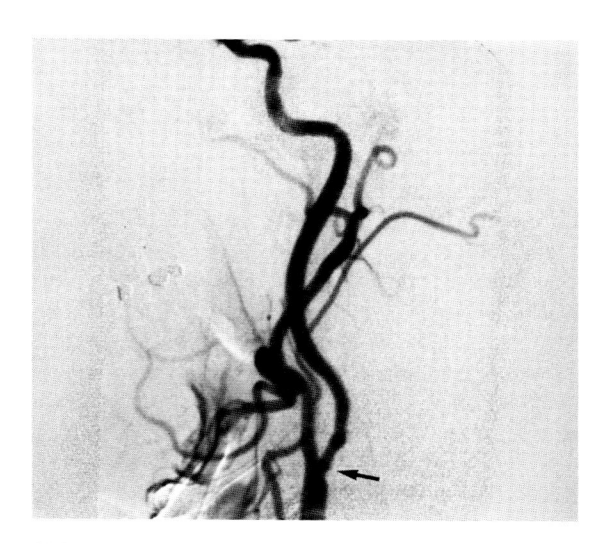

Abb. 42 62jähriger Patient mit TIA. Selektive Darstellung der linken A. carotis communis (i.a.DSA). Nachweis einer röhrenförmigen nur mittelgradigen Stenose der linken A. carotis interna. Zusätzlich ist ein Gefäßwandulkus (Pfeil) nachweisbar.

Mit der **Dopplertechnik** läßt sich das Strömungsverhalten des Blutes im befallenen Gefäßabschnitt untersuchen. Pathognomonisch für eine hämodynamisch wirksame Stenose sind zunächst der Anstieg der mittleren Flußgeschwindigkeit als Hinweis auf die Düsenwirkung der Stenose und die Vergrößerung der Turbulenzbreite. Letztere zeigt an, daß die normalerweise vorherrschende laminäre Strömung durch Wandunregelmäßigkeiten unterbrochen wird. Die resultierenden Turbulenzen stellen einerseits wieder eine Emboliequelle dar und führen andererseits auch zu einer progredienten Alteration der Gefäßwand. Die Grenzen der Ultraschalldiagnostik sind, wiederum bedingt durch die Schallankopplung, nach kranial der Kieferwinkel und nach kaudal die Klavikula. Darüber hinaus läßt sich die A.vertebralis jeweils nur abschnittsweise in ihren intervertebralen Anteilen darstellen und messen.

• Aufgabe der **angiographischen Verfahren** ist die Darstellung des Aortenbogens und der supraortalen hirnversorgenden Arterien bis zur Schädelbasis. In Abhängigkeit vom Befund und den therapeutischen Konsequenzen wird die Aortenbogendarstellung durch eine selektive Angiographie der Aa. carotides communes ergänzt, bei der sowohl die intra- als auch die extrakraniellen Anteile der A. carotis interna, der A. carotis externa mit ihren Ästen und die Hirnarterien mit ihren Aufzweigungen erster bis dritter Ordnung abgebildet werden. Ziele sind:
1. die Bestätigung des Ultraschallbefundes im Bereich der Karotisgabel,
2. der Nachweis oder Ausschluß weiterer Stenosen und Verschlüsse und die Darstellung der Kollateralkreisläufe.
3. der Nachweis von Gefäßwandulzerationen (Abb. 42) als Ursache für die zerebrale Symptomatik. Aus diesem Grunde sind hier mindestens drei Projektionen (sagittal, seitlich und schräg) zu fordern, da nur auf diesem Wege die Möglichkeit besteht, auch kleine Ulzera darzustellen.

Für die Durchführung einer **intravenösen DSA** ergibt sich in der Regel hier keine Indikation, da aufgrund des deutlich schlechteren Kontrastes das Auflösungsvermögen bei arteriellen Darstellungen nicht erreicht wird und zudem durch die simultane Darstellung aller vier hirnversorgenden Arterien zusätzliche Probleme der Überlagerung bestehen.

Da im Gegensatz zu den vorgenannten Verfahren die angiographischen Techniken mit einem spezifischen Risiko (Blutung aus der Punktionsstelle, Kontrastmittelreaktion, Mobilisation von Plaques durch Kathetermanipulation) behaftet sind, muß die Indikation hierzu grundsätzlich streng gestellt und vom Einfluß auf die jeweils durchzuführende Therapie abhängig gemacht werden.

● Die **MR-Angiographie** befindet sich als neue Technik der Kernspintomographie derzeit noch in einer Phase der Erprobung und der technischen Weiterentwicklung. Sie kann in Form eines speziellen Softwarepakets bei neueren Anlagen implementiert werden. Obgleich ihr Stellenwert derzeit noch nicht festzulegen ist, erscheinen erste Ergebnisse vielversprechend. So lassen sich die extra- und intrakraniellen Gefäße signalreich darstellen, während die Signale der umgebenden Strukturen unterdrückt werden. Stenosen im Bereich der Karotisgabel werden durch die Interaktion von Flußphänomenen meist in ihrem Ausmaß übertrieben dargestellt (Abb. 43). Daher kann die MR-Angiographie derzeit die intravasalen angiographischen Verfahren nicht ersetzen, sondern allenfalls Hinweise auf Gefäßveränderungen geben, die mit den oben beschriebenen Verfahren dann weiter abzuklären sind.

Diagnostik pathologischer Hirnveränderungen

1. Hirninfarkt

● Zum Einsatz kommen **Computertomographie** und/oder **Kernspintomographie**.

Da in der akuten Phase eine wichtige Aufgabe der Diagnostik darin besteht, zwischen einem ischämischen Infarkt und einer intrazerebralen Blutung zu unterscheiden, erscheint die Computertomographie die geeignetere Methode; sie ist zuverlässig im Nachweis der frischen Blutung, bietet weniger Probleme bei der Untersuchung intensivpflichtiger Patienten und ist derzeit auch weiter verbreitet. Mit neueren CT-Anlagen läßt sich bei thrombotischen oder embolischen Verschlüssen der Hirngefäße gelegentlich der Thrombus z. B. in der A. cerebri media als sog. „high density phenomenon" als frühestes Zeichen bereits nach 1–2 Stunden nachweisen (Abb. 45). Andererseits ist die Kernspintomographie sensibler im Nachweis von frühen Folgeerscheinungen einer territorialen Ischämie.

Grundsätzlich kann man computertomographisch und kernspintomographisch drei Kriterien analysieren:

● Dichte-/Signaländerungen des Gewebes.
● Veränderungen der Bluthirnschranke.
● Masseneffekt.

– Als erste Veränderung im **akuten Stadium** läßt sich in der infarzierten Zone ein Ödem nachweisen, das im Kernspintomogramm innerhalb der ersten 6–12 Stunden, auf den T2-gewichteten Bildern als signalreiche Läsion erkennbar ist. Im CT

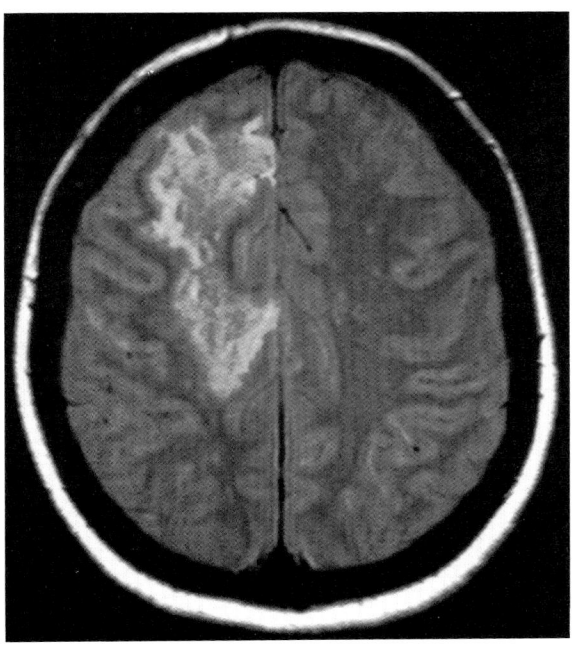

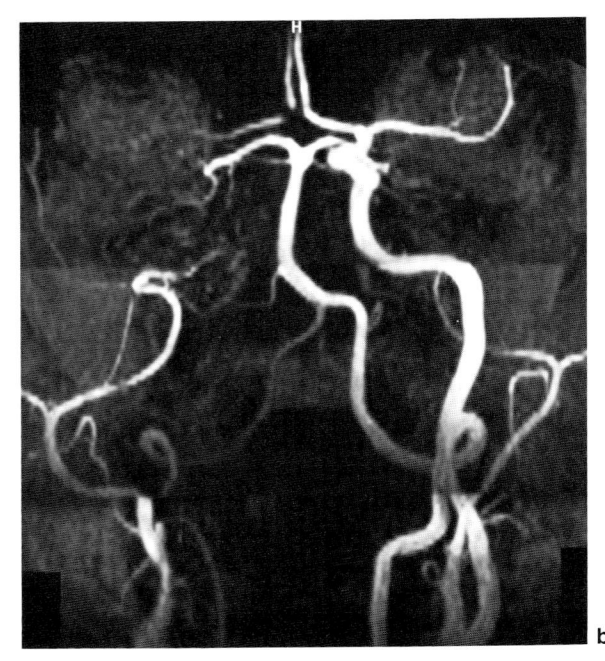

Abb. 43 a, b 52jährige Patientin mit Grenzzoneninfarkt zwischen den Versorgungsgebieten der Aa. cerebri anterior und media.
a Transversale protonen-gewichtete Turbospinechosequenz. Die Infarktzone ist anhand des Ödems gut zu identifizieren.
b 3D-time-of-flight MR-Angiographie. Verschluß der rechten A. carotis interna.

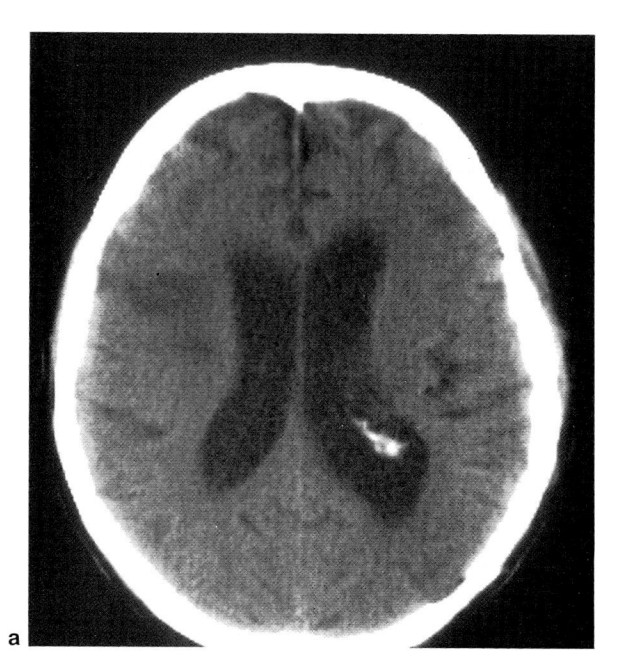

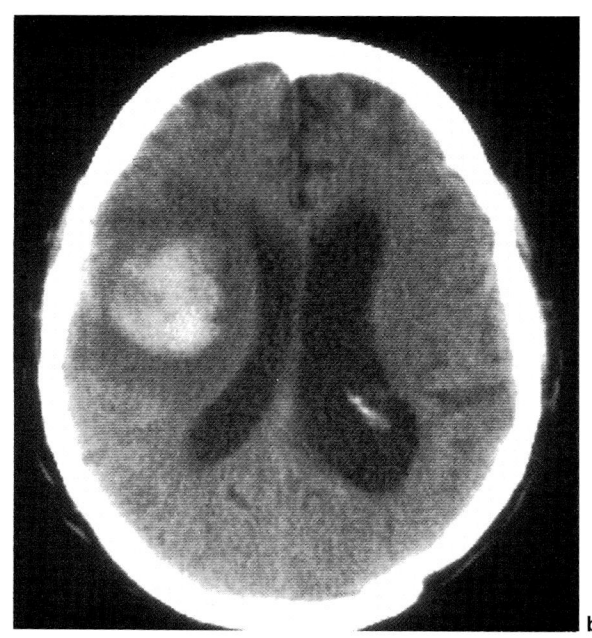

Abb. 44 a, b 72jähriger Patient mit rechtsseitigem Mediainfarkt.
a Axiales CT 24 Stunden nach Eintritt der Symptomatik. Die Infarktzone ist infolge des Ödems unscharf demarkiert.
b Gleiche CT-Schicht 14 Tage nach Beginn der Symptomatik. Ausweitung und scharfe Demarkierung der Infarktzone, die jetzt in ihrem Zentrum eine frische Einblutung aufweist.

zeigt sich hingegen frühestens nach 12–24 Stunden ein hypodenses Areal, das unscharf zum umgebenden Gewebe abgesetzt ist. Es handelt sich hierbei um den Austritt von Wasser und Natrium nach der Unterbrechung des Zellstoffwechsels.

– **Nach 8–24 Stunden** bricht die Hirnschranke zusammen. Es besteht jetzt auch eine Permeabilität für größere Moleküle, so daß aus den Gefäßen Eiweißkörper in das Interstitium des Gehirns austreten können und ihrerseits Wasser nachziehen. In diesem Stadium verstärkt sich die Signalintensität des Infarktareals im T2-gewichteten MR-Bild, und im CT nimmt die Dichte im Infarktareal weiter ab (Abb. 44 a).

Grundsätzlich sollte die CT-Untersuchung in diesem Stadium als Nativuntersuchung erfolgen. Die intravenöse Gabe von Röntgenkontrastmitteln sollte möglichst vermieden werden, da hierdurch bedingt neurotoxische Effekte auftreten und den Zustand des Patienten verschlechtern können. Die **einzige Indikation für die Kontrastmittelgabe** ist die Differentialdiagnose zum Hirntumor, wobei hier Verlaufskontrollen in wöchentlichen Abständen Klarheit über den zugrundeliegenden Prozeß bringen dürften.

– Mit dem **zunehmenden Ödem** entwickelt sich ein dem Infarktareal entsprechend ausgeprägter Masseneffekt (Abb. 44 b), der bei Mediainfarkten zu einer Mittellinienverlagerung, gelegentlich auch zu Einklemmungserscheinungen führt. Bei supratentoriellen Infarkten muß in dieser Phase immer an die Möglichkeit eines Hydrocephalus occlusus gedacht werden. Der Analyse des Ventrikelsystems, insbesondere der Weite des 1.-3. Ventrikels, kommt daher besondere Bedeutung zu.

– Innerhalb von **1–2 Wochen nach dem Infarktereignis** ist das infarzierte Areal im Computertomogramm von einem hyperdensen Saum umgeben, der sich nach einer Kontrastmittelgabe deutlich anreichert. Es handelt sich hierbei um die Kombination von Schrankenstörungen, arteriovenösen Shunts und Gefäßneubildungen im Rahmen einer aktiven Gliose. Werden CT- oder MR-Untersuchungen zu diesem Zeitpunkt erstmalig durchgeführt, ergibt die Bildinterpretation Schwierigkeiten bei der differentialdiagnostischen Abgrenzung gegenüber Neoplasien (hirneigene Tumoren oder Metastasen mit zentraler Nekrose).

– Etwa **ab der 3. Woche** bildet sich das Randenhancement zurück, das Infarktareal selbst erscheint kleiner und auf den Bereich der reinen Nekrose reduziert. Es ist scharf gegenüber dem gesunden Gewebe abgesetzt (Abb. 46–50). Auch der Masseneffekt ist deutlich rückläufig. Sowohl im MR als auch im CT findet man ein liquorinten-

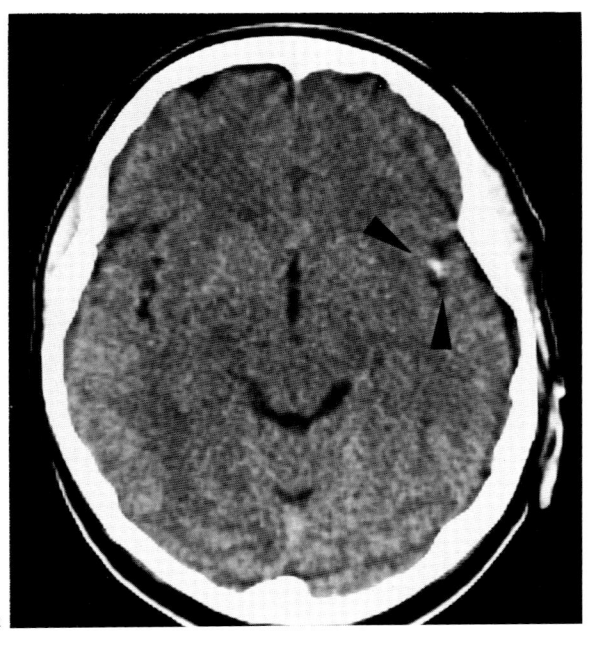

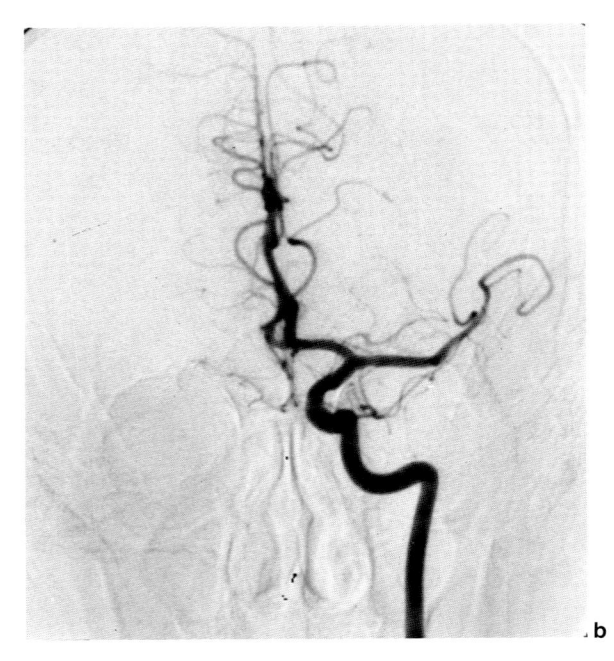

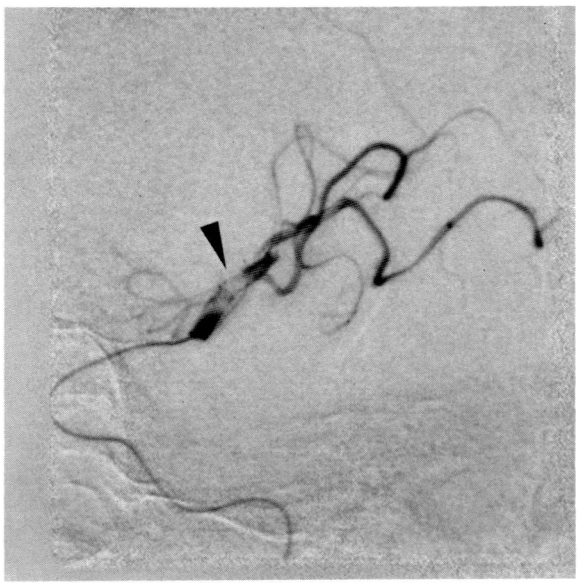

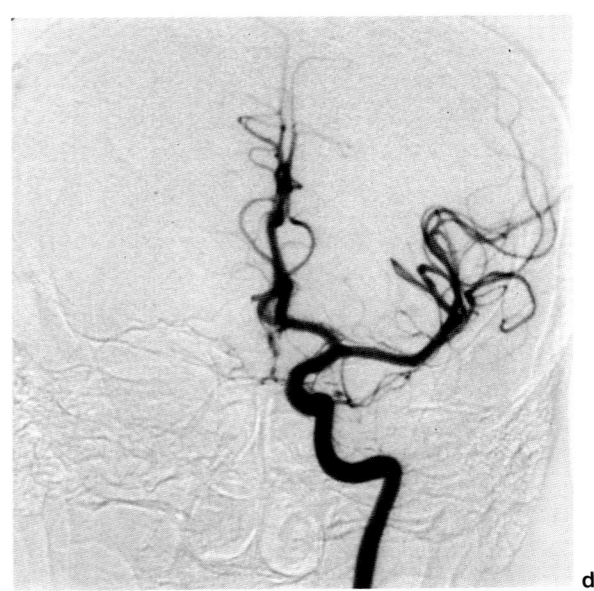

5.1 Akute zerebrale Durchblutungsstörungen | 73

Abb. 45 a–d Patient nach einem Insult mit akut auftretender rechtsseitiger Hemiparese und motorischer Aphasie (Ereignis vor eineinhalb Stunden).

a Axiales Nativ-CT: Nachweis des „high-density"-Zeichens als Ausdruck einer Thrombose im Bereich der linken A. cerebri media.

b Selektives Angiogramm der linken A. carotis interna (i.a.DSA): Fehlende Darstellung von mehreren Ästen des M2-Segmentes der linken A. cerebri media.

c Superselektive Darstellung der linken A. cerebri media: Nachweis eines umflossenen Thrombus an der Aufteilungsstelle der linken mittleren Hirnarterie.

d Kontrollangiogramm der linken A. carotis interna nach lokaler Lyse mit 20 mg RTPA: Vollständige Wiederherstellung der linken Mediastrombahn.

5 Vaskuläre Hirnerkrankungen

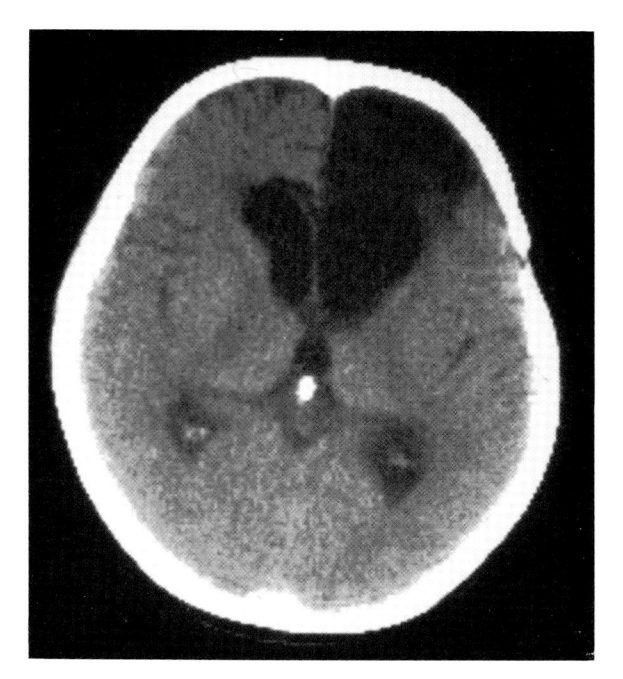

Abb. 46 4 Wochen alter Territorialinfarkt im Versorgungsgebiet der linken A. cerebri anterior. Erweiterung des gleichseitigen Seitenventrikels.

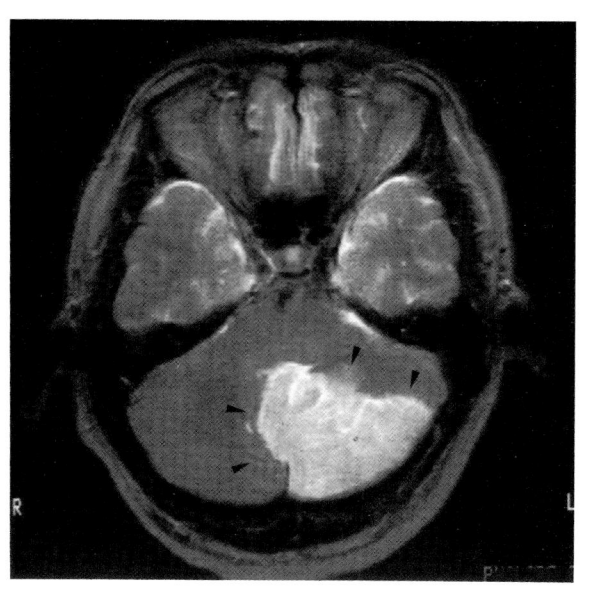

Abb. 47 50jähriger Patient mit Territorialinfarkt im Versorgungsgebiet der linken A. cerebelli posterior inferior (PICA). In der T2-gewichteten Spinechosequenz ist das Infarktareal gut markiert (Pfeilspitzen).

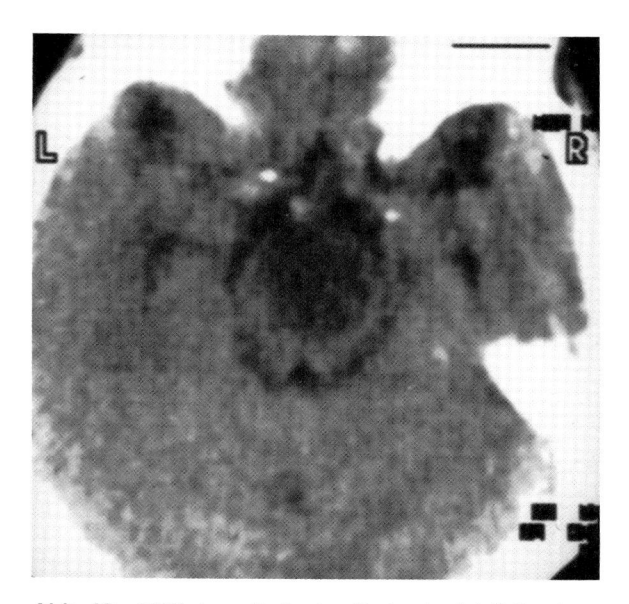

Abb. 48 59jähriger Patient mit „Locked in"-Syndrom bei beiderseitigem Arteria-vertebralis-Verschluß. Das CT in axialer Projektion zeigt einen demarkierten Hirnstamminfarkt.

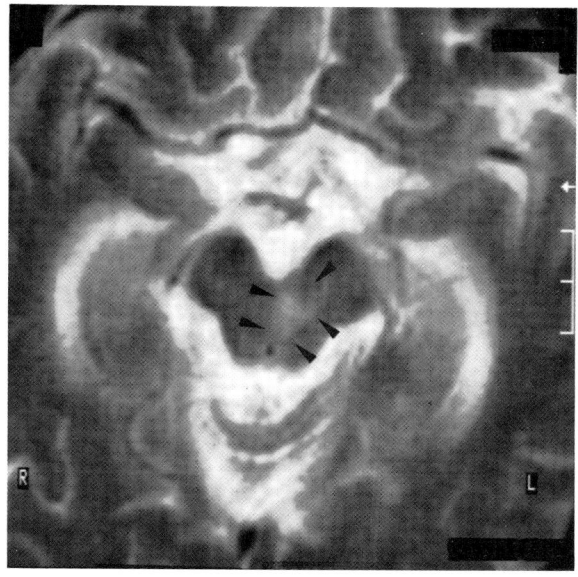

Abb. 49 Internukleäre Ophthalmoplegie bei einem 74jährigen Patienten. Transversale T2-gewichtete Gradienten-Spinechosequenz. Infarzierung des Fasciculus medialis links im Stromgebiet der Rami interpedunculares links (Pfeilspitzen).

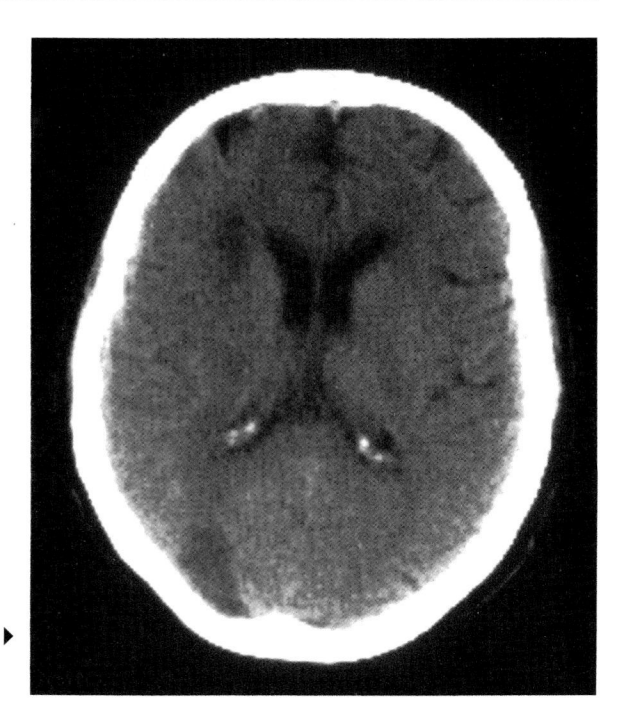

Abb. 50 Transversales CT bei rechtsseitigen Grenzzoneninfarkten zwischen den Versorgungsgebieten der drei Hirnarterien.

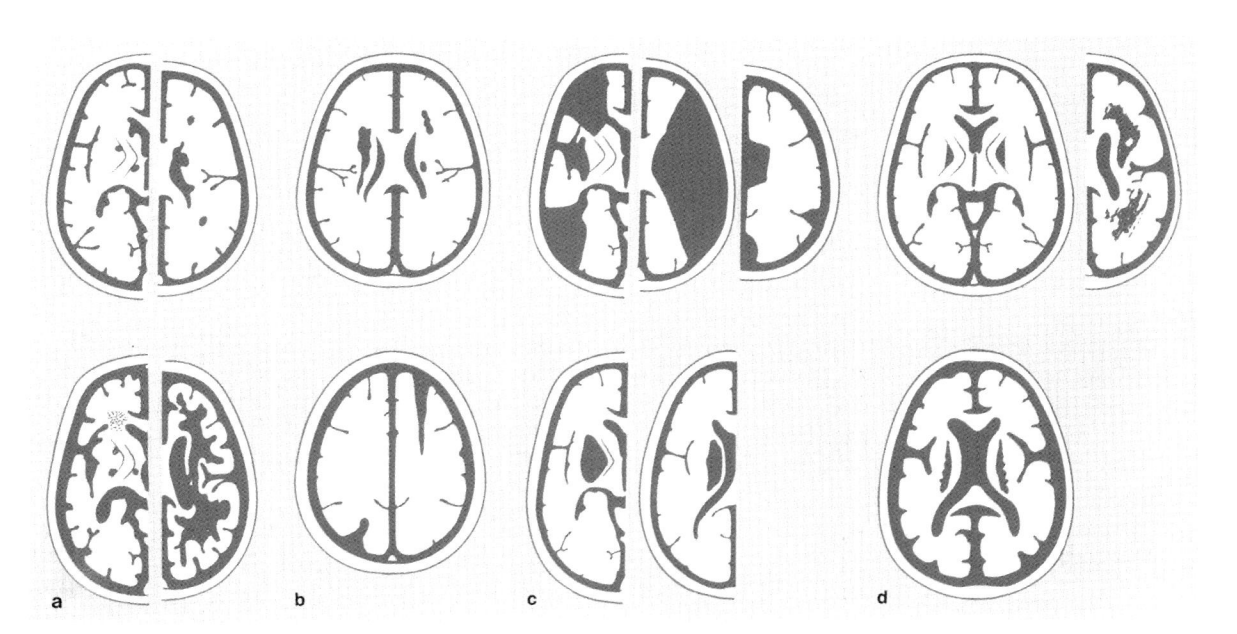

Abb. 51 a–d Schematische Darstellung der verschiedenen Infarkttypen (aus E. B. RINGELSTEIN) in K. KUNZE: Lehrbuch der Neurologie. G. Thieme, Stuttgart 1992).

a Zerebrale Mikroangiopathie als Ursache eines Status lacunaris mit multiplen subkortikalen Infarkten (subkortikale arteriosklerotische Enzephalopathie = SAE).

b Extraterritoriale Infarkte in Endstromarealen der langen penetrierenden Markarterien (sog. Grenzzonen- oder Wasserscheiden-Infarkte).

c Territorialinfarkte in den Versorgungsgebieten der großen Hirnarterien. Die Ausdehnung der Läsion wird von der Verfügbarkeit leptomeningealer Anastomosen an der Hirnoberfläche modifiziert.

d Bilateral symmetrische Läsion nach globaler hypoxisch-ischämischer Hirnschädigung.

ses Verhalten. Die Lokalisation der morphologischen Veränderungen ist typisch für die Art des Infarktes und die befallene Gefäßprovinz (Abb. 51).

2. Verlauf von Perfusions- und Stoffwechselstörungen nach ischämischen Attacken

● Zum Einsatz kommen hier die **Positronen-Emissions-Tomographie (PET)** und die **Single-Photon-Emissions-Computertomographie (SPECT)**.

Mit der PET können der regionale zerebrale Blutfluß (rCBF), z. B. mit 13-N-markiertem Ammoniak, der Glukosestoffwechsel mit 18-F-Desoxyglukose und der regionale O_2-Verbrauch (z. B. mit 15-O) bestimmt werden. Der regionale zerebrale Blutfluß (rCBF) läßt sich auch mit der SPECT und den Indikatoren 99-m-Tc-Hexamethylpropylenamineoxim (HMPAO) bzw. mit 131-J-N-Isopropyl-Jodamphetamin (J-IMP) bestimmen.

Normalerweise besteht eine Koppelung zwischen dem zerebralen Blutfluß und dem Stoffwechsel. Die Sauerstoffextraktionsrate (OER) beträgt im gesunden Hirngewebe etwa 40–50%. In der Akutphase des Infarktes kommt es zu einer Entkoppelung zwischen Durchblutung und Stoffwechsel.

– Bei der **akuten Ischämie** sinkt der Blutfluß ab und die Sauerstoff-extraktionsrate steigt bis zu 100%, so daß der Hirnstoffwechsel nur noch flußabhängig ist. In diesem Stadium können revaskularisierende Maßnahmen (z. B. superselektive Thrombolyse) zu einer dramatischen Verbesserung der Situation führen. Auch die Glukoseaufnahme kann von der Durchblutung und dem O_2-Verbrauch entkoppelt sein (anaerobe Glykolyse). Dies führt zur vermehrten Bildung von Laktat und damit zu einer Zunahme der Gewebsazidose, durch die das Gewebe zusätzlich geschädigt wird und zugrunde geht.

– Ist der **Infarkt** eingetreten, sinken Sauerstoffverbrauch und Sauerstoffextraktionsrate wieder stark ab, der regionale Blutfluß steigt dagegen weiter an und erreicht den Status einer „Luxusperfusion". In diesem Stadium haben revaskularisierende Maßnahmen keinen günstigen Einfluß mehr auf das Infarktgeschehen. Die PET ist in der Lage, zwischen ischämischem und infarziertem Gewebe zu unterscheiden und kann dadurch ausschlaggebend für die Durchführung revaskularisierender Maßnahmen im Stadium eines sich entwickelnden Infarktes sein.

● Regionale Perfusionsausfälle sind mit Hilfe schneller und ultraschneller Bildtechniken (Bilddatenaquisition im Bereich von msec) mit und ohne paramagnetische Kontrastmittel in der **funktionellen MR-Bildgebung** schon zu einem Zeitpunkt faßbar, zu dem morphologische Veränderungen noch nicht zu erwarten sind. Da auch hierbei der regionale Blutfluß und die Sauerstoffsättigung des Blutes quantifizierbar sind, bleibt abzuwarten, ob diese Bildtechniken in ihren Aussagen mit PET und SPECT konkurrieren können.

Ergibt sich bei einer akuten regionalen Ischämie die Indikation zu einer superselektiven Lyse, muß nach dem „unauffälligen" Computertomogramm aus Gründen der Zeitersparnis auf jede weitere Schnittbilddiagnostik verzichtet und mit der Angiographie begonnen werden.

3. Abschätzung des Infarktrisikos

● Mit **SPECT** und **PET** lassen sich der regionale zerebrale Blutfluß und das regionale zerebrale Blutvolumen messen.

Bei Patienten mit **asymptomatischen Karotisstenosen** oder Patienten mit **transitorisch-ischämischen Attacken** findet man häufig in CT und MR keine pathologischen Veränderungen. Auffällig ist jedoch, daß solche Patienten ein erhöhtes zerebrales Blutvolumen aufweisen, d. h. die Gefäße hinter dem Strombahnhindernis sind dilatiert und der periphere Widerstand herabgesetzt. Nach der Beseitigung des Strombahnhindernisses kommt es zu einer Normalisierung. Man spricht in diesen Fällen von einer reduzierten Perfusionsreserve.

Ist zusätzlich die regionale O_2-Extraktionsrate erhöht, besteht auch eine Abnahme der O_2-Reserve als Indikator für den Schweregrad der Perfusionseinschränkung. PET und SPECT können hier als wichtige Entscheidungshilfen für eine operative Behandlung einer asymptomatischen Karotisstenose dienen.

4. Hämorrhagischer Infarkt

Eine größere Sekundärblutung im infarzierten Areal kann auftreten, wenn der okkludierende Embolus in einer größeren Hirnarterie sich ganz oder teilweise aufgelöst hat und es zu einer Reperfusion des ischämisch geschädigten Kapillarbetts mit hohem Druck kommt.

● Im **Computertomogramm** ist diese Blutung als hyperdense Raumforderung im infarzierten Areal gut erkennbar.

● Auch im **Kernspintomogramm** kommt es bereits nach wenigen Stunden hier zu einem deutlichen Signalanstieg im T1-gewichteten Bild. In den meisten Fällen sind Sekundärblutungen im infarzierten Areal klinisch stumm und nur von pete-

5.1.2 Intrazerebrale Blutung (ICB)

Etwa 20% der Schlaganfälle sind durch Hirnblutungen bedingt. Diese nichttraumatischen, aus geschädigten oder zerstörten Gefäßen erfolgten Blutungen bleiben nicht auf das Versorgungsgebiet eines Gefäßes beschränkt und führen häufig zu einer intrakraniellen Raumforderung.

Als **Ursache** einer spontanen Hirnblutung kommen in Betracht:
- Arterielle Hypertonie.
- Arteriovenöse Fehlbildungen (Angiodysplasien, Angiome).
- Aneurysmen.
- Hirntumoren.
- Amyloidangiopathie.
- Arteriitiden.
- Antikoagulantien/Blutkrankheiten.
- Chronische Alkoholintoxikation (besonders bei jüngeren Patienten).

Zwischen 70–90% aller spontanen intrazerebralen Blutungen der Erwachsenen treten bei arteriellem Bluthochdruck auf. Diese hypertensiven Massenblutungen sind zu 70% im Stammganglienbereich lokalisiert.

Klinische Befunde

Kardinalsymptome bei spontanen Hirnblutungen sind:
- Sensomotorische Halbseitenausfälle (evtl. mit Aphasie).
- Hemianopsie.
- Déviation conjugée (zur Gegenseite).
- Kopfschmerzen/Nackensteife.
- Schwere Vigilanzstörungen bis zum Koma.
- Krampfanfälle.
- Streckkrämpfe.
- Kleinhirnsymptome (bei Blutungen in der hinteren Schädelgrube).
- Blutiger Liquor (bei Ventrikeleinbruch der Blutung).

Durch Lokalisation und Ausdehnung der jeweiligen Blutung werden sehr verschiedene Symptomkombinationen geprägt.

Radiologische Befunde

• **Computertomographie**

Im **akuten Stadium** stellt sich die intrazerebrale Blutung durch folgende Befunde dar:
- Hyperdense Raumforderung mit meist rundlicher bis ovalärer Konfiguration.
- Beim Einbruch ins Ventrikelsystem können die Blutgerinnsel als hyperdense Strukturen in den Ventrikeln nachgewiesen werden.

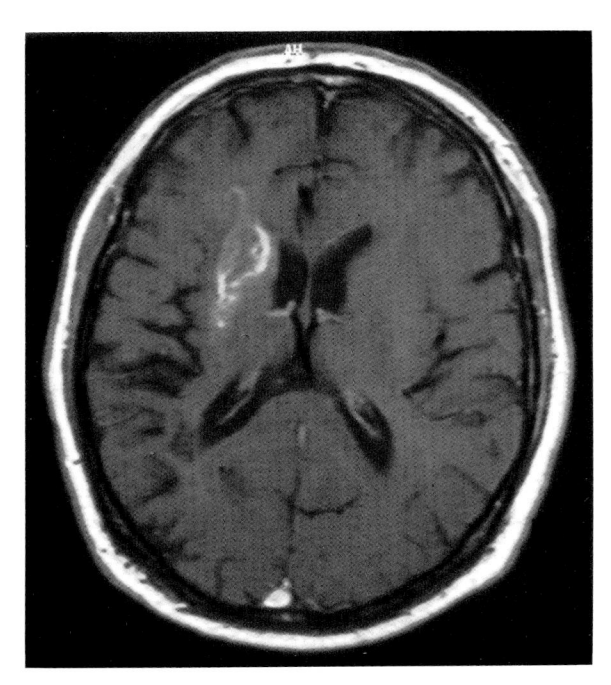

Abb. 52 70jähriger Patient mit eingeblutetem Stammganglieninfarkt rechts. Im transversalen T1-gewichteten Spinechobild stellt sich die Blutung signalreich dar.

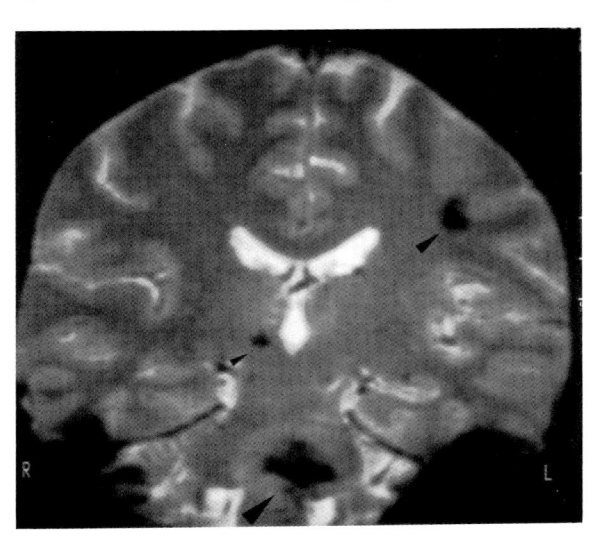

Abb. 53 55jährige Patientin mit multiplen Einblutungen im Bereich der Pons, des rechten Thalamus und der links parietal subkortikalen Region. Im koronaren T2-gewichteten Gradientenechobild erscheinen die Blutungen signalarm (Pfeilspitzen).

chialer Natur (Abb. 52). Sie treten spät in der 1. oder erst in der 2.Woche auf. Ihr Nachweis gelingt mit der Computertomographie nur selten, mit der Kernspintomographie jedoch fast immer. Für die Therapie haben diese Befunde jedoch meist keine Bedeutung. Ältere Infarktblutungen sind auf T2-gewichteten Bildern als umschriebene, fleckförmige signalfreie Zonen erkennbar (Abb. 53).

– In Kombination mit dem Ventrikeleinbruch findet man häufig eine Erweiterung des Ventrikelsystems, die drainagepflichtig ist.

Das **subakute Stadium** ist durch folgende Befunde gekennzeichnet:

– Innerhalb von 2–6 Tagen entwickelt sich in der Umgebung der Blutung ein hypodenser Ödemsaum, der unscharf vom angrenzenden Hirngewebe abgegrenzt ist.

– Gleichzeitig beobachtet man eine passagere Zunahme des Masseneffektes mit Kompression der intra- und extrazerebralen Liquorräume. Dieser Zustand geht häufig mit einer Verschlechterung der klinischen Symptomatik einher.

– In dieser Phase beginnt jedoch vom Rande her die Abräumung der Blutung. Der gesamte Prozeß dauert etwa 4–8 Wochen.

Im **chronischen Stadium** kann man diese Befunde erkennen:

– Je nach der Ausdehnung der Blutung bleibt eine scharf zum Hirnparenchym abgegrenzte hypodense Läsion übrig.

– Ein Masseneffekt besteht jetzt nicht mehr.

– Die Dichtewerte liegen im Bereich von Liquor oder geringgradig darüber.

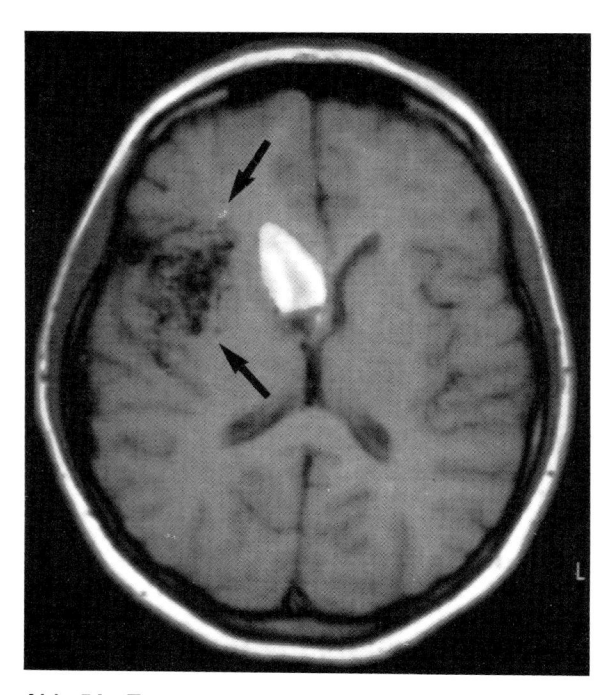

Abb. 54 Transversale T1-gewichtete Spinechosequenz bei einem 18-jährigem Patienten mit subakuter intrazerebraler Blutung. Das in unmittelbarer Nachbarschaft des rechten Vorderhorns gelegene Hämatom stellt sich signalreich dar. Ursache der Blutung war ein rechtstemporales AV-Angiom in der rechten Fissura Sylvii, das sich infolge des hohen Flusses signalfrei darstellt (Pfeile).

● **Kernspintomographie**

Kommt es zu einer intrazerebralen Blutung, dann enthalten die Erythrozyten zunächst noch Oxyhämoglobin, das schnell in Deoxyhämoglobin umgewandelt wird. Deoxyhämoglobin besitzt keine oder nur schwache paramagnetischen Eigenschaften. In einem statischen Magnetfeld entwickelt es jedoch magnetische Suszeptibilität, deren Grad direkt von der Magnetfeldstärke abhängt.

Dies führt zu folgenden Befunden:

Akutes Stadium

– Im T1-gewichteten Bild hirnisointens.

– Im T2-gewichteten Bild dagegen bei Hochfeldgeräten deutlich hypointens, bei Niederfeldgeräten nur schwach hypointens bis isointens. Bei der Anwendung der Gradientenecho-Sequenzen ist jedoch der Einfluß der magnetischen Suszeptibilität deutlich stärker, so daß auch bei Niederfeldgeräten eine akute Blutung als deutliche hypointense Raumforderung erkennbar wird.

Subakutes Stadium

– Mit der Hämolyse der roten Blutkörperchen entsteht aus Deoxyhämoglobin Methämoglobin, das in wässriger Lösung starke paramagnetische Eigenschaften besitzt und zu einer deutlichen Verkürzung der T1-Relaxationszeiten der Protonen führt. Dieser Prozeß beginnt vom 2.-6. Tag an.

– Die Blutung erscheint dann hyperintens in T1- und T2-gewichteten Bildern. Dieser Effekt kann Wochen bis Monate bestehen bleiben (Abb. 54).

Chronisches Stadium

– Mit der **Abräumung der Blutung** und dem weiteren Abbau des Hämoglobins zu Hämosiderin gehen die paramagnetischen Eigenschaften verloren. Hämosiderin selbst besitzt auch magnetische Suszeptibilität.

– Daher zeigt sich auf T2-gewichteten Bildern in dieser Phase ein signalarmer Rand.

– Erst nach der vollständigen Resorption der Blutbestandteile, d. h. nach mehreren Monaten, zeigt sich ein scharf begrenzter Substanzdefekt, dessen Signalverhalten im T1- und T2-gewichteten Bild dem des Liquors entspricht.

5.1.3 Subarachnoidalblutung (SAB)

Als Blutungsquelle für eine spontane Subarachnoidalblutung kommen in Betracht:

– Aneurysmen.
– Arterio-venöse Angiome.
– Hypertensive Massenblutungen mit Einbruch in den Liquorraum.

– Gefäßerkrankungen (z. B. Lupus erythematodes, Wegener-Granulomatose, Moya-Moya).
– Hirntumoren.
– Blutkrankheiten/Antikoagulantien.
– Spinale Angiodysplasien.

Rund 80% der nichttraumatischen Subarachnoidalblutungen entstehen durch Aneurysmarupturen. Häufigster Sitz der Aneurysmen sind die basalen Hirnarterien und hierbei zu etwa 50% die A. communicans anterior.

Klinische Befunde

In Abhängigkeit von der Schwere der Blutung (Graduierung nach dem Schema von *Hunt* und *Hess*) treten als klinische Kardinalsymptome auf:
– Kopfschmerzen.
– Nackensteife/Meningismus.
– Bewußtseinsstörungen bis Koma.
– Fokale neurologische Ausfälle (lokalisationsbedingt).
– Zentral-vegetative Störungen.
– Blutiger Liquor.
– Lokaler Vasospasmus (transkranielle Dopplersonographie!).

Komplikationen

– Rezidivblutungen.
– Vasospastische Ischämie (Hirninfarkt).
– Hydrocephalus (obstructivus et aresorptivus).

Nachweis der Subarachnoidalblutung

Zum Nachweis der Subarachnoidalblutung ist die Computertomographie die Methode der Wahl. Die Kernspintomographie ist weniger geeignet, da geringergradig ausgeprägte Subarachnoidalblutungen dem Nachweis entgehen können. Erst bei unauffälligen Computertomogrammen aber fortbestehendem klinischen Verdacht ist die Lumbalpunktion zur weiteren Sicherung der Diagnose indiziert.

● **Computertomographie**

Frisches Blut stellt sich hyperdens in den Subarachnoidalräumen, d. h. in den Zisternen und Furchen, dar (Abb. 55). Hierbei kann eine umschriebene Anhäufung subarachnoidalen Blutes auf die Lokalisation der Blutungsquelle hinweisen (z. B. vordere Cisterna basalis und vorderer Interhemisphärenspalt bei Communicans-anterior-Aneurysma oder hintere basale Zisterne bei Basiliariskopfaneurysma). Blut im Ventrikelsystem findet man, wenn es entweder infolge einer Preßstrahlblutung zu einem intraventrikulären Einbruch gekommen ist oder wenn das Blut mit der Liquorzirkulation über die Foramina Luschkae et Magendi in den intraventrikulären Raum gelangt ist.

Grundsätzlich ist zu bedenken, daß nach 24–36 Stunden infolge der starken Verdünnung eine stattgehabte Subarachnoidalblutung dem computertomographischen Nachweis entgehen kann. In diesen Fällen ist dann eine **Lumbalpunktion** unbedingt erforderlich.

● Beim positiven Nachweis einer Subarachnoidalblutung ist im Hinblick auf therapeutische Konsequenzen die **Angiographie aller hirnversorgenden Gefäße** indiziert. Hierbei geht es zum einen um den Nachweis der Blutungsquelle, soweit diese nicht bereits bei der vorangegangenen CT-Untersuchung erkannt wurde, zum anderen dient die Angiographie der Therapieplanung.

Diagnostik der Hirnarterienaneurysmen

● **Computertomographie**

In Abhängigkeit von ihrer Größe und Lokalisation können sich Aneurysmen der basalen Hirnarterien bereits im Nativ-CT darstellen. Eine bessere Abbildung gelingt durch die zusätzliche Gabe von Kontrastmittel. Aneurysmen erscheinen dann als umschriebene kleine Raumforderungen in typi-

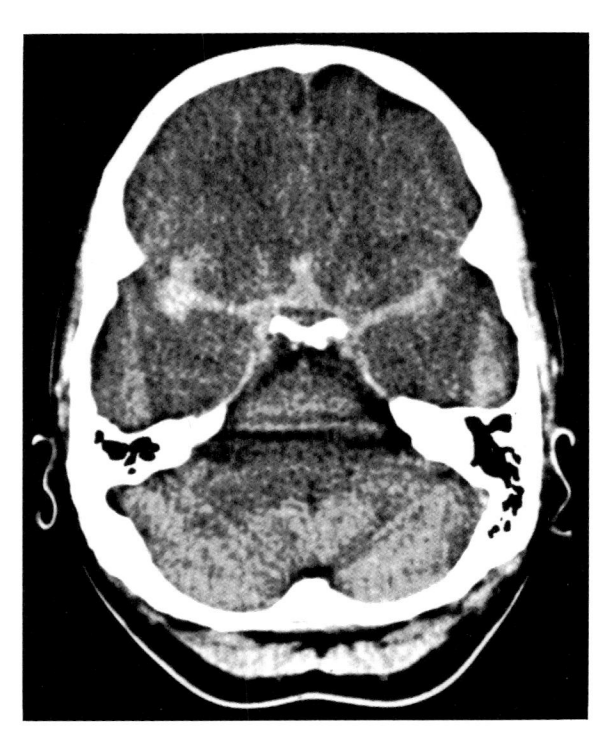

Abb. 55 Transversale CT-Schicht in der Nähe der Schädelbasis. Nachweis einer ausgedehnten Subarachnoidalblutung mit hyperdensen Arealen im Bereich der basalen Zisterne sowie der vorderen und mittleren Hirnarterien.

scher Lokalisation im Verlaufe der intrakraniellen A. carotis interna, der A. communicans anterior, der A. cerebri media und der Aufteilungsstelle der A. basilaris, um nur die häufigsten Befunde zu nennen.

Besondere Bedeutung kommt der Computertomographie bei großen Aneurysmen und Riesenaneurysmen zu; denn hier läßt sich nach Kontrastmittelgabe das perfundierte Lumen von evtl. vorhanden parietalen Thromben unterscheiden und so die exakte Ausdehnung des Aneurysmas aufzeigen. In den meisten Fällen ist jedoch die Bedeutung des computertomographischen Aneurysmanachweises nur begrenzt, da die Computertomographie lediglich Informationen über die Lokalisation und Größe liefern kann. Sie erspart daher keinesfalls die im Hinblick auf die Therapieplanung notwendige Angiographie.

● **Kernspintomographie**

Fließendes Blut stellt sich sowohl im T1- als auch im T2-gewichteten Bild signalarm bis signalfrei dar, da die angeregten Spins während der Datenaquisition aus der Bildebene herausfließen. Daher zeigen sich die Hirnarterien und folglich auch die Hirnarterienaneurysmen als signalfreie Raumforderungen im Verlauf der Hirnarterien (Abb. 56a). Da nun im T1-gewichteten Bild der Liquor ebenfalls signalarm abgebildet wird, sind Spin-Density- oder echte T2-gewichtete Bilder zum Nachweis besser geeignet. Vorteilhaft gegenüber der

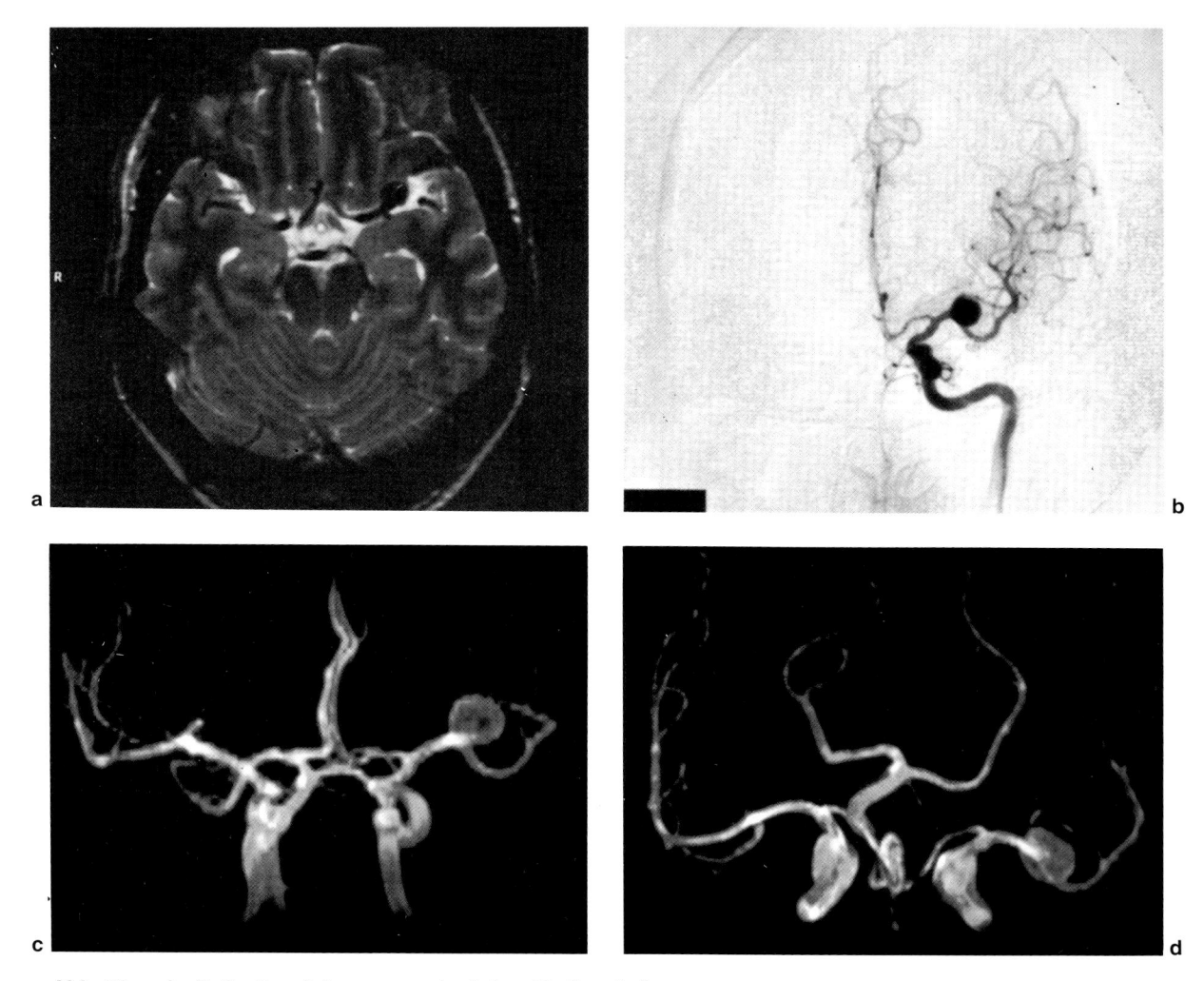

Abb. 56 a–d Patientin mit Aneurysma der linken Mediaaufteilung.
a Transversales T2-gewichtetes Spinechobild. Das Aneurysma stellt sich aufgrund des starken Blutflusses signalarm dar.
b Selektive Darstellung der linken A. carotis interna (i.a.DSA): Bestätigung der Diagnose.
c, d Kernspin-Angiographien in TOF-Technik und mehreren Projektionen. Die Abgangsverhältnisse der Mediaäste im Bereich des Aneurysmahalses kommen besser zur Darstellung als in der DSA.

Computertomographie ist die Möglichkeit der mehrdimensionalen Darstellung.

Weitere Möglichkeiten eröffnen sich durch die **Kernspin-Angiographie (MRA)**, bei der alle Gefäße des Circulus Willisii signalreich dargestellt werden und das Signal des Hirngewebes unterdrückt ist (Abb. 56c und d). Daß diese Technik sich in besonderem Maße für die Darstellung von Hirnarterienaneurysmen und angiomatösen Fehlbildungen eignet, konnte bereits in mehrfachen Publikationen dargestellt werden. Trotz dieser Vorteile gilt für die Kernspintomographie das gleiche wie für die Computertomographie, d. h. sie gibt Hinweise auf das Vorhandensein und die Lokalisation eines Aneurysmas, kann aber im Hinblick auf die anzustrebende Therapie eine Angiographie meist nicht ersparen.

- **Angiographie/DSA**

Die Aufgaben der Angiographie sind:
- Nachweis oder Bestätigung des Aneurysmas.
- Darstellung des Aneurysmahalses bzw. der Aneurysmabasis.
- Nachweis weiterer Aneurysmen (bis zu 20%).
- Nachweis oder Ausschluß von Spasmen der Hirnarterien soweit nicht zuvor schon im transkraniellen Dopplersonogramm eine Flußbeschleunigung nachgewiesen wurde.
- Bestimmung der Zirkulationszeit.

Die Erfüllung dieser Forderungen erfolgt unter dem Leitgedanken, daß neben der weitestmöglichen Abklärung pathologischer Veränderungen auch die besten **Voraussetzungen für den Zeitpunkt und die Art der Therapie** geschaffen werden. Dies bedingt eine selektive Darstellung der Aa. carotides communes, unter Umständen sogar der Aa. carotides internae sowie der linken und ggf. auch der rechten A. vertebralis. Hierbei versteht sich auch, daß zur exakten Darstellung des Aneurysmahalses oder zur Freiprojektion stark gewundener, ggf. ein Aneurysma vortäuschender Gefäßabschnitte, mindestens zwei, in manchen Fällen jedoch auch mehrere Projektionen in orthograden und entsprechend angulierten Einstellungen notwendig sind.

Die Mehrzahl der Aneurysmen stellen sich als exzentrische Gefäßaussackungen an den Aufteilungsstellen der Hirnarterien dar, da hier die hämodynamische Belastung der Gefäßwand am stärksten ist (Abb. 56b). Nach der Größe werden kleine von großen und Riesenaneurysmen (small type, large type, giant) unterschieden. Neben diesen exzentrischen, von der pathologischen Einteilung her dem Aneurysma spurium zuzuordnenden Aussackungen findet man – jedoch wesentlich seltener – fusiforme Aneurysmen, bei denen es sich um mehr oder weniger umschriebene konzentrische Gefäßerweiterungen handelt.

Bei Aneurysmen der A. communicans anterior ist neben dem Nachweis und der exakten Lokalisation die Frage wichtig, von welcher Seite die Füllung erfolgt und ob mit der Füllung beide Aa. cerebri anteriores abgebildet werden, da dies für die Operationsplanung bedeutsam ist.

Diagnostik der Hirnangiome

- **Computertomographie**

Im Nativ-CT können Angiome dem Nachweis entgehen, insbesondere dann, wenn eine größere intrazerebrale Blutung vorliegt. Nach einer intravenösen Kontrastmittelgabe sind dann die Angiomstrukturen, d. h. die erweiterten zuführenden Arterien (Feeder), das Gefäßgeflecht des Nidus und die erweiterten und stark geschlängelt verlaufenden Venen gut zu erkennen. Die Venen können zum Teil thrombosiert und verkalkt sein. Bei größeren arterio-venösen Malformationen kann auch ein Masseneffekt vorhanden sein. Ein häufiger zusätzlicher Befund ist eine umschriebene Atrophie der umgebenden Hirnstrukturen.

- **Kernspintomographie**

Arterio-venöse Malformationen sind Gebilde mit großem Durchflußvolumen. Daher erscheinen sie sowohl in T1- als auch in T2-gewichteten Bildern als signalarme Strukturen (Abb. 54). Besser als im Computertomogramm lassen sich durch die multiplanare Darstellung Feeder, Nidus und abführende Venen darstellen. Aufgrund der paramagnetischen Eigenschaften des Methämoglobins und der magnetischen Suszeptibilität des Hämosiderins können auch ältere Blutungen nachgewiesen werden.

- **MR-Angiographie**

Die neue Technik der MR-Angiographie ermöglicht die isolierte Darstellung der Hirngefäße bei gleichzeitiger Unterdrückung der Hirnstrukturen. Mit Hilfe dieses Verfahrens lassen sich Angiome sehr gut darstellen. Ein weiterer Vorteil besteht in der Möglichkeit, mit Hilfe der 3D-Rekonstruktion das Angiom auf dem Bildschirm zu drehen und aus verschiedenen Projektionsrichtungen zu analysieren.

Wenngleich dieses Verfahren sich derzeit noch im Stadium der Weiterentwicklung und Verfeinerung befindet und insbesondere im Hinblick auf die Therapieplanung eine Angiographie nicht ersetzen kann, so ergeben sich doch schon jetzt Vorteile:

– Übersichtliche Darstellung mit Nachweis der zuführenden und abführenden Gefäße.
– Planung der angiographischen Projektionen.
– Darstellung der thrombosierten und evtl. noch offenen Nidus-anteile nach therapeutischen Interventionen.

- **Angiographie/DSA**

Wie bei der Darstellung der Hirnarterienaneurysmen ist unter Berücksichtigung der heutigen technischen Möglichkeiten der Digitalen Subtraktionsangiographie (DSA) der Vorzug vor der konventionellen Blattfilmangiographie zu geben. Die Gründe hierfür liegen zum einen in dem deutlich niedrigeren Kontrastmittelbedarf der DSA, der trotz der oft zahlreichen notwendigen Projektionen das Risiko kontrastmittelspezifischer Nebenwirkungen niedrig hält; zum anderen kann durch die Verwendung dünner Katheter und den Verzicht auf maschinelle Druckinjektionen auch das Risiko embolischer Nebenwirkungen möglichst gering gehalten werden.

Wegen des hohen Flusses ist für eine optimale und kontrastreiche Abbildung eine selektive Darstellung der Aa. carotides internae und der Aa. vertebrales erforderlich. Wenn die Darstellung mißlingt, ist unter der Annahme einer extraduralen AV-Malformation die Darstellung der A. carotis externa notwendig.

Zu den **Standardprojektionen** gehören die sagittale (Abb. 57) und seitliche Serie sowie eine 45-Grad-Schrägprojektion derjenigen hirnversorgenden Arterien, aus deren Äste das Angiom gespeist wird. Zusätzliche Projektionen können jedoch notwendig werden, um Zahl und Verlauf der Feeder im Hinblick auf therapeutische Interventionen exakt zu erfassen.

Bezüglich der Lokalisation lassen sich die AV-Malformationen in extradurale, durale und intradurale einteilen. Bei den letzteren wird wiederum zwischen kortikalen, medullären bzw. kortiko-medullären Angiomen unterschieden. Hinsichtlich des makroanatomischen Aufbaus sind fistulöse von plexiformen und gemischten Angiomen zu trennen.

Neben diesen typischen Formen gibt es auch sog. okkulte AV-Malformationen, die zwar in CT und MR darstellbar sind, angiographisch sich jedoch nicht abbilden lassen. Darüber hinaus gibt es auch kavernöse Angiome, kapilläre Teleangiektasien und venöse Angiome. Insbesondere bei letzteren sind angiographisch einzelne prominente Venen, die in eine kräftige aszendierende Vene drainieren, erkennbar.

5.1.4 Hirnvenenthrombosen

Bei den zerebralen Venen- und Sinusthrombosen, die überwiegend bei Frauen auftreten, wird zwischen den seltenen blanden und den häufigen septischen Thrombosen unterschieden. Für ihre Pat-

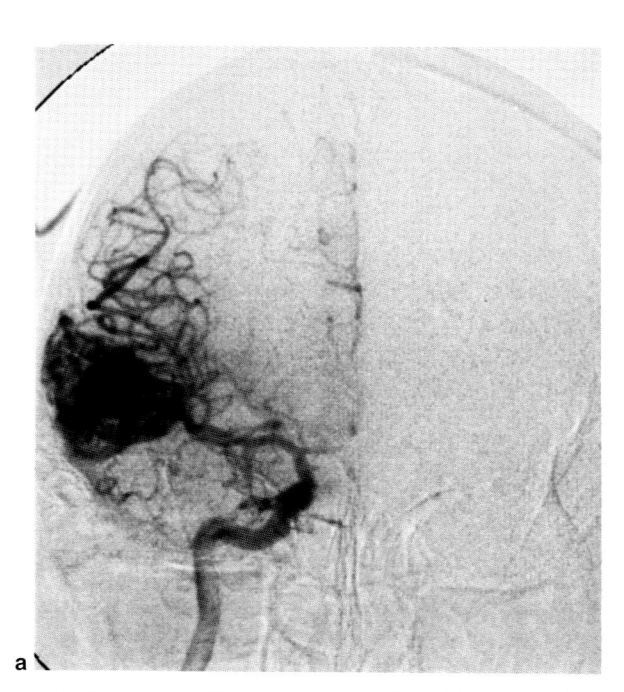

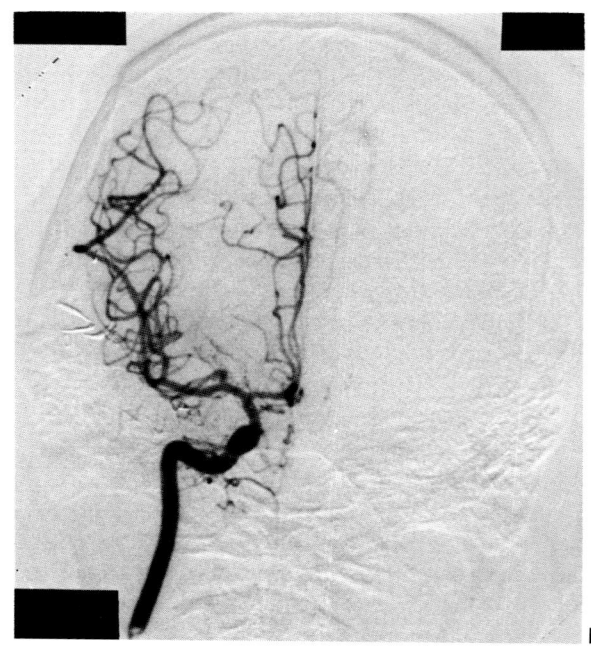

Abb. 57 a, b 47jähriger Patient mit rechts-temporalem plexiformen AV-Angiom. Selektive intraarterielle DSA der rechten A. carotis interna vor (**a**) und nach (**b**) Embolisation und Operation.

hogenese sind sowohl allgemeine als auch regionale Faktoren von Bedeutung:
– Entzündliche Prozesse (otogen, rhinogen, Septikämien)
– Tumorinfiltrationen
– Hormonelle Faktoren (Schwangerschaft, Wochenbett, orale Kontrazeptiva)
– Blutkrankheiten (Verbrauchskoagulopathien, Blutviskositätserhöhungen)
– Fehlbildungen der Hirnvenen (bei Kindern)

In den Quellgebieten der thrombosierten Hirnvenen kommt es zu Abflußstörungen, diapedetischen Blutungen und hämorrhagischen Infarkten, die von einem Ödem begleitet sind, welches oft zu einer rasch progredienten intrakraniellen Drucksteigerung führt.

Klinische Befunde

Das klinische Bild einer Hirnvenenthrombose ist geprägt durch:
– Hirndruckzeichen (starke Kopfschmerzen, Übelkeit, Erbrechen, Vigilanzstörungen, Stauungspapille)
– Nackensteifigkeit
– Neurologische Herdsymptome (auch epileptische Anfälle)
– Symptomatik der Grundkrankheit

Radiologische Befunde

Zum Einsatz kommen hier Computertomographie und Kernspintomographie. Nur in unklaren Situationen wird man ergänzend angiographische Verfahren einsetzen. Das darzustellende pathologische Substrat sind thrombosierte Sinus. Aufgrund dieses Abflußhindernisses resultiert eine Zunahme des Hirnblutvolumens. Weitere Folgen sind zunächst ischämische, dann hämorrhagische Läsionen.

- **Computertomographie**

Grundsätzlich kann eine Vielzahl von pathologischen Veränderungen auf das Vorliegen einer Sinusvenenthrombose hinweisen (Abb. 58). Leit-

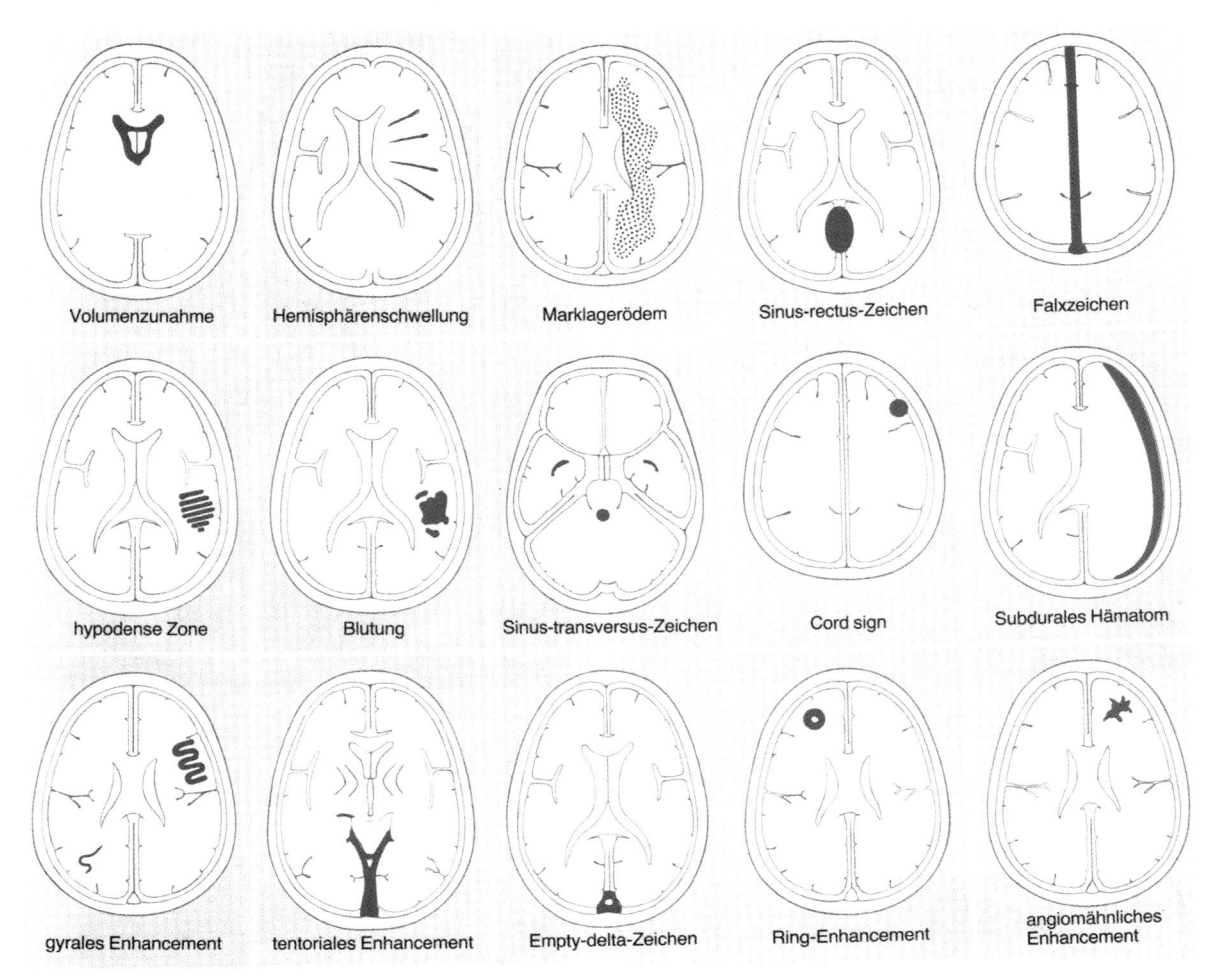

Abb. 58 Spektrum der Veränderungen im CT, die auf das Vorliegen einer Sinusvenenthrombose hinweisen können (aus *E. B. Ringelstein*, in *K. Kunze:* Lehrbuch der Neurologie. G. Thieme, Stuttgart 1992).

symptom im CT ist der „filling defect" im Sinus sagittalis superior und im confluens sinuum nach der Kontrastmittelgabe. Wegen der kalottennahen Lage der Sinus ist hierzu eine weite Fenstereinstellung erforderlich. In der Umgebung des verschlossenen Sinus kommt es zu einer deutlichen Kontrastanreicherung als Folge des sich hier etablierenden Kollateralkreislaufs über Venolen und kleine Venen. Einen weiteren Hinweis liefert die Verbreiterung der kontrastaufnehmenden Dura, für deren Darstellung ebenfalls eine weite Fenstereinstellung erforderlich ist.

● **Kernspintomographie**

Die Sinus der Dura mater sind normalerweise Gefäße mit einem starken Blutfluß und erscheinen daher – abgesehen von regionalen Einflußphänomen, insbesondere bei kurzen Echozeiten – signalarm. Pathognomonisch ist die signalreiche Darstellung des/der Sinus in allen Sequenzen und mehreren Ebenen (Abb. 59 a). Diese Zeichen sind jedoch erst mehrere Stunden, unter Umständen erst Tage nach dem Einsetzen der klinischen Symptomatik anzutreffen, so daß man daher auf andere Methoden, z.B. die Angiographie, zur Sicherung der Diagnose ausweichen muß.

Als Folge der venösen Kongestion bilden sich umschriebene Zonen mit erhöhter Signalintensität im T2-Bild, später auch im T1-Bild als Folge der bereits erwähnten ischämischen und hämorrhagischen Läsionen. Sie allein sind jedoch nicht pathognomonisch.

● **Angiographie/DSA**

Bei Ausbildung der typischen Befunde in CT und MR ist eine Angiographie nicht notwendig und daher auch nicht indiziert. Bei unklaren Befunden bzw. auch bei artefaktüberlagerten CT- und MR-Bildern sollte man jedoch nicht mit der Indikation zur Angiographie zögern, da eine möglichst früh einsetzende Therapie die Prognose des Krankheitsbildes günstig beeinflußt. Das Vorliegen einer Schwangerschaft stellt hierbei grundsätzlich keine Kontraindikation dar, da sich bei korrekter Vorgehensweise und Einstellung selbst bei mehrfachen Serien am Uterus keine meßbare Strahlendosis ergibt.

Die typischen Befunde sind eine verlängerte Hirnkreislaufzeit, die fehlende Kontrastierung der großen Hirnvenen und der Sinus und die Darstellung von zahlreichen kleinen Kollateralgefäßen (Abb. 59 b).

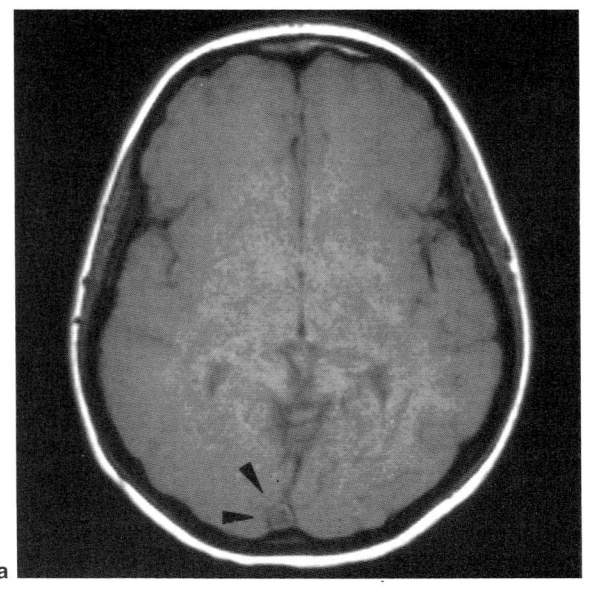

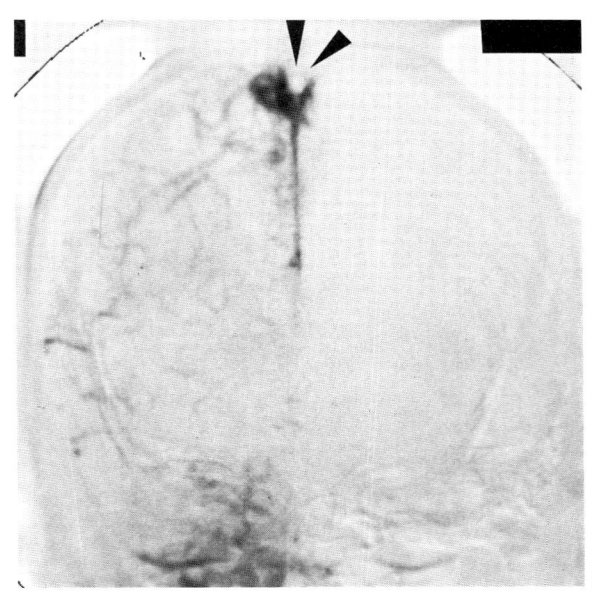

Abb. 59 a, b Thrombose des Sinus sagittalis superior bei einer 31jährigen Patientin.
a T1-gewichtete transversale Spinechosequenz. Signalreiche Darstellung des hinteren Sinus sagittalis superior (Pfeilspitzen) als Hinweis auf die Thrombose.
b Selektive Karotisangiographie rechts: Bestätigung der Diagnose. Füllungsdefekt des Sinus sagittalis superior (Pfeilspitzen). Ausgeprägter venöser Umgehungskreislauf.

5.2 Subakut-chronische zerebrale Durchblutungsstörungen (vaskuläre Enzephalopathien)

Diagnostik mit bildgebenden Verfahren

- Computertomographie
- Kernspintomographie

5.2.1 Chronisch-progrediente subkortikale Enzephalopathie (SAE)

(Synonyma: Morbus Binswanger, subkortikale arteriosklerotische Enzephalopathie, Multiinfarktdemenz, chronisch-hypertensive Enzephalopathie)

Die Erkrankung entwickelt sich auf dem Boden einer Mikroangiopathie, welche die Folge eines Hochdruckleidens und/oder einer Arteriosklerose ist. Pathoanatomisch stehen ein Marklagerschwund (Leukoenzephalopathie) mit perivaskulären, vor allem periventrikulär gelegenen Demyelinisierungen sowie multiple lakunäre Infarkte (Status lacunaris) im Vordergrund.

Klinische Befunde

- Progrediente Demenz.
- Multifokale zentral-neurologische Ausfälle.
- Fakultativ epileptische Anfälle.
- Marasmus und Koma im Finalstadium.

Radiologische Befunde

- Wegen der besseren Detektibilität lakunärer Infarkte und gliöser Narben sowie der multiplanaren Darstellungsmöglichkeit ist der **Kernspintomographie** der Vorzug vor der **Computertomographie** zu geben.

Typische Befunde sind:

- Multiple Stammganglieninfarkte (status lacunaris), die im CT als hypodense, im T2-gewichteten MR-Bild dagegen als hyperintense Läsionen erkennbar sind (Abb. 60).

- Ausgeprägtes Ödem im Großhirnmarklager mit Betonung der temporo-parietalen und parieto-okzipitalen Anteile. Dies erscheint im CT als Dichteminderung, im T2-gewichteten MR-Bild hingegen ebenfalls als signalintensive Zone (Abb. 61).

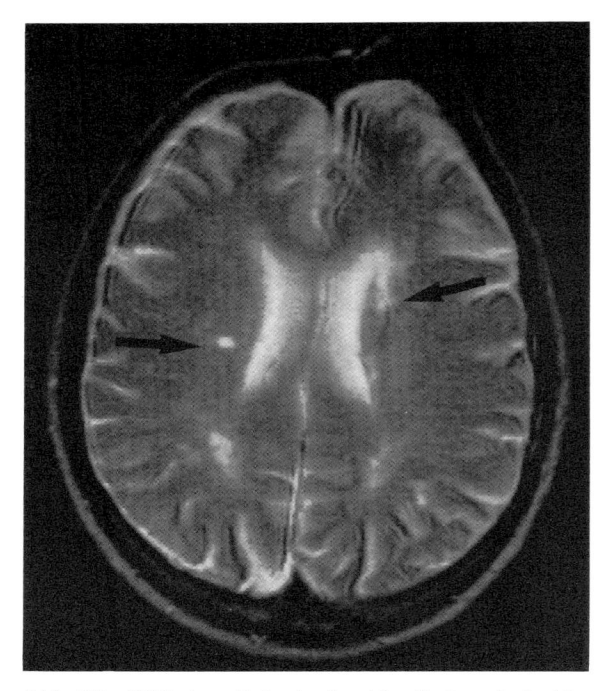

Abb. 60 63jähriger Patient mit subkortikaler arteriosklerotischer Enzephalopathie (SAE). Transversale T2-gewichtete Spinechosequenz. Nachweis multipler lakunärer Infarktzonen (Pfeile) beidseits periventrikulär.

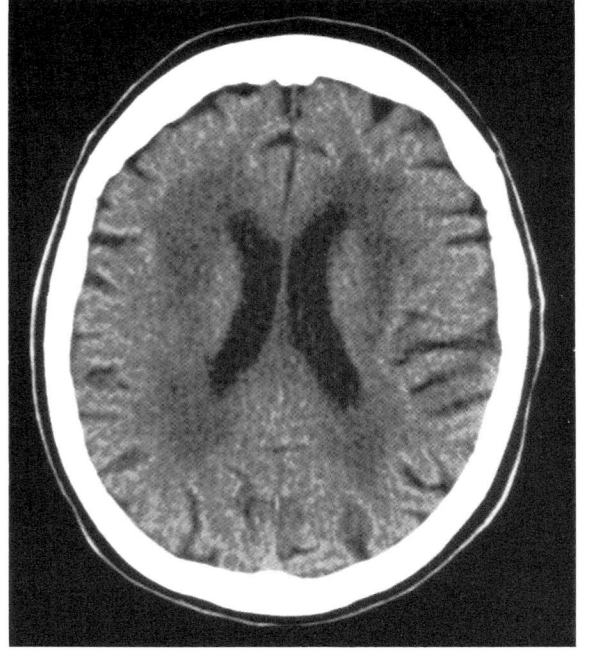

Abb. 61 Patient mit subkortikaler arteriosklerotischer Enzephalopathie (SAE).
Transversales CT: Ausgeprägte Dichteminderung im Bereich der weißen Substanz. Leichte Erweiterung des Ventrikelsystems und der Hirnfurchen.

– In Verbindung mit diesen Veränderungen besteht meist keine oder nur eine geringe Rindenatrophie und eine allenfalls leichte bis mäßige Ventrikelerweiterung. Wegen der Infarktläsionen im Stammganglienbereich und periventrikulär ist bei ausschließlicher Berücksichtigung des MR-Bildes differentialdiagnostisch auch an die Encephalitis disseminata zu denken. Die Abgrenzung der Krankheitsbilder muß allerdings durch Klinik, neurologische Befunde und die Liquordiagnostik erfolgen.

5.2.2 Pseudobulbärparalyse

Die Pseudobulbärparalyse ist die Folge multipler beidseitiger Mikroinfarkte im Hirnstammbereich, somit eine supranukleäre Läsion mit Unterbrechung des Truncus corticonuclearis bds., fast immer auf dem Boden einer zerebralen Arteriosklerose.

Klinische Befunde

Leitsymptome des chronisch-progredienten Krankheitsbildes sind:
- Dysarthrie.
- Zungenlähmung (ohne Atrophie!).
- Schluckstörungen.
- Gesteigerter Massetereflex.
- Pyramidenbahnzeichen.

Radiologische Befunde

● Aufgrund der besseren und multiplanaren Darstellung der Hirnstammregion und ihres höheren Weichteilkontrastes ist die **Kernspintomographie** für diese Fragestellung besser geeignet als die **Computertomographie**.

Während im CT die Hirnstammregion oft artefaktüberlagert ist und nur größere und deutlich demarkierte Infarktläsionen einwandfrei abgrenzbar sind, können im T2- gewichteten MR-Bild auch kleinere Herde von wenigen Millimeter Größe gut abgegrenzt werden.

5.2.3 Primär-entzündliche Gefäßerkrankungen (zerebrale Immunvaskulitiden)

Bei den Immunvaskulitiden liegen entzündliche Gefäßwandschädigungen vor, die sich infolge weitgehend ungeklärter immunologischer Störungen –bei fehlendem Erregernachweis – entwickeln. In der Regel handelt es sich dabei um Systemkrankheiten, von denen auch die Hirngefäße betroffen sein können. Eine derartige zerebralvaskulitische Mitbeteiligung kann auftreten bei:
- Panarteriitis nodosa.
- Lupus erythematodes disseminatus.
- Wegenersche Granulomatose.
- Morbus Moschkowitz (thrombotisch-thrombozytopenische Purpura).
- Moya-Moya.
- Arteriitis cranialis (Riesenzell-Arteriitis).
- Sjögren-Syndrom.
- Sklerodermie.

Klinische Befunde

Die in der Regel chronisch oder subakut auftretenden zerebralen (auch spinalen und peripheren) neurologischen Störungen bieten eine sehr variable lokalisationsabhängige Symptomatik. Diagnostisch wegweisend sind die gleichzeitig vorliegenden internistischen Befunde an anderen Organsystemen und insbesondere serologisch-immunologische sowie histopathologische Befunde.

Radiologische Befunde

Das gemeinsame pathomorphologische Substrat der Vaskulitiden sind ischämische oder hämorrhagische Läsionen. Meist handelt es sich um multiple sehr kleine Infarkte, die in den subkortikalen Regionen und in den Basalganglien gelegen sind. Aus diesem Grunde kommt der Kernspintomographie eine stärkere Bedeutung im diagnostischen Nachweis zu als der Computertomographie.

Eine ätiologische Zuordnung oder differentialdiagnostische Abgrenzung innerhalb der verschiedenen Vaskulopathien ist mit Hilfe der bildgebenden Diagnostik nicht möglich.

● Die **Kernspintomographie** ist sehr sensitiv im Nachweis feiner punktueller Läsionen, die ischämische Foci repräsentieren. Hierbei kann es sich, wie in einzelnen Beobachtungen mitgeteilt, auch um reversible Läsionen handeln, die z.B. bei einer Lupus-Vaskulitis auftreten (*Aisen, A.N.; Gabrielsen, T.; McCune, W.J.*, 1985).

5.3 Intermittierende zerebrale Durchblutungsstörungen

Die weitaus häufigste Ursache von intermittierend auftretenden transienten ischämischen Attakken (TIA) ist in Plättchenthromben zu suchen, die sich aus arteriomatösen Plaques der Halsarterien ablösen und in den Hirnkreislauf eingeschwemmt werden. Bei einer Reihe weiterer spezieller Erkrankungen bestimmen andere pathogenetische Faktoren die intermittierende Symptomatik der zerebro-vaskulären Insuffizienz.

5.3.1 Hypertensive Enzephalopathie (akute Hochdruck-Enzephalopathie)

Bei der akuten hypertensiven Enzephalopathie kommt es episodisch zu meist reversiblen Hirnfunktionsstörungen auf dem Boden einer schweren arteriellen Hochdruckkrankheit.

Klinische Befunde

– Kopfschmerzen, Übelkeit, Erbrechen.
– Vigilanzstörungen, Verwirrtheit.
– Evtl. epileptische Anfälle.
– Stauungspapille („Pseudotumor cerebri").
– Krisenhafte extreme Blutdruckerhöhung.

Radiologische Befunde

Das pathologische Substrat dieser Erkrankung sind Wandveränderungen der tiefen perforierenden Arterien (unregelmäßige Verdickungen) und Mikroaneurysmen. Dabei neigen diese Gefäße zur Leckage. Die hypertensive Blutung ist deshalb eine der Hauptursachen des Schlaganfalls speziell beim älteren Menschen.

Die Hämorrhagien können überall in der subkortikalen Verbindungslinie zwischen grauer und weißer Substanz auftreten, 50% sind jedoch im Bereich der Basalganglien und im Kleinhirn anzutreffen. Darüber hinaus gibt es nichthämorrhagische Läsionen, die wahrscheinlich die Folge eines vasogenen Ödems in der periventrikulären weißen Substanz sind und kleine fokale Infarkte.

● Die hier beschriebenen supra- und infratentoriellen Läsionen können mit **Computertomographie** und **Kernspintomographie** erfaßt werden, wobei im CT umschriebene Dichteminderungen, in der deutlich sensibleren Kernspintomographie im T2-gewichteten Bild Zonen mit erhöhter Signaldichte zu finden sind. Unter antihypertensiver Therapie kann bei akuter hypertensiver Enzephalopathie eine vollständige Rückbildung der zuvor ausgeprägten MR-tomographischen Veränderungen im Marklager- und Hirnstammbereich beobachtet werden (*B. Buchwald* et al. 1994).

5.3.2 Episodische (Transitorische) globale Amnesie

Als Ursache dieses Krankheitsbildes werden passagere Durchblutungsstörungen im medialen Temporalbereich bei einer intermittierenden vertebrobasilären Insuffizienz vermutet.

Klinische Befunde

Die klinische Symptomatik tritt akut auf, dauert meist nur wenige Stunden und rezidiviert selten. Die wesentlichen Symptome sind:

– Desorientierung.
– Ängstliche Verwirrtheit, Ratlosigkeit.
– Später amnestische Lücke für diese Episode.

Radiologische Befunde

● Typische Befunde im **Computertomogramm** und **Kernspintomogramm** wurden bisher nicht beschrieben. Beide Verfahren werden jedoch zum Nachweis oder Ausschluß von differential-diagnostisch in Betracht kommenden Hirninfarkten eingesetzt.

5.3.3 Subclavian-Steal-Syndrome

Bei einer Stenose der A. subclavia vor dem Abgang der A. vertebralis kann eine Mangeldurchblutung des Armes durch eine Strömungsumkehr in der A. vertebralis kompensiert werden. Bei einem Teil der Patienten besteht lediglich eine Mangelversorgung des Armes mit motorischer Schwäche, schneller Ermüdbarkeit usw. Bei anderen zeigt sich dagegen eine zerebrale Mangelversorgung, die durch eine stärkere motorische Beanspruchung des Armes ausgelöst wird. Die Folge ist ein Abfall des Perfusionsdruckes im Vertebraliskreislauf, der zu einer vertebro-basilären Insuffizienz führt.

Klinische Befunde

– Hinterkopfschmerzen.
– Schwindel, Sehstörungen, Ohrgeräusche.
– „Drop attacks".
– Erniedrigung des systolischen Blutdruckes um mehr als 25 mmHg gegenüber der gesunden Seite.

Radiologische Befunde

Die klinisch vermutete Diagnose kann vielfach schon durch die **Duplex- oder farbcodierte Dopplersonographie** bestätigt werden. Hierbei zeigt sich in der befallenen A. subclavia eine deutliche Erniedrigung der systolischen Spitzengeschwindigkeit als Folge der Pulswellenabflachung. Bei guter Darstellbarkeit der A. vertebralis ist dann auch die Stromumkehr direkt nachweisbar.

Für die **angiographische Diagnose** eignen sich sowohl die **konventionelle Blattfilmtechnik** mit

5 Vaskuläre Hirnerkrankungen

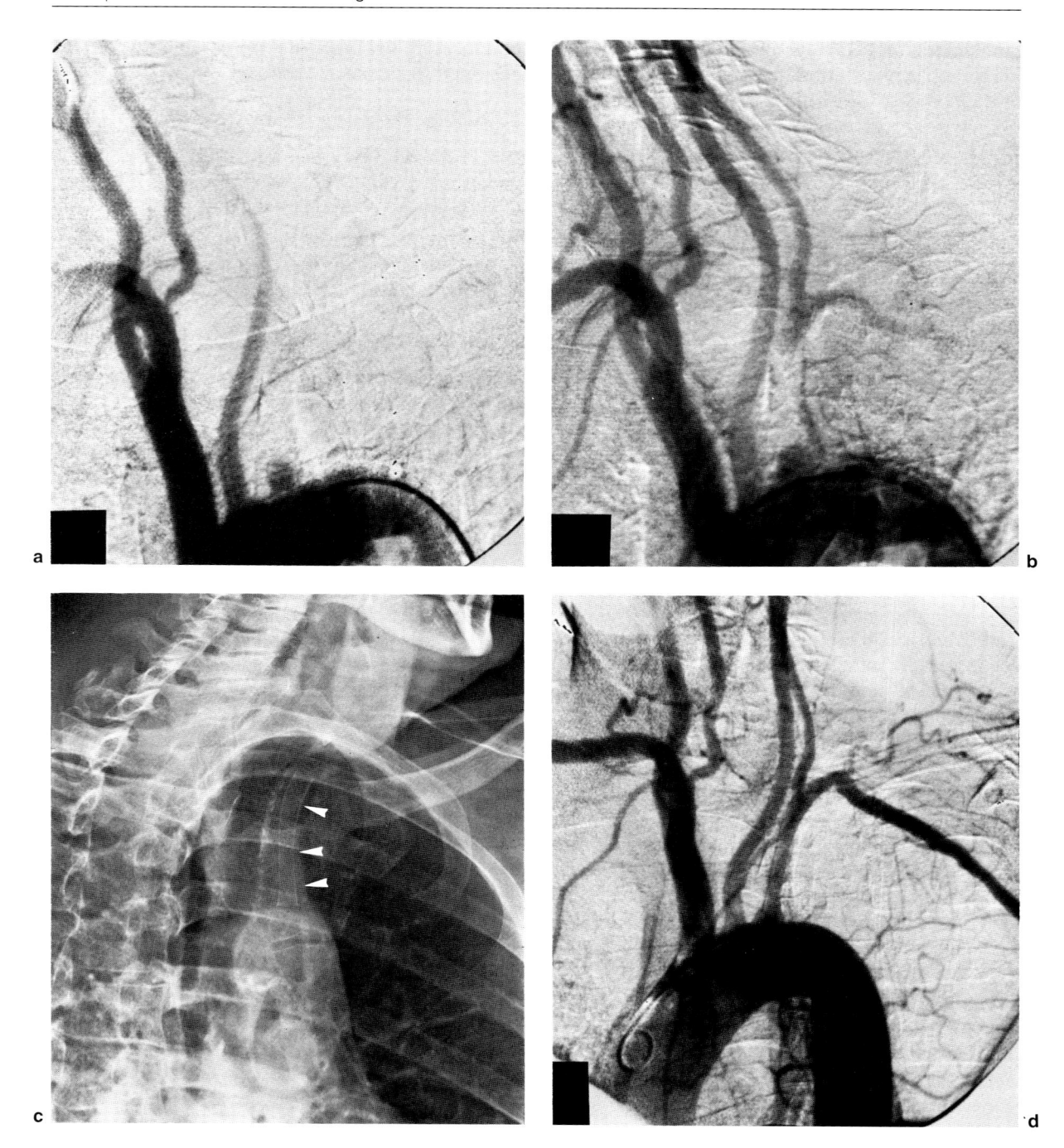

Abb. 62a–d 61jähriger Patient mit Subclavian-Steal-Syndrome.
a Aortenbogenübersicht (frühe Phase): Verschluß der linken A. subclavia.
b Gleiche Serie wie **a**, späte Phase: Retrograde Kontrastierung der linken A. vertebralis mit Einspeisung der distalen A. subclavia.
c Zustand nach Stent-Implantation in den verschlossenen Arterienbereich (Pfeilspitzen).
d Aortenübersicht nach Rekanalisation: Orthograde Perfusion der linken A. subclavia und der linken A. vertebralis.

Injektion des Kontrastmittels in den Aortenbogen als auch die **intraarterielle** oder **intravenöse DSA**. In der früheren Phase stellt sich der abgangsnahe Verschluß (meist) der linken A. subclavia dar. In der späten Phase kommt es zur retrograden Kontrastierung der A. vertebralis, über die dann die periphere A. subclavia und die Armarterien aufgefüllt werden (Abb. 62 a und b).

Bei selektiven Injektionen in die Aa. carotides communes kann man erkennen, daß es sich hier nicht nur um Kollateralverbindungen über Äste des Circulus Willisii handelt. Vielmehr werden im oberen Halsbereich, insbesondere über die C1- und C2-Kollateralen zwischen A. carotis externa und der gleichseitigen A. vertebralis, zum Teil ausgedehnte Kollateralkreisläufe unterhalten.

Da das Subclavian-Steal-Syndrome praktisch nie eine Einzelmanifestation der Arteriosklerose im Bereich der hirnversorgenden extrakraniellen Arterien darstellt und sich häufig auch die Frage nach weiteren Gefäßwandveränderungen im Bereich der übrigen Gefäße ergibt, ist es trotz der zuvor geschilderten intravenösen DSA sinnvoll, die Untersuchung als **arterielle Angiographie** mit der Möglichkeit der selektiven Sondierung durchzuführen. Bei kurzstreckigen Verschlüssen der A. subclavia ist heute zunächst der Versuch der transvasalen Rekanalisation (PTA und / oder Stentimplantation) indiziert (Abb. 62 c und d). Nur, wenn mit dieser Technik das Strohmbahnhindernis nicht beseitigt werden kann, ist eine operative Korrektur indiziert.

5.3.4 Fibromuskulöse Dysplasie

Hierbei handelt es sich um eine seltene segmental stenosierende Arterienkrankheit, deren Genese bisher noch nicht gesichert ist. Es werden hier vorwiegend die extrakraniellen Aa. carotides internae, seltener die A. cerebri media und die A. vertebralis befallen. Deutlich häufiger ist jedoch die Lokalisation im Bereich der Nierenarterien und der Beckenarterien.

Kollagene und muskuläre Mediaverdickungen haben aneurysmatische Gefäßaussackungen und Gefäßwandrupturen zur Folge. Von der Erkrankung werden nahezu ausschließlich Frauen befallen.

Klinische Befunde

- Transiente ischämische Attacken (TIA).
- Rezidivierende „Completed-Strokes".
- Subarachnoidalblutungen.
- Nephrogener Hochdruck in der Anamnese.

Radiologische Befunde

● Die Diagnose wird ausschließlich im **Angiogramm** (selektive arterielle Untersuchung in konventioneller oder DSA-Technik) gestellt. Charakteristisch sind mehrere mehr oder weniger regelmäßige segmentale Einschnürungen der betroffenen Arterie (Perlschnurphänomen), wobei die zwischen den Einschnürungen gelegenen Teile durchaus aneurysmatisch erweitert sein können. Für die fibromuskuläre Dysplasie der A. carotis interna ist typisch, daß der Befund etwa 2–3 cm oberhalb der Carotisgabel beginnt und auf den extrakraniellen Teil des Gefäßes begrenzt bleibt (Abb. 63).

Aufgrund des häufigen Befalls der Nieren- und Beckenarterien sollten diese Gefäße in der gleichen Sitzung ebenfalls angiographisch untersucht werden.

5.3.5 Moya-Moya

Bei dieser seltenen Gefäßkrankheit, die gehäuft in Japan und überwiegend bei jungen Frauen und bei Kindern mit Down-Syndrom beobachtet wird, findet man ätiologisch unklare (entzündliche?)

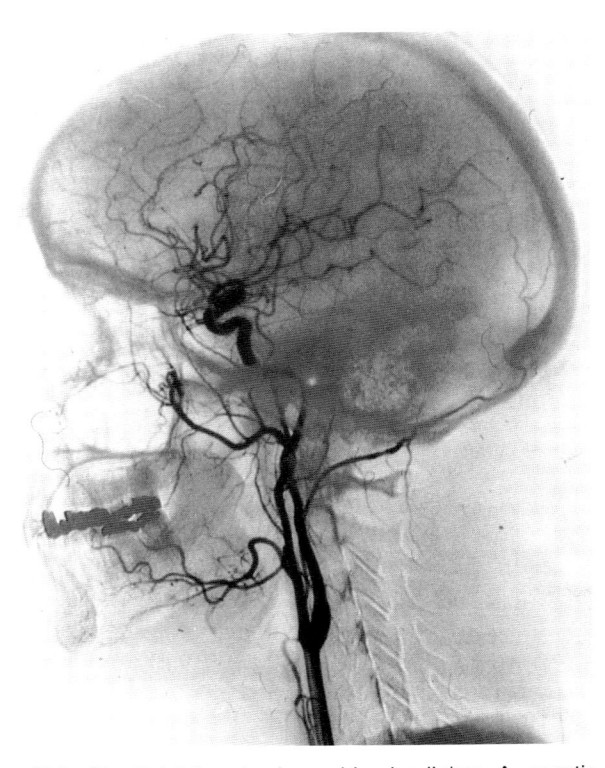

Abb. 63 Selektive Angiographie der linken A. carotis communis im seitlichen Strahlengang (Blattfilmtechnik mit Subtraktion): Fibromuskuläre Dysplasie der A. carotis interna im extrakranialen Anteil.

Stenosierungen der intrakraniellen Abschnitte der Aa. carotides internae. Es kommt zu einer ausgeprägten Kollateralisation im Bereich der Stammganglien und des Thalamus über die lentikulostriatären Arterien. Da die Erkrankung peripherwärts fortschreitet, müssen fortlaufend neue Kollateralsysteme eröffnet werden. Schließlich werden die Gefäßgebiete der vorderen und mittleren Hirnarterie nur noch über transdurale Externaanastomosen oder aus dem vertebrobasilären Stromgebiet versorgt. Aus diesen „Rete mirabile" kann es zu subarachnoidalen oder intrazerebralen Blutungen kommen.

Klinische Befunde

- TIA oder rezidiverende „Completed-Strokes".
- Intrazerebrale oder subarachnoidale Blutungen.
- Fakultativ epileptische Anfälle.

Radiologische Befunde

● Die **Computertomographie** und die **Kernspintomographie** zeigen Grenzzoneninfarkte sowohl im Bereich der Versorgungsgrenzen zwischen der vorderen und mittleren als auch zwischen der mittleren und hinteren Hirnarterie. Hierbei scheint es typisch zu sein, daß sich mehrere dieser Infarkte in unterschiedlichen Altersstadien befinden. Bei akuten Ereignissen lassen sich ein Hirnödem und subarachnoidale Blutansammlungen nachweisen.

● Der **angiographische Befund** ist für das Krankheitsbild **pathognomonisch**. Zur Stellung der Diagnose ist eine selektive Darstellung der Hirnarterien notwendig. Moya-Moya heißt „Rauch" und beschreibt die Kollateralversorgung des peripheren Anterior- und Mediastromgebietes über die lentikulo-striatären Arterien (Abb. 64). Vielfach erkennt man schon im Übersichtsangiogramm des Aortenbogens das reduzierte Kaliber der Aa. carotides internae. Im selektiven Angiogramm kommt es zu einer hochgradigen Einengung oder zu einem Verschluß im Bereich des distalen Siphonschenkels und zur Darstellung des bereits beschriebenen arteriellen „Wundernetzes".

5.3.6 Zerebrale Amyloidangiopathie

Eine primäre zerebrovaskuläre Amyloidose kommt sporadisch oder auch hereditär vor. In der Literatur wird ihre Häufigkeit mit 6% der Bevölkerung über 65 Jahre angegeben. Die Amyloidablagerungen in der Wand der Arteriolen prädispo-

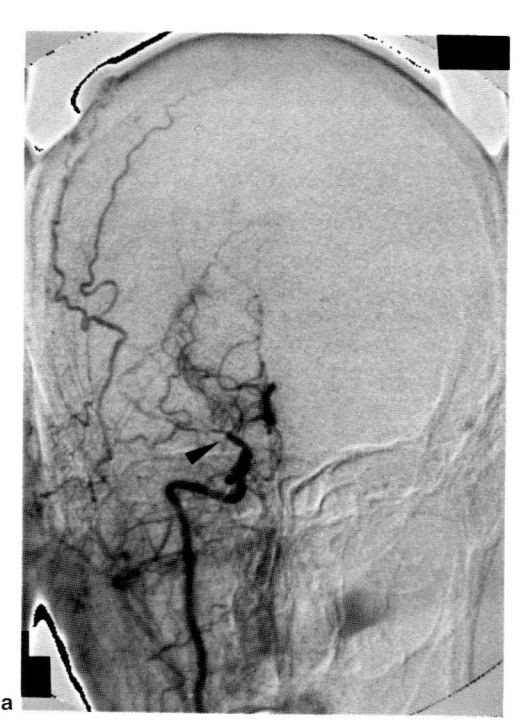

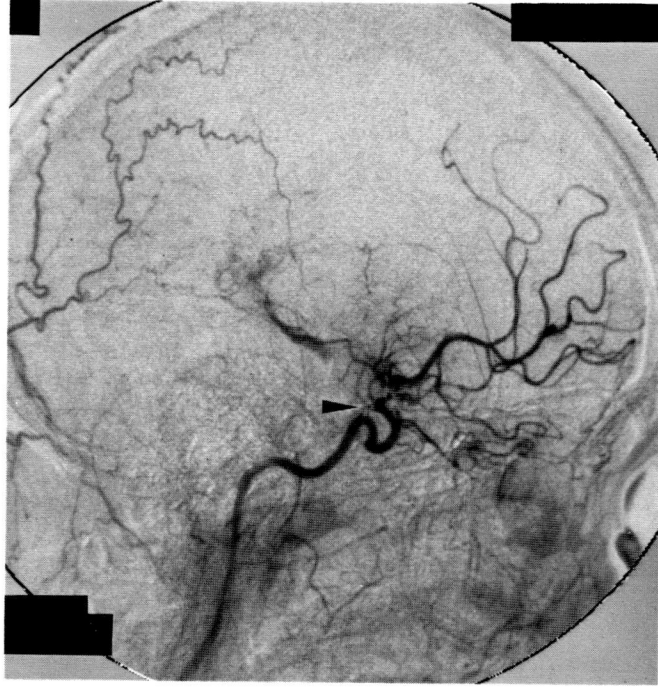

Abb. 64a, b 41jährige Patientin mit Moya-Moya-Syndrom. Selektive Angiographie (i.a.DSA) der rechten A. carotis communis im sagittalen (**a**) und seitlichen (**b**) Strahlengang: Verschluß der rechten A. carotis interna intrakraniell im Bereich ihrer Aufteilung. Kontrastierung des Anteriorkreislaufs über zahlreiche Kollateralen, die im Angiogramm ein „rauchschwadenartiges" Bild ergeben.

nierten zu spontanen Rupturen, ähnlich denen bei der hypertensiven Blutung. Allerdings sind die subkortikale weiße Substanz häufiger als die Basalganglien befallen. Die klinischen Krankheitsbilder sind durch die Zahl und das Ausmaß der rezidivierenden Mikro- oder Massenblutungen geprägt.

Klinische Befunde

– Rezidivierende Insulte mit multifokaler Symptomatik.
– Blutiger Liquor (nach Ventrikeleinbruch der Blutung).
– In der Regel keine Hypertonieanamnese.
– In der Regel keine Demenz (im Gegensatz zum Morbus Alzheimer und zum Morbus Binswanger).

Radiologische Befunde

● **Computertomographie** und **Kernspintomographie** zeigen multilokuläre Blutungsherde unterschiedlichen Alters, die überwiegend in der Subkortikalregion liegen.

Differentialdiagnostisch sind hypertensive Blutungen abzugrenzen. Allerdings können die Multiplizität und die Lokalisation der Blutungen auf die zugrundeliegende Erkrankung hinweisen.

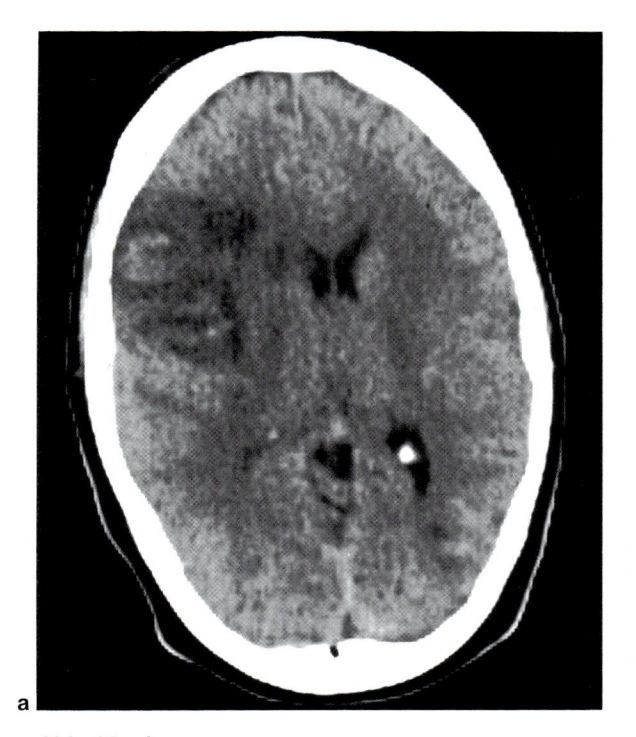

5.3.7 Arterielle Dissektion

Intramurale Hämatome der Halsarterien mit Lumeneinengung sind meist traumatisch entstanden und kommen insbesondere auch nach Bagatelltraumen (Schleuderverletzungen der HWS) vor. Weitere Ursachen bei spontanen Auftreten sind Arteriosklerose, fibromuskuläre Dysplasien und Hochdruck.

Klinische Befunde

– Nacken-, Kopf- und Gesichtsschmerzen.
– Horner-Syndrom.
– Pathologischer Auskultationsbefund über dem betroffenen Halsgefäß.
– Rezidivierende TIA oder Hirninfarkte mit multifokalen Ausfällen.

Radiologische Befunde

Eingesetzt werden Duplex- und farbcodierte Dopplersonographie sowie angiographische Verfahren.

● In der **Duplex-** und **Dopplersonographie** läßt sich mit Hilfe des B-Bildes bereits das subintimale Hämatom als lumeneinengende Raumforderung nachweisen. Typisch ist hierfür der Befall der A. carotis communis (Abb. 65 b). Bei einem

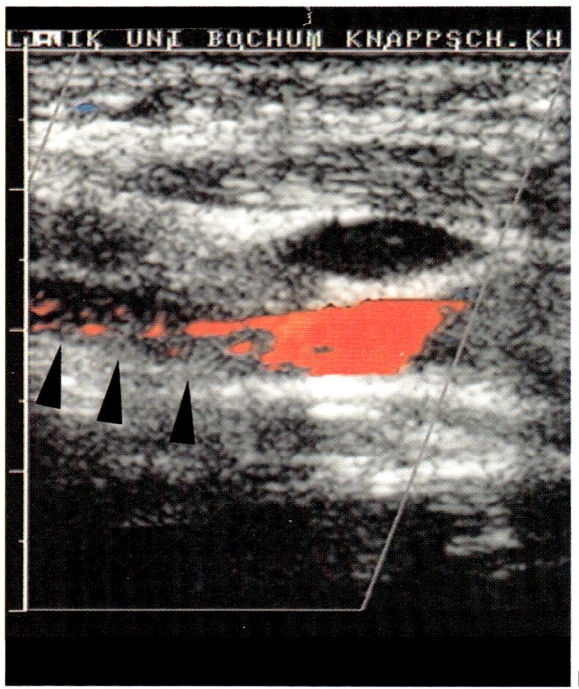

Abb. 65 a, b
a Transversale Nativ-CT-Schicht: Nachweis eines Mediainfarktes.
b Farbkodierte Duplexsonographie: Abbruch des Flußsignales in der rechten A. carotis interna (Pfeilspitzen) als Folge einer arteriellen Dissektion.

vollständigem Verschluß bzw. bei der Thrombose des Gefäßes distal der Dissektion kommt es häufig zu einer Strömungsumkehr in der A. carotis externa, die über die Karotisgabel die gleichseitige Interna perfundiert.

● **Angiographisch** imponiert die meist spitz zulaufende Einengung bzw. der Verschluß des Karotislumens, während sich das falsche Lumen meist nicht (innerhalb der angiographischen Serie) darstellt.

● **Computertomographie und Kernspintomographie** zeigen in der Dünnschnittechnik die Einengung des Lumens, ggf. auch das „falsche Lumen", das ebenfalls perfundiert sein kann. Darüber hinaus werden beide Methoden zum Nachweis und Ausschluß von Hirninfarkten eingesetzt.

6 Hirntumoren

Alle innerhalb des Endokraniums wachsenden Gewebsneubildungen werden als Hirntumoren bezeichnet. Diese intrakraniellen Geschwülste können vom Hirnparenchym (sog. hirneigene Tumoren) oder von anderen Strukturen des Schädelinnenraumes ausgehen. Beide werden als primäre Hirntumoren zusammengefaßt. Die sog. sekundären Tumoren, d. h. Metastasen von außerhalb des Zentralnervensystems gelegenen Malignomen, machen etwa 10% aller Hirntumoren.

Die **Einteilung** der Hirntumoren kann nach ihren histologisch-morphologischen Bildern, ihrer Lokalisation (z.B. supra- oder infratentoriell; intra- oder suprasellär; intra- oder paraventrikulär) und/oder ihrem biologischen Verhalten (z.B. Malignitätsgrad, Raumforderung, Strahlensensibilität) erfolgen.

Der nachfolgenden Darstellung liegt die histogenetische Einteilung der Tumoren des ZNS (verkürzt in Anlehnung an die WHO-Klassifikation von 1986) zugrunde:

– Neuroepitheliale Tumoren.
– Tumoren der Nervenscheiden.
– Tumoren der Meningen.
– Primäre maligne Lymphome.
– Mißbildungstumoren.
– Tumoren des Hypophysenvorderlappens.
– Metastatische Hirntumoren.
– Pseudotumor cerebri.

Die **Beurteilung der Malignität** eines Hirntumors resultiert nicht nur aus den histologischen Malignitätskriterien (Zelldichte, Zell- und Kernpolymorphien, Mitoserate, Gefäßrandproliferationen), sondern stets auch aus den jeweiligen biologischen und klinischen Gegebenheiten. So sind vor allem der Tumorsitz, das Ausmaß des peritumorösen Ödems, die intrakranielle Raumforderung und Druckentfaltung und das invasive Tumorwachstum für den biologischen Malignitätsgrad des Tumors, sein „grading", von wesentlicher Bedeutung.

Die Erfassung der verschiedenen, seine Dignität bestimmenden Eigenschaften eines Hirntumors erfolgt durch die klinische Untersuchung, bildgebende Verfahren und histologische Methoden. Der neuroradiologischen Diagnostik kommt allerdings eine Schlüsselposition zu, da sie neben der Diagnose Tumor auch die therapierelevanten Informationen (Neurochirurgie, Strahlentherapie usw.) liefert.

Diagnostik mit bildgebenden Verfahren
Basisdiagnostik

● Schädelübersichtsaufnahmen ggf. mit Spezialprojektionen
● Ggf. Sonographie (im Säuglingsalter)

Weiterführende Diagnostik

● Computertomographie
● Kernspintomographie
● Angiographie/DSA

Während noch bis vor etwa 20 Jahren zur neuroradiologischen Diagnostik hauptsächlich invasive Verfahren wie die Pneumenzephalographie und Angiographie herangezogen werden mußten und die Diagnose fast ausschließlich aufgrund indirekter Kriterien (Verlagerung physiologischer Strukturen, Destruktion knöcherner Grenzstrukturen usw.) erfolgte, sind es heute Computertomographie und Kernspintomographie, die primär zur Diagnostik raumfordernder Läsionen eingesetzt werden. Schädelübersichtsaufnahmen, Spezialprojektionen und konventionelle Tomogramme sind dabei nur noch von sekundärer Bedeutung bzw. nicht mehr erforderlich.

● Die **Schädelübersichtsdiagnostik**, die auch heute noch in allen Fällen durchgeführt wird, dient in erster Linie zur Operationsplanung bzw. postoperativ zur Dokumentation der Trepanation und evtl. eingebrachter OP-Materialien (Clips, Katheter usw.).

● **Computertomographie und Kernspintomographie** liefern folgende diagnostische Kriterien:

– Raumforderung (Masseneffekt, Mittellinienverlagerung, Ventrikelkompression usw.).
– Änderung der Gewebsdichte oder der Signalintensität gegenüber dem normalen Hirngewebe.
– Kontrastmittelanreicherung.
– Peritumorales Ödem als Ausdruck der Aggressivität und der Wachstumsgeschwindigkeit eines Tumors.

– Destruktion knöcherner Grenzstrukturen (z. B. bei Tumoren der Schädelbasis, der Sellaregion oder kalottennaher Tumoren).

Nach diesen Kriterien erfolgt sowohl die differentialdiagnostische Abgrenzung des Tumors gegenüber tumorähnlichen oder nichttumorösen Prozessen als auch die Differenzierung der einzelnen Tumoren untereinander.

Die Kernspintomographie besitzt gegenüber der Computertomographie den grundsätzlichen Vorteil der multiplanaren Darstellung und der besseren Abgrenzung schädelbasisnaher Raumforderungen und der Raumforderungen im Bereich des Hirnstammes. Sie ist darüber hinaus sensibler bei niedriggradigen Astrozytomen.

- Die heute noch verbliebenen **Indikationen zur Angiographie** sind
  – Artdiagnose (z. B. Meningeom) und Differentialdiagnose (z. B. Hypophysentumor/Riesenaneurysma der A. carotis interna).
  – Bestimmung des Vaskularisationsgrades.
  – Bestimmung der arteriellen und venösen Versorgung im Rahmen der Therapieplanung (Operation, Embolisation).

Die Indikation wird damit wesentlich durch den Befund im Computertomogramm und / oder Kernspintomogramm einerseits und die geplante Therapie andererseits beeinflußt.

6.1 Neuroepitheliale Tumoren

6.1.1 Astrozytäre Tumoren

Diese gliomatösen Geschwülste kommen in jedem Lebensalter vor und treten in allen Abschnitten des Gehirns und des Rückenmarks auf. Die Vorzugslokalisation hängt vom Lebensalter ab. So entwickeln sich Astrozytome bei Säuglingen bevorzugt im Dienzephalon, bei älteren Kindern im Kleinhirn und bei Erwachsenen in den Großhirnhemisphären.

Entsprechend ihrem biologischen Verhalten werden Astrozytome in **vier verschiedene Grade** eingeteilt, wobei der hochmaligne Grad IV weitgehend mit dem Glioblastom identisch ist. Die pilozytischen Kleinhirnastrozytome des Kindes- und Jugendalters – früher als juvenile Astrozytome oder als Spongioblastome bezeichnet – neigen zu Zystenbildungen sowie zu Kalkeinlagerungen und gehören zur Gruppe der gutartigen Gliome (Anaplasiegrad I). Langsam wachsende Astrozytome mit mehrjährigen Verläufen werden dem Grad II (fibrilläres, protoplasmatisches Astrozytom) zugeordnet, während Astrozytome vom Grad III (anaplastische Astrozytome) als maligne Tumoren mit rascher klinischer Progredienz zu werten sind.

Klinische Befunde

Diese hängen weitgehend von der Tumorlokalisation und dem histologischen Malignitätsgrad ab. Es sind häufig anzutreffen:

- Fokale oder generalisierte epileptische Anfälle (Anfallshäufigkeit nimmt mit zunehmender Malignität der Astrozytome zu).
- Langsam progrediente psychopathologische Auffälligkeiten.
- Allmählich progrediente neurologische Herdsymptome (z. B. Hemiparese, Ataxie).
- Späte Entwicklung einer Hirndrucksymptomatik.
- Herdbefund im EEG häufig, jedoch nicht obligat.

Radiologische Befunde

- **Schädelübersichtsaufnahmen**

Im Zeitalter von CT und MRI sind Befunde auf Übersichtsaufnahmen selten geworden, da **niedergradige Astrozytome** heute in der Regel schon diagnostiziert werden, bevor sie in stärkerem Maße raumfordernd wirken und zu Sekundärveränderungen führen.

Bei den **höhergradigen Astrozytomen** bzw. beim malignen Glioblastom reicht hingegen die Zeit für solche Veränderungen oft nicht aus. Wir finden daher nur in Ausnahmefällen die Zeichen der chronischen Schädelinnendrucksteigerung, wie eine vermehrte Darstellung der Impressiones digitatae und eine Demineralisation der hinteren Clinoidfortsätze und des Dorsum sellae. Eine Absenkung des Sellabodens läßt sich auch bei extrasellär gelegenen Tumoren beobachten.

- **Computertomographie und Kernspintomographie**

Der extrazelluläre und intrazelluläre Wasseranteil muß bei **niedergradigen Astrozytomen** groß genug sein, um im CT eine signifikante Dichteminderung herbeizuführen und in der empfindlicheren Kernspintomographie die T1- und T2-Relaxationszeiten signifikant zu verlängern.

Histologische Untersuchungen haben gezeigt, daß eine erhöhte Zelldichte und Mikrozysten zu den typischen Erscheinungsbildern in diesen beiden Verfahren führen: Im CT beobachtet man eine umschriebene hypodense Zone und im MR eine signalhyperintense Zone auf T2-gewichteten Bildern. Die Differentialdiagnose zwischen einem Tumor und einem umschriebenen Ödem kann schwierig werden. Meist sind jedoch diese benignen Astrozytome gut abgegrenzt und besitzen in Relation zu ihrer Größe keinen oder nur einen geringen Masseneffekt (Abb. 66). Aufgrund einer intakten Bluthirnschranke findet man in beiden Verfahren keine Kontrastmittelanreicherung.

Bei Gliomen der hinteren Schädelgrube oder des Hirnstammes (Kindesalter!) findet sich im Gegensatz zu den supratentoriellen Gliomen niedrigen Grades sehr wohl ein Masseneffekt (Abb. 67).

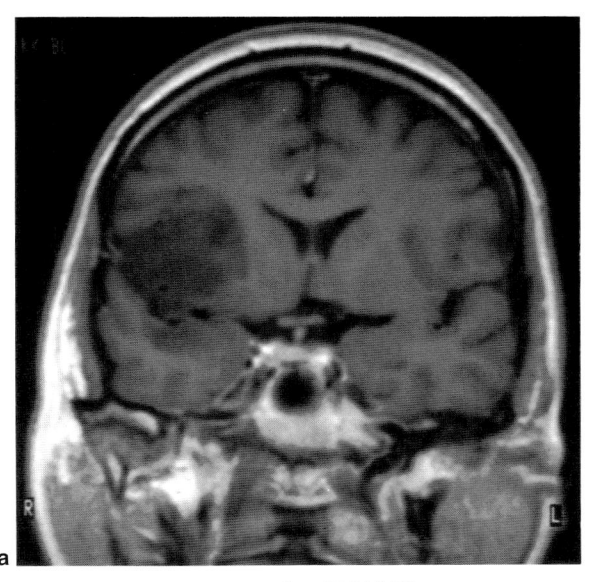

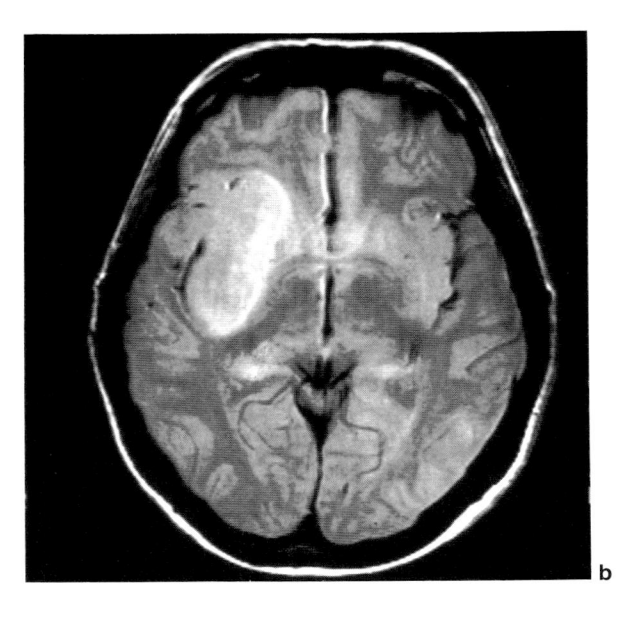

Abb. 66 a, b Astrozytom Grad I (WHO).

a T1-gewichtete Spinechosequenz in koronarer Projektion. Der Tumor hat eine im Vergleich zum gesunden Hirngewebe geringere Signalintensität.

b Protonengewichtete Turbospinechosequenz in transversaler Projektion. Der Tumor stellt sich signalreicher als das gesunde Hirngewebe dar. Typisch für dieses niedergradige Gliom ist das völlige Fehlen von Zeichen einer Raumforderung.

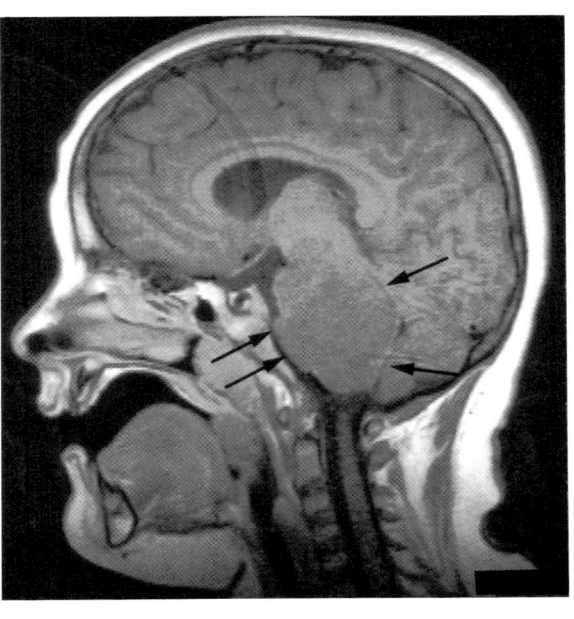

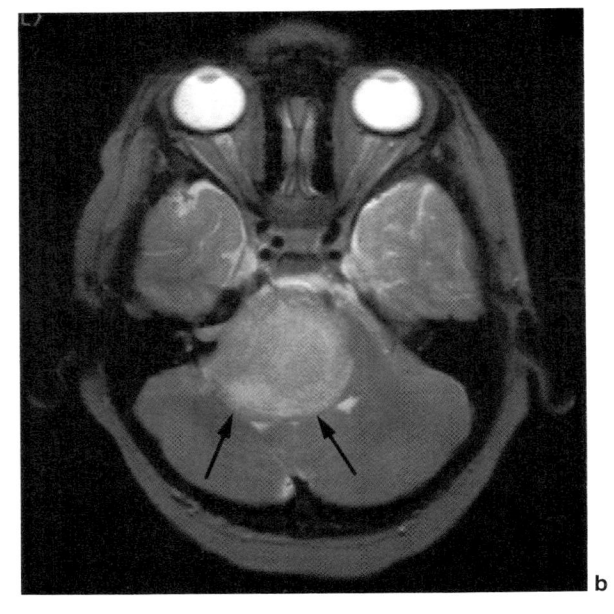

Abb. 67 a, b Gliom der Pons und der Medulla oblongata bei einem 6jährigen Kind.

a Sagittale T1-gewichtete Spinechosequenz. Der Tumor hat zu einer deutlichen Auftreibung der Medulla oblongata und der Ponsregion geführt. Seine Signalintensität ist nur leicht geringer als die des gesunden Hirngewebes. Nach Kontrastmittelgabe zeigt sich keine Anreicherung.

b T2-gewichtete Spinechosequenz. Der Tumor hebt sich als signalreiche Raumforderung deutlich ab.

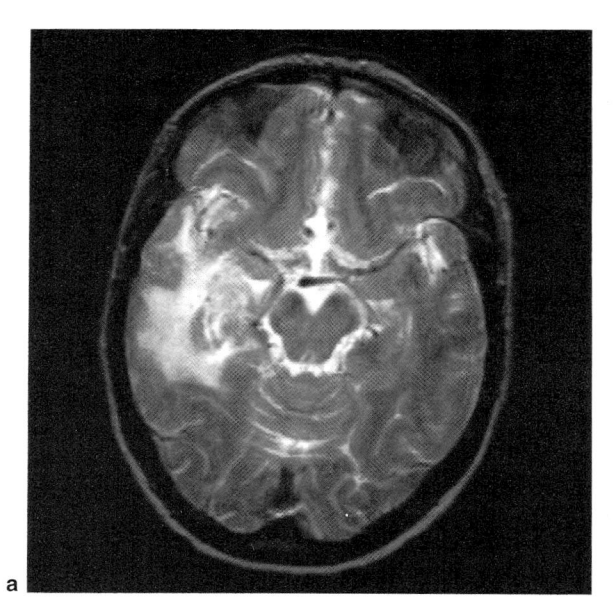

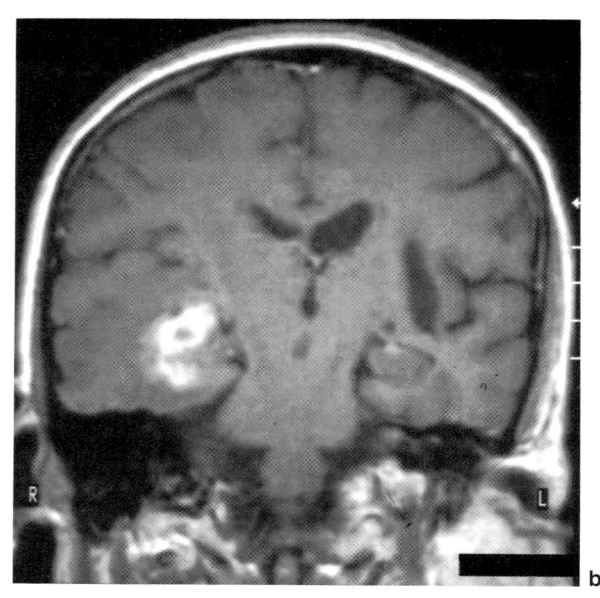

Abb. 68 a, b Astrozytom Grad III (WHO) bei einer 50jährigen Patientin.
a Transversale T2-gewichtete Spinechosequenz: Der signalreiche Tumor in der rechten Temporalregion ist gegenüber dem ausgeprägten perifokalen Ödem nur schwer abgrenzbar.
b Koronare T1-gewichtete Spinechosequenz nach i.v.-Gabe von Gadolinium-DTPA: Der Tumor zeigt eine deutliche Kontrastmittelaufnahme. Der überwiegend durch das Ödem hervorgerufene raumfordernde Charakter ist an der Auftreibung des Temporallappens und an der Pelottierung des rechten Vorderhorns erkennbar.

Mit zunehmender Entdifferenzierung bis hin zum **Glioblastom** erscheinen die Tumoren in beiden Verfahren inhomogen und häufig mit zentralen nekrotischen Arealen. Außerdem besteht ein ausgeprägtes Ödem, das sich fingerförmig in das Marklager ausbreitet. Nach Kontrastmittelgabe kommt es zu einer knotigen bis ringförmigen Kontrastmittelanreicherung (Abb. 68 und 72).

Pilozytäre Astrozytome zeigen oft primär große zystische Areale und ein Kontrastmittelenhancement, das hier die Folge der besonderen Gefäßarchitektur und nicht als Zeichen einer Anaplasie zu werten ist.

- **Angiographie**

Astrozytome niedrigen Grades zeigen angiographisch je nach ihrer Größe und Lokalisation allenfalls eine Gefäßverlagerung, z.B. eine Anteriorverlagerung zur Gegenseite, eine Anhebung oder Absenkung der Media. Man macht jedoch immer wieder die Beobachtung, daß selbst Tumoren von beträchtlicher Größe keine Veränderungen im Angiogramm bewirken.

Bei **höhergradigen Astrozytomen** läßt sich dagegen in viel stärkerem Maße der raumfordernde Charakter an Hand der Gefäßverlagerung erkennen. Je nach dem Vaskularisationsgrad ist ein runder oder ringförmiger Tumorblush sichtbar. Die Blutversorgung erfolgt aus vielen kleinen Ästen der peripheren Aufzweigungen der großen Hirnarterien, oft sogar aus zwei Versorgungsgebieten gleichzeitig. Das peritumorale Ödem stellt sich im Angiogramm als gefäßfreie Zone in der Umgebung des Tumorblush dar.

6.1.2 Oligodendrogliome

Oligodendrogliome sind langsam wachsende, zu Verkalkungen und Einblutungen neigende Tumoren, die sich meist im jüngeren Erwachsenenalter manifestieren und vornehmlich im Frontal- und Temporallappen auftreten. Häufig kommt es zum Einwachsen in benachbarte Hirnventrikel. Trotz ihrer Tendenz zum infiltrierenden Wachstum sind Oligodendrogliome wegen ihrer meist hohen Differenzierung (Anaplasiegrad I) zu den eher gutartigen Gliome zu rechnen. Allerdings besteht eine ausgeprägte Rezidivneigung nach einer scheinbar totalen operativen Tumorentfernung.

Klinische Befunde

– Langsamer klinischer Verlauf.
– Epileptische Anfälle (häufig erstes klinisches Symptom) treten bei ca 75% der Oligodendrogliome auf.
– Lokalisationsabhängige neurologische Herdsymptome.

– Erst spät Entwicklung einer Hirndrucksymptomatik, jedoch sind Stauungspapillen in einem hohen Prozentsatz (über 65%) der Fälle anzutreffen.

Radiologische Befunde

• **Schädelübersichtsaufnahmen** zeigen gewöhnlich keine Zeichen des chronischen Hirndruckes. Bei stark verkalkten Oligodendrogliomen sind auf den Aufnahmen in Projektion auf den Tumor typische schollige Verkalkungen erkennbar.

• In einem frühen Stadium kann der Tumor im **Computertomogramm** und **Kernspintomogramm** einem Astrozytom mit niedrigem Anaplasiegrad völlig gleichen, d. h. im CT erkennt man eine vom gesunden Hirngewebe abgegrenzte hypodense Raumforderung mit wenig oder keinem Masseneffekt. Die Kernspintomographie zeigt dementsprechend auf T2-gewichteten Bildern eine signalreiche Läsion.

Die für diesen Tumor typischen komma- oder hakenförmigen **Verkalkungen** sind Ausdruck eines langsamen Wachstums eines schon länger bestehenden Tumors. Sie sind mit der Computertomographie am besten zu erfassen und weitgehend pathognomonisch für das Oligodendrogliom (Abb. 69). Der Nachweis dieser Verkalkungen im Kernspintomogramm ist mit den klassischen Spinechosequenzen schwieriger, da sie hier signalfrei erscheinen. Bei Anwendung von Gradientenecho-Sequenzen lassen sie sich jedoch – bei geeigneter Wahl der Parameter – genauso empfindlich nachweisen wie in der Computertomographie.

Oligodendrogliome mit **höherem Anaplasiegrad** bzw. Tumorbezirke mit stärkerer Enddifferenzierung zeigen analog zu den Astrozytomen Kontrastmittelanreicherungen sowohl im Computertomogramm als auch im T1-gewichteten MR-Bild. Hierbei dürfte allerdings die Kernspintomographie das sensiblere Verfahren darstellen.

Die **differentialdiagnostische Abgrenzung** des verkalkenden Oligodendroglioms gegenüber anderen ebenfalls verkalkten Hirntumoren kann im Einzelfall schwierig sein. In Betracht kommen:
– Verkalkende Astrozytome.
– Ependymome.
– Meningeome.
– Sturge-Weber-Syndrom.

Verkalkende Astrozytome können ein ähnliches Bild im CT und MR hervorrufen.

Ependymome zeigen gewöhnlich eine deutliche Kontrastmittelanreicherung und sind in der Nähe des Ventrikelsystems lokalisiert.

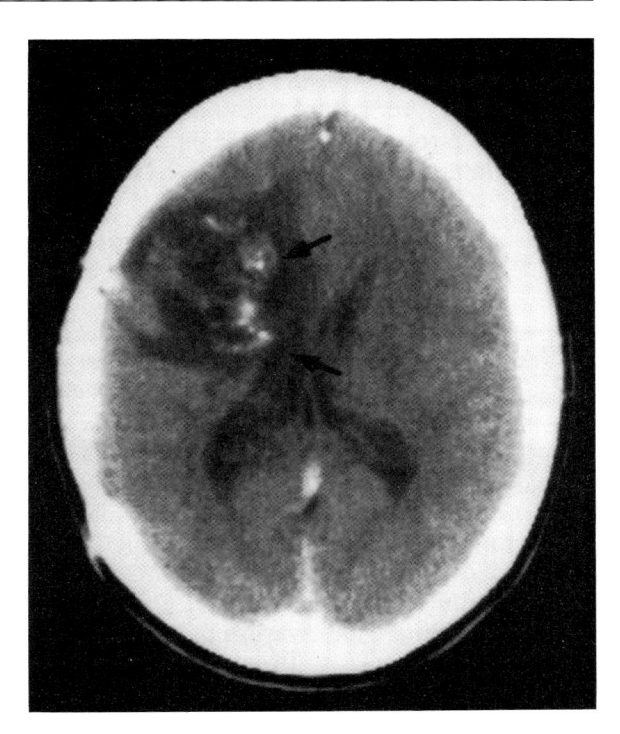

Abb. 69 Oligodendrogliom-Rezidiv Grad II (WHO). In der transversalen Computertomographie nach intravenöser Kontrastmittelgabe erkennt man sowohl punkt- als auch kommaförmige Verkalkungen, leicht anreichernde Tumorbezirke und ein ausgeprägtes perifokales Ödem (Pfeile).

Die Verkalkungen des Meningeoms sind feinkörniger und diffuser angeordnet. Meningeome können auch homogen verkalkt sein. Außerdem sind Meningeome meist an typischen Stellen lokalisiert und haben einen klaren Bezug zu den meningealen Strukturen.

Die typischen Verkalkungen beim Sturge-Weber-Syndrom entsprechen der Arachnoidea, d. h. sie folgen dem Verlauf der Gyri und sind meist im Bereich der hinteren Parietalregion angeordnet.

6.1.3 Ependymome und Plexuspapillome

Ependymome machen etwa 4–9 % aller intrakraniellen Tumoren und 60% aller spinalen Gliome aus. Zerebrale Ependymome, die von den Seitenventrikeln ausgehen, stellen die häufigsten Hemisphärentumoren bei Kindern und Jugendlichen dar. Sie sind dort häufig anaplastisch (WHO Grad III-IV). Die anderen Formen treten zwischen dem 2. und 4. Dezennium auf. Neben den Seitenventrikeln können auch der III. Ventrikel oder häufiger der IV. Ventrikel Ausgangsort des Ependymoms sein. In etwa 1/5 der Fälle ist mit Abtropfmetastasen im Liquorraum durch Abreißen von Tumorzotten zu rechnen. Postoperativ steigt die Metastasierungsrate an. Vorzugslokalisation der im Vergleich mit Neurinomen und Meningeomen eher seltenen intraspinalen Ependymome ist die Cauda equina.

Plexuspapillome und Plexuskarzinome gehen von den Plexus chorioidei aus, sind breitbasig oder gestielt mit dem Plexus verbunden und ragen zottenartig in die Ventrikellichtung. Auch die Plexuspapillome entstehen im frühen Kindesalter vorwiegend in den Seitenventrikeln, beim Erwachsenen im IV.Ventrikel. Da Plexustumoren wie normales Plexusgewebe Liquor cerebrospinalis produzieren, kann infolge der großen Zottenoberfläche der Papillome ein Drei- bis Vierfaches der normalen Liquormenge gebildet werden. Hieraus resultiert ein hypersekretorischer Hydrozephalus. Plexuspapillome wachsen langsam und verdrängend. Ein infiltrierendes Wachstum ist Zeichen einer stärkeren Anaplasie (Plexuskarzinom). Auch bei Plexustumoren kommen Abtropfmetastasen auf dem Liquorweg vor.

Klinische Befunde

Bei **ventrikulären Ependymomen:**

– Verschlußhydrozephalus mit progredienter Hirnsymptomatik

Bei **Plexustumoren**:
– Hydrozephale Krisen.
– Starke Liquor-Eiweißvermehrung.
– Schädelvergrößerung ist bei Säuglingen oft ein erstes klinisches Zeichen.

Radiologische Befunde

● Der **Schädelübersichtsaufnahme** kommt insbesondere im Säuglings- und Kleinkindesalter eine besondere Bedeutung zu, da hier die Hirndruckzeichen eher und sicherer zu bestimmen sind als mit klinischen Methoden (in diesem Alter fehlt zum Beispiel die Stauungspapille). Typische Zeichen sind:

– Makrozephalus.
– Nahtverbreiterung.
– Vermehrte Impressiones digitatae (Wolkenschädel bei älteren Kindern).

● Zur Basisdiagnostik gehört im Säuglingsalter auch die **Sonographie**, die durch die offene Fontanelle, bei Neugeborenen auch durch die Schädelkalotte, durchgeführt werden kann. Auf diese Weise lassen sich der Hydrozephalus und der verursachende Tumor ebenfalls nachweisen.

● **Ependymome** zeigen im **Computertomogramm** ein weitgehend charakteristisches Bild in der hinteren Schädelgrube: Sie sind als iso- bis

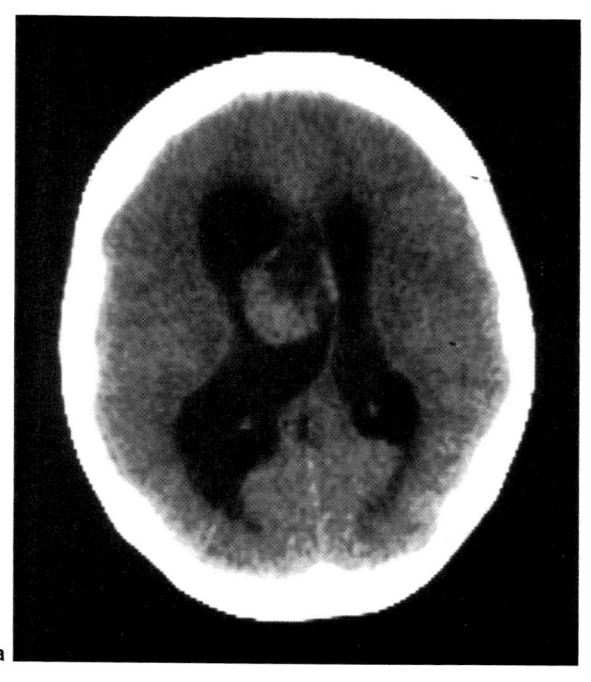

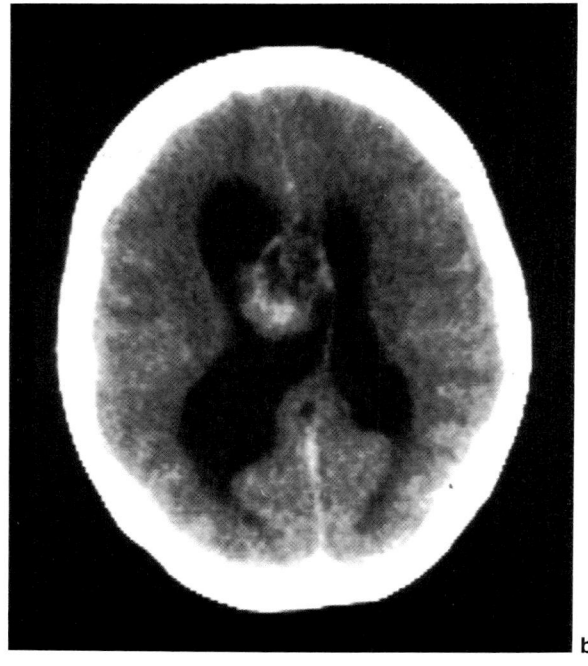

Abb. 70a, b Ependymom bei einer 21jährigen Patientin. Transversales CT nativ (**a**) und nach Kontrastmittelgabe (**b**). Der Tumor geht vom Ventrikelseptum aus und hat zu einer Blockade des Foramen Monroi geführt. Nach Kontrastmittelgabe (**b**) zeigt er nur eine geringe Parenchymanfärbung.

hyperdense Masse, welche vom Ependym des IV. Ventrikels oder der Seitenventrikel ausgeht, zu erkennen und enthalten punktförmige Kalzifikationen und kleine Zysten. Nach einer Kontrastmittelgabe kommt es zu einer mäßigen Anreicherung (Abb. 70). Die Ausdehnung des Tumors durch das Foramen Luschkae in den Kleinhirnbrückenwinkel oder durch das Foramen magnum in den Zervikalkanal erhärtet die Diagnose.

Plexuspapillome sind als hyperdense intraventrikuläre Tumoren erkennbar. Häufigster Sitz ist das Trigonum, jedoch können sie auch an anderen Stellen entlang des Plexus chorioideus, z.B. im Bereich des Vorderhorns oder des III. Ventrikels entstehen. Im **Nativ-Scan** sind sie isodens oder leicht hyperdens und zeigen ebenfalls punktförmige Kalzifikationen. Nach der Kontrastmittelgabe kommt es zu einer mäßigen bis starken Anreicherung. Gelegentlich dehnen sich Plexuspapillome über das Ventrikelependym in die weiße Substanz aus, wo sie ein peritumorales Ödem verursachen. Das invasive Wachstum ist vor allem typisch für Plexuskarzinome, die eine wesentlich unregelmäßigere Struktur mit zystischen und stark anreichernden Bezirken aufweisen.

- Im **Kernspintomogramm** ist ein eher heterogenes Bild für das **Ependymom** charakteristisch. In T1-gewichteten Bildern erscheinen diese Tumoren als leicht hypointense Läsion im Vergleich zum Hirngewebe mit einzelnen stark hypointensen Herden. Im T2-gewichteten Bild sind signalreiche Stellen (Nekrosezonen oder Zysten) und signalarme Herde (Kalzifikationen oder frische Blutungen) innerhalb der Tumormasse erkennbar. Aufgrund des Signalverhaltens ist die Diagnose nur schwer zu erstellen. Bei einer Ausdehnung in den Kleinhirnbrückenwinkel und über das Foramen magnum hinaus in den Zervikalkanal wird die Diagnose jedoch sehr wahrscheinlich.

Differentialdiagnostisch abzugrenzen sind:
– Medulloblastome, die ein sehr ähnliches Erscheinungsbild hervorrufen können.
– Astrozytome der Medulla oblongata, die sich häufig in den zervikalen Spinalkanal ausdehnen, jedoch intramedullär und nicht dorsal der Medulla wachsen.

Im Kernspintomogramm stellen sich **Plexuspapillome** als lobulierte intraventrikuläre Raumforderung mit weitgehend homogener Struktur sowohl im T1- als auch im T2-gewichteten Bild dar. Nach Kontrastmittelgabe kommt es im T1-Bild zu einer weitgehend homogenen Anreicherung. Gelegentlich erkennt man einzelne Blutungsherde innerhalb des Tumors.

Im Gegensatz hierzu sind **Plexuskarzinome** deutlich inhomogen und zeigen ein invasives Wachstum durch das Ventrikelependym in die weiße Substanz mit deutlichem peritumoralen Ödem, das auf den T2-gewichteten Bildern signalreich erscheint.

Die **Differentialdiagnose** kann bei stärkerer Ausdehnung der Plexuskarzinome schwer werden. Im Kleinkindesalter muß vor allen Dingen an einen primitiven neuroektodermalen Tumor gedacht werden.

6.1.4 Tumoren der Pinealisregion

Die häufigsten Tumoren der Pinealisregion sind Keimzelltumoren (Germinome, Teratome). Seltener entwickeln sich Tumoren, die vom Epiphysengewebe selbst ausgehen (Pinealozytome, Pinealoblastome). Mit ihrer Lokalisation verlegen diese Geschwülste die Vierhügelregion nach kaudal und können in den III. Ventrikel hineinragen. Eine Tumorabsiedlung über den Liquorweg ist auch hier nicht selten. Auch Pinealome sind vorwiegend Tumoren des Jugend- des und frühen Erwachsenenalters.

Klinische Befunde

– Parinaud-Syndrom.
– Evtl. Aquäduktverschlußsyndrom mit psychischen Auffälligkeiten, Anorexie und Hypogenitalismus.

Radiologische Befunde

- Die **Schädelübersichtsaufnahmen** können eine Vermehrung, vor allem aber eine Verlagerung der Pinealisverkalkungen zeigen. Kalzifikationen des Corpus pineale sind bei Kindern unter 6 Jahren seltener als bei älteren Kindern. Daher sollte der Nachweis von Verkalkungen in diesem Alter den Verdacht eines Tumors in der Pinealisregion erwecken.

- Tumoren der Pinealisregion sind im **Nativ-Computertomogramm** gewöhnlich isodens oder leicht hyperdens, enthalten Verkalkungen (Abb. 71a) und zeigen nach Kontrastmittelinfusion einen deutlichen Dichteanstieg.

- Im **Kernspintomogramm** sind sie auf T1-gewichteten Bildern leicht hypointens. Germinome enthalten eingestreute Zonen von hoher Signalintensität, die entweder zystische oder verkalkte Regionen repräsentieren. Stärker anaplastische Tumoren (Pineoblastome oder Embryonalkarzinome) sind im T2-gewichteten Bild signalreich

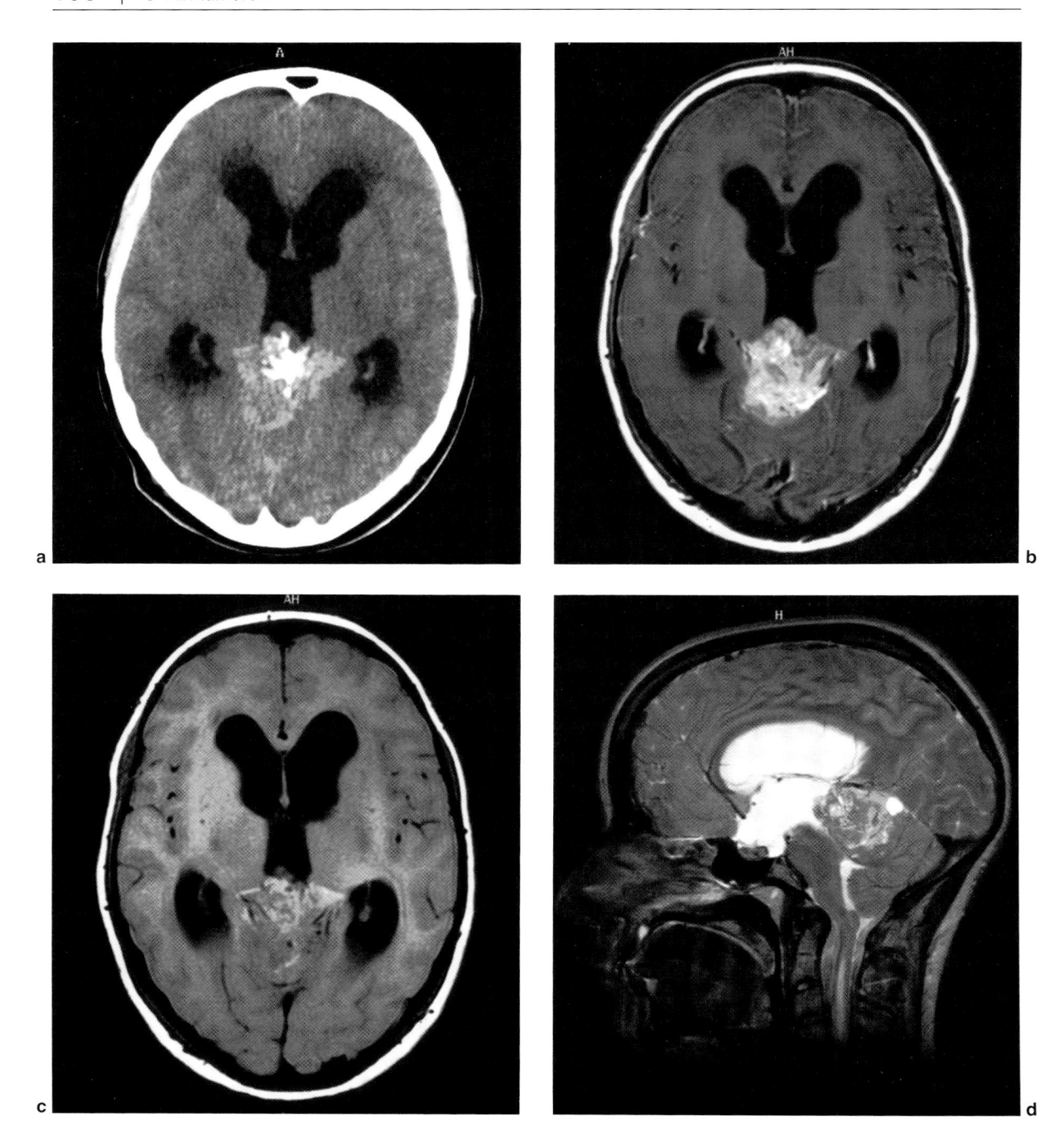

Abb. 71 a–d Pinealoblastom bei einer 24jährigen Patientin.

a Transversale Nativ-CT Schicht: Der Tumor zeigt ausgeprägte Verkalkungen und hat zu einem Hydrozephalus des I. bis III. Ventrikels geführt.

b Transversale T1-gewichtete Spinechosequenz nach i.v.-Gabe von Gadolinium-DTPA: Diffuse, irreguläre Kontrastaufnahme.

c Transversale T2-gewichtete Spinechosequenz. Der Tumor stellt sich signalreich gegenüber dem gesunden Hirngewebe dar.

d Sagittale T2-gewichtete Turbospinechosequenz im Bereich der Mittellinie: Die raumfordernde Wirkung des Tumors auf den Aquädukt und das Dach des IV. Ventrikels kommen gut zur Darstellung.

6.1 Neuroepitheliale Tumoren | 101

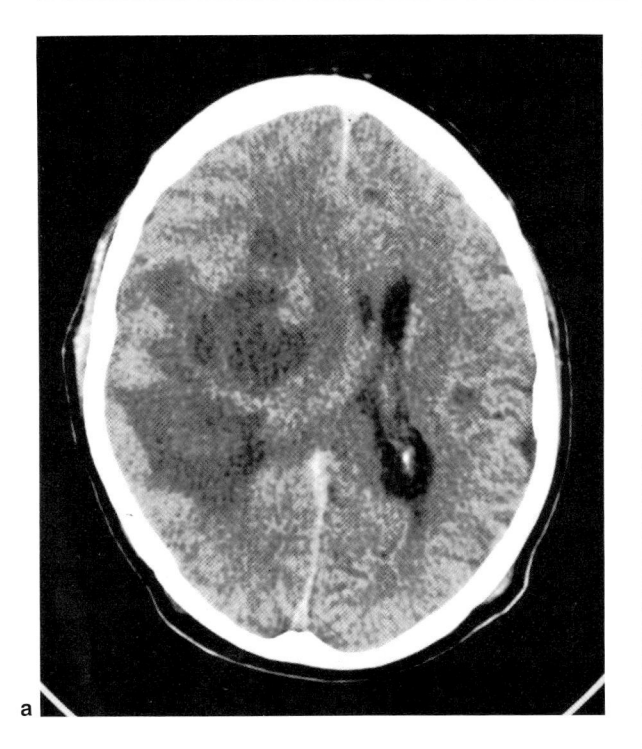

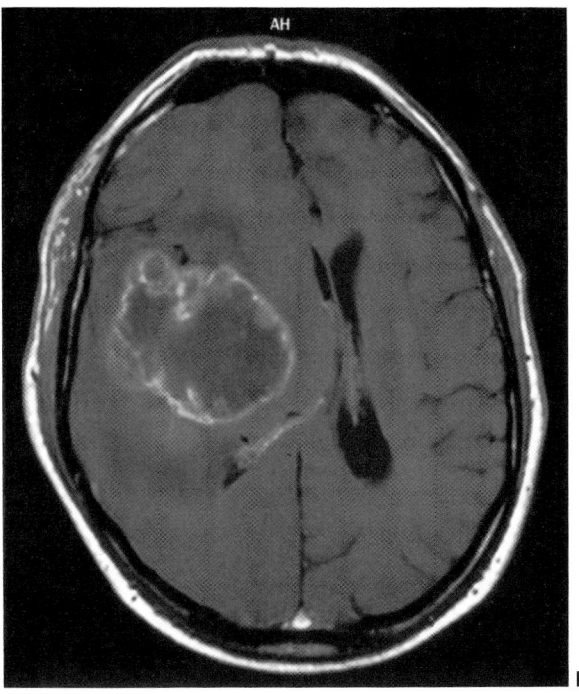

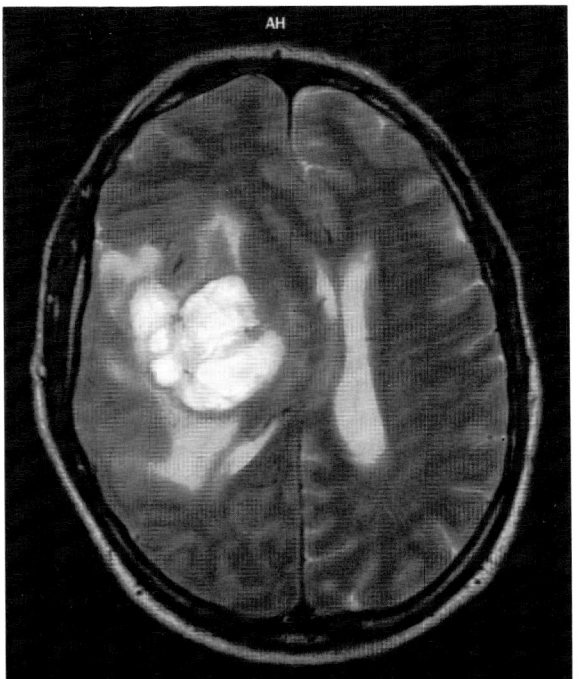

Abb. 72 a–c Glioblastoma multiforme bei einem 52-jährigen Patienten.

a Transversales CT: Große Raumforderung der Präzentralregion mit deutlicher Massenverlagerung.

b Transversale T1-gewichtete Spinechosequenz in der gleichen Schichthöhe nach i.v.-Gabe von Gadolinium-DTPA: Girlandenartige Anreicherung des Tumorrandbereiches.

c Transversale T2-gewichtete Turbospinechosequenz in der gleichen Schichthöhe: Die zentrale Tumornekrose stellt sich signalreich dar. Darüber hinaus erkennt man sehr gut das perifokale Ödem im Marklager.

(Abb. 71c und d) und besitzen ein perifokales Ödem. Analog zum CT kommt es nach der Injektion von paramagnetischem Kontrastmittel zu einem deutlichen Signalanstieg im T1-gewichteten Bild (Abb. 71b). Koronare und sagittale MR-Bilder zeigen häufig kleine Zysten (*Huck* und *Heindel*, 1989), die ohne klinische Bedeutung sind.

Differentialdiagnostisch abzugrenzen sind:
– Meningeome und ihre Verkalkungen einschließlich ihres Kontrastverhaltens.
– Astrozytome (Grad II), die ebenfalls ein ähnliches Erscheinungsbild hervorrufen können.

6.1.5 Glioblastome

Diese häufigsten und bösartigsten Hirngeschwülste treten in jedem Lebensalter auf, jedoch mit einem Gipfel zwischen dem 40. und 70. Lebensjahr. Die meisten Glioblastome entstehen sekundär, d. h. sie gehen aus Astrozytomen, seltener aus Oligodendrogliomen oder Ependymomen hervor. Glioblastome wachsen vor allem im Großhirn und Hirnstamm, sehr selten im Kleinhirn oder Rückenmark. Gelegentlich kommt es zu einem Tumorwachstum von einer Hemisphäre durch den Balken zur anderen Seite (sog. Schmetterlingsgliome). Charakteristisch sind Gefäßproliferationen und Gefäßthrombosen, Blutungen und zentrale Nekrosen (Glioblastoma multiforme).

Klinische Befunde

– Rasch progrediente Verläufe, nicht selten auch apoplektiform (infolge spontaner Tumorblutungen).
– Lokalisationsabhängige Herdsymptome.
– Rasch fortschreitende Hirndrucksymptomatik.
– Exitus letalis meist innerhalb des ersten Jahres nach Beginn der Symptome.

Radiologische Befunde siehe Kap. 6.1.1 (Astrozytäre Tumoren).

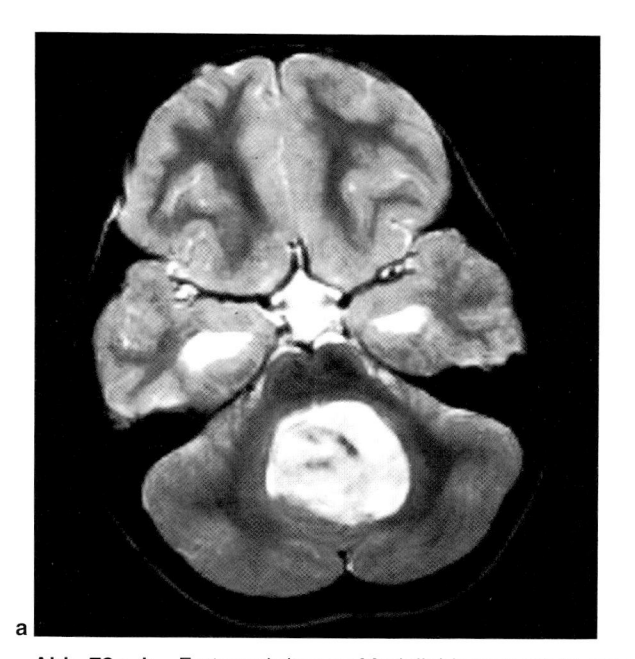

6.1.6 Medulloblastome

Diese hochmalignen Tumoren manifestieren sich in 2/3 der Fälle vor dem 15. Lebensjahr und treten vorzugsweise beim männlichen Geschlecht auf. Ausgangsort ist fast immer der Kleinhirnwurm, seltener die Brückenregion. Von hier aus wachsen Medulloblastome in die Kleinhirnhemiphären und den IV. Ventrikel. Eine Metastasierung kann über den Liquorweg, hauptsächlich in den Spinalkanal – besonders in die Cauda equina – erfolgen.

Klinische Befunde

– Rasch progrediente Hirndrucksymptomatik (Kopfschmerzen, Erbrechen und Stauungspapille).
– Rumpfataxie mit Fallneigung nach hinten.
– Muskelhypotonie.
– Zwangshaltung des Kopfes nach vorn (Nackensteifigkeit).
– Tumorzellnachweis im Liquor (jedoch cave Liquorentnahme bei Hirndrucksymptomatik!).

Radiologische Befunde

● Im **Schädelübersichtsbild** erkennt man in Abhängigkeit vom Alter folgende Symptome:

– Makrozephalus.

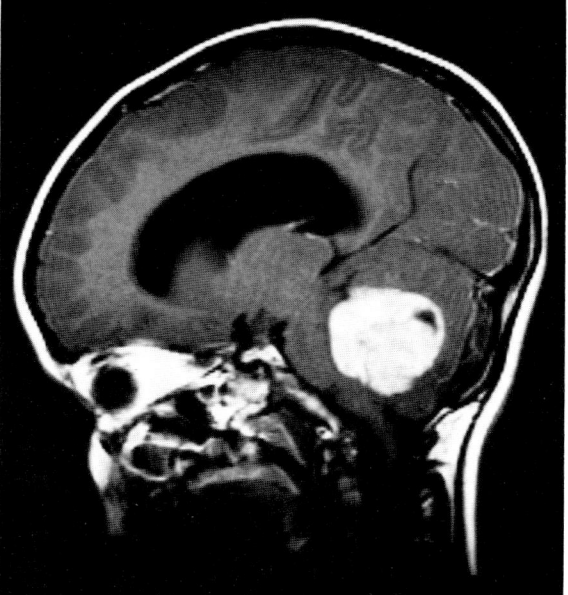

Abb. 73 a, b Fortgeschrittenes Medulloblastom mit Hydrocephalus occlusus des I. bis III. Ventrikels.

a T2-gewichtete Spinechosequenz. Der Tumor stellt sich signalreich dar. Er hat zu einer Kompression des IV. Ventrikels geführt.

b Sagittale T1-gewichtete Spinechosequenz nach intravenöser Gabe von Gadolinium-DTPA. Der Tumor zeigt eine deutliche Kontrastmittelanreicherung. Seine raumfordernde Wirkung auf die Ponsregion, die Medulla oblongata und das Tentorium sind gut erkennbar (Aufnahmen: Prof. Dr. U. MÖDDER, Institut für diagnostische Radiologie der Universität Düsseldorf).

– Verbreiterte Schädelnähte.
– Vermehrte Impressiones digitatae (Wolkenschädel).

• Im **Computertomogramm** erscheinen Medulloblastome in typischer Weise als gut abgegrenzte hyperdense Tumoren des Vermis oder der Kleinhirnhemisphäre. Einen isolierten Befall der Hemisphäre findet man dagegen häufiger bei Erwachsenen. In der Mehrzahl der Fälle besteht ein leicht- bis mittelgradiges peritumorales Ödem und in über 90% der Fälle ein Hydrozephalus. Nach Kontrastmittelgabe kommt es zu einer diffusen, gelegentlich auch fleckigen Kontrastmittelanreicherung (Abb. 73). Kalzifikationen sollen in bis zu 20%, zystische oder nekrotische Areale in bis zu 50% der Fälle vorkommen (*Barkovich* und *Edwards*, 1990).

• Das Erscheinungsbild des Medulloblastoms im **Kernspintomogramm** ist dagegen sehr variabel und nur wenig spezifisch. Auf T1-gewichteten Bildern erscheint der Tumor hypointens, auf T2-gewichteten Bildern als iso-oder hyperintense Masse. Das Verhalten nach Kontrastmittelgabe im T1-gewichteten Bild ähnelt dem im Computertomogramm.

Wegen der häufigen Metastasierung auf dem Liquorwege erscheint es sinnvoll, nach der operativen Tumorresektion eine **MR-Untersuchung des gesamten Spinalkanals** nach einer intravenösen Gabe von Gadolinium-DTPA anzuschließen.

6.1.7 Spongioblastome (juvenile Kleinhirnastrozytome)
(siehe pilozytisches Astrozytom, Kap. 6.1.1)

6.2 Tumoren der Nervenscheiden

Die von Schwann-Zellen ausgehenden Neurinome (Schwannome), Neurofibrome und Neurofibrosarkome treten in motorischen, sensorischen und vegetativen Nerven, jedoch auch an Hirnnerven auf. Intrakraniell werden sie am häufigsten an der Wurzel des N.vestibulocochlearis (VIII. Hirnnerv) im Kleinhirnbrückenwinkel angetroffen. Wesentlich seltener bilden sich Neurinome an anderen Hirnnerven, am ehesten am N.trigeminus mit dem klinischen Bild einer symptomatischen Trigeminusneuralgie.

Kleinhirnbrückenwinkel-Neurinome sind gutartig und wachsen langsam verdrängend. Sie machen etwa 85% aller Tumoren des Kleinhirnbrückenwinkels aus und treten vorzugsweise im mittleren und höheren Lebensalter auf. Frauen sind häufiger betroffen als Männer. Ein bilaterales Auftreten von Akustikusneurinomen findet man charakteristischerweise im Zusammenhang mit der Neurofibromatosis generalisata (Morbus Recklinghausen).

Klinische Befunde

– Ohrgeräusche und einseitige Hörminderung.
– Schwindel, Hinterkopfschmerzen, Nystagmus.
– Später N.facialis- und N.abducens-Paresen.
– Hypaesthesie im Versorgungsgebiet des I. und II. Trigeminusastes.
– Noch später Hirnstammsymptomatik mit kontralateralen Pyramidenbahnzeichen und ipsilateraler Ataxie.
– Frühzeitig: Pathologische AEP-Befunde.
– Deutliche Eiweißvermehrung im Liquor.

Radiologische Befunde

• **Schädelübersichtsaufnahmen** und **Spezialprojektionen** (z.B. nach *Stenvers*) spielen heute nur noch eine untergeordnete Rolle, da einerseits bei einem intrameatalen Wachstum die Tumoren erst zu einer Erweiterung des inneren Gehörgangs geführt haben müssen, wenn sie auf diesen Aufnahmen erkennbar sind, andererseits ein extrameatales Wachstum hierauf nicht abzuschätzen ist.

Auf gut eingestellten pa-Aufnahmen des Schädels (die Felsenbeinoberkante projiziert sich auf das obere Drittel der Orbita) kann man die einseitige Erweiterung des Meatus acusticus internus am besten erkennen, da hier der Vergleich mit der Gegenseite möglich ist. Zum Vergleich müssen *Stenvers*-Aufnahmen immer von beiden Seiten angefertigt werden.

• Bei Tumoren ab 1,5 cm Größe läßt sich die Diagnose im **Computertomogramm** nach Kontrastmittelgabe gut stellen. Es handelt sich um gut anreichernde homogene raumfordernde Läsionen, die sich vom Porus acusticus internus aus in Richtung auf den Kleinhirnbrückenwinkel hin erstrecken. Bei einem intrameatalen Wachstum kann man die Erweiterung des inneren Gehörgangs durch eine entsprechende Fenstereinstellung ebenfalls gut erkennen.

Bei kleineren Tumoren ist die lumbale Applikation von 5 ml Luft erforderlich, und die Untersuchung muß in Seitenlage (befallene Seite nach oben) als sog. **Luft-Zisterno-Computertomogramm** durchgeführt werden. Mit dieser Technik lassen sich die gesamte Kleinhirnbrückenwinkelzisterne und der intrameatale Raum, einschließlich des N. vestibulocochlearis und des N. facialis, darstellen. Akustikusneurinome können auch in einer Größe unter 1 cm mit dieser Technik gut nachgewiesen werden.

- Im **Kernspintomogramm** lassen sich Akustikusneurinome mit Hilfe dünner Schichtdicken (3 mm) ebenfalls gut darstellen; sie sind im T1-gewichteten Bild signalarm und im T2-gewichteten Bild signalreich. Analog zum CT zeigen sie nach einer Kontrastmittelgabe im T1-gewichteten Bild einen deutlichen Signalanstieg (Abb. 74). Auch kleine intrameatale Tumoren sind mit dieser Technik gut nachweisbar, so daß hier auf die invasivere CT nach intrathekaler Luftgabe verzichtet werden kann, wenn die Kernspintomographie zur Verfügung steht.

Differentialdiagnostisch abzugrenzen ist der zweithäufigste Tumor des Kleinhirnbrückenwinkels, das Meningeom. Während im CT abgesehen von einer breiteren Basis zu den knöchernen Strukturen des Felsenbeins keine sicheren Unterscheidungskriterien existieren, stellen sich Meningeome im T2-gewichteten MR-Bild relativ signalarm dar und können so in den meisten Fällen vom Akustikusneurinom differenziert werden. Außerdem sind Metastasen, z.B. beim Mammakarzinom oder beim malignen Melanom, abzugrenzen.

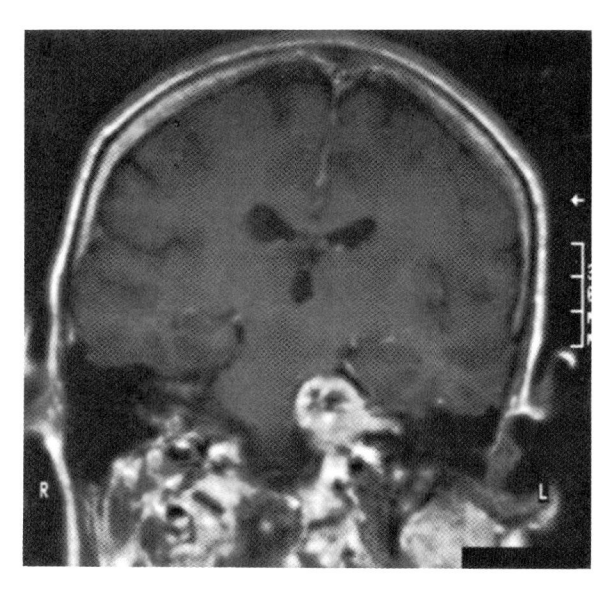

Abb. 74 Neurinom der linken Kleinhirnbrückenwinkelregion. T1-gewichtete koronare Spinechosequenz nach i.v.-Gabe von Gadolinium-DTPA: Der Tumor ist als signalreiche Raumforderung im linken Kleinhirnbrückenwinkel zu erkennen. Er füllt die gleichnamige Zisterne vollständig aus und wächst verdrängend in Richtung auf den Hirnstamm.

6.3 Tumoren der Meningen

Zu den häufigsten benignen Tumoren des ZNS gehören die von den meningealen Deckzellen abstammenden Meningeome. Sie kommen bei Frauen doppelt so häufig vor wie bei Männern und manifestieren sich vorzugsweise zwischen dem 40. und 50. Lebensjahr.

Meningeome wachsen langsam verdrängend, sind meist stark vaskularisiert und können konzentrische Kalkablagerungen (Psammom-Körper) bilden. Am benachbarten Schädelknochen können sie sowohl Arrosionen als auch Hyperostosen bewirken. In bis zu 10% der Fälle ist mit dem Auftreten multipler Meningeome zu rechnen. Nach einer operativen Resektion besteht eine Rezidivquote von 6%. Maligne sarkomatös entartete Meningeome zeichnen sich durch ein rasches und infiltrierendes Wachstum aus, wobei sowohl die Hirnsinus als auch die Schädelknochen mitbefallen werden.

Die bevorzugten Regionen, in welchen intrakranielle Meningeome auftreten, sind (der Häufigkeit nach geordnet):

- Konvexität.
- Parasagittalregion.
- Falx.
- Olfaktoriusrinne.
- Dorsum sellae.
- Sylvi'sche Furche.
- Keilbeinflügel.
- Keilbeinbrückenwinkel.
- Cavum trigeminale (Meckeli).
- Tentorium.
- Plexus chorioideus (intraventrikuläre Meningeome).
- Klivus und Foramen magnum.

Darüber hinaus gibt es plaqueförmig wachsende Meningeome, vornehmlich basal in der mittleren Schädelgrube und (sehr selten) in der Orbita.

Klinische Befunde

- Meningeome bleiben oft lange asymptomatisch.
- Epileptische Anfälle, besonders häufig bei parasagittalen und Falxmeningeomen.
- Psychoorganische Veränderungen.
- Lokalisationsabhängige, langsam progrediente neurologische Herdsymptome.
- Stauungspapillen, besonders häufig bei frontalen Konvexitätsmeningeomen.
- Herdbefunde im EEG fehlen häufig, vor allem am Anfang.

Radiologische Befunde

● Auf **Schädelübersichtsaufnahmen** können sich folgende Befunde ergeben:

– Zeichen der chronischen Innendrucksteigerung mit Entkalkung der hinteren Klinoidfortsätze und des Dorsum sellae, unter Umständen auch Absenkung des Sellabodens (häufiger Befund bei frontalen Meningeomen)
Nachweis von pathologischen Verkalkungen in Projektion auf den Tumor.

– Osteolysen (bei infiltrativem Wachstum maligner Meningeome).

– Hyperostosen (z. B. beim Keilbeinflügelmeningeom).

– Einseitig erweiterte Gefäßimpressionen in der Kalotte (z. B. Impression der A. meningea media beim Konvexitätsmeningeom).

● Meningeome stellen sich im **Computertomogramm** als rundliche, überwiegend homogene primär-hyperdense Raumforderungen dar. Sie bilden in sehr unterschiedlichem Maße Verkalkungen (keine/geringgradig bis stark ausgeprägt). Je ausgeprägter die Verkalkungen, desto geringer ist die Wachstumsgeschwindigkeit. Umgekehrt zeigt ein peritumorales Ödem, das ebenfalls nur bei einem Teil der Tumoren vorhanden ist, einen höheren Aggressivitätsgrad des Tumors und die damit verbundene Wachstumsgeschwindigkeit an. Nach Kontrastmittelgabe kommt es zu einer deutlichen Dichteanhebung, die sich bei benignen Meningeomen meist homogen, bei sarkomatös entarteten Tumoren hingegen irregulär und fleckig darstellt (Abb. 76b).

● Die **Kernspintomographie** war der Computertomographie lange Zeit bei der Diagnostik der Meningeome unterlegen, da sich diese Tumoren sowohl im T1- als auch im T2-gewichteten Bild hirnisointens bis leicht hyperintens darstellen und kleine Tumoren bei der Anwendung der klassischen Sequenzen dem Nachweis entgehen konnten. Hinzu kommt, daß in diesen Sequenzen auch Verkalkungen deutlich schlechter darstellbar sind. Durch die Einführung der gradienten Echosequenzen und die Anwendung von paramagnetischen Kontrastmitteln besteht dieser Nachteil heute nicht mehr. Nach Kontrastmittelgabe zeigen Meningeome analog zum CT im T1-gewichteten Bild einen deutlichen Signalanstieg (Abb. 75). Verkalkungen sind in gradienten Echosequenzen mit T2-Charakter ebenfalls gut erkennbar.

● Die **Angiographie** gibt in erster Linie Aufschluß über den Grad der Vaskularisation und die versorgenden Gefäße. Sie wird daher in den Fällen durchgeführt, in denen entsprechende Informationen für die Therapieplanung notwendig sind (operativer Zugang, Frage der Embolisation). Typische Befunde sind:

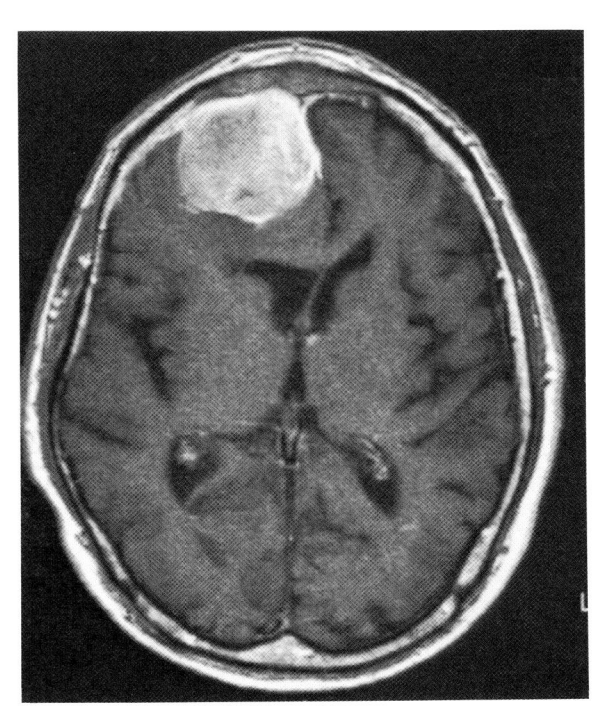

Abb. 75 Meningeom der vorderen Falx. Transversale T1-gewichtete Spinechosequenz nach i.v.-Gabe von Gadolinium-DTPA: Der Tumor zeigt eine nahezu homogene Kontrastmittelaufnahme und läßt sich durch seinen Signalreichtum gut vom gesunden Hirngewebe abgrenzen. Die Ausdehnung auf die angrenzende Dura mater ist ebensogut erkennbar wie die Zeichen der Raumforderung im Bereich des vorderen Interhemisphärenspaltes und der Vorderhörner.

– Versorgung über wenige kräftige Gefäße (z. B. A. meningea media) oder andere meningeale Äste (Abb. 76c).
– Spätkapilläre Tumoranfärbung (Tumorblush, siehe Abb. 76d).
– Kräftige abführende Venen (Meningeomnabel).

Im Hinblick auf evtl. durchzuführende **interventionelle Eingriffe** ist eine selektive Darstellung von A. carotis interna und externa notwendig, da eine wirkungsvolle Tumorembolisation nur bei einer überwiegenden Versorgung über Externaäste möglich ist.

Weitere wichtige Indikationen zur Angiographie bestehen immer dann, wenn Meningeome zu einem Verschluß der großen Sinus (z. B. Sinus sagittalis superior bei Konvexitäts- oder Falxmeningeom, Sinus transversus bei Tentoriummeningeom) geführt haben und dieser Befund nicht eindeutig durch CT und MR belegt ist.

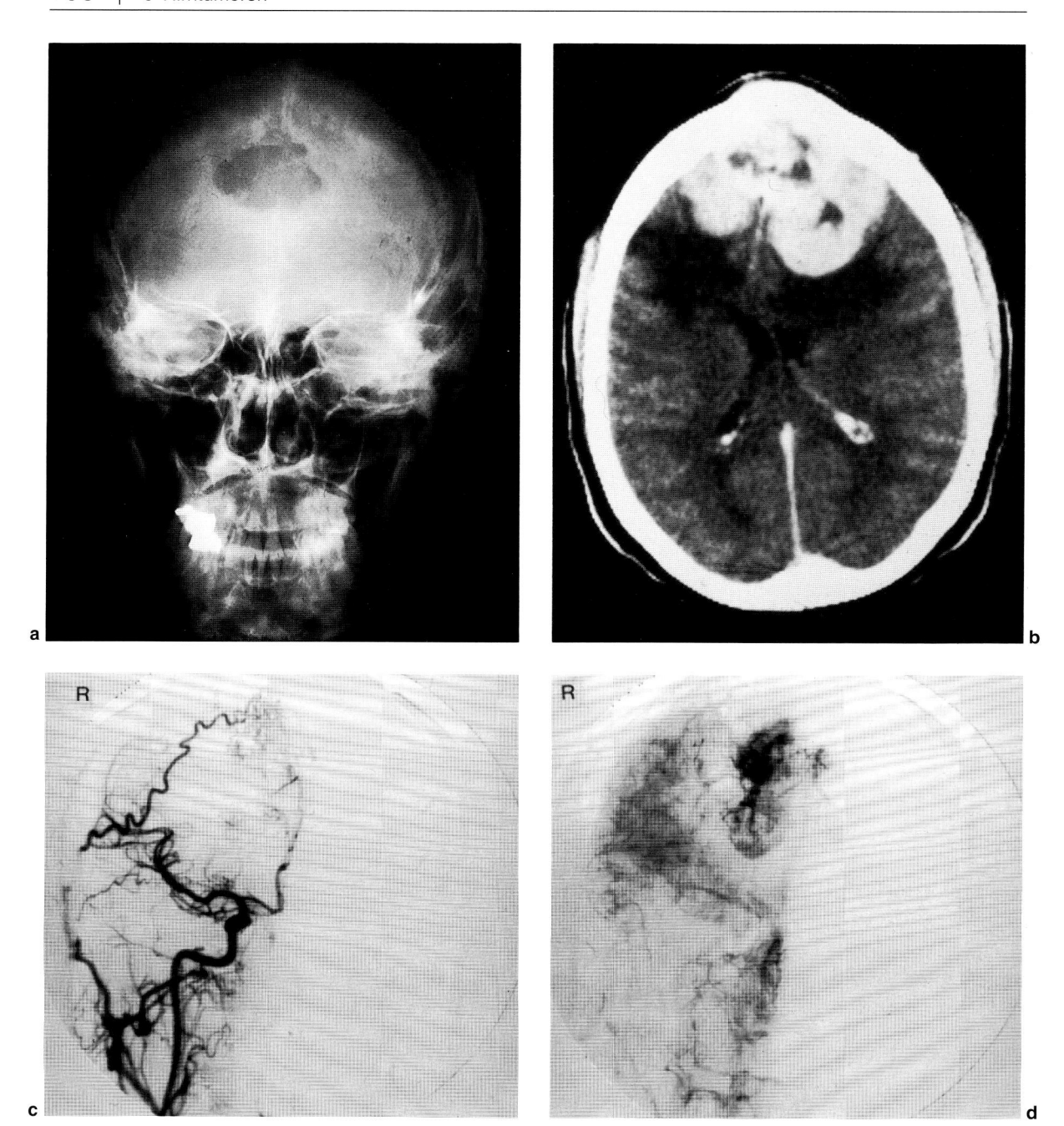

Abb. 76 a–d Sarkomatös entartetes Meningeom.

a Sagittale Schädelübersicht: Nachweis einer Osteolyse in der Frontalschuppe.

b Transversales CT nach i.v.-Kontrastmittelgabe: Der Tumor zeigt eine starke Kontrastmittelaufnahme, zentrale Nekrosen und ein ausgedehntes perifokales Ödem.

c Selektive Karotisangiographie rechts (i.a.DSA): In der arteriellen Phase erkennt man sowohl eine Versorgung durch Äste der A. cerebri anterior als auch der A. meningea media.

d Kapilläre Phase der gleichen Serie wie **c**: Deutliche Kontrastmittelaufnahme (Tumor-blush). Gleichzeitig sieht man in der Umgebung des Tumors eine gefäßfreie Zone, die durch das perifokale Ödem bedingt ist.

6.4 Primär-maligne Lymphome

Maligne Lymphome können primär im ZNS auftreten, ohne daß das umgebende Knochengewebe oder andere Organe betroffen sind. Sie machen jedoch nur etwa 1% der primären ZNS-Tumoren aus. Immunozytome, Immunoblastome und auch Lymphoblastome wachsen – meist von der Adventitia der Blutgefäße ausgehend – mono- oder polytop im Klein- und Großhirn. Sie zeigen dabei eine schnelle Progredienz bei infiltrierendem Wachstum.

Klinische Befunde

– Psychoorganische Veränderungen.
– Hirndrucksymptome.
– Rasch progrediente neurologische Herdsymptome.
– Evtl. im Liquor pathologische Immunglobuline nachweisbar.

Radiologische Befunde

• Auf **Schädelübersichtsaufnahmen** sind normalerweise keine pathologischen Veränderungen erkennbar.

• Mit Hilfe der **Computertomographie** und **Kernspintomographie** stellen sich zwei verschiedene Wachstumsformen dar:

– Tapetenartig periventrikulär oder meningeal entlang der Kalotte.
– Umschrieben focal in den Stammganglien lokalisiert (Abb. 77).
– Umschrieben raumfordernd, meist multifokal.

Der Nachweis gelingt mit beiden Verfahren nur nach der Gabe von Röntgen-bzw. paramagnetischem **Kontrastmittel**. Im ersteren Fall (CT) erkennt man entweder eine Verdickung des Ventrikelependyms bzw. eine Verdickung und Signalanhebung der meningealen Strukturen. Ein Ödem ist in diesen Fällen nicht immer vorhanden. Im zweiten Fall (MR) können sich im Groß- oder Kleinhirn multiple Tumoren darstellen und das Auftreten von Metastasen simulieren. Bei singulären Tumoren umfaßt die Differentialdiagnose auch gliomatöse Tumoren höheren Grades.

6.5 Mißbildungstumoren

Zu den Mißbildungstumoren zählen neben den Hämangioblastomen vor allem Kraniopharyngeome, Epidermoide, Kolloidzysten und Lipome.

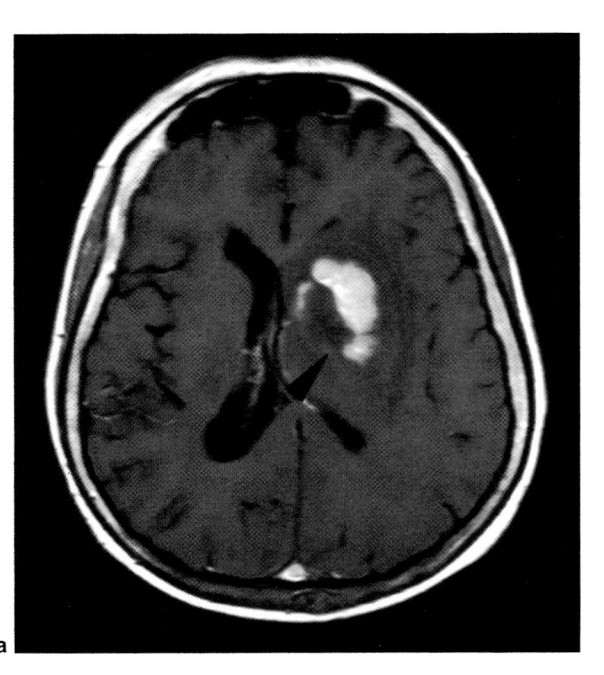

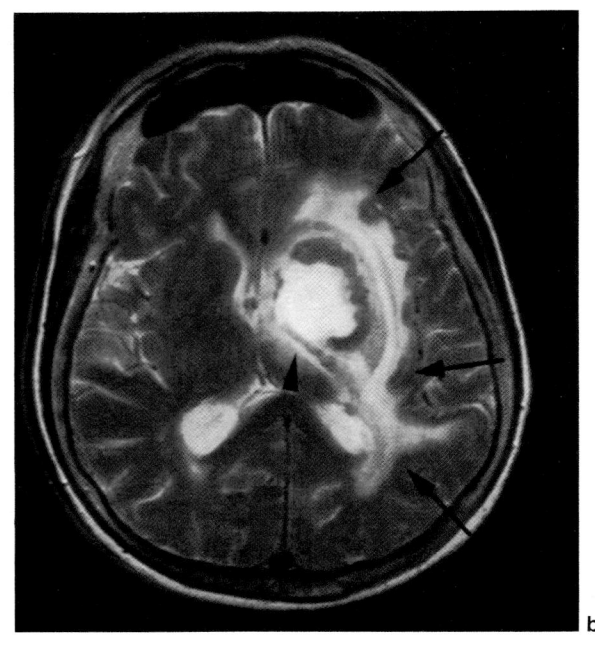

Abb. 77a, b 69jährige Patientin mit einem Lymphom im Stammgangliengebiet links.
a T1-gewichtete Spinechosequenz in transversaler Projektion nach i.v.-Gabe von Gadolinium-DTPA: Deutliche Kontrastmittelanreicherung neben nekrotischen Arealen (Pfeilspitze).
b T2-gewichtete Turbospinechosequenz in axialer Projektion: Darstellung eines ausgeprägten peritumoralen Ödems (Pfeile).

6.5.1 Hämangioblastome

Hämangioblastome sind dysontogenetische, meist zystische Tumoren mit wandständigen Knoten aus einem dichten Kapillarnetz oder größeren kavernösen Gefäßen. Mehr als 90% der Angioblastome entwickeln sich infratentoriell in den Kleinhirnhemisphären. Seltenere Lokalisationen sind der Kleinhirnwurm und die Medulla oblongata bzw. das Hals- und Thorakalmark. Die Tumoren machen etwa 1–2 % der primären ZNS-Geschwülste aus und treten sporadisch oder im Rahmen der erblichen v. Hippel-Lindau-Krankheit mit einer gleichzeitigen Angioblastomatose im Kleinhirn und in der Retina auf. Beim Lindau-Syndrom werden zusätzlich Nieren- und Pankreaszysten angetroffen.

Hämangioblastome manifestieren sich klinisch vorwiegend im 4. Lebensjahrzehnt, seltener auch im Säuglings- und Greisenalter. Sie bevorzugen das männliche Geschlecht.

Klinische Befunde

– Hirndrucksymptomatik mit heftigen Kopfschmerzen, Erbrechen und psychopathologischen Störungen.
– Ataxie, Nystagmus, Stauungspapille.
– Kaudale Hirnnervensymptome.
– Gelegentlich apoplektiformer Krankheitsbeginn (durch Einblutung in das Tumorparenchym).
– Tödliche Tonsilleneinklemmungen kommen vor.
– Häufig Polyzythämie (Folge einer Erythropoetin-Produktion in den Tumorzellen).

Radiologische Befunde

● **Schädelübersichtsaufnahmen** liefern gewöhnlich keine Hinweise auf die zugrunde liegende Erkrankung.

● Im **Nativ-Computertomogramm** imponiert zunächst eine zystische Läsion, die scharf gegenüber dem Hirnparenchym abgegrenzt ist und deutlich hyperdense Werte zeigt. Sie besitzt raumfordernden Charakter und führt somit zur Kompression und Verlagerung des IV. Ventrikels bzw. zu einem Verschlußhydrozephalus. Der solide Anteil (Nidus) liegt in der Zystenwand und kann unterschiedliche Größe besitzen. Nach Kontrastmittelgabe zeigt er einen deutlichen Dichteanstieg.

Aufgrund dieser Kriterien und der Tatsache, daß das Hämangioblastom beim Erwachsenen der häufigste primäre Hirntumor in der hinteren Schädelgrube ist, kann die Diagnose im Computertomogramm mit weitgehender Sicherheit gestellt werden. Meist handelt es sich um einen singulären Tumor, beim v. Hippel-Lindau-Syndrom kommen jedoch multiple Läsionen vor.

● Im **Kernspintomogramm** ist der zystische Tumoranteil sowohl im T1-gewichteten Bild (hypointens) als auch im T2-gewichteten Bild (hyperintens) gut erkennbar (Abb. 78). Ohne Kontrastmittelgabe kann der Nachweis des soliden Anteils jedoch Schwierigkeiten bereiten. In den T2-gewichteten Bildern können signalarme oder signalfreie Tumorgefäße (bedingt durch den hohen Blutfluß) auf die Lokalisation des Nidus hinweisen. Nach der Gabe von paramagnetischem Kontrastmittel kommt es analog zum CT zu einem hohen Signalanstieg im Nidus.

Besondere Bedeutung kommt der Kernspintomographie bei einem ausgedehntem Befall im Rahmen des **v. Hippel-Lindau-Syndroms** zu, insbesondere dann, wenn die Tumoren sich auf das Halsmark und das Thorakalmark erstrecken. Hier beobachtet man eine starke Erweiterung der epiduralen Venen, welche die stark vaskularisierten Tumornidi drainieren und zu einer Druckatrophie des Rückenmarkes führen.

● Eine **angiographische Abklärung** durch die selektive Darstellung der linken und/oder rechten A. vertebralis ist immer dann notwendig, wenn der solide Tumoranteil mit CT und MR nicht nachgewiesen werden konnte bzw. wenn sich die Notwendigkeit hierzu im Rahmen der Therapieplanung (Operation, Embolisation) ergibt. In typischer Weise kommt es zur Darstellung eines runden Tumors, der sich bereits in der früharteriellen Phase über kräftige zuführende Gefäße (meist A. cerebelli inferior anterior oder A. cerebelli inferior posterior) kontrastiert. Eine kräftige venöse Drainage belegt, daß es sich hierbei um eine Läsion mit hohem Blutfluß handelt.

Die **Differentialdiagnose** umfaßt andere Tumoren mit zystischen Anteilen, z. B. pilozytäre Astrozytome und Medulloblastome. Hier ist jedoch angesichts der typischen Relation zwischen der Größe der Zyste und der des intramural gelegenen soliden Tumoranteils eine Abgrenzung normalerweise möglich. Der angiographische Befund könnte gelegentlich auch an eine arterio-venöse Malformation denken lassen. Angioblastome zeigen jedoch nicht die typischen auf das Mehrfache des normalen Kalibers erweiterten stark gewundenen Venen wie die Hirnangiome.

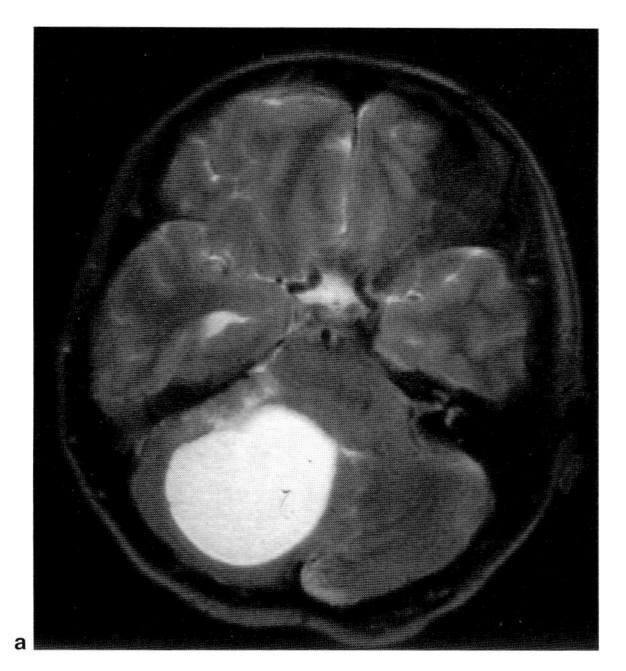

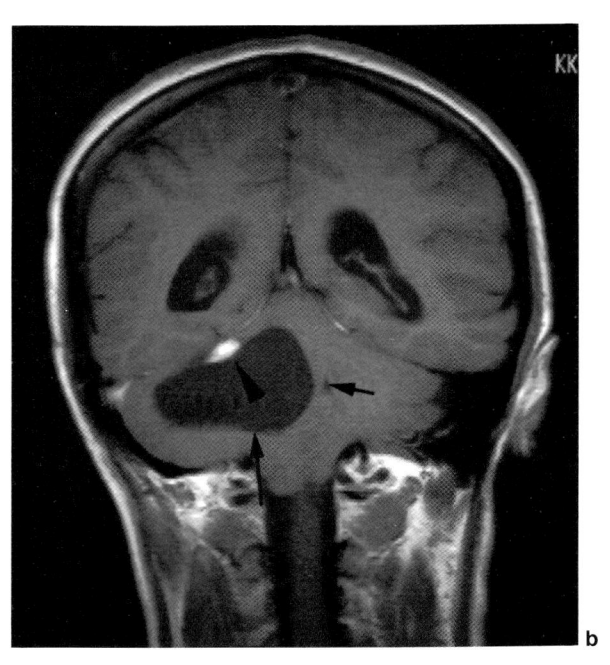

Abb. 78 a, b 8jähriger Patient mit Angioblastom der rechten Kleinhirnhemisphäre.
a Transversale T2-gewichtete Spinechosequenz: Der zystische Anteil des Tumors kommt signalreich zur Darstellung.
b Koronare T1-gewichtete Spinechosequenz nach i.v.-Gabe von Gadolinium-DTPA: Der zystische Tumoranteil kommt hypointens zur Darstellung (Pfeile), während der vaskularisierte Tumoranteil sich hyperintens abbildet (Pfeilspitze).

6.5.2 Kraniopharyngeome (Erdheim-Tumoren)

Kraniopharyngeome entwickeln sich aus Plattenepithelien an der Dorsalfläche der Hypophyse bzw. in der Umgebung des Hypophysenstiels, die als Reste des fetalen kraniopharyngealen Ganges (Hypophysengang) angesehen werden. Diese grobknolligen zystischen bisweilen verkalkenden Tumoren wachsen intra- oder suprasellär, gelegentlich auch prä- und parasellär und kommen am häufigsten im Jugendalter vor dem 3. Dezennium vor.

Klinische Befunde

– Endokrine Störungen (Minderwuchs, Adipositas, Hypogonadismus, Diabetes insipidus).
– Chiasma-Syndrom in über 2/3 der Fälle.
– Seltener Verschlußhydrozephalus (nach Tumoreinwachsen in den III. Ventrikel).

Radiologische Befunde

• **Schädelübersichtsaufnahmen** zeigen bei einem länger bestehenden und expansiv wachsenden Tumor die typischen Zeichen einer Raumforderung in der Sellaregion, d.h. eine Ausweitung des Sellalumens und eine Absenkung des Sellabodens bis hin zur Destruktion des gesamten Sellaprofils. Darüber hinaus findet man pathologische Verkalkungen in Projektion auf die Suprasellärregion.

• Typische Befunde im **Computertomogramm** sind die zystische oder supraselläre Raumforderung mit Kalzifikationen. Solide Tumoranteile können nach der Kontrastmittelgabe eine leichte bis deutliche Kontrastmittelanreicherung zeigen.

• Im **Kernspintomogramm** werden die Relaxationszeiten des Zysteninhalts durch den Cholesteringehalt oder eine vorangegangene Blutung beeinflußt. Zysten stellen sich daher homogen und signalintensiv auf T1-gewichteten Bildern dar (Abb. 79), auch wenn sie im CT hypodens erscheinen. Deshalb ist die Kernspintomographie bei der Zuordnung der Zysten die verläßlichere Methode, während die Verkalkungen im CT gewöhnlich besser zu analysieren sind als mit der Kernspintomographie. Nach der Gabe von paramagnetischem Kontrastmittel kommt es analog zum CT in den soliden Tumoranteilen zu einer deutlichen Kontrastmittelanreicherung (Abb. 79).

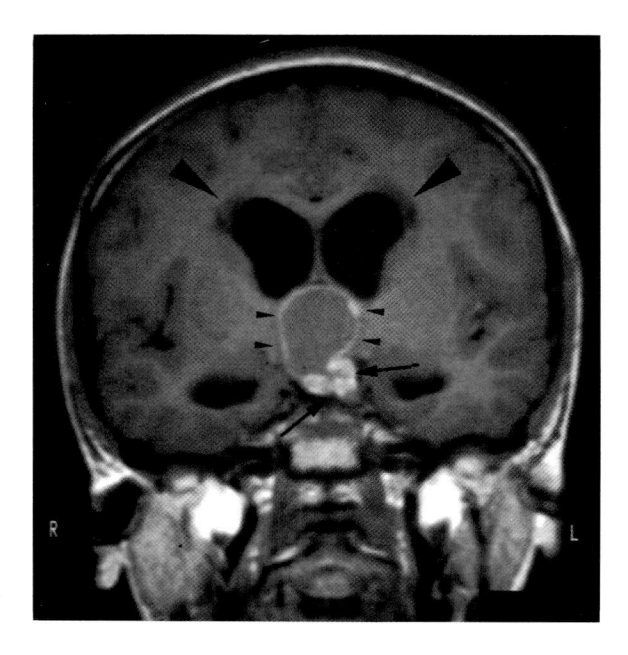

Abb. 79 11jährige Patientin mit zystischem Kraniopharyngeom. Koronare T1-gewichtete Spinechosequenz nach i.v.-Gabe von Gadolinium-DTPA: Der Tumor besteht aus soliden (Pfeil) und zystischen (kleine Pfeilspitzen) Anteilen, die irregulär Kontrastmittel anreichern. Er hat zu einem Hydrocephalus occlusus der Seitenventrikel geführt. Als Zeichen des Liquorstaus ist in der Umgebung der Vorderhörner ein interstitielles Ödem (große Pfeilspitzen) nachweisbar.

6.5.3 Epidermoide

Epidermoide und Dermoidzysten basieren auf versprengtem Epidermis-Keimgewebe und können überall im Gehirn vorkommen. Nicht selten sind sie in Verbindung mit Dysrhaphien anzutreffen. Der Kapselaufbau der zystischen Tumoren entspricht beim Epidermoid der Epidermis, bei Dermoiden sind zusätzlich Hautanhangsgebilde (Drüsen, Haare) zu finden. Epidermoide und auch Dermoidzysten liegen bevorzugt in der Schließungsrinne des Neuralrohrs, kommen aber auch vermehrt im Kleinhirnbrückenwinkel vor. Der Altersgipfel der Epidermoide liegt im frühen Erwachsenenalter, der der Dermoidzysten im Kindesalter.

Klinische Befunde

Das klinische Bild ist lokalisationsabhängig. Es treten vorwiegend auf:
- Basale Hirnnervenausfälle.
- Chiasma-Symptome.
- Hirnstammsyndrome.
- Psychische Störungen.

Radiologische Befunde

● **Schädelübersichtsaufnahmen** zeigen in der Regel keine pathognomonischen Veränderungen. Epidermoide im Kleinhirnbrückenwinkelbereich können nach längerem Bestehen zu einer Destruktion des Felsenbeins führen, die dann im sagittalen Bild bzw. auf **Stenvers-Projektionen** sichtbar wird.

● Im **Computertomogramm** imponieren Epidermoide und Dermoide als hypodense Raumforderungen, die aufgrund ihres rein verdrängenden Wachstums scharf gegenüber dem gesunden Hirngewebe abgegrenzt sind. In Abhängigkeit vom Cholesteringehalt liegen die Dichtewerte bei Epidermoiden im Bereich des Liquors oder sind sogar negativ. Dermoide weisen dagegen fast immer deutlich negative Dichtewerte auf (minus 30 bis minus 100 Hounsfield-Einheiten), da sie Fettgewebe enthalten. Darüber hinaus zeigen sie häufig grobschollige Verkalkungen, die in Verbindung mit den negativen Dichtewerten für die Diagnose pathognomonisch sind.

Nach einer Kontrastmittelgabe kommt es bei Epidermoiden und Dermoiden zu keiner Änderung der Dichtewerte.

● Im **Kernspintomogramm** hängt das Signalverhalten bei **Epidermoiden** ebenfalls stark von Cholesteringehalt ab. Die Tumoren stellen sich im T1-gewichteten Bild hypointens dar, wobei die Signalintensität höher als die des Liquors ist. Mit steigendem Cholesteringehalt steigt auch die Signalintensität bei kurzen SE- und kurzen TR-Zeiten. Im T2-gewichteten Bild resultiert eine hyperintense Raumforderung, wobei aufgrund der Signaldichte eine Abgrenzung zu Arachnoidalzysten nicht möglich ist. Aufgrund dieses Verhaltens gilt das MR-Bild als wenig spezifisch.

Bei **Dermoiden** hingegen ist aufgrund des vorhandenen Fettgewebes bereits im T1-gewichteten Bild eine hohe Signalintensität zu erwarten (Abb. 80). Dermoide sind insgesamt inhomogener als

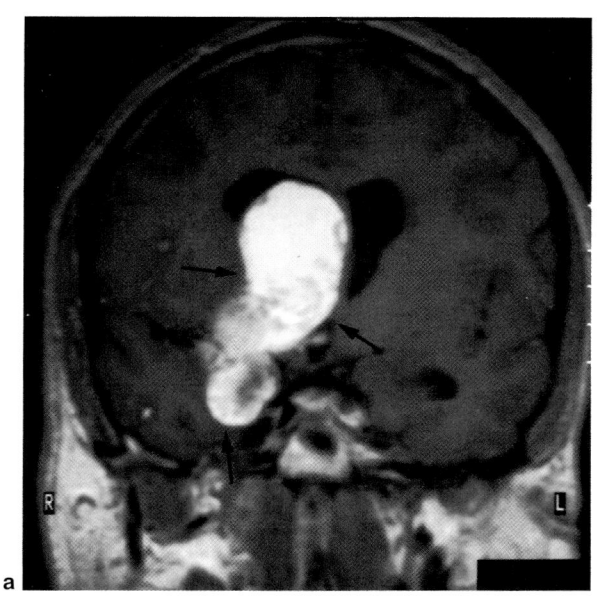

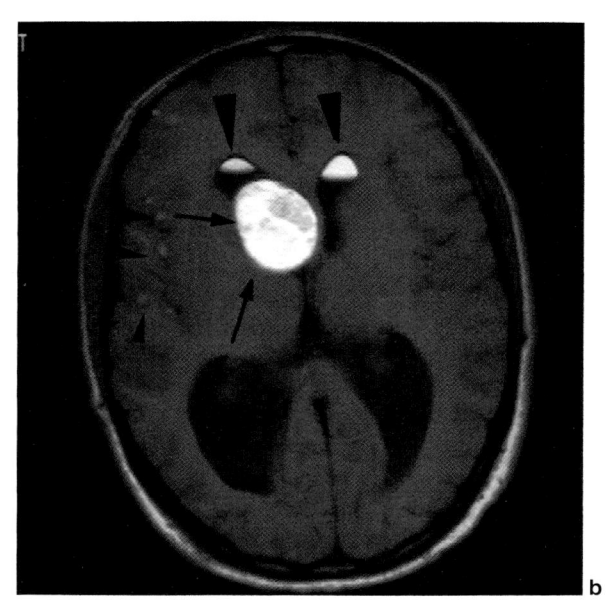

Abb. 80 a, b Ausgedehntes, vom rechten Keilbeinflügel ausgehendes Dermoid.
a Koronare T1-gewichtete Spinechosequenz: Der Tumor stellt sich signalreich dar und ist in den rechten Seitenventrikel eingebrochen (Pfeile).
b Transversale T1-gewichtete Spinechosequenz: Neben dem intraventrikulären Tumoranteil (Pfeile) sind nach einer Ruptur fetthaltige Tumoranteile in den Vorderhörnern nachweisbar (große Pfeilspitzen). Auch im Bereich der rechten Sylvischen Fissur sind einzelne fetthaltige Tumoranteile im Subarachnoidalraum (kleine Pfeilspitzen) erkennbar.

Epidermoide. Verkalkungen imponieren als signalfreie Zonen in der Peripherie und innerhalb des Tumors bei beiden Sequenzen. Analog zum CT zeigen Epidermoide und Dermoide keine Signaländerung nach der Gabe eines paramagnetischen Kontrastmittels.

Dermoide können gelegentlich in das Ventrikelsystem rupturieren. Dabei kommt es dann zu einer Unterschichtung von fettigem Inhalt und Liquor (Abb. 80 b).

6.5.4 Kolloidzysten

Kolloidzysten sind Ependymzysten, die mit kolloidartigen Massen ausgefüllt sind. Sie kommen bevorzugt im vorderen Abschnitt des III. Ventrikels vor. Durch die Verlegung der Foramina interventricularia (Monroi) können sie zu einem Okklusionshydrozephalus eines oder beider Seitenventrikel führen. Kolloidzysten erreichen kaum mehr als Kirschgröße und gehören mit einem Anteil von weniger als 1% zu den selteneren Hirntumoren.

Klinische Befunde

– Hydrozephale Krisen bei intermittierendem Verschlußhydrozephalus.
– Evtl. „Drop attacks".

Radiologische Befunde

• Kolloidzysten zeigen im **Computertomogramm** ein weitgehend typisches Erscheinungsbild. Es handelt sich hierbei um rundliche Raumforderungen im III. Ventrikel, nahe den Foramina Monroi, mit liquorisodensem oder leicht hyperdensem Inhalt. Nach der Kontrastmittelgabe beobachtet man bei etwa 90% der Patienten eine Zunahme der Dichtewerte. Im Falle des Verschlußhydrozephalus besteht zusätzlich eine deutliche Erweiterung der Seitenventrikel.

• Auch im **Kernspintomogramm** stellen sich Kolloidzysten homogen und hyperintens im T1- und T2-gewichteten Bild dar (Abb. 81). Wie auch andere Cysten ist die Randkontur glatt uns scharf.

6.5.5 Lipome

Lipome sind angeborene Fettgewebsknoten, die auch intrakraniell – bevorzugt entlang der Mittellinie, vor allem ober- und unterhalb des Balkens, über der Vierhügelplatte und im Kleinhirnwurm – anzutreffen sind.

Klinische Befunde

– Die meisten der intrakraniellen Lipome bleiben klinisch stumm.

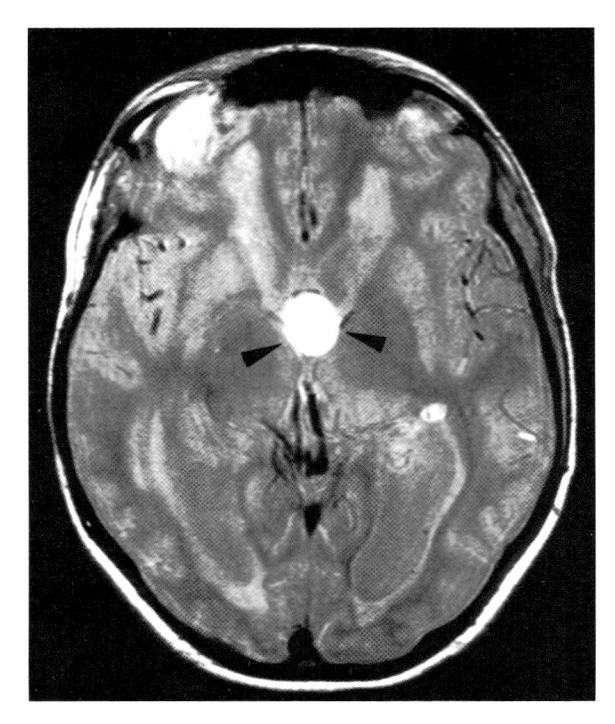

Abb. 81 30jährige Patientin mit Kolloidzyste im Bereich des III. Ventrikels. Protonengewichtete Turbospinechosequenz in transversaler Projektion: Die Kolloidzyste ist als signalreiche glatt begrenzte Raumforderung (Pfeilspitzen) erkennbar.

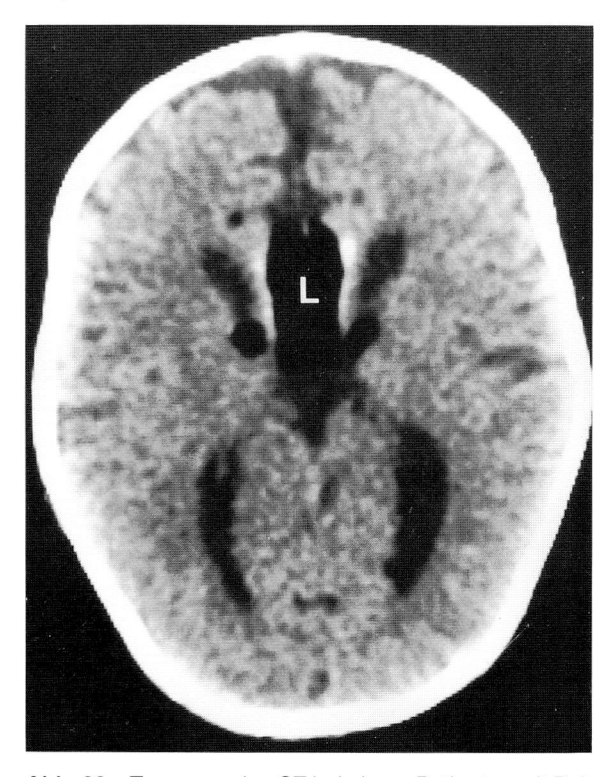

Abb. 82 Transversales CT bei einem Patienten mit Balkenlipom. Der Mißbildungstumor ist als hypodense Raumforderung zwischen den distanzierten Vorderhörnern erkennbar (L). Zusätzlich zeigen sich laterale Wandverkalkungen.

– Evtl. intermittierender Hydrocephalus occlusus (bei Kompression des Aquädukts).

Radiologische Befunde

• Ausgedehnte Balkenlipome imponieren auf **Schädelübersichtsaufnahmen** als umschrieben transparente Zonen in Projektion auf die Balkenregion. Diese Zonen können von girlandenartigen Verkalkungen umrandet sein. Die beschriebenen Veränderungen sind pathognomonisch für das Balkenlipom.

• Da das Balkenlipom im Rahmen einer partiellen oder totalen Balkenagenesie auftreten kann, läßt sich die Diagnose auch **sonographisch** bereits im Säuglingsalter stellen. Statt des Balkens erkennt man in diesen Fällen eine echoreiche symmetrische Raumforderung, die dem fettreichen Tumor entspricht.

• Im **Computertomogramm** erscheint das Balkenlipom als hypodense Raumforderung (mit Dichtewerten bis minus 100 HE) zwischen den Vorderhörnern der Seitenventrikel. Typisch sind hier auch die schalenförmigen Verkalkungen der Kapsel (Abb. 82).

• Im **Kernspintomogramm** imponiert das Fettgewebe des Lipoms als signalreiche Raumforderung im T1-gewichteten Bild, während die Verkalkungen nicht oder nur andeutungsweise als signalarme Strukturen erkennbar sind.

6.5.6 Hamartome des Tuber cinerium

Es handelt sich hierbei um seltene kongenitale, nicht neoplastische Heterotypien von grauer Substanz, die entweder als gestielte oder breitbasig dem Hypothalamus aufsitzende Raumforderungen imponieren. Sie manifestieren sich klinisch im Kleinkindesalter oder im Schulalter entweder mit epileptischen Anfällen oder in Form einer Pubertas praecox.

Radiologische Befunde

• Wegen der multiplanaren Darstellung ist die **Kernspintomographie** der Computertomographie hier überlegen. Typisch sind rundliche bis ovale Raumforderungen, die entweder gestielt oder auch mit breiter Basis zwischen dem Hypophysenstiel und den Corpora mamillaria lokalisiert sind. Während die Signalintensität auf T1-gewichteten Bildern exakt der der grauen Substanz entspricht, können im T2-gewichteten Bild die Signalintensitäten auch etwas höher liegen (*Boyko* et al., 1990).

6.6 Tumoren des Hypophysenvorderlappens

Bei den vom Hypophysenvorderlappen ausgehenden Hypophysenadenomen sind hormonaktive und hormoninaktive Tumoren zu unterscheiden.

Das klinische Bild der **hormoninaktiven Adenome** (sog. Null-Zell-Adenome, ca. 25% aller Hypophysenadenome) wird allein durch die intrakranielle Raumforderung und durch eine Kompressionsschädigung benachbarter Strukturen geprägt. Ihre charakteristischen Befunde sind demzufolge Chiasma-Symptome und eine kompressionsbedingte endokrine Minderfunktion der Hypophyse.

Bei den **hormonaktiven Adenomen** hingegen werden bereits vor dem Auftreten von Drucksymptomen endokrine Störungen durch eine tumoreigene Hormonproduktion ausgelöst.

Klinische Befunde der hormonaktiven Hypophysenadenome

GH-Zell- (wachstumshormonproduzierende) **Adenome** (ca. 20% der Hypophysentumoren):
– Bei Kindern Riesenwuchs, bei Erwachsenen Akromegalie.
– Kopfschmerzen, Antriebsmangel, depressive Verstimmung.
– Erst spät Sehstörungen (wegen des vorwiegend intrasellären Tumorwachstums).

PL-Zell- (prolaktinproduzierende) **Adenome**, sog. **Prolaktinome** (ca. 40% aller Hypophysenadenome):
– Bei Frauen Galaktorrhoe und Amenorrhoe.
– Bei Männern Gynäkomastie, Galaktorrhoe, Hypogonadismus.
– Erhöhte Serum-Prolaktinwerte (oft wesentlich mehr als 1000 µE/ml).
– Unterschiedlich früh ausgeprägte Chiasma-Symptome (da Prolaktinome als Mikro- und auch als Makroadenome in Erscheinung treten).

ACTH-Zell- (adrenokortikotropes Hormon produzierende) **Adenome** (ca. 5% aller Hypophysenadenome):
– Cushing-Syndrom.
– „Hypophysenapoplexie" (bei Einblutungen) mit schweren Kopfschmerzen, Meningismus und plötzlichem Gesichtsfeldausfall.

GT-Zell- (Gonadotropin produzierende) **Adenome** (ca. 1% aller Hypophysenadenome):
– Pubertas praecox.

TSH-Zell- (Thyreotropin produzierende) **Adenome** (ca. 3% aller Hypophysenadenome):
– Thyreotoxikose.

In seltenen Fällen treten **plurihormonale Hypophysenadenome** auf, bei denen mehrere Zelltypen mit jeweils verschiedenen Hormonproduktionen nebeneinander vorhanden sind. Sehr selten sind **Hypophysenkarzinome**, die metastasieren (Lebermetastasen) können.

Radiologische Befunde

Die **seitliche Schädelübersichtsaufnahme** bzw. die ausgeblendete **Aufnahme der Sella turcica** haben inzwischen ihre Bedeutung verloren, da sie einerseits bei Mikroadenomen keine Veränderungen zeigen, andererseits bei Makroadenomen keine Rückschlüsse auf das Vorhandensein und das Ausmaß eines suprasellären Wachstums erlauben. Typische Veränderungen eines länger bestehenden Makroadenoms sind:

– Erweiterung des Sellalumens.
– Aufrichtung des Dorsum sellae.
– Absenkung des Sellabodens.
– Destruktion des Sellabodens (beim Einwachsen des Tumors in die Keilbeinhöhle).
– Völlige Destruktion der Sellakonturen.

● **Computertomographie** und **Kernspintomographie** erlauben die direkte Darstellung der Hypophysenadenome und der destruierenden Auswirkungen auf die umgebenden Strukturen. Sie haben die mehrdimensionale Tomographie, die Zisternographie und die Pneumenzephalographie seit mehr als 10 Jahren abgelöst. Hinsichtlich der Größe wird zwischen Mikroadenomen (Tumorgröße unter 10 mm) und Makroadenomen (Tumorgröße 10 mm oder größer) unterschieden.

Bei der Computertomographie stehen axiale und koronare Projektionen zur Verfügung, bei der Kernspintomographie mit ihrer freien Wahl der Schnittebenen werden vor allem koronare und sagittale Schichten angefertigt. Durch diese Möglichkeiten, aufgrund der artefaktfreien Darstellung und der besseren Auflösung der Kernspintomographie ergibt sich ein deutlicher Vorteil dieser Methode bei der Diagnostik von Hypophysentumoren.

Diagnostische Kriterien der Mikroadenome
(nach *Huck* und *Heindel*, 1990)

Indirekte Zeichen:

– Nach kranial konvexes Diaphragma sellae.
– Abschrägung des Sellabodens.
– Schräg verlaufender Hypophysenstiel.

Alle diese Veränderungen sind **nur im Kernspintomogramm** erkennbar mit T2-gewichteten Sequenzen. Das Diaphragma sellae stellt sich hypointens dar und ist besser auf Spin-Density-Bildern (TR lang, TE kurz) als auf T1- und T2-gewichteten Scans erkennbar. Der Sellaboden besteht normalerweise aus einer dünnen Knochenlamelle, die signalarm und zur Keilbeinhöhle hin nicht abgrenzbar ist.

Direkte Zeichen des Mikroadenoms:

– Hypodense Zone im CT innerhalb der Hypophyse. Die Grenze der Auflösung liegt bei Tumoren von etwa 3–4 mm (hochauflösende Schichten von 1–1,5 mm Schichtdicke).

– Im T1-gewichteten **MR-Bild** stellen sich Mikroadenome hypointens dar, wobei die Signalintensität im T2-gewichteten Bild deutlich zunimmt. T2-gewichtete Sequenzen sind jedoch niedersensitiv im Vergleich zu T1-gewichteten, da hierbei durch das Signal des Liquor cerebrospinalis der angrenzenden Zisterne die Differenzierung der anatomischen Strukturen erschwert wird.

– Blutungen sind im T1- und T2-gewichteten Bild signalreich.

– Zysten sind im T1-gewichteten Bild hypointens und im T2- gewichteten Bild hyperintens.

– Nach der Gabe von Gadolinium kommt es im T1-gewichteten Bild zu einer starken Signalanhebung der normalen Hypophyse, während sich das Mikroadenom hierbei signalarm abbildet (Abb. 83). Dies läßt sich am besten in einer dynamischen Sequenz darstellen. Hiervon abgesehen kommt es bei etwa 50% der Adenome zu einer Spätanreicherung.

Diagnostische Kriterien des Makroadenoms:

– Direkte Darstellung der Raumforderung im erweiterten Sellalumen ohne Ausdehnung in den suprasellären Raum.

– Gefährdete Hirnstrukturen sind Chiasma opticum, die A. carotis interna und der Sinus cavernosus. Nach unten sind es der Sellaboden und die Keilbeinhöhle.

– Nach Kontrastmittelgabe kommt es zu einem deutlichen Dichteanstieg der soliden Tumoranteile im **Computertomogramm**, wodurch die absolute Tumorausdehnung deutlich besser erkennbar wird.

– Im **Kernspintomogramm** erscheinen Makroadenome auf T1-gewichteten Bildern hypointens und zeigen analog zum CT einen deutlichen Signalanstieg (Abb. 84).

Auch bei Makroadenomen besitzt die Kernspintomographie deutliche Vorteile, z. B. in der exakten Abgrenzung des Chiasma opticum und in der Abgrenzung der Karotiden, die sich signalfrei darstellen und deren Verlagerung, Kompression oder Einbeziehung in das Tumorvolumen gut zu erkennen ist. Die Abgrenzung des Tumors zum Sinus cavernosus ist hingegen auch nach der Gabe von paramagnetischem Kontrastmittel schwierig.

Die Destruktion des Sellabodens und das Einwachsen des Tumors in die Keilbeinhöhle lassen sich sowohl mit CT als auch mit der Kernspintomographie eindrucksvoll dokumentieren.

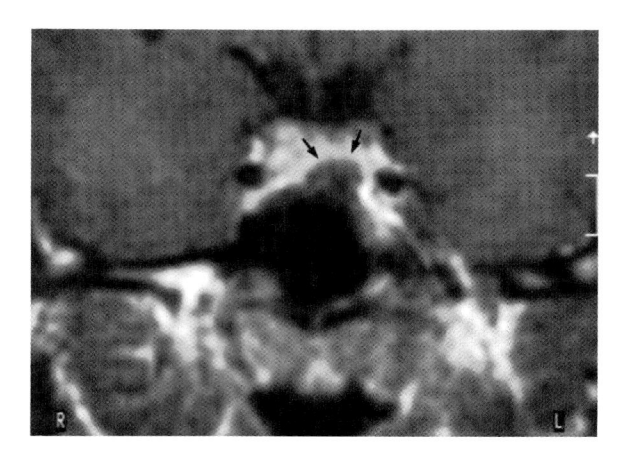

Abb. 83 Prolaktinproduzierendes Mikroadenom der Hypophyse bei einer 27jährigen Patientin. Koronare T1-gewichtete Spinechosequenz nach i.v.-Gabe von Gadolinium-DTPA: Der Tumor (Pfeile) zeigt in dieser Phase keine meßbare Kontrastmittelanreicherung.

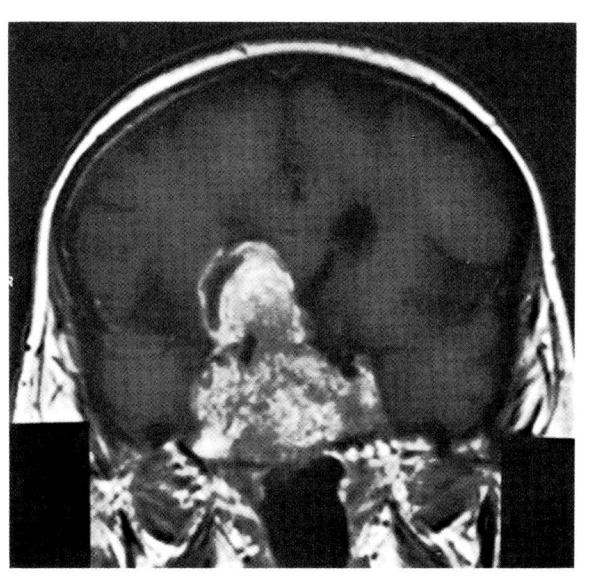

Abb. 84 45jähriger Patient mit Makroadenom der Hypophyse. T1-gewichtete Spinechosequenz in koronarer Projektion nach i.v.-Gabe von Gadolinium-DTPA: Es besteht ein ausgedehnter Tumor, der sich nach intra-, supra- und parasellär ausgedehnt hat.

Akute Blutungen bei Adenomen („Hypophysenapoplexie") zeigen sich als umschriebene hyperdense Raumforderungen im Tumor und dessen Umgebung evtl. auch als Subarachnoidalblutung. Gelegentlich ergeben sich hier differentialdiagnostische Probleme zu Hirnbasisaneurysmen (angiographische Abklärung).

● Eine **angiographische Abklärung** ist bei bekannten Hypophysentumoren angesichts der sehr detaillierten CT- und MR-Befunde auch für die Operationsplanung nicht mehr notwendig. Bei nicht eindeutigen Befunden hingegen ergeben sich Indikationen für die Angiographie in der differentialdiagnostischen Abgrenzung zum Riesenaneurysma der A.carotis interna (wichtigste Indikation!) und bei Tumoren, die von der Schädelbasis oder vom Gesichtsschädel aus in das Sellagebiet eingebrochen sind. Im letzteren Fall handelt es sich um eine fakultative Indikation, die im Hinblick auf die angestrebte Therapie gestellt werden kann. Eine Darstellung der Tumorversorgung oder eine Tumoranfärbung gelingt bei Hypophysentumoren normalerweise nicht.

6.7 Metastatische Hirntumoren

Laut Sektionsstatistiken liegen bei über 15% der an malignen extrakraniellen Geschwülsten verstorbenen Patienten ZNS-Metastasen vor. Mehr als die Hälfte der metastatischen Hirntumoren sind Absiedlungen von Bronchialkarzinomen. Die relative Häufigkeit von ZNS-Metastasen ist bei verschiedenen Tumorarten sehr unterschiedlich: Bei Chorionepitheliomen beträgt sie 52%, bei malignen Melanomen 47%, bei Lungenkarzinomen 18%, bei Mammakarzinomen 14% und bei Nierenkarzinomen 9% (nach *I. Cervos-Navarro*, 1989).

Der Altersgipfel der Hirnmetastasen liegt zwischen dem 40. und 60.Lebensjahr, das männliche Geschlecht überwiegt. Bevorzugte Lokalisation ist das Großhirn, seltener der Hirnstamm und das Kleinhirn. Hirnmetastasen treten solitär, multipel oder als diffuse Hirnkarzinose bzw. als Meningealkarzinose auf. Sie produzieren normalerweise ein starkes perifokales Ödem und sind häufig durch zentrale Nekrosen geprägt.

Klinische Befunde

– Die klinische Manifestation der zerebralen Metastasen erfolgt nicht selten vor der des Primärtumors.
– Kopfschmerzen mit progredienter Intensität.
– Epileptische Anfälle.
– Lokalisationsabhängige neurologische Herdsymptome mit rascher Progredienz.
– Evtl. liquorzytologische Artdiagnose des Tumors möglich, auch differentialdiagnostische Abgrenzung zur Meningiosis leucaemica.

Radiologische Befunde

Grundsätzlich können Metastasen das Erscheinungsbild einer Vielzahl von primären Hirntumoren imitieren!

● Häufigstes Erscheinungsbild ist jedoch im **Computertomogramm** eine iso- bis hyperdense Raumforderung, die nach Kontrastmittelgabe deutlich anreichert und ein perifokales Ödem besitzt. In der soliden homogenen Anreicherung kann durch eine zentrale Nekrose ein mehr oder weniger ringförmiger Anreicherungstyp entstehen. Richtungsweisend für die Diagnose von Metastasen ist die Multiplizität, wobei sowohl in der gleichen als auch in der kontralateralen Hemisphäre mehrere Metastasen nachweisbar sein können.

● Im **Kernspintomogramm** kommt es analog zum Computertomogramm zu einer homogenen

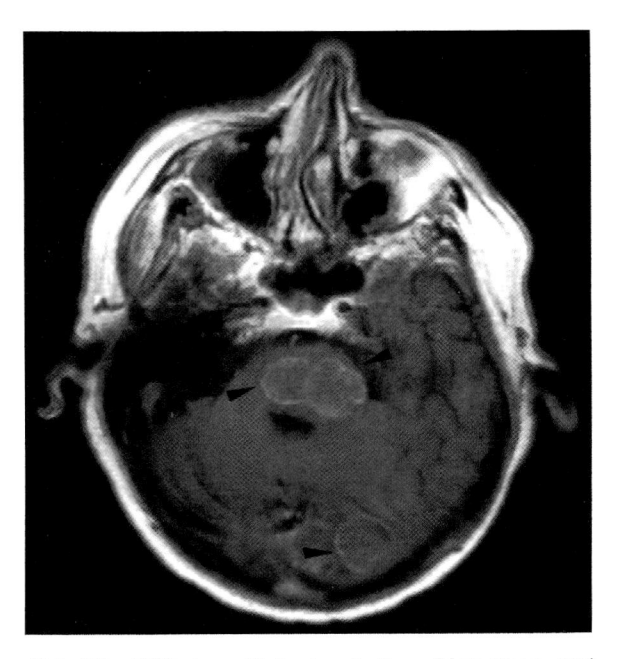

Abb. 85 62jähriger Patient mit Pons-Metastase und Anamnese eines Kolonkarzinoms. Transversale T1-gewichtete Spinechosequenz nach i.v.-Gabe von Gadolinium-DTPA: Nachweis einer Metastase im Bereich der Ponsregion. Der Tumor zeigt eine girlandenförmige Kontrastmittelanreicherung (Pfeilspitzen). Der raumfordernde Charakter ist an Hand der Kompression des 4. Ventrikels erkennbar.

oder ringförmigen Signalanhebung im T1-gewichteten Bild (Abb. 85). Das perifokale Ödem ist dagegen im T2-gewichteten Bild als signalreiche unscharfe Zone abgrenzbar.

6.8 Pseudotumor cerebri

Unter diesem Begriff versteht man klinisch eine unklare intrakranielle Drucksteigerung („benign intracranial hypertension") nach dem gewissenhaften Ausschluß einer intrakraniellen Raumforderung. Als Ursache stehen hormonale Regulationsstörungen, arterielle Hypertonie, Arachnopathien, aber auch pharmakotoxische Faktoren (Ovulationshemmer?, Steroide?) in der Diskussion. Das Krankheitsbild wird vorwiegend bei adipösen jungen Frauen angetroffen. Die Prognose ist in der Regel gut, jedoch können Visusbeeinträchtigungen persistieren.

Klinische Befunde

– Kopfschmerzen, Schwindel, Erbrechen.
– Sehstörungen.
– Stauungspapille.

Radiologische Befunde

● **Computertomographie und Kernspintomographie** werden bei diesem Krankheitsbild normalerweise zum Ausschluß einer „echten" Raumforderung bzw. zum Nachweis oder Ausschluß einer Hirnvenenthrombose eingesetzt. Trotz der von einigen Autoren geforderten Liquorresorptionsstörung besteht keine Ventrikelerweiterung, vielmehr ist in manchen Fällen ein eher normkalibriges Ventrikelsystem anzutreffen. Strukturveränderungen der Hirnsubstanz wurden bisher nicht beschrieben. Bei einigen Patienten findet man eine „Empty-Sella", die als Folge des chronisch gesteigerten intrakraniellen Drucks zu werten ist. Von einigen Autoren ist eine Auftreibung des Nn. optici beschrieben worden.

7 Degenerative Hirnerkrankungen

Unter dem Oberbegriff der degenerativen Prozesse des Nervensystems werden verschiedenartige Krankheiten zusammengefaßt, deren Gemeinsamkeit in einem fortschreitenden Parenchymuntergang besteht. Ätiopathogenetisch sind diese Krankheiten allermeist noch ungeklärt, dürften jedoch vorwiegend auf nicht näher bekannten Zellstoffwechselstörungen beruhen. Vielfach werden von dem Parenchymuntergang umschriebene anatomische oder funktionelle Systeme betroffen, so daß dann von Systematrophien gesprochen werden kann. Da die degenerativen Prozesse des Nervensystems nicht selten eine Heredität erkennen lassen, werden sie dann auch als heredo-degenerative Erkrankungen bezeichnet.

Schließlich wird ganz allgemein auch der von Spatz geprägte Begriff der „atrophisierenden Prozesse" verwendet, da das Ergebnis dieser Krankheitsprozesse letztlich stets in einer Organ- bzw. Systemverkleinerung besteht. Dieser Parenchymschwund, die **Atrophie**, ist vor allem das Leitsymptom der degenerativen Erkrankung, das der neuroradiologischen Diagnostik zugänglich ist.

Diagnostik mit bildgebenden Verfahren

- Computertomographie
- Kernspintomographie
- SPECT
- PET
- Liquorraum-Szintigraphie

Das Hauptproblem bei der Erfassung pathologischer degenerativer Veränderungen ist die Abgrenzung von „normalen" Alterungsprozessen. Deshalb werden im folgenden zunächst die wesentlichen Veränderungen des Gehirns in der 7. Lebensdekade geschildert, die oftmals keinen Krankheitswert besitzen. Die **Kernspintomographie** ist hierbei die Methode der Wahl zur Erfassung der zum Teil subtilen Veränderungen:

– **Weiße Substanz:**
Im T2-gewichteten Bild erkennt man kleine Herde mit vermehrter Signalintensität, die zum Teil in der Umgebung des Ventrikelsystems, zum Teil auch mehr in der Umgebung der Sulci angeordnet sind. Die Ursache hierfür ist bisher noch nicht endgültig geklärt. Diskutiert werden erweiterte perivaskuläre Räume oder Glioseherde. Sie müssen **differentialdiagnostisch** von sog. lakunären Infarkten, die in der Ausdehnung deutlich größer sind, sowie von den sehr variablen Herden bei Multipler Sklerose abgegrenzt werden.

– **Basalganglien:**
Hier findet man eine Zunahme des Eisengehaltes, vor allem im Corpus striatum (Caudatum und Putamen), so daß die Konzentration im Putamen die des Globus pallidus in der 8. Dekade erreicht. Der vermehrte Eisengehalt äußert sich sowohl in T1- als auch in T2-gewichteten Bildern als umschriebene Zone verminderter Signalintensität.

– **Liquorräume:**
Die leichte bis mäßige Zunahme der intra- und extrazerebralen Liquorräume ist als Folge einer generellen Substanzabnahme der grauen und weißen Substanz zu werten (Rückgang des Hirngewichtes).

– **Hirnstoffwechsel:**
Studien zur Ermittlung des globalen und regionalen Blutflusses und des Glukosestoffwechsels haben bisher zu kontroversen Aussagen geführt. Auch Untersuchungen des hochenergetischen Phosphatstoffwechsels mit Hilfe der MR-Spektroskopie konnten keine definitiven Veränderungen aufdecken. Allerdings scheint es zu einer Abnahme der Dopamin-Rezeptorbindung zu kommen, die in Übereinstimmung mit der vermehrten Eisenakkumulation besteht.

7.1 Degenerative Erkrankungen der Großhirnrinde und des Marklagers

7.1.1 Morbus Alzheimer

Unter der Bezeichnung Alzheimer-Krankheit oder senile Demenz vom Alzheimer-Typ (SDAT) werden heute weitgehend alle nicht vaskulär bedingten Altersdemenzen zusammengefaßt, auch wenn manche Autoren noch an einer Trennung zwischen senilen und präsenilen Demenzformen festhalten.

Die krankheitstypischen morphologischen Veränderungen beim Morbus Alzheimer bestehen in einer diffusen, häufig fronto-temporalen oder parieto-okzipitalen, im Rindenbereich akzentuierten Hirnatrophie. Mikroskopisch findet man als typische Merkmale sog. Alzheimer-Fibrillenveränderungen in den Nervenzellen sowie senile Plaques (Drusen) in der Hirnrinde mit zentralen Amyloidfibrillen, sowie Amyloidablagerungen in Wandverdickungen kortikaler Gefäße. Bei dem abgelagerten Amyloid handelt es sich vorwiegend um das aus 43 Aminosäuren bestehende Betaamyloid, auch A4-Amyloid genannt.

Ein bedeutsamer neurochemischer Befund ist die Abnahme der Cholinacetyltransferrase-Aktivität im Kortex und Hippokampus, woraus ein cholinergisches Defizit resultiert. Stark reduziert sind auch die muscarinbezogenen Rezeptoren im Hippokampus sowie die GABA-Rezeptoren im Caudatum.

Die Pathogenese der Alzheimer-Krankheit ist unbekannt. In der Diskussion stehen genetische (Chromosomenanomalie wie bei Trisomie-21), infektiöse (slow-acting-virus) und toxische (u. a. Aluminium) Faktoren.

Die Krankheit manifestiert sich als präsenile Form meist im 5. Lebensjahrzehnt oder als senile Form später. Sie dauert durchschnittlich 6–8 Jahre.

Klinische Befunde

– In der Frühphase: Kopfschmerzen, Schwindel, Merkfähigkeitsstörungen, allgemeine Leistungsschwäche, Antriebsverlust.
– Später: Neuropsychologische (aphasische, apraktische, agnostische) Störungen, diskrete neurologische Herdsymptome (auch Parkinson-Syndrome), progredienter dementieller Verfall auch Kachexie.
– EEG: Häufig Allgemeinveränderungen, d. h. Verlangsamung des dominanten Alpha-Rhythmus, deren Intensität mit dem Schweregrad kognitiver Leistungseinbußen korreliert.
– VEP: Verlängerte Latenzen.

Radiologische Befunde

● Zur Anwendung kommen ausschließlich **Computertomographie** und **Kernspintomographie**. Beide Verfahren zeigen einen deutlichen Parenchymschwund des Kortex sowie eine Erweiterung des Ventrikelsystems und der extrazerebralen Liquorräume (Abb. 86). Häufig sind die hinte-

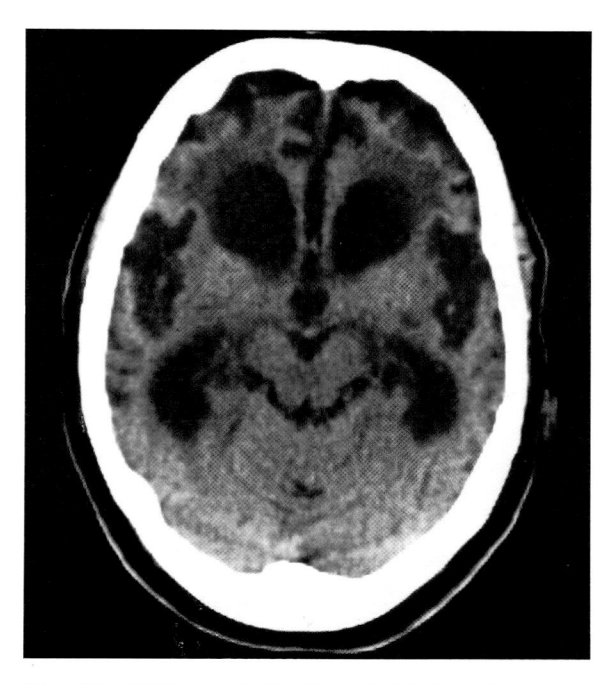

Abb. 86 67jährige Patientin mit Morbus Alzheimer. Transversales Nativ-CT: Es besteht eine ausgeprägte kortikale Atrophie frontal, temporal und parietal. Gleichzeitig liegt eine vikariierende Erweiterung des Ventrikelsystems und der extrazerebralen Liquorräume vor.

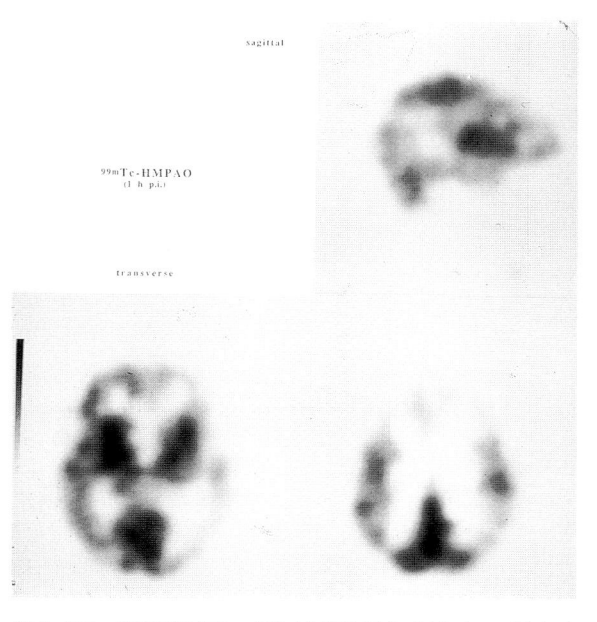

Abb. 87 SPECT (99m-TC-HMPAO) bei Morbus Alzheimer. Typisch für dieses Krankheitsbild ist die deutliche kortikale Minderbelegung (Aufnahmen: Prof. Dr. Dr. O. Schober, Klinik und Poliklinik für Nuklearmedizin, Westf. Wilhelms-Universität Münster).

ren Hemisphärenanteile stärker befallen als die vorderen. Speziell auf T2-gewichteten MR-Bildern erkennt man eine Abnahme der kortikalen Signalintensität in etwa 50% der Fälle, die möglicherweise auch die Folge einer vermehrten Eisenakkumulation ist.

- **PET** und **SPECT** zeigen als Ausdruck eines Hypometabolismus eine reduzierte Tracer-Akkumulation beidseits im temporo-parieto-okzipitalen und auch frontalen Kortex (Abb. 87). Mit beiden Verfahren kann auf diese Weise eine differentialdiagnostische Abgrenzung zum Multiinfarktsyndrom, zur Hochdruckenzephalopathie und auch zur Pickschen Erkrankung erfolgen (*Herholz* et al., 1989, *Deisenhammer* und *Höll*, 1989).

7.1.2 Pick-Krankheit

Bei dieser meist sporadisch, gelegentlich aber auch familiär gehäuft und bei Frauen bevorzugt auftretenden Erkrankung kommt es zu einer progredienten fronto-temporal betonten Hirnrindenatrophie. Nicht selten ist diese kortikale Atrophie unsymmetrisch und dann linksbetont zu finden.

Neurohistologisch kennzeichnend sind neben einem ausgeprägten Nervenzellverlust auffällige Nervenzellschwellungen (sog. Pick-Zellen), gelegentlich mit kugeligen argentophilen Einschlüssen (Pick-Körper). Gleichzeitig besteht eine Proliferation von Astrozyten und Gliafasern sowie ein feinmaschiger Status spongiosus. In der Regel fehlen senile Plaques oder Alzheimer-Fibrillen, die die Demenz vom Alzheimer-Typ auszeichnen. Als neurochemische Auffälligkeit wurde beim Morbus Pick eine erhöhte Zinkkonzentration im Gehirn und in den Erythrozyten sowie eine erhöhte Zinkausscheidung im Urin beschrieben. Vermutet wird eine Störung des Zinktransportes durch die Serumproteine, doch ist die Ätiopathogenese der Erkrankung bislang ungeklärt.

Der Beginn der Erkrankung liegt zwischen dem 4. und 6. Dezenium, die Krankheitsdauer ist unterschiedlich und beträgt im Durchschnitt 7 Jahre (2–15 Jahre).

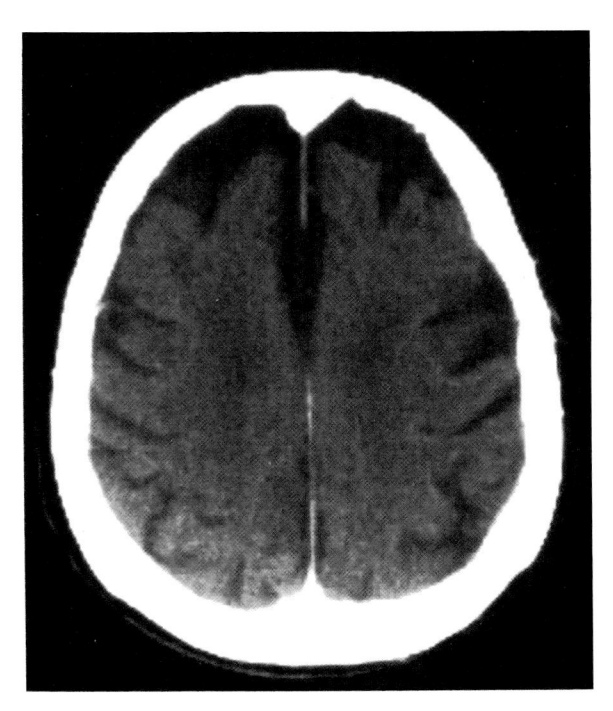

Abb. 88 73jährige Patientin mit Morbus Pick. Transversales Nativ-CT: Es zeigt sich eine deutliche kortikale, frontal betonte Rindenatrophie.

Klinische Befunde

– Persönlichkeitsveränderungen (Initiativeverlust, gereizte Verstimmung, Triebhaftigkeit, Enthemmung) schon als Frühsymptome.
– Mnestische Funktionsstörungen, treten meist später auf als bei der Alzheimer Demenz.
– Paraphasien und Wortfindungsstörungen, gemischte Aphasie.
– EEG im Gegensatz zur Alzheimer Erkrankung in der Regel unauffällig.
– Differentialdiagnostische Abgrenzung zur Lues (progressive Paralyse) wichtig!

Radiologische Befunde

- **Computertomographie** und **Kernspintomographie** können eine zirkumskripte kortikale Atrophie im Bereich der Frontal- und Fronto-Temporalregion (Abb. 88), häufig einseitig betont, sowie eine Erweiterung der Liquorräume zeigen. Die Basalganglien können ebenfalls mitbefallen sein. Im Gegensatz zum Morbus Alzheimer sparen die hier beschriebenen Veränderungen die hinteren zwei Drittel der obersten Temporalwindung aus (*LeMay*, 1986).

- **PET** und **SPECT** zeigen eine fehlende Tracer-Akkumulation im Bereich der Frontallappen, die wiederum Ausdruck eines fehlenden bzw. stark erniedrigten Metabolismus (Störung des Glukosestoffwechsels) ist. Mit Hilfe dieser Techniken ist eine sichere Abgrenzung zum Morbus Alzheimer möglich.

7.2 Degenerative Erkrankungen der Stammganglien, des Zwischen- und Mittelhirns

7.2.1 Chorea major (Huntington)

Bei dieser autosomal dominant vererbten Erkrankung steht neben einer rasch fortschreitenden Degeneration fronto-temporo-parietaler und okzipitaler Kortexstrukturen eine Atrophie des Corpus striatum, insbesondere des Nucleus caudatus im Vordergrund. Dadurch ergibt sich eine Vergrößerung und Verplumpung der Vorderhörner der Seitenventrikel. Im Verlauf der Erkrankung kommt es zusätzlich zu einer fronto-parietal betonten Rindenatrophie.

Histochemisch läßt sich im Corpus striatum eine Konzentrationsabnahme von Gaba und Substanz-P sowie ein Schwund der Gaba-Rezeptoren nachweisen, woraus ein relatitives Dopamin-Übergewicht in diesem Stammganglienbereich resultiert. Für die Pathogenese wird bei der Chorea Huntington das Vorliegen eines generalisierten Defektes der Zelloberflächenmembranen als wesentlicher Faktor diskutiert.

Das Chorea-Huntington-Gen konnte auf dem Chromosom-4 lokalisiert werden. Die Krankheit manifestiert sich erst zwischen dem 30. und 50. Lebensjahr und hat eine Dauer von durchschnittlich 12–15 Jahren. Von wesentlicher Bedeutung für die genetische Beratung von einzelnen Angehörigen belasteter Familien dürfte sein, daß kürzlich molekulargenetisch verlängerte Trinukleotid repeats als krankheitsverursachende Mutation bei Huntington-Patienten nachgewiesen wurden.

Von der Chorea major abzugrenzen ist die Chorea minor (Sydenham), die bei Kindern nach einer Infektion mit betahämolysierenden Streptokokken der Gruppe A auftritt. Hierbei handelt es sich um keine Systematrophie, vielmehr werden passagere, metastatische Herdenzephalitiden im Gefolge der rheumatischen Grunderkrankung angenommen.

Klinische Befunde (Chorea major)

– Frühsymptomatik: Erhöhte Erregbarkeit, Launenhaftigkeit, choreatische (vor allem orofaziale) Hyperkinesen, Muskelhypotonie, Dysarthrie, mnestische Funktionsstörungen.
– Im Spätstadium: Schwere psychopathologische Störungen (Affekt- und Antriebsstörungen, schließlich schwere Demenz), schwere choreatische Bewegungsunruhe, Rigor.
– EEG: Zunehmend schwere Allgemeinveränderungen.
– Die sehr seltene juvenile Form (ca. 1–5 %) der Erkrankung kann durch akinetische Symptome, epileptische Anfälle und durch einen frühzeitigen dementiellen Abbau geprägt werden.

Radiologische Befunde

● **Computertomographie** und **Kernspintomographie:** Beide Verfahren zeigen eine Vergrößerung der Frontalhirnwindungen als Folge des Parenchymschwundes in den Nc. caudati. Bei fortschreitender Krankheitsdauer sind auch Zeichen der kortikalen Atrophie mit Verbreiterung der Sulci nachweisbar. Wie pathologisch-anatomische Untersuchung zeigen konnten (*Klintworth*, 1973), kommt es im Nucleus caudatus sowohl zu vermehrten Eisenablagerungen als auch zu einer atrophiebedingten Gliose, so daß im T2-gewichteten MR-Bild sowohl Signalabschwächungen als auch Signalanhebungen beobachtet werden (*Drayer*, 1987). Außerdem ist der Nachweis subtiler Signalveränderungen bei fortschreitender Atrophie des Caudatum schwierig.

● **SPECT** und **PET:**
SPECT-Perfusionsstudien zeigen eine deutlich verminderte Aufnahme von 99m-Technetium-HM-PAO und 123 Jod-IMP in den Basalganglien, insbesondere im Bereich der Capita der Nc. caudati und der angrenzenden Strukturen als Hinweis auf eine erniedrigte neuronale Funktion.

Diese Befunde werden bereits beobachtet, bevor atrophische Veränderungen in der Computertomographie oder Kernspintomographie nachzuweisen sind (*Nagel* et al., 1991). Die mit PET-Untersuchung nachweisbare Glukose-Stoffwechselminderung im Striatum kann sogar vor Auftreten klinischer Symptome feststellbar sein, so daß diesem Verfahren auch prognostische Bedeutung bei klinisch nicht manifest erkrankten Familienangehörigen zukommt (*Mazziotta* et al., 1987).

7.2.2 Morbus Parkinson

Die Parkinson-Krankheit (Parkinsonismus) zählt zu den häufigsten neurologischen Erkrankungen. Männer erkranken häufiger als Frauen. Aus ätiopathologischer Sicht sind etwa 80% der Fälle idiopathisch, gehören zum Morbus Parkinson im engeren Sinn und haben ihren Manifestationsgipfel in der 6. und 7. Lebensdekade. Bei den restlichen symptomatischen Formen des Parkinsonismus kommen vor allem postenzephalitische, toxische, arterio-sklerotische, pharmakogene, selten traumatische oder tumorbedingte Kausalfaktoren in Betracht. Ein familiäres Vorkommen des Morbus Parkinson wird mit 5–20% angegeben.

Neuropathologisch liegt der Parkinson-Krankheit als wesentlicher Befund ein Untergang der melaninhaltigen Nervenzellen in der Pars compacta der Substantia nigra zu Grunde. Als Folge der gestörten nigrostriatalen Bahnen kommt es dann zu einem Dopaminmangel im Neostriatum (striäres Dopaminmangelsyndrom). Nicht selten sind beim Morbus Parkinson auch degenerative Nervenzellschädigungen in anderen pigmentierten Hirnarealen (Locus coeruleus, dorsaler Vaguskern), im posterolateralen Hypothalamus sowie eine kortikale Atrophie in unterschiedlicher Ausprägung anzutreffen. Diese extranigralen Hirnveränderungen scheinen mit der Intensität der psychopathologischen Störungen bei Parkinson-Patienten zu korrelieren.

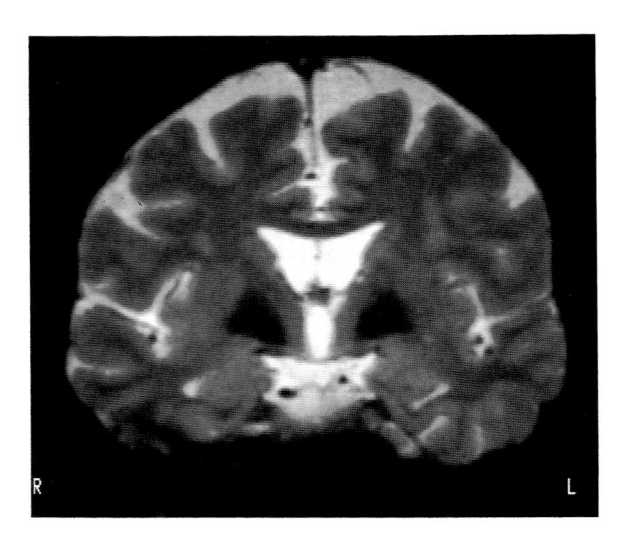

Abb. 89 63jährige Patientin mit Morbus Parkinson. Koronare T2-gewichtete Spinechosequenz: Neben der deutlichen kortikalen Atrophie erkennt man eine verminderte Signalintensität im Bereich des Putamens, das sich hier nicht mehr von dem ebenfalls signalarmen Globus pallidus trennen läßt.

Klinische Befunde

Leitsymptome:

– Brady- und Hypokinese.
– Rigor.
– Tremor (nicht obligat).
– Bradyphrenie.

Häufige Begleiterscheinungen:

– Hypersalivation (Speichelschluckstörungen).
– Seborrhoe.
– Gastrointestinale Störungen.
– Blasenentleerungsstörungen.
– Schlafstörungen.
– Thermoregulationsstörungen.
– Psychoorganische Auffälligkeiten (depressive Verstimmung, psychotische Entgleisungen).

Nicht nur beim Morbus Parkinson, sondern auch bei einer Reihe anderer Erkrankungen kann das klinische Erscheinungsbild durch eine Parkinson-Symptomatik vordergründig geprägt sein.

Differentialdiagnostisch kommen hier vor allem in Betracht:

– Shy-Drager-Syndrom (s. Multisystematrophien).
– Olivo-ponto-zerebelläre Atrophie (s. Multisystematrophien).
– Progressive supranukleäre Paralyse (s. Multisystematrophien).
– Morbus Alzheimer.
– Hydrocephalus communicans aresorptivus.

Radiologische Befunde

● Im **Kernspintomogramm** läßt sich insbesondere auf T2-gewichteten koronaren Projektionen eine verminderte Signalintensität im Putamen nachweisen. Die Signaldichte erreicht dann die gleiche wie im Globus pallidus (Abb. 89). Auch in der Pars compacta der Substantia nigra ist diese Signalabnahme erkennbar. Bei beiden Phänomenen handelt es sich wahrscheinlich um eine vermehrte Eisenablagerung (*Drayer*, 1987). Unabhängig von den beschriebenen Veränderungen können auch Zeichen der kortikalen Atrophie vorhanden sein. Sie sprechen jedoch weder für noch gegen die Diagnose eines Morbus Parkinson.

PET-Studien mit F-DOPA zeigen eine erhöhte Dichte an D2-Rezeptoren bei unbehandelten Patienten, während bei Patienten mit längerfristiger Therapie eine verminderte D2-Rezeptordichte resultiert (*Snow*, 1992).

PET-Durchblutungsstudien zeigen dagegen keine signifikante regionale Änderung des Metabolismus. Bei Patienten mit Morbus Parkinson plus Demenz vom Alzheimer-Typ fand sich lediglich ein generalisiert verminderter Glukose-Metabolismus (*Kerbe* et al., 1992).

7.2.3 Dystonien

Dystone Syndrome sind gekennzeichnet durch eine Störung des physiologischen Muskeltonus mit mehr oder weniger lang anhaltenden tonischen Muskelkontrakturen. Daraus resultieren unwillkürliche Bewegungsabläufe, dystone Hyperkinesen in einzelnen Muskeln oder Muskelgruppen. Es werden fokal begrenzte (z. B. Blepharospasmus, Torticollis spasticus) und generalisierte (z. B. Torsionsdystonie) Formen der Dystonie unterschieden.

Die Ätiopathogenese der dystonen Syndrome ist sehr unterschiedlich; in vielen Fällen liegen ungeklärte degenerative Veränderungen im Stammganglienbereich, vor allem im Putamen vor.

Da die **bildgebenden Methoden** zur Diagnose und Differentialdiagnose der Dystonien keine entscheidenden Beiträge liefern, kann hier auf eine weitere Darstellung der verschiedenen Krankheitsbilder verzichtet werden.

7.3 Multisystematrophien

Unter dieser Bezeichnung lassen sich einige Erkrankungen zusammenfassen, bei denen der degenerative Prozeß gleichzeitig mehrere Systeme, die keine unmittelbare physiologische Beziehung zueinander haben, befällt. Betroffen dabei sind insbesondere die Stammganglien, das Mittelhirn, das Kleinhirn und die Hirnnervenkerngebiete.

Im klinischen Bild der Erkrankungen dominiert nicht selten eine Parkinson-Symptomatik, so daß eine differentialdiagnostische Abgrenzung zum Morbus Parkinson schwierig sein kann.

7.3.1 Olivo-ponto-zerebelläre Atrophie (OPCA)

Der gemeinsame neuropathologische Befund bei dieser sowohl sporadisch als auch hereditär auftretenden Gruppe von Krankheiten zeigt makroskopisch atrophische Veränderungen des Kleinhirns, des Brückenfußes und der Medulla. Auch die Substantia nigra und Putamen sind von dem degenerativen Prozeß mitbetroffen. Bevorzugtes klinisches Manifestationsalter ist das 3. bis 5. Lebensjahrzehnt. Der Krankheitsverlauf ist unterschiedlich und beträgt – abgesehen von seltenen foudroyanten Verlaufsformen – ca. 8–15 Jahre.

Klinische Befunde

– Zerebellare (Heredo-) Ataxie.
– Rigor, Tremor, Dysarthrie (bisweilen vordergründige Parkinson-Symptomatik).
– Hirnnervenstörungen (Augenmuskelparesen).
– Blasen-Mastdarmfunktionsstörungen.
– Seltener dementieller Abbau.

Radiologische Befunde

• Im **Computertomogramm** sind als Zeichen des atrophischen Prozesses der Ponsregion die präpontinen Zisternen und die Kleinhirnbrückenwin-

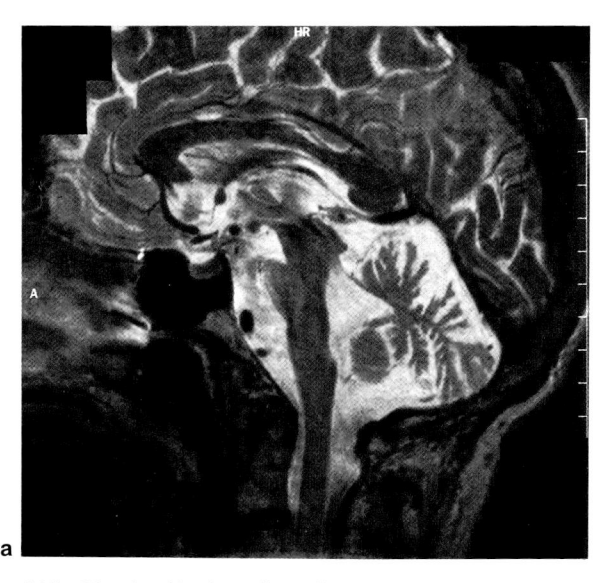

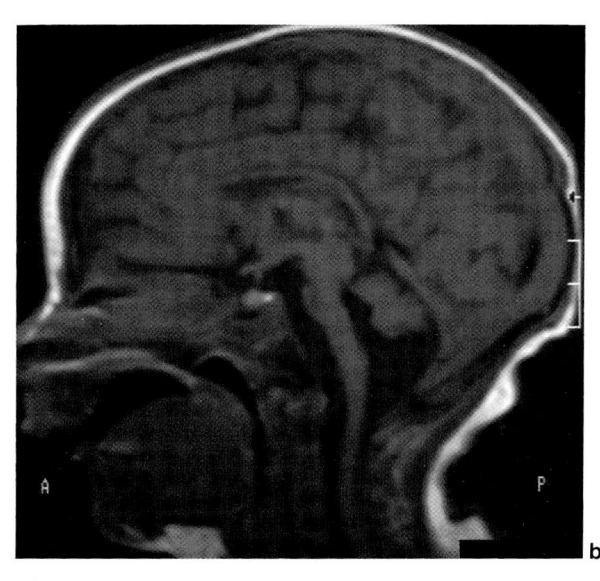

Abb. 90a, b Hochgradige olivo-ponto-zerebelläre Atrophie (OPCA).
a Hochauflösende T2-gewichtete Turbospinechosequenz in sagittaler Projektion bei einer 60jährigen Patientin.
b T1-gewichtete Spinechosequenz in sagittaler Projektion bei einer anderen, ebenfalls 60jährigen Patientin. In beiden Fällen erkennt man eine hochgradige Atrophie von Hypothalamus, Pons, Medulla oblongata und Kleinhirn.

kelzisternen erweitert. Darüber hinaus können die Zeichen der Kleinhirnatrophie mit erweiterten Kleinhirnfurchen im Bereich der Hemisphären und des Vermis cerebelli sowie eine erweiterte Cisterna magna bestehen.

- Die hier beschriebenen Veränderungen kommen im T1-gewichteten Bild der Kernspintomographie, insbesondere auf sagittalen Projektionen, noch deutlicher zur Darstellung (Abb. 90). T2-gewichtete Bilder zeigen dagegen zusätzlich eine Abnahme der Signalintensität im Bereich des Putamens und der Nuclei caudati als Folge einer vermehrten Akkumulation von Eisen, Kobalt und Mangan.

7.3.2 Progressive supranukleäre Lähmung

Neuropathologisch steht bei dieser seltenen Erkrankung eine degenerative Fasergliose im Stammganglienbereich im Vordergrund; aber auch Hirnrinde und – gelegentlich subkortikale Strukturen – sind betroffen. Biochemisch findet man eine Dopaminverarmung im Striatum, eine Erniedrigung der Dopaminrezeptoren im nigrostriatalen Bereich und eine Erhöhung des Glutaminsäuregehaltes im Kortex und Striatum. Der Krankheitsbeginn fällt meist in die 5. bis 7. Lebensdekade, die Krankheitsdauer beträgt 6 Jahre.

Klinische Befunde

– Horizontale Blicklähmung (supranukleäre Ophthalmoparese).
– Dysarthrie, Rigidität (Nackenmuskulatur!), Bradykinese.
– Mnestische Störungen.

Radiologische Befunde

Beschrieben wurden bisher lediglich Veränderungen im **Kernspintomogramm** (*Drayer*, 1985). Hierbei soll es zu einer Signalabnahme im Bereich des Putamens als Folge einer vermehrten Eisenakkumulation kommen.
Bei PET-Untersuchung läßt sich eine diffuse Stoffwechselminderung finden, die im Nc. caudatus, Nc. lentiformis und im rostralen Mittelhirn besonders betont und im frontalen Kortex weniger ausgeprägt ist (*H. Karbe* et al., 1992). Das Muster der Stoffwechselstörung ist für die progressive supranukleäre Lähmung typisch und erlaubt die Abgrenzung von anderen Demenzformen und extrapyramidalen Erkrankungen.

7.3.3 Orthostatische Hypotension (Shy-Drager-Syndrom)

Neuropathologisch zeigen sich bei dieser seltenen Multisystemdegeneration Zelluntergänge vor allem in der Substantia nigra, aber auch im Kortex von Groß- und Kleinhirn sowie in den Seitenhörnern des Rückenmarks. Die Krankheit beginnt meist in der 5. und 6. Lebensdekade, kann jedoch auch bereits in der Adoleszenz in Erscheinung treten. Männer werden wesentlich häufiger betroffen als Frauen.

Klinische Befunde

– Schwere orthostatisch-hypotone Kreislaufstörungen mit Schwindel und synkopalen Bewußtseinsstörungen.
– Vegetative Störungen (Blasen-Mastdarmfunktionsstörungen, Anhidrose).
– Parkinson-Symptomatik.

Radiologische Befunde

Beschrieben wurde bisher lediglich eine Signalabnahme im Bereich des Putamens auf T2-gewichteten **Kernspintomographien** (*Drayer*, 1987).

7.4 Degenerative Kleinhirnerkrankungen

Kleinhirndegenerationen findet man häufig in Kombination mit anderen Systemdegenerationen, so insbesondere bei den Multisystematrophien. Bei den folgenden Krankheitsbildern steht die Kleinhirnatrophie ganz im Vordergrund.

7.4.1 Angeborene Kleinhirnhypoplasie

Kongenitale Kleinhirnatrophien sind sehr unterschiedlich ausgeprägt und haben eine sehr verschiedenartige Genese (s. auch Kap. 1).

7.4.2 Zerebellare Heredoataxie (Nonne-Pierre-Marie-Krankheit)

Neuropathologisch findet man bei dieser erblich-familiären Erkrankung des mittleren Lebensalters eine hochgradige Kleinhirnatrophie mit Untergang der Purkinje-Zellen. Degenerative Vorgänge können sich darüber hinaus auch an der fronto-parietalen Hirnrinde und an den Hintersträngen zeigen.

7.4.3 Sporadische Spätatrophie der Kleinhirnrinde (Atrophie cérébelleuse tardive Marie, Foix und Alajouanine)

Hierbei setzt die langsam progrediente Kleinhirnrindenatrophie erst spät (meist erst nach dem 55. Lebensjahr) ein. Sie zeigt sich lokal begrenzt als Schwund des Kleinhirnvorderlappens oder als eine diffuse Kleinhirnrindenatrophie. Bei den letztgenannten Formen der Erkrankung ist die Zugehörigkeit zu den degenerativen Systematrophien zweifelhaft, vielmehr wird hier eine toxische (Alkohol, paraneoplastisch usw.) Genese angenommen.

Klinische Befunde

– Progrediente beinbetonte Ataxie.
– Sprechataxie, Nystagmus.

Radiologische Befunde

● **Computertomographie** und **Kernspintomographie** zeigen die bereits in Kap. 7.4.2 geschilderten atrophischen Veränderungen, wobei hier die Atrophie im Rindenbereich meist im Vordergrund steht (Abb. 91). Bei bekannter Alkoholkrankheit ist zusätzlich zu berücksichtigen, daß Dehydrierungseffekte bei chronischem Alkoholkonsum, die zu einer passageren Schrumpfung der Hirnsubstanz führen können, atrophische Veränderungen vortäuschen. Letztere sind jedoch zumindest teilweise reversibel, wenn der Alkoholkonsum ausgesetzt wird.

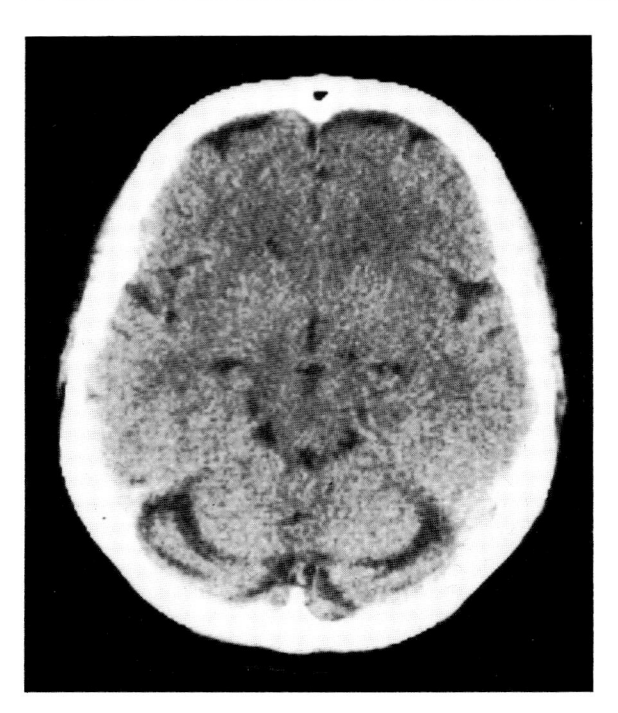

Abb. 91 57jährige Patientin mit sporadischer Spätatrophie der Kleinhirnrinde (Marie-Foix-Alajouanine). Im transversalen Nativ-CT erkennt man eine deutliche Erweiterung der Kleinhirnfurchen.

Klinische Befunde

– Zerebellare Stand- und Gangataxie.
– Nystagmus.
– Explosiv-skandierende Sprechstörungen.
– Augenmuskel- oder Blickparesen.
– Evtl. Pyramidenbahn-Symptome und bulbäre Schluckstörungen.
– Dementieller Abbau (kann relativ spät einsetzen).

Radiologische Befunde

● **Computertomographie** und **Kernspintomographie** zeigen eine ausgeprägte Atrophie des Kleinhirns, d. h. eine deutliche Verkleinerung der Kleinhirnfurchen im Bereich der Hemisphären und des Kleinhirnwurmes, auch in Verbindung mit einer Vergrößerung der um das Kleinhirn gelegenen Zisternen. Hervorzuheben ist, daß der Grad der morphologischen Veränderungen in keiner Weise mit dem der funktionellen Einschränkung übereinstimmt und daß bereits eine schwere Symptomatik vorhanden sein kann, bevor eindeutige morphologische Befunde mit den hier genannten Schnittbildverfahren faßbar sind.

7.5 Formen des Hydrozephalus und Erweiterung der Liquorräume im Rahmen degenerativer Hirnprozesse

Der Begriff Hydrozephalus steht heute für eine angeborene oder erworbene Erweiterung der Liquorräume auf dem Boden einer Liquorzirkulationsstörung. Betrifft diese das Ventrikelsystem, sprechen wir von einem **Hydrocephalus internus**, während mit dem Begriff **Hydrocephalus externus** eine Erweiterung der Hirnfurchen und/oder der Zisternen bezeichnet wird.

Der Terminus Hydrocephalus e vacuo ist verwirrend, da hiermit keine Liquorzirkulationsstörung, sondern eine Erweiterung der intra- und extrazerebralen Liquorräume auf dem Boden atrophischer Prozesse bezeichnet wird. Ferner unterscheidet man einen nichtkommunizierenden Hydrozephalus von einem kommunizierenden Hydrozephalus je nachdem, ob eine Kommunikation zwischen den inneren oder äußeren Liquorräumen besteht.

Diagnostik mit bildgebenden Verfahren
Basisdiagnostik
- Schädelübersichtsaufnahmen in zwei Ebenen
- Sonographie (bei Neugeborenen und Säuglingen)

Weiterführende Diagnostik
- Computertomographie
- Kernspintomographie
- Liquorraum-Szintigraphie

Radiologische Befunde

- **Schädelübersichtsaufnahmen** zeigen gewöhnlich nur indirekte Zeichen als Folge einer chronischen Schädelinnendrucksteigerung. So findet man bei Kindern einen Makrozephalus, erweiterte Schädelnähte und vermehrte Impressiones digitatae. Typische Zeichen beim Erwachsenen sind die Entkalkung und Destruktion der Sellastrukturen.

- Im **Computertomogramm** und **Kernspintomogramm** stellt sich beim Hydrocephalus occlusus ein erweitertes Ventrikelsystem dar, wobei in Abhängigkeit von der Lokalisation des Hindernisses entweder nur die Seitenventrikel (Blockade des Foramen Monroi), der 1.-3. Ventrikel (Blockade des Aquäducts) oder alle vier Ventrikel (Blockade der Foramina Magendi et Luschkae) beteiligt sind. Als Folge des erhöhten intraventrikulären Liquordrucks kommt es zu einem periventrikulären Ödem, das im Computertomogramm hypodens, im Kernspintomogramm auf T2-gewichteten Bildern dagegen signalintensiv erscheint. Im Falle einer tumorbedingten Obstruktion bzw. einer raumfordernden Blutung liefern beide Methoden auch den direkten Nachweis der auslösenden Ursache.

Ein wichtiges **differentialdiagnostisches Kriterium** zwischen einem kommunizierenden Hydrozephalus und einer generalisierten Hirnatrophie ist die Weite der Temporalhörner. Sind sie erweitert und vermehrt gerundet, spricht dies für einen unter Druck stehenden Hydrozephalus, während bei den meisten Formen der Atrophie sie mehr ihre schlitzförmige Konfiguration behalten.

- Für die Abgrenzung eines Hydrocephalus aresorptivus bzw. eines „normal pressure"-Hydrozephalus kann eine **Liquorraumszintigraphie** eingesetzt werden. Das diagnostische Kriterium dieser Untersuchung ist der Liquorreflux in das Ventrikelsystem, während bei einer normalen Liquorzirkulation sich der Tracer innerhalb von 12 Stunden in den äußeren Liquorräumen verteilt.

- Darüber hinaus besteht noch die Möglichkeit einer **kernspintomographischen Liquorflußmessung** im Bereich des Aquädukts. Diese gelingt jedoch nur bei einer Erweiterung, da sonst das Meßvolumen für eine exakte Flußbestimmung nicht ausreicht. Zuverlässige Bestimmungen eines Stillstandes des Liquorflusses im Aquädukt würden auch für das Vorliegen eines „normal pressure"-Hydrozephalus sprechen.

8 Metabolische und toxische ZNS-Erkrankungen

Bei den stoffwechselbedingten und toxischen Erkrankungen des Nervensystems können die bildgebenden Verfahren nur in wenigen Fällen und selten wesentlich zur klinischen Diagnostik beizutragen. Deshalb werden die meisten dieser Krankheitsbilder hier kursorisch abgehandelt werden.

Diagnostik mit bildgebenden Verfahren
- Schädelübersichtsaufnahmen
- Wirbelsäulen-, Becken- und Extremitäten-Übersichtsaufnahmen (z.B. bei Mukopolysaccharidosen)
- Computertomographie
- Kernspintomographie

8.1 Hereditäre Lipidstoffwechsel-Erkrankungen

Definitionsgemäß liegt diesen Erkrankungen eine erbliche Lipidstoffwechselstörung zugrunde, die durch verschiedene Enzymdefekte verursacht wird. Die Folge ist eine Speicherung von Lipidmetaboliten in verschiedenen Organen, insbesondere auch in der weißen Substanz des ZNS mit unterschiedlich ausgeprägter Demyelinisierung (Leukodystrophien). Eine Differenzierung der Lipidosen ist vor allem unter biochemischen Gesichtspunkten möglich. Die wichtigsten dieser insgesamt recht seltenen hereditären Speicherkrankheiten sind die Sphingolipidosen:

- Morbus Niemann-Pick.
- Morbus Gaucher.
- Morbus Tay-Sachs.

8.1.1 Sphingolipidosen

Klinische Befunde (sich meist schon im frühen Kindesalter manifestierend)
- Dementielle Entwicklung.
- Spastische oder zerebellare Ataxie.
- Sehstörungen in unterschiedlicher Ausprägung.

Radiologische Befunde
- Bildgebende Verfahren, insbesondere **CT** und **MR**, liefern keine diagnostisch relevanten Befunde.

8.1.2 Weitere Lipidspeicherkrankheiten (Leukodystrophien)

- Globoidzell-Leukodystrophie (Krabbe).
- Metachromatische Leukodystrophie (Aktivitätsmangel der Arylsulfatase-A).
- Heredopathia atactica polyneuritiformis (Morbus Refsum), identisch mit HMSN-Typ IV (gestörter Phytansäureabbau).
- Fabry-Krankheit (vorwiegend polyneuropathische und kardiale Symptome).
- Alexander-Krankheit (Gangliosidose) mit Makrozephalie.
- Spongiöse Leukodystrophie (Canavan-Krankheit).

Auch bei diesen schon im Kindesalter auftretenden Erkrankungen entwickeln sich klinisch sehr unterschiedliche Erscheinungsbilder.

Klinische Befunde
- Ataxie.
- Spastik.
- Sehstörungen.
- Demenz.
- Epileptische Anfälle.
- Polyneuropathische Symptome.

Radiologische Befunde

Alle die hier aufgeführten Erkrankungen verursachen im **Computertomogramm** und im **Kernspintomogramm** ähnliche Veränderungen, die im wesentlichen durch einen Strukturverlust der weißen Substanz charakterisiert sind. Im Computertomogramm imponieren hypodense Zonen in der weißen Substanz und im Kernspintomogramm finden sich hier verlängerte T1- und T2-Zeiten. Dies bedeutet ein vergleichbar zum Computertomogramm erniedrigtes Signal im T1-Bild und eine hohe Signalintensität im T2-gewichteten Bild. Darüber hinaus kommt es im weiteren Verlauf zu einer kortikalen Atrophie, die bei den einzelnen Krankheitsbildern sehr unterschiedlich ausgeprägt sein kann.

Typisch für den **Morbus Alexander** ist ein frontal beginnender Abbau der weißen Substanz, der sich allmählich nach parietal und okzipital hin ausdehnt. Später findet man auch eine zystische Degeneration der Frontallappen. Eine deutliche Atrophie des Corpus callosum ist ebenfalls typisch für dieses Krankheitsbild.

Beim **Morbus Krabbe** zeigen sich zusätzlich zu den Degenerationszeichen der weißen Substanz im Computertomogramm hyperdense Areale in den Thalami, Nuclei caudati und in der Corona radiata. Typische MR-Veränderungen wurden bisher nicht beschrieben.

8.2 Hereditäre Aminosäurestoffwechsel-Erkrankungen

Bei diesen erblichen Erkrankungen kommt es aufgrund von Enzymdefekten zu abnormen Aminosäurestoffwechselwegen mit Anreicherung schädlicher Abbauprodukte oder einem Fehlen wichtiger Metaboliten.

Zu den Aminoazidopathien gehören vor allem:
– Phenylbrenztraubensäure-Schwachsinn (Morbus Fölling).
– Ahornsirup-Krankheit (Leuzin-Abbaublockade).
– Hartnup-Krankheit (Tryptophan-Stoffwechselstörung).
– Homozystinurie (Homozystin-Abbaublockade).
– Zystinose (Zystin-Kristallablagerung in den Leptomeningen und im Plexus chorioideus).
– Lesch-Nyhan-Syndrom (Purinstoffwechselstörung).

Klinische Befunde

Unter den sehr verschiedenartigen klinischen Erscheinungsbildern findet man als häufige Symptome:
– Mentale Retardierung.
– Extrapyramidale Störungen.
– Epileptische Anfälle (häufig BNS-Krämpfe).
– Jeweils spezifische pathologische Stoffwechselbefunde.

Radiologische Befunde

Wenn **Computertomographie** und **Kernspintomographie** eingesetzt werden, ist die Diagnose in aller Regel bereits biochemisch gestellt und die Krankheiten sind bekannt. Ziel der bildgebenden Diagnostik ist es daher, das Ausmaß an irreversiblen Veränderungen in der weißen Substanz zu erfassen. Eine weitere Indikation stellt die Verlaufskontrolle der Therapie dar, die im wesentlichen im Vermeiden der nicht abbaufähigen Komponenten in der Nahrung besteht.

Typische Veränderungen sind Foci mit erniedrigter Dichte im Computertomogramm, die in der weißen Substanz und im Corpus callosum gelegen sind. Sie zeigen im Kernspintomogramm verlängerte T2- und T1-Zeiten, stellen sich somit im T1-gewichteten Bild signalarm, im T2-gewichteten Bild dagegen signalreich dar. Da die Kernspintomographie sensitiver als die Computertomographie ist, eignet sie sich besser insbesondere zur Verlaufskontrolle dieser Erkrankungen.

Die beschriebenen Veränderungen sind jedoch unspezifisch und treffen auf alle hier angeführten Erkrankungen zu.

8.3 Hereditäre Kohlenhydratstoffwechselstörungen (Mukopolysaccharidosen)

Angeborne Enzymdefekte sind die Ursache verschiedenartiger hereditärer Störungen des Kohlenhydratstoffwechsels, die sich auch, aber nicht ausschließlich mit einer zerebralen Symptomatik manifestieren. Hierbei handelt es sich um folgende Krankheiten:
– Galaktosämie.
– Glykogenosen.
  – v. Gierke-Krankheit.
  – Chori-Krankheit.
  – Pompe-Krankheit (hierbei stehen Myopathien ganz im Vordergrund).
  – McArdel-Krankheit (hierbei stehen Myopathien ganz im Vordergrund).
– Gargoylismus-Dysostosis multiplex (Pfaundler-Hurler-Krankheit), eine Mukopolysaccharidose.
– Lafora-Krankheit (progressive Myoklonusepilepsie-Unverricht-Lundberg-Krankheit).

Klinische Befunde

– Hypoglykämien.
– Sonst sehr unterschiedliche Symptomatik durch den oft multilokulären Erkrankungsbefall von Hirn, Leber, Nieren, Muskeln, Augenlinse und Knochenmark.

Radiologische Befunde

• **Computertomographie** und **Kernspintomographie** zeigen folgende Veränderungen:

– Hirnatrophie.
– Hydrozephalus variablen Ausmaßes.
– Veränderungen der weißen Substanz in Form einer diffusen Minderung der Signalintensität im Computertomogramm und auf T1-gewichteten MR-Bildern. Diese erscheint dann auf T2-gewichteten Bildern signalintensiv.

• **Übersichtsaufnahmen der Wirbelsäule** zeigen bei einigen dieser Erkrankungen auch Wirbelsäulenmanifestationen mit charakteristischen Veränderungen der Wirbelkörper (z. B. Osteoporose mit Wirbelkörperfrakturen), während im Kernspintomogramm Zeichen der Rückenmarkkompression häufig am atlanto-axialen Übergang als Folge eines Fehlen des Dens axis bzw. eines schlaffen Ligamentum tranversum atlantis zu sehen sind.

8.4 Erkrankungen bei Störungen des Mineralstoffwechsels

ZNS-Erkrankungen als Folge einer Mineralstoffwechselstörung können angeboren oder auch erworben sein. Die aus neuroradiologischer Sicht wichtigsten Krankheitsbilder sind:

8.4.1 Idiopathische Hämochromatose

Diese familiär gehäuft auftretende Störung des Eisenstoffwechsels ist die Folge einer exzessiven Eisenresorption im Darm. Die Krankheit manifestiert sich selten perinatal, meist erst nach dem 40. Lebensjahr. Von den Eisenablagerungen sind dabei vorwiegend Leber, Haut sowie endo- und exokrine Drüsen, seltener das periphere und zentrale Nervensystem betroffen. Im Gehirn entwickelt sich dann ein Status spongiosus, vor allem im Putamen und in der Rinden-Markgrenze.

Klinische Befunde

– Leberzirrhose (Pigmentzirrhose).
– Bronzeartige Hautverfärbung.
– Hypogonadismus.
– Diabetes mellitus („Bronze-Diabetes").
– Seltener neurologische Ausfälle, am ehesten als periphere Neuropathie.

Radiologische Befunde

• Spezielle Befunde am **Schädelskelett** oder an den **intrakraniellen Strukturen** sind bislang nicht bekannt.

• Zur Beurteilung der intraabdominellen parenchymatösen Organe werden in erster Linie **Computertomographie** und **Kernspintomographie** eingesetzt, da sie hier die makropathologischen Veränderungen nachweisen können.

• Darüber hinaus sind **nuklearmedizinische Untersuchungen des Eisenstoffwechsels** (Eisenkinetik) von großem Wert für Diagnostik und Therapie der Hämochromatose.

8.4.2 Hepatolentikuläre Degeneration (Morbus Wilson)

Die dem Morbus Wilson zugrundeliegende autosomal rezessiv-erbliche Störung des Kupferstoffwechsels beruht auf einer mangel- oder fehlerhaften Synthese des Coeruloplasmin, einem Protein, das dem Kupfer-Transport dient. Die abnorme Kupferspeicherung ist in Leber, Kornea und Gehirn, betont in den Basalganglien und im Kleinhirn anzutreffen. Pathologisch-anatomisch liegen herdförmige, zum Teil konfluierende Nekrosen in den Stammganglien, aber auch in der Hirnrinde und im Marklager vor. Sie können das Bild eines Status spongiosus bilden.

Die Krankheit manifestiert sich entweder schon im Kindesalter mit einer dann vordergründigen abdominellen Symptomatik oder im frühen Erwachsenenalter mit dem Vorherrschen extrapyramidaler Störungen. Unbehandelt führt die Krankheit unter einem progredient dementiellen Abbau mit einer Leberinsuffizienz zum Tode.

Klinische Befunde

– Leberzirrhose.
– Ikterus (bei der kindlichen Manifestationsform).
– Kayser-Fleischer-Kornealring.
– Eunuchoider Hochwuchs.

– Extrapyramidal-motorische Symptome (vor allem Tremor und Dysarthrie).
– Schwere Verhaltensstörungen, Wesensänderungen, psychotische Episoden.
– Kupferspiegel und Coeruloplasmin im Serum erniedrigt.

Radiologische Befunde

● Im **Computertomogramm** fallen erniedrigte Dichtewerte in den Basalganglien, weniger häufig im Thalamus auf. Darüber hinaus zeigt sich eine Atrophie der weißen Substanz unterschiedlichen Grades.

● Im **Kernspintomogramm** findet man entsprechend verlängerte T1- und T2-Zeiten in den Basalganglien, insbesondere im Striatum. Hinzu kommen fokale degenerative Läsionen in der weißen Substanz, die vor allem auf T2-gewichteten Bildern als sog. white-spots imponieren.

8.4.3 Striato-nigrale Verkalkungen (Morbus Fahr)

Eine symmetrische Verkalkung im Stammganglienbereich, nicht selten auch periventrikulär und im Marklager von Groß- und Kleinhirn, ist oft in Kombination mit Störungen des Kalziumstoffwechsels (Hypokalzämie) vor allem als Folge eines Hypoparathyreoidismus anzutreffen. Treten zu diesen symmetrischen Verkalkungen extrapyramidale und psychische Störungen hinzu, spricht man vom Morbus Fahr. Diese Erkrankung ist jedoch nicht obligat mit einer Kalzium-Stoffwechselstörung (Hypoparathyreoidismus) verbunden. Auch idiopathische Formen der Erkrankung kommen, gelegentlich familiär gehäuft, vor.

Differentialdiagnostisch ist an postenzephalitische und posthypoxische (z. B. nach C0-Vergiftungen) Zustandsbilder zu denken. Schließlich können symmetrische striato-nigrale Verkalkungen auch klinisch symptomlos, gewissermaßen als Zufallsbefunde der bildgebenden Diagnostik, beobachtet werden.

Klinische Befunde

– Extrapyramidale Störungen.
– Zerebelläre Symptome.
– Selten epileptische Anfälle.
– Häufig, aber nicht obligat, Hypoparathyreoidismus.
– Psychoorganische Störungen.
– Klinische Symptome können auch völlig fehlen.

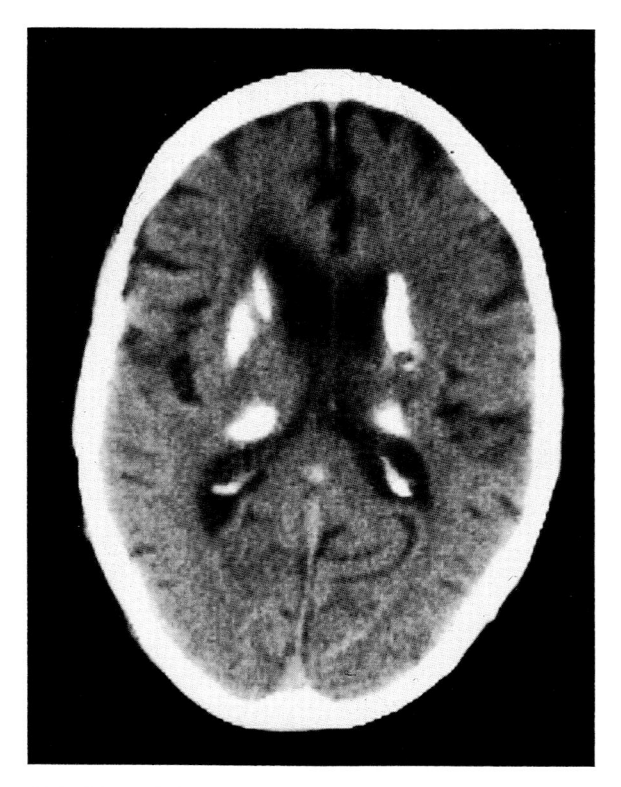

Abb. 92 75jähriger Patient mit Morbus Fahr. Neben den Zeichen einer Atrophie sieht man hier ausgeprägte Verkalkungen in den Stammganglien, wobei der Thalamus auf beiden Seiten ausgespart ist.

Radiologische Befunde

● Auf **Schädelübersichtsaufnahmen** sind die Verkalkungen, zumindest in fortgeschrittenen Stadien, in typischer Lokalisation bilateral in Projektion auf die Stammganglien erkennbar. Im Gegensatz dazu sind die im Kleinhirn lokalisierten Stammganglienverkalkungen häufig im Schädelübersichtsbild nicht zu erfassen.

● In der **Computertomographie** und **Kernspintomographie** imponieren auf den axialen Schichten hyperdense beiderseits symmetrische Areale, die in den Stammganglien, jedoch nicht im Thalamus lokalisiert sind (Abb. 92). In gleicher Weise lassen sich auch hyperdense Areale in Projektion auf den Nucleus dentatus des Cerebellums, seltener auch in anderen Hirnregionen, nachweisen.

Im Kernspintomogramm führen diese ausgeprägten Verkalkungen zu deutlichen Signalabschwächungen, die mit geeigneten Sequenzen jedoch gut darzustellen sind. Darüber hinaus zeigen sich Signalveränderungen (T2-gewichtete Bilder) in der weißen Substanz vor allem periventrikulär in Form von fokalen oder mehr diffusen Zonen mit vermehrter Signalintensität.

8.5 Metabolische Enzephalopathien

Zu den klinisch bedeutsamsten Enzephalopathien auf dem Boden erworbener Stoffwechselstörungen gehören die Enzephalopathien bei Leber- und Niereninsuffizienz sowie die diabetische Enzephalopathie. Des weiteren können Enzephalopathien bei endokrinen Störungen und bei Störungen des Elektrolythaushalts beobachtet werden.

Auch bei diesen Erkrankungen haben bildgebende Verfahren keinen wesentlichen diagnostischen Stellenwert, so daß hier auf eine weitere Beschreibung verzichtet wird.

8.6 Alkohol-toxische Enzephalopathien

Chronischer Alkoholismus kann durch die unmittelbar toxische Einwirkung des Alkohols bzw. seiner Metaboliten oder durch einen Vitamin-Protein-Mangel zu verschiedenen zerebralen Krankheitsbildern führen. Pathomorphologisch stehen dabei meist hirnatrophische Veränderungen, kortikal oder zerebellär betont, im Vordergrund.

8.6.1 Alkohol-toxische Hirnatrophie

Bei chronisch Alkoholkranken kommen Parenchymverluste an der inneren und äußeren Hirnoberfläche in Computertomographie und Kernspintomographie zur Darstellung, die sich teilweise hier als reversibel erweisen. Betroffen sind vornehmlich das Frontal- und Parietalhirn, die Inselregion und/oder die Kleinhirnrinde (Atrophie cérébelleuse tardive).

Pathologisch-anatomisch versteht man unter dem Begriff „Hirnatrophie„ eine zahlenmäßige und größenmäßige Reduktion von Nervenzellen, einschließlich ihrer Fortsätze. Wie bei Atrophien anderer Strukturen des Körpers kommt es zu einer Reduktion der Gewebsmasse.

Die inzwischen mehr als 15jährigen Erfahrungen mit der Computertomographie haben gezeigt, daß der Hydratationszustand des Gehirns sehr variabel sein kann und daß verschiedene Krankheiten und Zustände zu atrophieähnlichen, aber reversiblen Hirnveränderungen führen können.

Klinische Befunde

– Psychoorganische Störungen (Orientierungs- und Gedächtnisstörungen).
– Zerebellare Ataxie.
– Drehschwindel, Intentionstremor, dysarthrische Sprechstörungen.

Radiologische Befunde

● **Computertomographie** und **Kernspintomographie** zeigen ähnliche Veränderungen, wie wir sie bei der Atrophie kennen. Hauptmerkmal dabei ist, daß die Rinde stärker betroffen ist als das Mark, d. h. die Aufweitung der äußeren Liquorräume ist größer als die der inneren. Typisch sind verbreiterte Sulci und Zisternen, wobei die Befunde frontal und fronto-parietal meist am stärksten ausgeprägt sind. Bei Alkoholkranken können sich diese Veränderungen unter Abstinenz noch in einem Lebensalter von bis zu 40 Jahren zurückbilden (*Ron* und Mitarbeiter, 1982). Die Rückbildungsfähigkeit der computertomographisch nachgewiesenen Veränderungen erklärt auch die Diskrepanz zwischen dem morphologischen Befund einerseits und den doch im Ausmaß deutlich geringeren einschlägigen neuropathologischen Veränderungen.

Ähnliche Beobachtungen findet man bei ACTH-behandelten Kindern, bei Cushing-Patienten, bei Patienten mit Anorexia nervosa, bei Patienten mit chronischer Niereninsuffizienz während der Dialysebehandlung und bei Kindern mit Leukosen während der Chemotherapie.

Eine **differentialdiagnostische Abgrenzung** zu echten atrophischen Veränderungen ist aus dem CT- oder MR-Bild alleine nicht möglich. Weitere Aussagen sind lediglich nach Verlaufskontrollen unter Wegfall des verursachenden Agens möglich.

8.6.2 Wernicke-Enzephalopathie

Für die Ätiopathogenese dieser Erkrankung hat ein Vitamin-B1 (Thiamin)-Mangelzustand entscheidende Bedeutung. Dieser Thiaminmangel kommt durch einen chronischen Leberschaden z. B. bei chronischem Alkoholabusus, aber auch bei gastrointestinalen Erkrankungen, schweren Infektionskrankheiten, bei Hyperemesis gravidarum, Schwermetallvergiftung oder bei Kindern, deren Mütter unter Beriberi gelitten haben, zustande.

Der **Morbus Leigh**, eine subakute nekrotisierende Enzephalomyelopathie gilt als infantile Form der Wernicke-Enzephalopathie (ohne Befall der Corpora mamillaria) und beruht auf verschiedenen mitochondrialen Enzymdefekten, die zu Störungen im Pyruvatstoffwechsel führen. Das klinische Bild entspricht weitgehend dem einer Wernicke-Enzephalopathie.

Pathoanatomisch findet man bei der Wernicke-Enzephalopathie hämorrhagische Parenchymnekrosen paraventrikulär von der Thalamusregion an kaudalwärts. Betroffen sind vor allem die Corpora mamillaria, Hypothalamus, Vierhügelregion und die Brückenhaube.

Klinische Befunde

– Augenmotilitätsstörungen, Nystagmus.
– Zerebellare Ataxie.
– Psychoorganische Störungen (Vigilanzstörungen, häufig akute Korsakow-Psychose).
– Häufig auch (alkoholtoxische) Polyneuropathie.
– EEG: Grundrhythmusverlangsamung mit frontaler Delta-Wellentätigkeit.

Radiologische Befunde

Pathologisches Substrat sind – wie schon erwähnt – jüngere oder ältere Blutungen im Bereich der Corpora mamillaria, der Umgebung des III. Ventrikels, den Thalami, in der Umgebung des Aquäducts und des IV. Ventrikels sowie im Bereich der Vierhügelregion.

• Da es sich hierbei um sehr umschriebene Veränderungen handelt, ist die **Kernspintomographie** die Methode der Wahl. Es kommt in Abhängigkeit vom Alter der Blutung zu Signalanhebungen im T1- und T2-gewichteten Bild, bei älteren Blutungen vor allem im T2-gewichteten Bild. Der chronische Status des Leidens ist vor allem durch verlängerte T1- und T2-Zeiten in Verbindung mit atrophischen Veränderungen, z. B. Dilatation des III. und IV. Ventrikels gekennzeichnet.

Als charakteristische Veränderungen des **Morbus Leigh** finden sich im **Computertomogramm** Zonen mit verminderter Dichte bzw. im **Kernspintomogramm** verlängerte T1- und T2-Zeiten in den Nc. caudati, den Putamina und in der Umgebung des Aquädukts. Gelegentlich ist auch die weiße Substanz der Hemisphären mitbetroffen.

8.6.3 Zentrale pontine Myelinolyse

Bei dieser Erkrankung haben wahrscheinlich Vitamin-(B1)Mangelzustände und Störungen des Elektrolythaushalts (Hyponatriämie), welche häufig, aber nicht ausschließlich die Folge eines chronischen Alkoholismus sind, eine entscheidende ursächliche Bedeutung. Als weitere Grundkrankheiten kommen Morbus Wilson, chronische Nieren- und Lebererkrankungen, Infektionen mit Elektrolytstörungen und Karzinomerkrankungen in Betracht. Pathogenetisch diskutiert werden eine Atrophie der Astrozyten durch Phenolabkömmlinge (bei Leberstoffwechselstörungen) sowie ein Zerfall der Myelinscheiden als Folge umschriebener Ag-AK-Reaktionen oder im Gefolge einer ödembedingten intrakraniellen Drucksteigerung. Neuropathologisch finden sich umschriebene Entmarkungsherde im Hirnstamm, insbesondere in der oberen und mittleren Brückenformation.

Klinische Befunde

Ventrales pontines Syndrom mit:
– Horizontale Blickparesen.
– Dysarthrie-Dysphagie.
– Tetraparese-Tetraplegie.
– In schweren Fällen: locked-in-syndrom oder Koma.
– Hyponatriämie.

Radiologische Befunde

• In der Akutphase weist das **Computertomogramm** eine hypodense Zone zentral im Bereich der Basis der Pons. Sie dehnt sich von der unteren Mittelhirnregion bis zu den pontomedullären Regionen aus. Die Läsion zeigt keinen raumfordern-

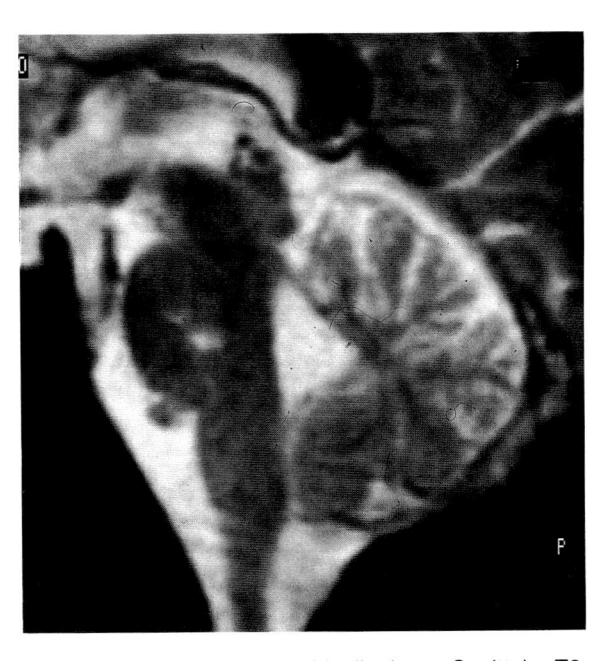

Abb. 93 Zentrale pontine Myelinolyse. Sagittale T2-gewichtete Spinechosequenz. Man erkennt zwei signalreiche Herde in der Ponsregion. Darüber hinaus besteht eine leichte Atrophie des Kleinhirns.

den Charakter und nach Kontrastmittelinfusion keine Anreicherung.

- Im **Kernspintomogramm** erkennt man in Frühstadien verlängerte T1- und T2-Zeiten, d. h. im T1-gewichteten Bild kommt es zu einer Signalabschwächung und im T2-gewichteten Bild zu einem deutlichen Signalanstieg (Abb. 93). Die Befunde normalisieren sich im weiteren Verlauf der Erkrankung. Typisch ist in jedem Fall das Fehlen eines Masseneffektes im Gegensatz zu Tumoren und Infarkten dieser Region.

8.6.4 Marchiafava-Bignami-Erkrankung

Auch diese, vor allem in der italienischen Bevölkerung beobachtete Erkrankung, die durch Entmarkungsherde im Balken sowie gelegentlich auch im Centrum semiovale gekennzeichnet ist, wird als eine Alkoholenzephalopathie aufgefaßt, obwohl ihre Pathogenese bis heute unklar ist. Ursächlich wird eine primäre Schädigung der Oligodendroglia vermutet.

Ein früher vermuteter Zusammenhang mit dem Genuß verunreinigten Rotweins gilt heute als unbegründet.

Klinische Befunde (sehr unterschiedlich ausgeprägt).
- Epileptische Anfälle.
- Spastische Hemiparesen, Dysarthrie, Schluckstörungen.
- Psychoorganische Veränderungen (progressive Demenz).
- Finales Koma.

Radiologische Befunde

Pathologisches Substrat sind einzelne fokale Demyelinisierungsherde vor allem im Corpus callosum. Darüber hinaus lassen sich oft weitere Herde in der weißen Substanz nachweisen. Wegen der umschriebenen Veränderungen hat sich die Kernspintomographie auch hier als sensitivere Methode erwiesen.

- **Computertomographisch** zeigt sich eine leichte Hypodensität im Corpus callosum, in späteren Stadien eine Atrophie des Corpus callosum und des frontoparietalen Kortex.
- Im **Kernspintomogramm** fällt entsprechend eine erhöhte Signalintensität in der Mittelschicht des Corpus callosum auf T2-gewichteten Bildern auf. Darüber hinaus sind weitere Foci periventrikulär in der weißen Substanz zu finden.

8.6.5 Alkohol-Embryopathie

Für die Ausbildung einer Alkohol-Embryopathie ist neben einem chronischen Alkoholismus der Mutter während der Schwangerschaft auch ein Protein- und Vitaminmangel (nutritive Faktoren) von wesentlicher Bedeutung.

Neuropathologisch werden bei der Alkohol-Embryopathie vor allem verschiedenartige Mißbildungen und zerebrale Entwicklungsstörungen (u. a. Balkenmangel, Hydrozephalus, Mikropolygyrie, Syringomyelie) beschrieben.

Klinische Befunde

- Schon bei der Geburt recht typische Facies (Hypoplasie des Oberkiefers, kurze Nase, schmale Lippen, Epikanthus, Ptose).
- Mikrozephalie.
- Verzögerte postnatale Entwicklung.

Radiologische Befunde

- Die zu erwartenden Veränderungen in **Computertomographie** und **Kernspintomographie** stellen Folgen atrophischer Prozesse dar, die aufgrund ihres Erscheinungsbildes nicht von degenerativ-atrophischen Veränderungen anderer Genese zu trennen sind. Hinzu kommt, daß Kinder mit Alkoholembryopathie nur selten der computertomographischen oder kernspintomographischen Diagnostik zugeführt werden.

8.7 Enzephalopathien bei Intoxikationen durch Metalle, organische Verbindungen, Gase und Arzneimittel

Bei einer Vielzahl exogener Intoxikationen kommt es zu verschiedenartigen auch polytopen Schädigungen des zentralen und/oder peripheren Nervensystems. Bevorzugter Läsionsort bei diesen Enzephalopathien sind die Basalganglien, meist bilateral. Man findet sie vor allem bei Vergiftungen mit Kohlenmonoxyd, Blausäure, Barbituraten, Schwefel-Wasserstoff und bei schwerer Hypoglykämie.

Radiologische Befunde

- Die Indikation zu den meist in der Akutsituation unter Reanimationsbedingungen durchgeführten **Computertomographie** besteht in der Differenzierung zwischen akuten Blutungen einerseits und ischämisch-toxischen Hirnläsionen andererseits. Entsprechend dem pathologischen Substrat finden sich hypodense Läsionen in den Basalganglien beidseits, die jedoch erst nach einer Latenzzeit von 8–24 Stunden auftreten.

● Kernspintomographisch sind in diesen Arealen verlängerte T1- und T2-Zeiten zu erwarten, die dementsprechend im T1-gewichteten Bild zu einer umschriebenen Signalabnahme, im T2-gewichteten Bild zu einer Signalanhebung führen.

Rückenmarkerkrankungen

9 Fehlbildungen des Rückenmarks und seiner Häute

Die angeborenen Fehlbildungen des Rückenmarks und seiner Häute stellen ganz vorwiegend dysrhaphische Störungen dar. Sie sind somit Teil eines Neuralrohrdefektes, von dem die Wirbelsäule, nicht selten aber auch die Hirnanlage betroffen sind. Konnatale Entwicklungsstörungen der Wirbelsäule (spinale Neuralrohrdefekte) können isoliert bestehen, von medullären Dysrhaphien unterschiedlicher Ausprägung begleitet sein und auch sekundär zu Kompressions-Läsionen nervaler Strukturen führen.

Neuralrohrdefekte des Rückenmarks und des Gehirns lassen sich heute durch Sonographie, aber auch mit großer Zuverlässigkeit durch die Bestimmung der Alpha-Feto-Proteine und durch den nervengewebsspezifischen **Acetyl-Cholinesterase-Test** im Fruchtwasser bereits pränatal diagnostizieren.

Von den dysrhaphischen Fehlentwicklungen des Rückenmarks sind die perinatal erworbenen Rückenmarkläsionen zu trennen. Hierbei handelt es sich in der Regel um geburtstraumatische Schäden (Hämatome, Erweichungen) als Folge außergewöhnlicher Belastungen vor allem der Halswirbelsäule unter der Geburt.

Diagnostik mit bildgebenden Verfahren

Basisdiagnostik
- Übersichtsaufnahmen der Wirbelsäule
- Sonographie (pränatal und perinatal)

Weiterführende Diagnostik
- Kernspintomographie
- Computersonographie
- Myelographie und Myelo-CT
- Szintigraphie

9.1 Dysrhaphien der Wirbelsäule und des Rückenmarkes (Spina bifida dorsalis)

Bei der Spina bifida dorsalis liegt als Grundstörung eine Hemmungsmißbildung der Wirbelsäule vor. Infolge einer unvollständigen knöchernen Verschmelzung der beiden lateralen Anteile des Wirbelbogens resultiert ein Wirbelbogenspalt. Häufigster Sitz dieser spinalen Neuralrohrdefekte ist der lumbo-sakrale Übergangsbereich. Weitere vorrangige Lokalisationen sind der okzipito-zervikale und der zerviko-thorakale Übergang.

Nach dem Schweregrad dieser Hemmungsmißbildungen bzw. der Mitbeteiligung von Rückenmarkstrukturen werden unterschieden:

- Spina bifida occulta.
- Spina bifida cystica.
- Spina bifida aperta.
- Spinale Lipome.

9.1.1 Spina bifida occulta

Diese leichteste Form findet man bei etwa 1% der Bevölkerung und meist als ein fehlender Bogenschluß von L5 und S1. Rückenmark und Meningen sind bei dieser Fehlbildung morphologisch nicht beteiligt. Daher kommt ihr – abgesehen von einer gelegentlich zu beobachtenden Enuresis nocturna oder Fußdeformitäten, Schmerzen und leichten Gangstörungen im Wachstumsalter – kaum eine klinische Bedeutung zu. Nicht selten sind lumbo-sakrale Hautveränderungen (vermehrte Behaarung im betroffenen Bezirk) das einzige klinische Merkmal.

Mit einer Spina bifida occulta vergesellschaftet ist bisweilen ein sog. **Dermalsinus** (-zyste, -fistel), ein meist wenige Millimeter messender Fistelgang, der mittelliniennahe von der Hautoberfläche in die Tiefe geht, auch bis in den Duralsack reicht. Er entwickelt sich als Folge einer gestörten Ablösung des Neuralrohres vom Ektoderm und kann durch sekundäre Entzündungen bzw. entzündliche Schwellungen klinische Symptome

(Meningitis, Myelitis, Rückenmarkkompression) verursachen. In etwa der Hälfte bis zu zwei Dritteln aller Fälle dehnen sich Dermalsinus nach intraspinal aus. Wenn sie durch die Dura verlaufen, können sie entweder im Subarachnoidalraum enden oder sich bis zum Conus medullaris, Filum terminale oder auch bis zu einer Nervenwurzel fortsetzen. Am Ende befindet sich dann entweder ein fibröser Knoten oder eine Dermoid- bzw. eine Epidermoidzyste. Letztere können median im Subarachnoidalraum oder auch paramedian subdural bzw. auch epidural gelegen sein.

Die begleitenden **knöchernen Veränderungen** sind variabel. Sie reichen von einem hypoplastischen Dornfortsatz bis zu einer mehretagigen Spina bifida oder sogar bis zu einem laminären Defekt.

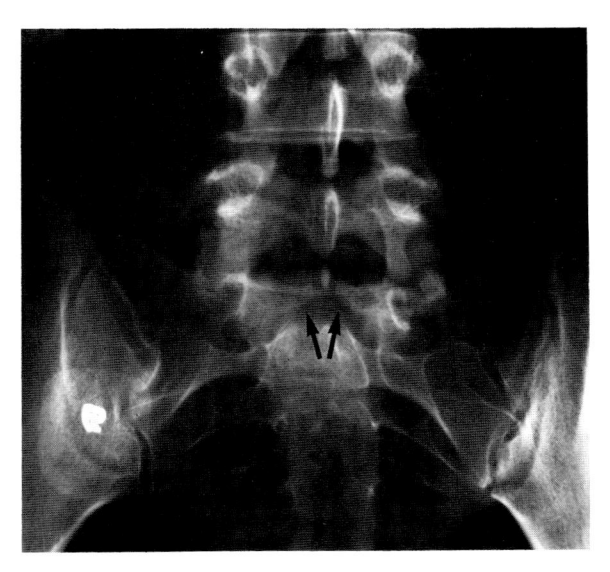

Abb. 94 Dornfortsatzspalte bei S1 (Pfeile). Es handelt sich um einen Zufallsbefund ohne Krankheitswert.

Radiologische Befunde

- Die isolierte Dornfortsatzspalte gehört auf **Übersichtsaufnahmen der Wirbelsäule** zu den häufigsten Besonderheiten am Wirbelbogen. Häufigste Lokalisationen sind der 5. Lendenwirbel und der 1. Sakralwirbel (Abb. 94). Auch am Atlas findet man häufig Bogenspalten. Seltener kommen Dornfortsatzspalten am zerviko-thorakalen bzw. am thorako-lumbalen Übergang vor. Asymmetrische Spaltbildungen sind häufiger als symmetrische. Dermalsinus führen in bis zu 3% aller Fälle zu Abszessen im Bereich des Rückenmarks.

- **Sonographie, Computertomographie** und **Kernspintomographie** können für die Diagnostik der subkutanen und extrakanalikulären Ausdehnung eingesetzt werden. CT und MR können beide intramedulläre Dermoid- oder Epidermoidzysten ebenso wie extramedulläre Dermoidzysten nachweisen. Allerdings gelingt die präzise Darstellung der intraspinalen Anteile des Dermalsinus nur mit Hilfe der Computertomographie nach intrathekaler Kontrastmittelgabe. Nur auf diese Weise ist eine sichere Abgrenzung der innerhalb des Duralsack gelegenen Epidermoide möglich, da diese im Nativ-Scan liquorisodense Dichtewerte aufweisen.

- Da auch im Kernspintomogramm der Nachweis trotz des Einsatzes unterschiedlicher Sequenzen schwierig sein kann, sollte bei einem unklaren Befund immer ein **CT-Myelogramm** durchgeführt werden.

9.1.2 Spina bifida cystica

Hierbei wölben sich nervale Strukturen durch den Wirbelbogenspalt bruchsackartig hervor, bleiben aber von der Haut bedeckt. Nach dem Bruchsackinhalt bzw der Organisation des Inhalts des Spinalkanals spricht man von einer:

– **Meningozele,** wenn lediglich ein Prolaps der Arachnoidea vorliegt.
– **Meningomyelozele,** wenn Arachnoidea und Rückenmark sich vorwölben.
– **Meningomyelozystozele,** wenn das Rückenmark zusätzlich zystisch aufgetrieben ist.
– **Diastematomyelie** bei einer Zweiteilung des Rückenmarkes und seiner Häute.

Nicht selten sind Meningomyelozelen mit anderen Mißbildungen wie Hydrozephalus, Arnold-Chiari-Syndrom oder Syringomyelie kombiniert. Eine Spina bifida cystica fällt bereits bei der Inspektion des Neugeborenen auf.

Klinische Befunde

Bei **Meningozelen:**

– Neurologische Störungen können anfänglich fehlen.
– Ohne operative Behandlung besteht eine große Gefahr von sekundären Erkrankungen.

Bei **Meningomyelozelen:**

– In der Regel schwere neurologische Ausfälle:
  – Sensomotorische Querschnittssyndrome.
  – Blasen-Mastdarm-Störungen.
  – Fußdeformitäten.
– Klinische Symptomatik auch aus assoziierten Fehlbildungen (insbesondere Hydrozephalus).
– Hohe Mortalität ohne operative Therapie.

Radiologische Befunde

- **Übersichtsaufnahmen der LWS** bzw. des **Abdomens** zeigen eine spindelförmige Aufweitung des Rückenmarkkanales mit einer verbreiterten Distanz der Bogenwurzeln. Typisch ist das Fehlen der Dornfortsätze und der Defekt im Bereich der hinteren Wirbelbogenanteile. Ein weiterer Befund sind gasgefüllte Darmschlingen als Zeichen der begleitenden Darmatonie.

- Für **Computertomographie, Kernspintomographie** und **Myelographie** besteht in der Regel keine Indikation, da die Diagnose klinisch meist zu stellen ist und diese Verfahren nicht zur Therapieplanung herangezogen werden. Indikationen können sich allenfalls ergeben, wenn sich nach durchgeführter Frühoperation und nach Ableitung des Hydrozephalus Komplikationen ergeben und differentialdiagnostisch im Lokalbefund begründete Ursachen in Betracht gezogen werden. Grundsätzlich ist die Kernspintomographie wegen der multiplanaren Abbildung aussagekräftiger als die Computertomographie. Auf axialen und sagittalen Schichten sind die Auftreibung des Spinalkanals und die Meningozele gut zu erfassen (Abb. 95). Aufgrund eines höheren Eiweißanteils und / oder einer höheren Zellzahl ergeben sich meist leicht veränderte Signalintensitäten gegenüber dem Inhalt des normalen Duralsackes. Assoziierte Fehlbildungen sind Lipome und ein fixiertes Mark (tethered cord).

9.1.3 Spina bifida aperta (Rhachischisis, Arhaphie)

Bei dieser schwersten Form der Hemmungsmißbildung besteht ein durchgehend breit offener und nicht überhäuteter rinnenförmiger Rückenmarkkanal, auf dessen ventralem Boden die nicht entwickelte Medullarplatte freiliegt. Die Rhachischisis ist kombiniert mit Mißbildungen der Wirbelkörper, des Kiefers und Gaumens und mit einer Anenzephalie. Häufig bestehen auch Fehlbildungen des Urogenitalsystems. Regelhaft sind diese Kinder nicht lebensfähig.

9.1.4 Spinale Lipome

Etwa um den 17. Tag der Gestation beginnt sich die Neuralplatte einzufalten und bildet zunächst das nach dorsal offene Neuralrohr, das dann von der Neuralleiste verschlossen wird. Das Ausbleiben dieses Verschlusses führt – wie erwähnt – zu den verschiedenen Formen der Spina bifida mit oder ohne (Meningo-)Myelozele. Eine vorzeitige Differenzierung und Ablösung des kutanen Ektoderms vom Neuroektoderm ermöglicht die Invasion von Mesenchymgewebe von lateral und dorsal in das noch nicht geschlossene Neuralrohr, entwickelt sich unter diesen Bedingungen nur zu Fettgewebe und ist somit für die Entstehung der spinalen Lipome verantwortlich.

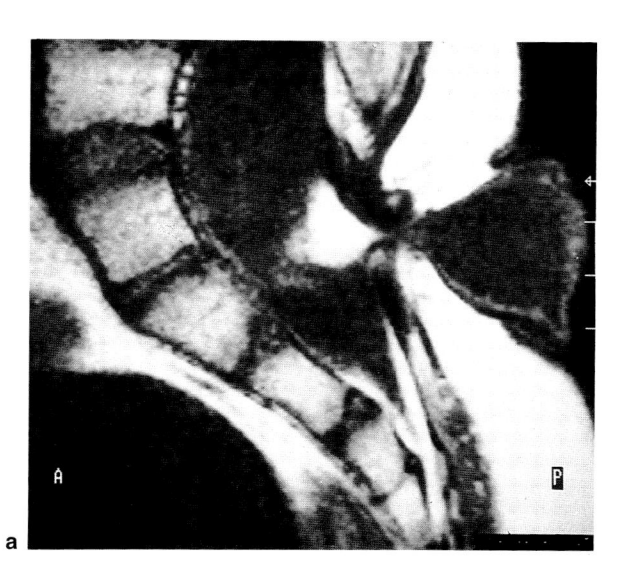

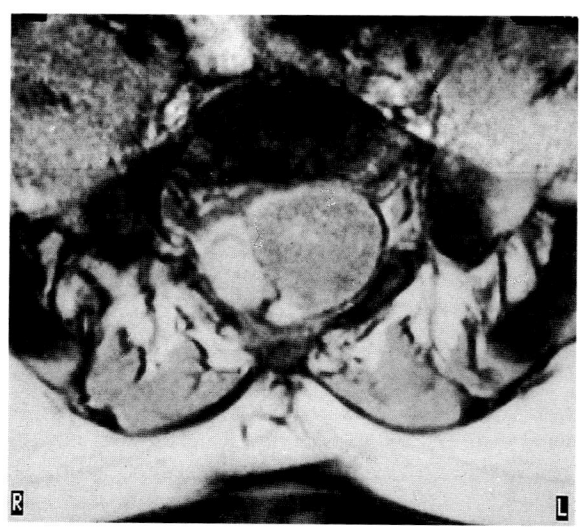

Abb. 95a, b Meningozele bei L5/S1 in Verbindung mit einem Tethered-Cord-Syndrom bei einem 13jährigen Mädchen.
a Sagittale T1-gewichtete Spinechosequenz. Man erkennt die Auftreibung des Spinalkanals mit dem intra- und extraspinalen Anteil der Meningozele, das fixierte Mark und ein begleitendes Lipom.
b Axiale T2-gewichtete Gradientenechosequenz: Deutlicher Erweiterung des Spinalkanals. Die Meningozele zeigt eine geringere Signalintensität als der Duralsack und das begleitende Lipom.

Spinale Lipome sind Fettmassen mit mehr oder weniger starkem raumfordernden Charakter, die zumindest teilweise von einer Kapsel umgeben sind und mit den weichen Hirnhäuten oder dem Rückenmark in fester Verbindung stehen. Sie bestehen aus reifen Fettzellen, die durch Stränge von Bindegewebe in mehrere Knoten unterteilt sind. Gelegentlich können sie verkalken oder ossifizieren. Nach *Barkovich* und *Naidich* 1990 werden sie wie folgt eingeteilt:

- Intradurale Lipome (4%).
- Lipomyelozelen und Lipomyelomeningozelen (84%).
- Fibrolipome des Filum terminale (12%).

9.1.4.1 Intradurale Lipome

Die seltenen intraduralen Lipome erstrecken sich von juxtamedullär nach dorsal hin bis zur Leptomeninx. Sie füllen den meist vorhandenen dorsalen Defekt des Rückenmarkes, der bis zum Zentralkanal reicht, aus. Häufigster Sitz sind Hals- und Brustwirbelsäule (66%). Die Lipome können jedoch überall im Rückenmark oder im Bereich der Cauda equina vorkommen.

Klinische Befunde

- Langsam progrediente Paresen.
- Spastik.
- Gefühlsverlust.
- Gestörte Tiefensensibilität.
- Sphinkterstörungen.

Radiologische Befunde

● **Übersichtsaufnahmen der Wirbelsäule** sind entweder unauffällig oder zeigen eine umschriebene Erweiterung des Spinalkanals, am häufigsten eine umschriebene Spina bifida in Höhe des Lipoms.

● Obgleich die **Computertomographie** in der Lage ist, an Hand der negativen Dichtewerte Fettgewebe nachzuweisen, ergibt sich hier eine eindeutige Überlegenheit der **Kernspintomographie**, da diese die Beziehung des Lipoms zum Rückenmark besser auflöst. Im T1-gewichteten Bild in sagittaler und axialer Projektion ist das Lipom als signalreiche Raumforderung, vergleichbar dem subcutanen Fettgewebe, gut nachzuweisen.

9.1.4.2 Lipomyelozelen und Lipomyelomeningozelen

Die mit Abstand häufigsten Fettgewebsgeschwülste des Rückenmarkkanals besitzen nahezu den gleichen Aufbau wie Myelomeningozelen. Allerdings bieten sie zwei zusätzliche Besonderheiten: Man findet ein Lipom, das mit der dorsalen Oberfläche der Neuralplakode (= nicht zum Neuralrohr eingefaltete Neuralplatte) verwachsen ist, und es besteht eine völlig intakte Hautschicht, die die Läsion abdeckt und somit zu einer Form der Spina bifida occulta macht.

Bei Lipomyelozelen ist der Subarachnoidalraum ventral der Plakode normal konfiguriert. Das Lipom ist meist symmetrisch ausgeprägt und dehnt sich kontinuierlich vom extraspinalen Fettgewebe in den Rückenmarkkanal durch eine Spina bifida aus.

Bei Lipomyelomeningozelen besteht eine Rotation der Neuralplakode, die zum einen bewirkt, daß sich das Lipom asymmetrisch entwickelt und zum anderen die gesamte Läsion auch liquorhaltige Rückenmarkhöhlen und Nervenwurzeln enthält. Die Lokalisation liegt nahezu ausschließlich im lumbo-sakralen Übergangsbereich.

Klinische Befunde
(treten meist vor dem 6.Lebensmonat auf)

- Weiche, verschiebliche, lumbo-sakrale Raumforderung.
- Sensibles Defizit in den sakralen Dermatomen.
- Blasenstörungen.
- Motorische Störungen.
- Fußdeformitäten.
- Beinschmerzen.

Radiologische Befunde

● **Übersichtsaufnahmen der Lendenwirbelsäule** zeigen eine Spina bifida bzw. einen umschrieben weiten Spinalkanal. Darüber hinaus können Schmetterlingswirbel oder andere segmentale Anomalien in bis zu 43% der Fälle vorhanden sein.

Ein weiteres Zeichen sind konfluierende sakrale Foramina bzw. eine Teilagenesie des Os sacrum.

● Im **Computertomogramm** fällt eine hypodense Raumforderung extra- und intraspinal auf.

● **Kernspintomographische** T1-Bilder in sagittaler und axialer Projektion zeigen dagegen mehrere wichtige Kriterien der Läsion (Abb. 95):

- Fixiertes Rückenmark (Tethered cord).
- Eine im Ausmaß variable, aber immer vorhandene Verbindung zwischen dem extra- und intraspinalen Anteil des Lipoms.
- Umschriebene Meningozele mit Nervenwurzeln.

– Ausdehnung des Lipoms intraspinal nach rostral im Subarachnoidalraum.
– Ausdehnung des Lipoms intramedullär im Bereich des Zentralkanals.

9.1.4.3 Fibrolipome des Filum terminale

Sie sind normalerweise asymmetrisch und werden als Zufallsbefund, z. B. bei Patienten mit Myelomeningozelen oder anderweitigen Wirbelsäulen-/Rückenmarkerkrankungen, gefunden. Sie imponieren im **Kernspintomogramm** als signalreiche Auftreibungen des Filum terminale im T1-gewichteten Bild.

9.2 Syringomyelie

Man versteht hierunter eine zentrale Höhlen (Syrinx)-bildung im Rückenmark, die sich mit Prädilektion im Zervikal- und oberen Thorakalmark meist über mehrere Segmente erstreckt und auch in die Medulla oblongata (Syringobulbie) fortsetzen kann. Handelt es sich um eine ausschließliche Erweiterung des Spinalkanals, spricht man von Hydromyelie.

Die **Ätiopathogenese** der Syringomyelie ist heterogen und in vielen Fällen ungeklärt. Bekannte und häufige Ursachen sind das Rückenmarktrauma und intraspinale Tumoren.

Die Unterscheidung zwischen Hydromyelie und Syringomyelie ist meist nicht möglich, da häufig beides gemeinsam vorliegt und durch die Bildung von Sekundärsepten infolge einer Gliawucherung zusätzliche Abkammerungen entstehen.

Von klinischer, vor allem aber therapeutischer Relevanz ist die Unterscheidung zwischen einer kommunizierenden und einer nichtkommunizierenden Syringomyelie:

Bei der **kommunizierenden Form** steht die Syrinx mit dem IV. Ventrikel über den offenen Zentralkanal in Verbindung, so daß ein Austausch von Liquor möglich ist. Bei diesen Fällen besteht häufig eine Assoziation mit anderen Fehlbildungen, z. B. Arnold-Chiari-Syndrom, Hydrozephalus oder basiläre Impression.

Die **nichtkommunizierenden Formen**, bei denen eine Verbindung zum IV. Ventrikel fehlt, lassen sich in traumatische, tumorassoziierte, postarachnoiditische oder idiopathische Syringomyelien unterscheiden. Die Syrinx ist in diesen Fällen mit einer xanthochromen eiweißreichen Flüssigkeit ausgefüllt und kann sich – bei erhöhtem Innendruck – durch druckbedingte Schädigungen des umliegenden Parenchyms ausweiten. Diese Form entwickelt sich häufig nach Rückenmarkkontusionen und wurde früher als „wachsende Nekrosezyste" bezeichnet.

Klinische Befunde

Die klinischen Symptome können in der frühen Kindheit oder erst in der Adoleszenz bzw. auch erst im 2. bis 4. Lebensjahrzehnt beginnen. Der Krankheitsverlauf ist unregelmäßig und bleibt häufig über längere Zeit stabil. Bei der traumatischen Syringomyelie sind Latenzzeiten von 20–30 Jahren nicht ungewöhnlich.

Das klinische Bild variiert in Abhängigkeit von der horizontalen und longitudinalen Ausdehnung der Läsion:

– Diffuse Schulter-Arm-Schmerzen (häufige Initialsymptome).
– Dissoziierte Empfindungsstörungen.
– Horner-Syndrom.
– Vegetativ-trophische Störungen (u. a. trophische Ulzera).
– Segmental atrophische Paresen (an Händen und Vorderarmen beginnend).
– Selten spastische Paraparesen der Beine.
– Schmerzlose deformierende Arthropathien an den oberen Extremitäten.
– Kyphoskoliose.
– Liquor: Nicht obligate Eiweißvermehrung.

Bei **Syringobulbie**:

– Dissoziierte Empfindungsstörungen im Trigeminusbereich (Zwiebelschalenmuster).
– Nystagmus.
– Nukleäre Hirnnervenlähmungen (insbesondere N. facialis, N. hypoglossus, N. glossopharyngeus und N. vagus).

Radiologische Befunde

• **Übersichtsaufnahmen der Wirbelsäule** liefern in der Regel keinen diagnostischen Hinweis. Sie sind jedoch indiziert, wenn angeborene Fehlbildungen der Wirbelkörper oder Wirbelbögen bzw. posttraumatische Knochenveränderungen oder postoperative Zustände abgeklärt werden müssen.

• Die **Kernspintomographie** ist die Methode der Wahl für die Primärdiagnose und für Verlaufskontrollen nach der Behandlung einer Syringo-Hydromyelie oder Syringobulbie. Auf T1-gewichteten sagittalen und transversalen Projektionen stellen sich die liquor- bzw. flüssigkeitsgefüllten Hohlräume signalarm dar und können somit kontrastreich gegenüber dem Rückenmark abgegrenzt werden (Abb. 96). Normalerweise ist das Spinalmark im Bereich der Läsion verbreitert. Wenn Pulssequenzen mit langen TR-Zeiten (T2-gewichtete Bilder) verwendet werden, lassen sich am rostralen oder kaudalen Ende der Höhlen signalreiche Zonen erkennen, die gliotische Elemente enthalten und nicht mit Tumoren verwechselt werden dürfen. Auf T2-gewichteten Bildern ohne Flow-Kompensation kann es innerhalb der Syrinx aufgrund von Pulsationsartefakten zu einer Signalabschwächung kommen.

Des weiteren sollten T1-gewichtete sagittale und axiale Bildserien nach der intravenösen Gabe von Gadolinium DTPA angefertigt werden, um das Vorhandensein eines medullären Tumors nachzuweisen oder auszuschließen.

- Die wichtige Frage der Kommunikation der Syrinx mit den extramedullären Liquorräumen läßt sich mit Hilfe der **Computertomographie nach lumbaler Kontrastmittelapplikation** klären, wobei die CT-Untersuchung nach 4 bzw. nach 12 und nach 24 Stunden erfolgen sollte.

In allen Fällen von Syringomyelie ist es wichtig, die Ursachen abzuklären. Zunächst wird man daher die Region des Foramen magnum untersuchen, um das Vorhandensein einer Arnold-Chiari-Mißbildung (Kap. 1.2.2) abzuklären.

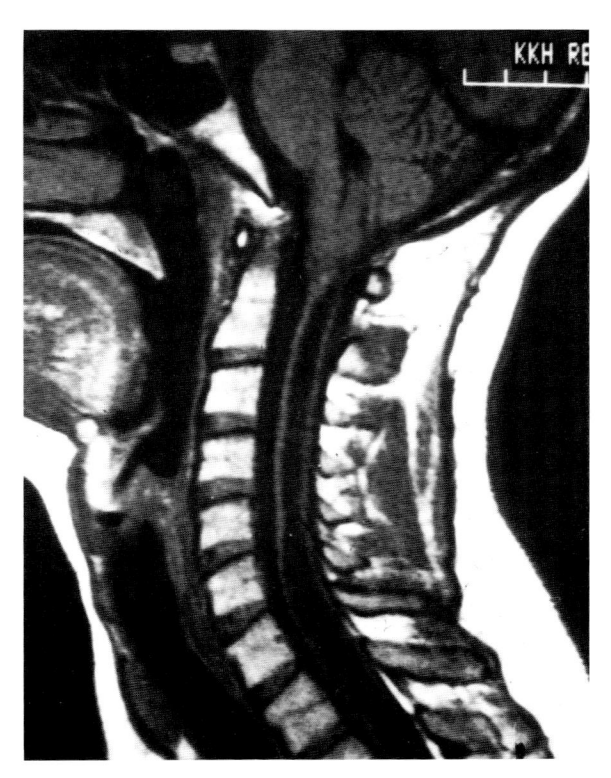

Abb. 96 27jährige Patientin mit angeborener Syringomyelie bei Arnold-Chiari-I-Malformation. T1-gewichtete sagittale Spinechosequenz. Die Syrinx ist als signalarme röhrenförmige Raumforderung im gesamten Zervikalmark erkennbar.

9.3 Fehlbildungen des kranio-zervikalen Überganges

Die okzipito-zervikalen Fehlbildungen führen trotz ihres kongenitalen Charakters in vielen Fällen erst jenseits des 30. Lebensjahres zur Manifestation klinischer Erscheinungen. Nicht selten aber bleiben diese Anomalien auch ohne Krankheitswert.

Für die Ausbildung der sehr unterschiedlichen Symptome kommen als pathophysiologische Faktoren – häufig kombiniert – in Betracht:

– Beeinträchtigung von Stellung und Bewegungsausmaß der Halswirbelsäule.

– Mechanische Kompression nervaler Strukturen (radikuläre, medulläre oder zerebelläre Symptome).

– Arterielle (vertebrobasiläre Insuffizienz), venöse und Liquorzirkulationsstörungen, die vorzugsweise durch Instabilität eines Bewegungssegmentes der oberen HWS hervorgerufen werden.

– Assoziierte Fehlbildungen der Haltebänder, der Gefäße, des Rückenmarks und des Kleinhirns (z.B. beim Arnold-Chiari-Syndrom).

9.3.1 Basiläre Impression

Hierbei handelt es sich um eine Fehlbildung des Os occipitale mit trichterförmiger Eindellung der Ränder des Foramen occipitale in die hintere Schädelgrube. Gleichzeitig besteht eine Kranialverlagerung des Dens axis, durch die das Lumen des Hinterhauptslochs eingeengt wird. Nicht selten liegen auch weitere knöcherne und dysrhaphische Fehlbildungen vor, z.B. eine Okzipitalisation des Atlas, Densdysplasien, ein Os odontoideum, eine Spina bifida atlantis, ein muskulärer Schiefhals oder eine Torsionsskoliose.

Die klinische Symptomatik ist abhängig vom Schweregrad der basilären Impression bzw. vom Ausmaß der Einengung des Foramen magnum.

Klinische Befunde

– Brevicollis („Froschhals") mit tiefem Haaransatz am Nacken.
– Gesichtsasymmetrie.
– Hinterkopf-Nackenschmerzen.
– Wechselhafte Kompressionssymptome des Hirnstamms, der Liquorpassage und auch des Kleinhirns (Nystagmus, Schwindel, Erbrechen, basale Hirnnervenstörungen, spastische Tetraparesen).
– Hirndrucksymptome bei fortschreitender Hirnstammkompression.

Bei der **differentialdiagnostischen Abgrenzung** einer konnatalen basilären Impression kommen die seltene sekundäre Invagination bei Osteomalazie, Osteogenesis imperfecta und beim Morbus Paget sowie eine pseudobasiläre Impression bei Polyarthritis in Betracht. Oft werden die neurologischen Symptome einer basilären Impression längere Zeit als Multiple Sklerose verkannt. Auszuschließen bleibt aber stets auch ein hoher Halsmarktumor.

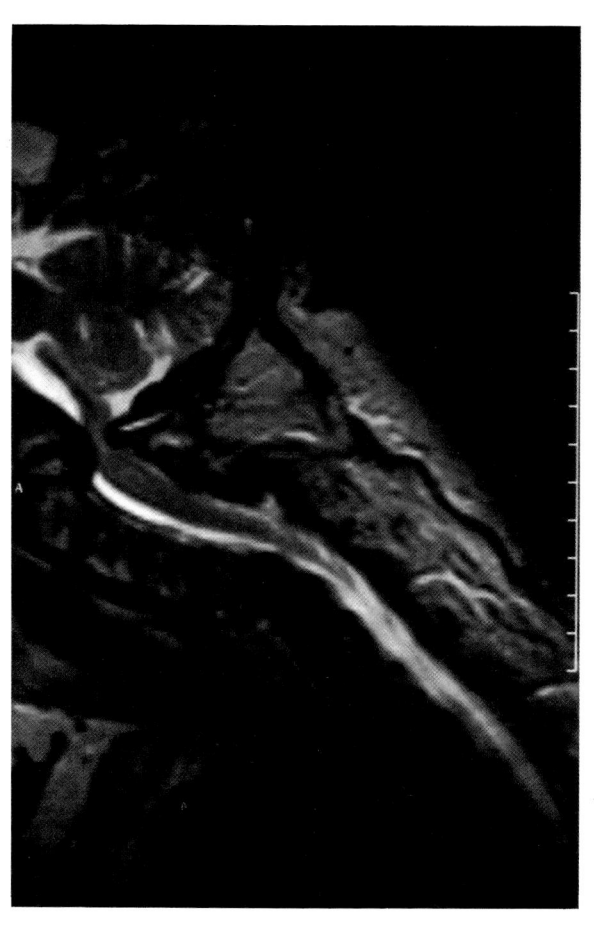

Radiologische Befunde

● **Schädelübersichtsaufnahmen** und **ausgeblendete Aufnahmen des kranio-zervikalen Übergangs** in beiden Ebenen sowie die axiale Darstellung des Foramen occipitale magnum gehören zur Basisdiagnostik. Die röntgenologische Identifikation der basilären Impression erfolgt unter Verwendung der typischen Hilfslinien:

– Biventer-Linie (Verbindungslinie zwischen den Incisurae mastoideae im sagittalen Strahlengang). Sie darf normalerweise von der Spitze des Dens nicht erreicht werden.
– Bimastoid-Linie (Verbindungslinie der Mastoidspitzen im sagittalen Strahlengang). Sie darf um maximal 10 mm überragt werden.
– Der atlanto-okzipitale Gelenkdachwinkel liegt zwischen 124 und 127 Grad (sagittaler Strahlengang).
– McGrae-Linie (Verbindungslinie zwischen Vorder- und Hinterrand des Foramen magnum im seitlichen Strahlengang). Sie darf von der Densspitze nicht überschritten werden.
– Die Palato-Okzipital-(Chamberlain-)Linie (Verbindungslinie zwischen dem dorsalen Ende des harten Gaumens und dem Hinterrand des Foramen magnum) soll vom Dens um nicht mehr als 5 mm überragt werden.
– Die Basal- oder McGregor-Linie (Linie vom dorsalen Ende des harten Gaumens zum tiefsten Punkt der Okzipitalschuppe) darf vom Dens um nicht mehr als 7 mm überschritten werden.

Axiale Aufnahmen des Hinterhauptloches zeigen bei der basilären Impression eine Deformierung und Einengung durch den Dens.

Der **radiologischen Kraniometrie** kam in der Vergangenheit große Bedeutung zu, da andere in-vivo-Methoden nicht verfügbar waren. Der Hauptmangel besteht und bestand jedoch darin, daß keines dieser Verfahren ein absolutes Bezugssystem darstellt und man auf die Bestimmung möglichst vieler Bezugslinien angewiesen war.

● Die Vorteile der **Kernspintomographie** sind klar ersichtlich: Direkte Darstellung der Bezie-

◀ **Abb. 97** Basiläre Impression und Stenose des Foramen occipitale magnum bei einer 73jährigen Patientin. Sagittale T2-gewichtete Turbospinechosequenz. Die hochgradige Einengung des Foramen occipitale magnum führt zu einer Kompression der Medulla oblongata.

hung zwischen Dens in Relation zum Foramen okzipitale magnum (Abb. 97) einerseits und den Auswirkungen der basilären Impression auf nervale Strukturen andererseits. Darüber hinaus lassen sich mit dieser Methode assoziierte Fehlbildungen, z. B. ein Arnold-Chiari-Syndrom, und die wichtigsten Differentialdiagnosen (Halsmarktumor usw.) mit abklären. Hierzu werden normalerweise T1-gewichtete Aufnahmen im sagittalen Strahlengang vor und nach der intravenösen Gabe von Gadolinium-DTPA sowie axiale T2-gewichtete Projektionen angefertigt. Besonders wertvoll sind in diesem Zusammenhang Aufnahmen in Anteflexion und Reklination, die jedoch nur bei Verwendung besonderer Spulensysteme möglich sind.

9.3.2 Atlas-Assimilation und Dens-Hypoplasie

Eine angebore partielle oder vollständige Verschmelzung des Atlas mit dem Hinterhauptsbein ist häufig mit einer basilären Impression kombiniert. Isoliert auftretend ist die Atlasassimilation oft symptomlos. Sie kann jedoch zu einer progredienten **atlanto-axialen Dislokation** führen. Eine solche unphysiologische Mobilität im Bewegungsapparat zwischen Atlas und Axis kann gleichermaßen auch bei hypoplastischen Formänderungen des Dens (Dysplasie, Os odontoideum), bei Hypo- und Aplasien von Haltebändern des Dens, bei der hinteren Atlasbogenaplasie sowie bei chronischer Polyarthritis auftreten.

Klinische Befunde

Bei **C1/2-Instabilität**:
– Vertebrobasiläre Insuffizienzsyndrome durch Längsdehnung und Zerrung der A. vertebralis.
– Obere Halsmarksyndrome als Kompressionseffekte durch arachnitische Verwachsungen des hinteren Längsbandes.
– Episodische oder chronische Para-Tetraparesen.
– Akute Gefährdung durch plötzliche Medullakompression nach Bagatelltraumen.

Als weitere atlanto-okzipitale Entwicklungsstörungen seien hier noch der Processus epitransversus, der Processus paracondylicus, der Condylus tertius, das fakultative Foramen arcuale (durch das die A. vertebralis mit Begleitvenen und der N. occipitalis ziehen) und der Ponticulus posterior des Atlas erwähnt.

Klinische Leitsymptome dieser Formvarianten sind migräniforme Kopfschmerzen mit einer lokalen Druckschmerzprovokation am Atlasring.

Radiologische Befunde

Diagnostik der Atlasassimilation

● Eine ausführliche klinisch-radiologische Untersuchung der Atlasassimilation wurde 1953 von *McRae* und *Barnum* vorgelegt. Sie sprechen von einer „Okzipitalisation" des Atlas. **Übersichtsaufnahmen** und vor allem **Schichtaufnahmen** im sagittalen und seitlichen Strahlengang liefern nach wie vor eine übersichtliche Darstellung der pathologischen Anatomie und eignen sich zur Unterscheidung zwischen einer kompletten und einer partiellen Assimilation.

Bei der kompletten Assimilation sind die Enden der Querfortsätze des Atlas mit der Schädelbasis verschmolzen. Sie bilden beiderseits ein „Foramen laterale", das jeweils als Durchtrittsloch für die A. vertebralis dient. Die Hinterhauptskondylen und die Massae laterales sind ebenfalls miteinander verschmolzen. Vorderer und hinterer Atlasbogen lassen sich meist nicht mehr identifizieren. Als Rudimente des hinteren Bogens können noch Wülste am hinteren Rand des Foramen Magnum erkennbar sein.

Bei der partiellen Atlasassimilation lassen sich dagegen der vordere und hintere Atlasbogen von der Schädelbasis abgrenzen. Sie ist mit einer basilären Impression mittleren Grades vergesellschaftet, bei der die Densspitze dem Basion genähert ist.

● Die **Computertomographie** liefert weitere Informationen über die Weite des Foramen occipitale. Insbesondere mit Hilfe von Sekundärrekonstruktionen und dreidimensionalen Rekonstruktionen lassen sich bei entsprechender Untersuchungstechnik und mit der Anwendung neuerer CT-Geräte zusätzliche Erkenntnisse gewinnen. Eine Komplikation der Atlasassimilation kann bei der progressiven atlanto-axialen Subluxation durch eine Lockerung des Densgelenks eintreten und dann zu chronischen Rückenmarkschäden führen. Auch können selbst bei Bagatelltraumen akute Quetschungen der Medulla auftreten und mit peripheren Lähmungen einhergehen bzw. auch zu plötzlichen Todesfällen führen (s. o.).

● Zur Darstellung der anatomischen Verhältnisse zwischen den knöchernen Veränderungen des okzipito-zervikalen Überganges und der Medulla oblongata eignet sich heute am besten die **Kernspintomographie**. Hier läßt sich die Weite des Subarachnoidalraumes, vor allem im T2-gewichteten Bild in sagittaler Projektion am besten erfassen.

Diagnostik des Os odontoideum und der Denshypoplasie

Was die Diagnostik des Os odontoideum und der verschiedenen Formen der Denshypoplasie betrifft, ist die Kenntnis der Entwicklungsgeschichte des Dens axis hier von großer Bedeutung: Dieser wird aus drei Komponenten gebildet, dem Sockel, dem Denshals und dem Ossiculum terminale Bergmann. Im Kindesalter senkt sich der Dens tief und breitbasig mit seinem Sockel in den Körper des Axis ein. Die Trennungslinie zwischen Dens und Axiskörper verläuft somit trapezförmig durch den oberen Anteil des Axiskörpers. Zum Zeitpunkt der Geburt bzw. ebenfalls im frühen Kindesalter kommt es zur Verschmelzung des Ossiculum terminale Bergmann mit dem Denshals.

Nach *v. Torklus* und *Gehle* (1968 und 1969) handelt es sich beim Os odontoideum nicht um einen isolierten Dens, der den Anschluß an den Axis nicht gefunden hat; vielmehr besteht hier eine Denshypoplasie neben einem Os odontoideum.

Die **Denshypoplasie** wird von den Autoren in fünf unterschiedliche Grade eingeteilt:

– Die mäßige Denshypoplasie, bei der der Zahn nur geringgradig kürzer als normal erscheint.

– Die Denshypoplasie mit Ossiculum terminale persistens. Auch hier besteht noch eine ausreichende Densentwicklung, so daß diese Form der Hypoplasie normalerweise klinisch keine Bedeutung besitzt.

– Die hochgradige Denshyoplasie mit Os odontoideum. Hier liegt lediglich ein Densstummel vor, mit dem das Os odontoideum meist über eine Brücke von Fettknorpelgewebe in Verbindung steht (Abb. 98).

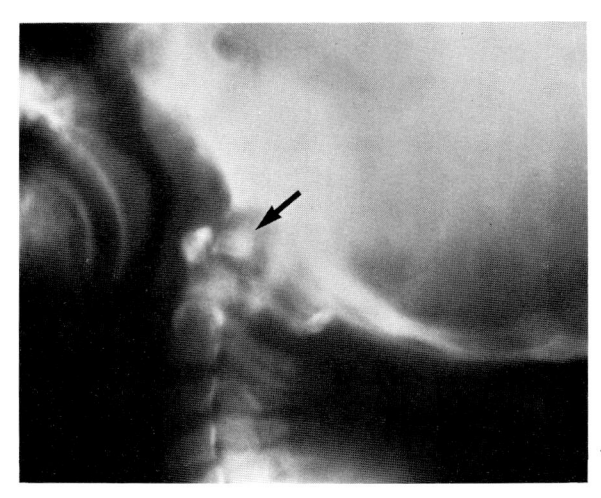

– Die hochgradige Denshypoplasie (Densstummel) ohne Os odontoideum.

– Die Densaplasie, bei der eine trapezförmige Grube im Axiskörper das völlige Fehlen des Dens anzeigt.

● Diagnose und Ausmaß der Veränderungen sind mit **Übersichtsaufnahmen** in zwei Ebenen, vor allem auf **Schichtaufnahmen** gut zu erfassen. Klinische Bedeutung kommt vor allem den beiden Formen der hochgradigen Denshypoplasie und der Densaplasie zu. Sie besteht in der Instabilität der Atlas-Axis-Verbindung, die zu einer abnormen Beweglichkeit der beiden Segmente gegeneinander führt.

Die Übersichtsaufnahmen in neutraler Position müssen daher durch **Funktionsaufnahmen** in Ante- und Retroflexion im seitlichen Strahlengang sowie durch Aufnahmen mit Kopfneigung nach links und rechts im sagittalen Strahlengang ergänzt werden. Auf diese Weise wird auch die mobile Dislokation erfaßt, die erst durch die Bewegung provoziert wird. Die atlanto-dentale Distanz liegt normalerweise bei Kindern zwischen 2 und 5 mm, sie darf jedoch bei Erwachsenen nicht über 3 mm hinausgehen. Bei einer instabilen Verbindung im Rahmen einer hochgradigen Denshypoplasie kann sich die atlanto-dentale Distanz auf über 10 mm vergrößern.

Besondere Bedeutung kommt der Diagnostik vor allem bei Traumen zu, da zum einen die angeborene Instabilität eine große Komplikationsgefahr in sich birgt, zum anderen differentialdiagnostische Abgrenzungen gegenüber einer Densfraktur unter Umständen schwer werden können.

● Die **Computertomographie** ergänzt die konventionelle Diagnostik insofern, als sie durch die axiale Projektionsrichtung die dritte Darstellungsebene liefert. Sie ist vor allem bei der Diagnostik posttraumatischer Veränderungen einzusetzen.

● Mit Hilfe der **Kernspintomographie** lassen sich die genauen anatomischen Beziehungen zwischen dem hypoplastischen Dens und dem Rückenmark darstellen. Darüber hinaus läßt sich auch die Verbindung zwischen Os odontoideum und

◀ **Abb. 98** Tomographie des kranio-zervikalen Überganges. Denshypoplasie mit Os odontoideum (Pfeil).

dem Densstumpf mit diesem Verfahren auf T1-gewichteten Bildern in sagittaler Projektion gut nachweisen.

9.3.3 Klippel-Feil-Syndrom

Bei dieser familiär erblichen Entwicklungsstörung handelt es sich um eine zervikale Blockwirbelbildung, vornehmlich des 2. und 3. HWK, gelegentlich auch mehrerer Halswirbel. Daraus resultiert eine völlige Versteifung der verschmolzenen Wirbel. Als assoziierte Fehlbildung können Spina bifida, Atlasassimilation, Gaumenspalte, Densfehlbildungen, Halsrippen, Kyphoskoliose und eine Agenesie des äußeren Gehörgangs mit Taubheit vorhanden sein. Ein isoliertes Klippel-Feil-Syndrom (Blockwirbelbildung) kann ohne Krankheitswert bleiben. Klinische Störungen manifestieren sich häufig erst im mittleren Lebensalter.

Klinische Befunde

– Brevicollis („Froschhals").
– Eingeschränkte HWS-Beweglichkeit.
– Schulterhochstand.
– Tiefstand der Ohren und tiefe Nackenhaargrenze.
– Migräniforme Kopfschmerzen.
– Radikuläre Schmerzen und Parästhesien an den oberen Extremitäten.
– Selten medulläre Syndrome.

Radiologische Befunde

● Bereits auf **Übersichtsaufnahmen** sind bei der angeborenen Blockwirbelbildung unterschiedliche Abstufungen zu unterscheiden. Der höchste Ausprägungsgrad ist erreicht, wenn Wirbelkörper, Bögen, Zwischenwirbelgelenke und Dornfortsätze miteinander verschmolzen sind und auf diese Weise einen neuen Gesamtwirbel bilden.

Differentialdiagnostische Schwierigkeiten können sich bei der Abgrenzung erworbener Wirbelfusionen ergeben, vor allem bei entzündlichen Blockwirbelbildungen im Rahmen einer Spondydiszitis oder nach Traumen. Beweisend für die angeborene Blockwirbelbildung ist nur die gleichzeitige Verschmelzung auch der Dornfortsätze (Abb. 99).

● **Computertomographie** und **Kernspintomographie** kommen nur zum Einsatz, wenn es gilt, radikuläre Beschwerden oder eine medulläre Symptomatik im Rahmen degenerativer Veränderungen weiter abzuklären.

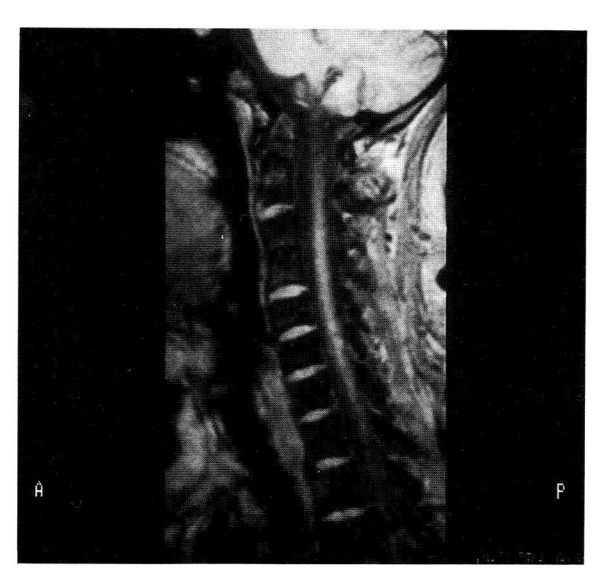

Abb. 99 Klippel-Feil-Syndrom mit Blockwirbelbildung bei C3 und C4.
Laterales Übersichtsbild der Halswirbelsäule. Man erkennt neben der Verschmelzung der Wirbelkörper auch eine Verschmelzung der Wirbelbögen und der Dornfortsätze.

9.4 Weitere Fehlbildungen der Wirbelsäule mit (potentiellen) neurologischen Symptomen

Eine Reihe weiterer Fehlbildungen der Wirbelsäule kann sekundär zu neurologischen Reiz- oder Ausfallserscheinungen führen.

9.4.1 Lumbalisation und Sakralisation

Als häufigste Varianten des normalen Wirbelsäulenaufbaus findet man im lumbalen Grenzbereich:

– Eine **Lumbalisation,** d. h. eine komplette oder imkomplette Trennung des 1. Kreuzbeinwirbels vom Os sacrum, also die Ausbildung eines 6. Lendenwirbels.

– Eine **Sakralisation,** d. h. eine komplette oder inkomplette asymmetrische Verschmelzung des 5. LWK mit dem Kreuzbein.

Klinische Befunde

– Meist ohne Krankheitswert.
– Gelegentlich werden hartnäckige Lumbalgien geklagt, wobei die Ursache dann doch vielfach in

einer Wurzelalteration durch knöcherne Vorsprünge oder durch Bandscheibenmaterial bedingt ist.
– Schwierigkeiten bei der Zuordnung der radikulären Symptomatik bei nachweisbaren degenerativen Veränderungen auch in benachbarten Bewegungssegmenten.

Radiologische Befunde

Der Nativdiagnostik mit **Übersichtsaufnahmen der LWS** in zwei Ebenen kommt hier eine ganz wesentliche Bedeutung zu, da nur auf diese Weise die jeweiligen Verhältnisse korrekt abgebildet und klassifiziert werden können. Vordringlichste Aufgabe ist die genaue Definition vor allem bei Fällen, in denen eine operative Therapie ansteht, um so einen Eingriff im falschen Segment zu vermeiden.

Die Diagnose Lumbalisation von S1 wird vielfach ungerechtfertigter Weise gestellt, wenn z.B. bei Th-12 nur noch stummelförmige Rippen vorhanden sind, die sich von den Querfortsätzen nur darin unterscheiden, daß Costo-vertebralgelenke angelegt sind. Bezieht man diese Wirbel nicht ein, stellt sich meist eine fünfgliedrige Lendenwirbelsäule heraus.

Während also das Charakteristikum der S1-Lumbalisation die sechsgliedrige Lendenwirbelsäule ist, ist es bei der Sakralisation von L5 das Vorhandensein von nur vier Lendenwirbeln. Häufig findet man allerdings hierbei eine rudimentäre Bandscheibe zwischen L5 und S1.

Neben Lumbalisation und Sakralisation kommen am lumbo-sakralen Übergang auch Formen der Teilassimilation mit halbseitiger Lumbalisation bzw. Sakralisation vor. Diese sind häufig mit skoliotischen Fehlhaltungen verbunden.

Bei **myelographischen Untersuchungen** finden sich bei Patienten mit Lumbalisation und Sakralisation häufig Doppelwurzeln im Bereich der Nerven L5 und S1.

9.4.2 Spondylolyse und Spondylolisthesis

Als Spondylolyse wird eine angeborene oder erworbene seitliche Spaltbildung an folgenden Stellen des Wirbelbogens bezeichnet (s. *G. Exner* in *Schinz*: Radiologische Diagnostik in Klinik und Praxis. Bd.V, Teil 2, S. 89, Thieme 1986):

– Retrosomatisch durch fehlende Verschmelzung der Knochenkerne von Wirbelkörper und Wirbelbogen.
– Als Spalte in der Bogenwurzel.
– In der Interartikularportion.

Die häufigste Lokalisation betrifft allerdings die Interartikularportion.

Die bilaterale Spondylolyse in Verbindung mit einer erworbenen Degeneration der lumbalen und lumbo-sakralen Bandscheiben und des Bandapparates der Wirbelsäule ist die Hauptursache für die sog. echte Spondylolisthese, d.h. das Wirbelgleiten nach ventral.

Andere Formen der Spondylolisthese sind:
– Die artikuläre Spondylolisthese bei abnormaler Horizontalstellung und Hypoplasie der Gelenkfortsätze.
– Die Pseudospondylolisthese (Junghanns) mit Ventralverschiebung des ganzen Wirbels als Folge einer Spondylarthrose der Wirbelbogengelenke wiederum in Verbindung mit degenerativen Diskusveränderungen,
– Die Spondylolisthese bei retrosomatischen Bogenspalten bzw. bei osteolytischen Bogenprozessen durch Entzündungen und Tumoren.

Klinische Befunde

– Lokale Wirbelsäulenschmerzen, vor allem bei Bewegungen.
– Neurologische (vor allem radikuläre oder pseudoradikuläre) Störungen können vorhanden sein, sind aber nicht obligat.

Radiologische Befunde

Die **Übersichtsaufnahmen der Wirbelsäule** zeigen vor allem im seitlichen Strahlengang die Ventralverschiebung des befallenen Wirbelkörpers. In Abhängigkeit von den therapeutischen Konsequenzen läßt sich durch **Funktionsaufnahmen** im seitlichen Strahlengang in maximaler Retro- und Anteflexion feststellen, ob es sich um eine fixierte oder nichtfixierte Listhesis handelt. Hierbei ist allerdings streng darauf zu achten, daß bei beiden Aufnahmen die gleiche Abbildungsgeometrie eingehalten wird, um eine objektive Vermessung des Wirbelgleitens zu ermöglichen.

Beim Auftreten neurologischer Symptome liegt die Ursache in einer durch die Listhesis bedingten Einengungen des Spinalkanals bzw. des betroffenen Neuroforamens. In diesem Fall ist eine weitgehende Abklärung der Befunde durch **Computertomographie** und/oder **Kernspintomographie** erforderlich.

Bewegungsabhängige neurologische Symptome lassen sich dagegen am besten mit Hilfe einer **Myelographie** und entsprechenden Funktionseinstellungen (**Funktionsmyelographie**) abklären (Abb. 100). Hierbei zeigt sich häufig eine Einengung des Rückenmarkkanales in der Ventralflexion, während eine fehlende Darstellung der Nervenwurzeltaschen meist konstant und unabhängig von bestimmten Funktionsstellungen bestehen bleibt.

9.4.3 Kongenitale Stenose des Wirbelkanals

Eine angeborene Stenose des Spinalkanals kann sowohl den zervikalen als auch lumbalen Abschnitt betreffen. Durch zusätzliche erworbene (Spondylose, Spondylarthrose) Deformierungen und Einengungen können radikuläre oder medulläre Kompressionssyndrome ausgelöst werden.

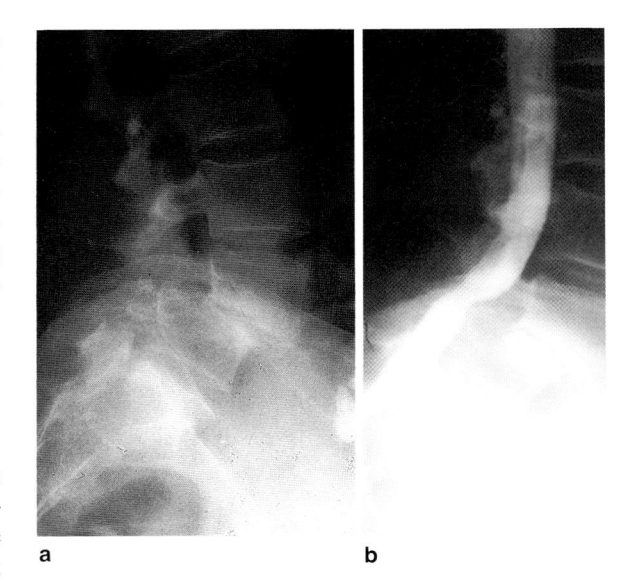

Abb. 100a, b Fixierte Spondylolisthesis L4/L5.
a Funktionsaufnahmen der unteren Lendenwirbelsäule im seitlichen Strahlengang in Retroflexion.
b Funktionsmyelographie bei derselben Patientin (seitl. Strahlengang, Anteflexion). Eine Änderung der verschobenen Segmente läßt sich nicht nachweisen.

Klinische Befunde

Bei **zervikaler Kanalstenose**:
– Claudicatio intermittens des Halsmarks.
– Zervikale Myelopathie.

Bei **lumbaler Kanalstenose**:
– Caudasyndrome, insbesondere als Claudicatio intermittens der Cauda.

Bei **Facettenhypertrophie**:
– Pseudoradikuläre Syndrome.

● **Computertomographie** und **Kernspintomographie** geben Konfiguration und exakte Weite des Spinalkanals an (Abb. 101). Darüber hinaus erlauben sie eine differentialdiagnostische Abgren-

Radiologische Befunde

● In der **Halswirbelsäule** können häufig bereits gut eingestellte **Übersichtsaufnahmen** auf eine Enge des Spinalkanals hinweisen: In typischer Weise ist der Sagittaldurchmesser des Spinalkanals, d. h. die Distanz von der Hinterkante der Wirbelkörper bis zur spinolamellären Linie, geringer als der sagittale Durchmesser eines Wirbelkörpers. Eine erworbene Einengung ist an Hand von dorsal gerichteten Spondylophyten erkennbar. Schrägaufnahmen zeigen eine Deformierung und Einengung der Foramina intervertebralia.

Im Bereich der **LWS** weisen aufgetriebene und verbreiterte Gelenkflächen in Verbindung mit subchondralen Sklerosierungen auf mögliche spondylarthrotische Einengungen des Spinalkanals hin.

Der Röntgenometrie des Wirbelkanals an Hand von Übersichtsaufnahmen kommt ebenso wie der Messung des Spondylolisthesegrades angesichts der heute zur Verfügung stehenden Schnittbildverfahren keine wesentliche Bedeutung mehr zu.

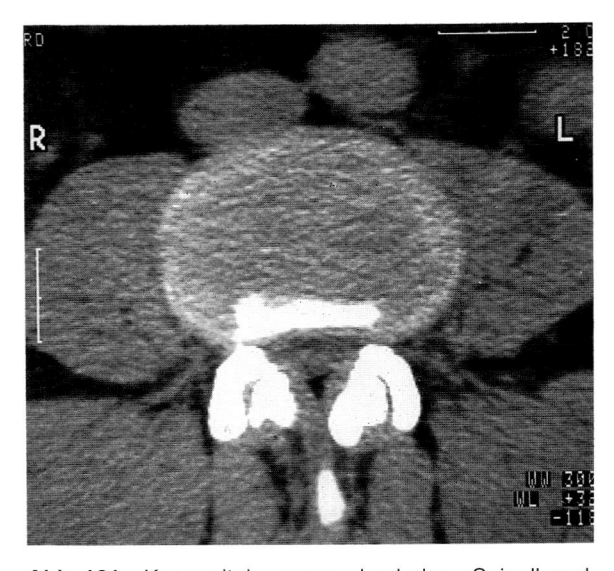

Abb. 101 Kongenital enger lumbaler Spinalkanal. Hochauflösende CT in axialer Projektion. Man erkennt die reduzierte Weite des Spinalkanals, der zusätzlich von hypertrophierten Ligamenta flava eingeengt wird. Das Fehlen der lateralen Fettgewebsanteile weist auf die besondere Enge hin.

zung von knöchernen Veränderungen gegenüber Bandscheibenvorfällen und anderweitigen raumfordernden Prozessen. Aufgrund der Datenaquisition besitzt die Computertomographie Vorteile in der axialen Projektion im oberen und mittleren HWS-Abschnitt und im LWS-Bereich.

Die Vorteile der Kernspintomographie sind zum einen in der Möglichkeit sagittaler Schichten zu sehen, zum anderen läßt sie sich dort erfolgreich einsetzen, wo die Computertomographie aufgrund der ungünstigen signalwirksamen Dosis an den Detektoren (z.B. zerviko-thorakaler Übergang, gesamte BWS, adipöse Patienten) keine akzeptale Bildauflösung liefert. Bei der Kernspintomographie ist auf die Erstellung T1- und T2-gewichteter Bilder Wert zu legen, da gerade bei den letzteren Sequenzen der noch verfügbare Liquorraum sicher gegenüber dem Myelon einerseits und den knöchernen Konturen andererseits abgegrenzt werden kann.

10 Degenerative, metabolisch/toxische und entzündliche Rückenmarkerkrankungen

Bei diesen Rückenmarkerkrankungen kommt den bildgebenden Verfahren (noch) keine oder nur eine begrenzte diagnostische Bedeutung zu, so daß in Betracht der Zielsetzung dieses Buches hier auf eine differenzierte Darstellung verzichtet werden kann. Sofern diese Rückenmarkaffektionen Teil eines generalisierten degenerativen ZNS-Prozesses (z.B. bei den Multisystematrophien oder bei den Meningoenzephalomyelitiden) sind, wird auf die entsprechenden Kapitel (1.3, 3.1, 7.3 und 7.4) verwiesen.

Diagnostik mit bildgebenden Verfahren

- Computertomographie
- Kernspintomographie
- Positronenemissionstomographie

10.1 Degenerative Rückenmarkerkrankungen

Von den degenerativen bzw. heredo-degenerativen Prozessen, die vorzugsweise das Rückenmarks befallen, werden unterschiedliche Parenchymstrukturen und Strangsysteme betroffen. Dementsprechend resultieren sehr verschiedenartige neurologische Syndrome. Der prävalierende morphologische Befund bei den degenerativen Rückenmarkerkrankungen ist eine schon makroskopisch erkennbare Atrophie (**spinale Systematrophie**) unterschiedlichen Ausmaßes.

Zu diesen spinalen Atrophien zählen:

– **Friedreich-Krankheit** (hereditäre spinale Ataxie).
Hierbei handelt es sich um eine degenerative Atrophie der Hinterstränge, insbesondere der Gollschen Stränge, des Tractus spinocerebellaris und fakultativ der Pyramidenbahnen. Der Prozeß kann auch auf das Kleinhirn und das verlängerte Mark übergreifen (Pierre-Marie-Krankheit, s. Kap. 7.4.2).

Das klinische Bild der Erkrankung wird anfänglich geprägt von einer sensiblen Gangataxie, Muskelhypotonie, Areflexie und Hohlfußdeformitäten. Später können Nystagmus, Sprachstörungen, eine zerebellare Ataxie und Pyramidenbahnsymptome hinzutreten.

– **Roussy-Levy-Syndrom** (hereditäre areflektorische Dystasie).
Von einigen Autoren wurde dieses Syndrom früher gesondert als eine Hinterstrang- und Hinterwurzelform der Friedreich-Krankheit aufgeführt. Heute wird es den hereditären sensomotorischen Neuropathien (HSMN I) zugeordnet. Klinische Leitsymptome sind neben Erscheinungen, die der Friedreich-Krankheit ähnlich sind, ein frühes Manifestationsalter, Sphinkterstörungen und Tremor.

– **Amyotrophische Lateralsklerose (ALS).**
Dieses Leiden ist eine rasch progrediente Erkrankung des 1. und 2. Motoneurons, bei der man eine Atrophie der Vorderhornzellen des Rückenmarks, der motorischen Hirnnervenkerne (Bulbärparalyse) und der Pyramidenseitenstränge findet. Gelegentlich ist auch eine Atrophie des Gyrus praezentralis schon makroskopisch erkennbar. Atrophische Lähmungen mit Faszikulationen, spastische Symptome und bulbäre Störungen sind beim Fehlen sensibler Ausfälle die klinischen Leitsymptome.

– **Spastische Spinalparalyse.**
Dieser Erkrankung liegt eine isolierte Degeneration der Pyramidenbahn (Seitenstrangsklerose) zugrunde. Von der Mehrzahl der Autoren wird sie heute nicht als nosologische Einheit angesehen, sondern als Variante der ALS aufgefaßt.

Klinische Leitsymptome sind eine oft schon im Kindesalter beginnende, langsam progrediente spastische Gangataxie, Hohlfußbildung und dysarthrische Störungen.

– **Spinale Muskelatrophien.**
Dieser Gruppe von unterschiedlich verlaufenden hereditären Erkrankungen ist eine Vorderhorndegeneration im Rückenmark, also eine Degeneration des 2. motorischen Neurons, gemeinsam. Entsprechend wird die klinische Symptomatik durch muskelatrophisierende Paresen mit Faszikulationen geprägt. Diese haben jedoch eine unterschied-

liche Prädilektion (Schultergürtel, Handmuskeln, Beckengürtel, Unterschenkel) und eine sehr unterschiedliche Verlaufsdynamik.

– **Progressive Bulbärparalyse.**
Hierbei handelt es sich ebenfalls um eine Sonderform der ALS, bei der eine Atrophie der motorischen Hirnnervenkerne im Vordergrund steht. Die klinischen Erscheinungen werden durch atrophisierende Zungenparesen mit Faszikulationen, Dysarthrie und Dysphagie geprägt.

Radiologische Befunde

- Bei der **Friedreichschen Ataxie** findet man nur in fortgeschrittenen Fällen eine Kleinhirnatrophie im **Computertomogramm**. Eine Korrelation zum klinischen Verlauf ergibt sich mit dieser Methode nicht.

- Die **Kernspintomographie** zeigt bei Patienten mit Friedreichscher Ataxie auf den medianen sagittalen Schnitten eine Erweiterung des 4. Ventrikels sowie eine Hirnstammatrophie auf der Ebene der unteren Olive sowie eine Atrophie des Spinalmarks im Bereich des Foramen Magnum bis zur Höhe von C3. Wenngleich sich diese Veränderungen auch in früheren Stadien verläßlich nachweisen lassen, ergibt sich doch keine strenge Korrelation zum klinischen Verlauf der Erkrankung (*Wessel* et al., 1989).

Bei der **amyotrophischen Lateralsklerose** wurden im T2-gewichteten MR-Bild symmetrisch angeordnete Zonen vermehrter Signalintensität beobachtet, die vom Kortex über die Corona radiata, die hinteren Schenkel der Kapsula interna und die Pedunculi cerebri in die Ponsregion reichten (*Douglas* et al., 1988). Im Gegensatz zu dieser nicht konstanten Beobachtung wurden von *Cha* und *Patten* 1988 auf sagittalen und parasagittalen MR-Schichten Veränderungen von Größe, Form und Struktur der Zunge nachgewiesen, die bei bulbärer Beteiligung für dieses Krankheitsbild pathognomonisch sind. Die Form der Zunge nimmt auf diesen Bildern eine mehr rechteckige oder quadratische Form an, die Muskelmasse geht zurück, so daß in ausgeprägten Formen kein Kontakt mit den Schneidezähnen oder dem harten Gaumen mehr möglich ist. Zusätzlich sind Strukturauflockerungen der Zungenmuskeln erkennbar, die sowohl zu einer erhöhten als auch zu einer verminderten Signalintensität führen.

- Mit Hilfe der **Positronen-Emissions-Tomographie** (PET) konnte bei Patienten mit Friedreichscher Ataxie, die noch gehen konnten, eine diffuse Steigerung des Glukosestoffwechsels im Vergleich zu Normalpersonen nachgewiesen werden. Hingegen zeigte sich bei Patienten, die nicht mehr gehen konnten, eine signifikante Steigerung des Glukosestoffwechsels in den Nuclei caudati und lenticulares (*Gilman* et al., 1990).

Im Positronen-Emissions-Tomogramm des Gehirns wird bei Patienten mit amyotropher Lateralsklerose eine generalisierte Erniedrigung des Glukosemetabolismus häufig in Verbindung mit einer ausgeprägten Links-Rechts-Asymmetrie beschrieben (*Hatazawa* et al., 1988).

10.2 Metabolische und toxische Rückenmarkerkrankungen

10.2.1 Funikuläre Myelose

Unter den stoffwechselbedingten Rückenmarkerkrankungen kommt klinisch der funikulären Spinalerkrankung wohl die größte Bedeutung zu. Morphologisch liegt ihr ein multifokaler Markscheidenzerfall in den Hinter- und Seitensträngen sowie den Pyramidenbahnen, vor allem im zervikalen und thorakalen Rückenmark, zugrunde. Darüber hinaus können Demyelinisationsherde auch im Gehirn angetroffen werden. Ätiopathogenetisch handelt es sich um einen chronischen Vitamin-B12-Mangel, der verschiedene Ursachen haben kann.

Klinische Befunde

– Parästhesien an den unteren Extremitäten.
– Zungenbrennen.
– Ataktische Gangstörung.
– Hyporeflexie.
– Visusstörungen.
– Pyramidenbahnzeichen.
– Psychische Veränderungen.

Radiologische Befunde

Typische oder richtungsweisende Befunde in bildgebenden Verfahren wurden bisher nicht beschrieben. Diagnostisch entscheidend ist neben hämatologischen Befunden (perniziöse Anämie) der Vitamin-B12-Resorptionstest nach Schilling.

10.2.2 Toxische Myelopathien

Auch bei einigen toxischen Läsionen des ZNS können Rückenmarkschädigungen im Vordergrund stehen. Sie entwickeln sich bei **Triarylphosphatvergiftungen** (durch Verzehr technischer Öle) neben polyneuropathischen und myopathischen Ausfällen. Im späteren Verlauf der Erkrankung treten auch spastische Symptome und Pyramidenbahnzeichen auf.

Bei **Clioquinol** (Antidiarrhoeikum)-Vergiftungen ist neben Groß- und Kleinhirnveränderungen vor allem ein charakteristisches Schädigungsmuster im Rückenmark und im Nervus opticus anzutreffen, von dem vordergründig die Hinterstränge im zerviko-medullären Bereich betroffen sind.

Als weitere toxische Myelopathien seien noch die Myeloneuropathien nach **chronischem Alkohol-** oder **Lachgasabusus** sowie die Myelopathie bei **Lathyrismus** (Kichererbsenvergiftung) angeführt.

Radiologische Befunde

Systematische Studien existieren in der Literatur hierzu bislang nicht.

● Grundsätzlich sind nur im **Kernspintomogramm** pathologische Befunde zu erwarten. Es dürfte sich hierbei um diffuse und umschriebene Parenchymuntergänge handeln, die entweder zu generalisierten Atrophien mit Zunahme des Liquorraumes bzw. im anderen Fall zu umschriebenen Glioseherden führen.

11 Traumatische Schäden der Wirbelsäule und des Rückenmarks

Das pathomechanische Verständnis der traumatischen Schäden des Rückenmarks hat die Kenntnis und Diagnostik der verschiedenartigen traumatischen Läsionen der Wirbelsäule zur Voraussetzung. Den modernen bildgebenden Verfahren kommt hierbei heute eine zentrale Bedeutung zu.

Bildgebende Diagnostik
Basisdiagnostik
- Übersichtsaufnahmen in 2 Ebenen
- Schrägaufnahmen
- Zielaufnahmen
- Konventionelle Tomographie

Weiterführende Diagnostik
- Computertomographie
- Kernspintomographie
- Myelographie / Myelo-CT (selten notwendig)

11.1 Frakturen und Luxationen der Wirbelsäule

Die Prädilektionsstellen von Frakturen und Luxationen der Wirbelsäule sind grundsätzlich die Übergangsbereiche, so der kranio-zervikale Übergang (C1 und C2), die untere Halswirbelsäule (C6 und C7) und schließlich der thorako-lumbale Übergang (Th-12 bis L2). Ein weiterer geringer ausgeprägter Häufigkeitsgipfel liegt im unteren Brustbereich. Frakturen und Luxationen von Kreuz- und Steißbein spielen dagegen zahlenmäßig eine völlig untergeordnete Rolle. Mit der Zunahme der Verkehrsunfälle sind besonders die zervikalen Verletzungen innerhalb der letzten 20 Jahren erheblich angestiegen. Der Häufigkeitsgipfel von Wirbelsäulenverletzungen liegt zwischen dem 20. und 40. Lebensjahr. Männer erleiden wesentlich häufiger Wirbelsäulenverletzungen als Frauen.

Die Verletzungsmechanismen sind häufig komplex. In Betracht kommen hier Hyperflexion (häufigster Verletzungsmechanismus) und Hyperextension sowie axiale Kompression, Distraktion, Hyperrotation und Verletzungen durch Scherung und Schub.

11.1.1 Frakturen und Luxationen der oberen Halswirbelsäule

Die häufigsten Frakturen sind:
– Die **Jefferson-Fraktur**.
Hier liegt eine Berstung des Atlasringes mit Auseinanderweichen der Fragmente nach lateral vor. Die Frakturlinien verlaufen meist vertikal im Bereich der schwächsten Stelle des Atlasringes, d. h. in den lateralen Anteilen des hinteren und vorderen Bogens (Abb. 102). Die Ursache der Jefferson-Fraktur ist meistens ein axiales Trauma mit Sturz auf den Kopf.
Falls der Patient diese Verletzung überlebt, sind bleibende neurologische (spinale) Ausfälle nicht die Regel.

– **Frakturen des Dens axis**.
Sie sind relativ häufig und können schon bei geringer Gewalteinwirkung entstehen. Die Prädilektionsstelle ist die Halszone des Dens. Nach *Ander-*

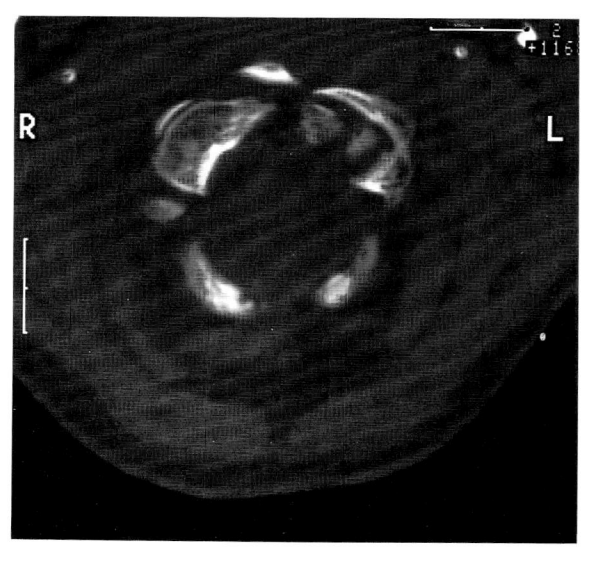

Abb. 102 Berstungsfraktur des Atlas (Jefferson-Fraktur). Hier kann man mehrere Fragmente des vorderen und hinteren Bogens sowie der lateralen Teile erkennen.

11.1 Frakturen und Luxationen der Wirbelsäule

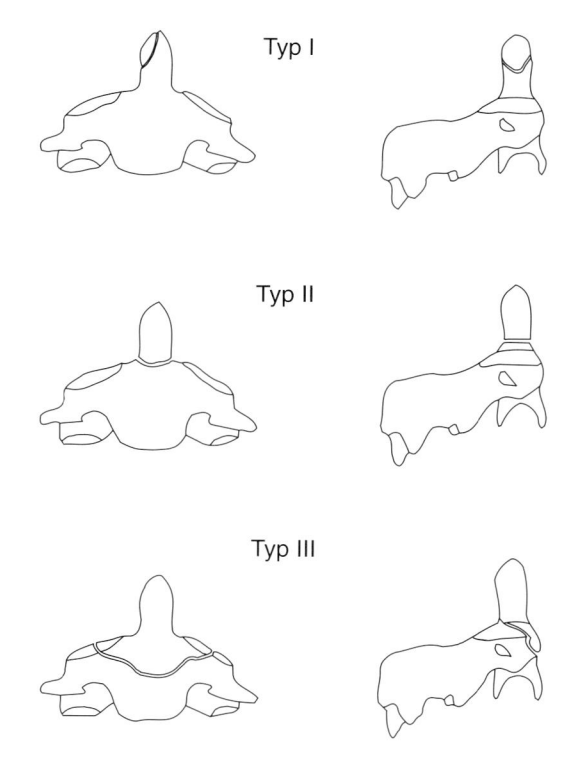

Abb. 103 Klassifikation der Frakturen des Dens axis nach *L. D. Anderson* und *R. T. D'Allonzo* (neu gezeichnet nach: The Journal of Bone and Joint Surgery, 56 (1974) 1663–1674).

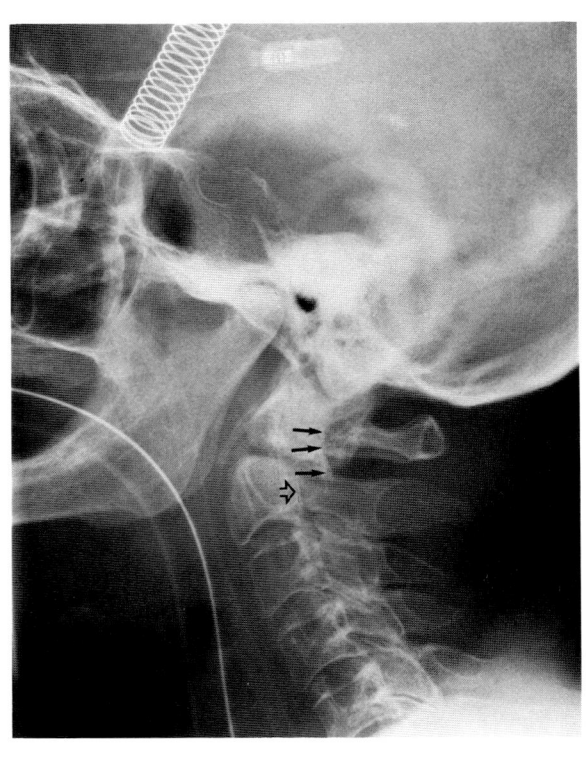

Abb. 104 Densfraktur Typ II (*Anderson* und *D'Allonzo*). Seitliche Übersichtsaufnahme der HWS. Man sieht die Verschiebung der Hinterkante des Dens axis nach dorsal. Gleichzeitig besteht eine Verschiebung der spinolamellären Linie des Atlas gegenüber dem Axis, die eine posteriore Atlasluxation anzeigt.

son und *D'Alonzo* (1974) lassen sich drei Typen unterscheiden (Abb. 103):

Typ I: Schrägfraktur des Dens in seinem oberen Anteil.
Typ II: Fraktur am Übergang zum Axiskörper (Abb. 104 und 105).
Typ III: Dens-Sockelfraktur. Sie ist in Wirklichkeit eine Fraktur des Axiskörpers.

Wegen der Weite des oberen zervikalen Spinalkanals werden Densfrakturen, auch solche mit partieller Dislokation, auffallend häufig ohne neurologische Störungen toleriert. Sie stellen jedoch eine latente Gefahr posttraumatischer Denspseudarthrosen dar. Bei diesen können schon ungewohnte Kopfbewegungen durch akute Kompression des oberen Halsmarkes zum Tode führen.

– Die **hang-man-fracture**.
Hierunter versteht man die doppelseitige Axisbogenfraktur mit symmetrischer Durchtrennung der Wirbelbögen (Abb. 106). Sie ist von einer anterioren Luxation des Axiskörpers begleitet (Jefferson-Fraktur). Obgleich die Bruchspalten oft sehr nahe an der A. vertebralis vorbeilaufen, ist diese praktisch nie mitverletzt.

Auch diese Verletzung kann trotz der hohen Gefahr einer tödlichen Kompression der Medulla oblongata nicht selten überlebt werden, wobei dann oft nur vorübergehende neurologische Störungen erkennbar werden.

– **Axiskörperfrakturen.**
Bei diesen vergleichsweise seltenen Verletzungen verläuft der Bruchspalt vertikal oder schräg (Abb. 107).

Isolierte Axisbrüche verlaufen – sofern Dislokationen ausbleiben – durchweg ohne irreversible Rückenmarkschäden.

Radiologische Befunde

Zum Einsatz kommen hier sowohl Übersichtsaufnahmen, Zielaufnahmen und konventionelle Tomogramme.

● Die wichtigste und erste Untersuchung ist die (großformatige) **Übersichtsaufnahme der Hals-**

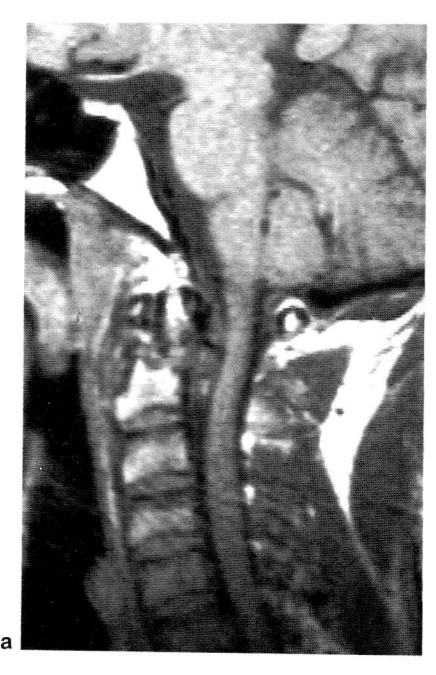

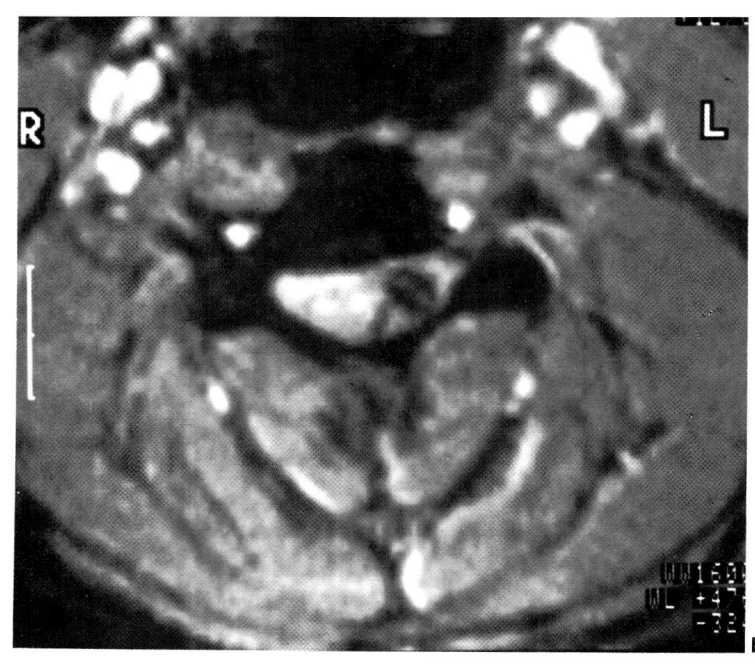

Abb. 105 a, b Fraktur des Dens axis Typ II (*Anderson* und *D'Allonzo*).
a Kernspintomogramm mit sagittaler T1-gewichteter Spinechosequenz. Man erkennt die Fraktur und die Verschiebung des dens axis. Zusätzlich zeigt sich ein Hämatom zwischen Dens und Myelon.
b Axiale T2-gewichtete Spinechosequenz. Hier wird die Luxation des Atlas nach rechts sichtbar.

wirbelsäule im seitlichen Strahlengang (Abb. 104 und 106). Neben dem direkten Frakturnachweis (Bruchspalt, Kontinuitätstrennung, Dislokation von Fragmenten) lassen sich auf Übersichtsaufnahmen vor allem die Veränderungen des Gefüges der Halswirbelsäule, d. h. Verschiebungen des Atlas gegenüber dem Axis in der Sagittal- und Transversalebene, nachweisen. Große Bedeutung für die Diagnostik von Luxationen kommen der Spinolammelären Linie wie auch den Abständen der Dornforsätze zu.

Aufnahmen in Ante- und Retroflexion geben Aufschluß über die Stabilität im traumatisierten Segment. Im sagittalen Strahlengang zeigen außerhalb der Fluchtlinie gelegene Dornfortsätze eine einseitige Luxation in den Facettengelenken an.

Die **Densaufnahme** wird durch den geöffneten Mund exponiert um Überlagerungen mit den „richtigen" Zähnen zu vermeiden. Auch hierbei läßt sich durch **sagittale Funktionsaufnahmen** in Neigung nach rechts und links eine Instabilität des Atlantoaxialgelenkes beweisen oder ausschließen. Der Nachweis einer Densfraktur gelingt am besten mit der Tomographie im seitlichen und sagittalen Strahlengang.

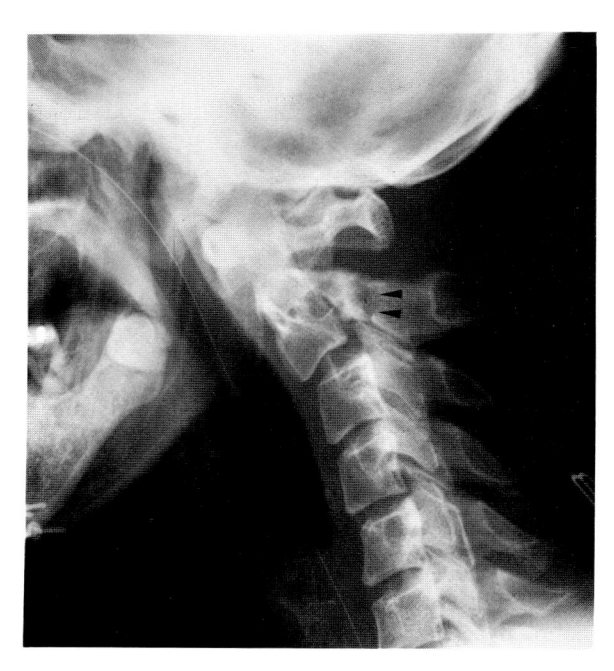

Abb. 106 Fraktur der Wirbelbögen des Axis (sog. „hang man fracture"). Der Axiskörper und der mit ihm verbundene Atlas sind ventralwärts luxiert.

● Die **Computertomographie** eignet sich dagegen besonders für den Nachweis von Bogenfrakturen sowie Frakturen der Wirbelkörper und des Denssockels (Abb. 102 und 107).

- Besteht eine neurologische Symptomatik (Lähmungserscheinungen usw.), ist die **Kernspintomographie** angezeigt. Nur sie vermag über das Vorhandensein eines Hämatoms bzw. über Sekundärbefunde am Myelon Aufschluß zu geben (Abb. 105).

11.1.2 Luxationen und Dislokationen am kranio-zervikalen Übergang

– Die **atlanto-okzipitale Dislokation** ist eine Luxation der Hinterhauptsgelenke, die gewöhnlich mit einer Schädigung der Medulla oblongata einhergeht und somit zum sofortigen oder baldigen Tod führt. Ein Überleben wurde jedoch in Einzelfällen sowohl mit als auch ohne schwere neurologische Störungen beschrieben. Ursache ist eine akute Hyperflexion mit zusätzlicher Scherbewegung, die zu einer Ruptur des atlanto-okzipitalen Bandapparates und damit zur Ventralverschiebung des Kopfes gegenüber dem Atlas führt.

– Die **atlanto-axiale Luxation** ohne gleichzeitige Densfraktur ist vergleichsweise selten. Bei einer Ruptur des Ligamentum transversum findet man eine Dislokation des Atlas nach ventral.

– Der **atlanto-axialen Rotationsluxation** kommt eine besondere Bedeutung zu, da sie sich klinisch als akuter Schiefhals äußert. Hierbei kann das auslösende Trauma durchaus geringfügig sein.

– Die **Atlasblockade** stellt häufig die Folge eines Schleudertraumas (whiplash-injury) dar. Der Pathomechanismus ist durch heftige Relationsbewegungen zwischen Kopf und Rumpf begründet, bei denen es nach Abbremsung des Rumpfes zu einer plötzlichen gegenläufigen Kopfexkursion kommt. Die Folge sind Gelenkblockierungen im Bereich der Kopfgelenke, die als Ausgleichsvorgang einen kyphotischen Knick an der mittleren Halswirbelsäule hervorrufen. Zusätzlich können radikuläre Symptome sowie Folgen von benachbarten Weichteilverletzungen in Erscheinung treten.

Klinische Befunde

Nach **whiplash injury**:
– Meist beschwerdefreies Intervall von einigen Stunden.
– Heftige Nacken-Hinterkopfschmerzen, Schwindel, Übelkeit.
– Radikuläre Symptome an den oberen Extremitäten.
– Selten Halsmarksymptome.

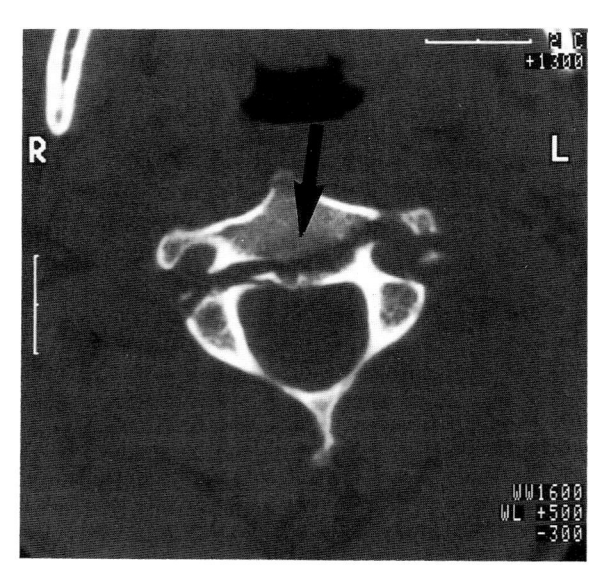

Abb. 107 Fraktur des Axiskörpers bei einem 21jährigen Patienten nach Sturz aus 8 m Höhe. Die Fraktur verläuft quer durch den hinteren Anteil des Axiskörpers und strahlt jeweils in den Kanal der A. vertebralis ein, wobei dieses Gefäß jedoch nicht verletzt wurde.

– Selten zerebrale Symptome.
– Häufig protrahierte neurasthenische Beschwerden.

Radiologische Befunde

● Bei der **atlanto-okzipitalen Dislokation** ist das seitliche Röntgenbild meistens richtungsweisend für die Diagnose. Neben der Dislokation im Atlanto-Okzipitalgelenk ist der Abstand zwischen Atlas/Dens und Schädelbasis vergrößert.

Bei der **atlanto-axialen Luxation** ist der Abstand zwischen Dens und dem vorderen Atlasbogen auf der seitlichen Aufnahme des kranio-zervikalen Überganges bzw. auf Schichtaufnahmen für die Diagnose richtungsweisend. Er darf bei Erwachsenen höchstens 3 mm, bei Kindern höchstens 4 mm betragen. Bei einer pathologischen Verschieblichkeit werden diese Werte überschritten. Es sei jedoch darauf hingewiesen, daß ggf. erst Aufnahmen in Flexionsstellung eine solche pathologische Verschieblichkeit erkennen lassen.

Bei der **atlanto-axialen Rotationsluxation** lassen sich Röntgenaufnahmen der Halswirbelsäule bzw. des okzipito-zervikalen Überganges in orthograden Projektionen wegen der hochgradig eingeschränkten Beweglichkeit kaum anfertigen.

Bei der **Atlasblockade** besteht die bildgebende Diagnostik meist ausschließlich aus **Übersichtsaufnahmen**, mit deren Hilfe zunächst knöcherne

Verletzungsfolgen ausgeschlossen werden. Typischerweise ist bei einer Atlasblockade der Atlas gegenüber der Eingangsebene des Hinterhauptes wie auch gegenüber dem Axis nach ventral gekippt. Auffälliger als dieses Zeichen ist jedoch eine Streck-Fehlhaltung bzw. der bereits erwähnte kyphotische Knick im mittleren Anteil der Halswirbelsäule. Es handelt sich hierbei um einen reversiblen Zustand, der innerhalb von 2–4 Wochen rückläufig ist.

• Im **Computertomogramm** erkennt man bei Patienten mit atlanto-okzipitaler Dislokation meist ein ausgeprägtes Hämatom im Bereich der prävertebralen Weichteile. An die atlanto-okzipitale Dislokation sollte u. a. immer gedacht werden, wenn nach einem schwerem Schädel-HWS-Trauma ein primärer Herz- und Atemstillstand bestanden hat. Aufgrund dieser differential-diagnostischen Überlegungen muß die Reihenfolge der diagnostischen Maßnahmen entsprechend gestaltet und unter schonenster Patientenlagerung mit einer seitlichen HWS-Aufnahme begonnen werden.

Die **atlanto-axiale Rotationsluxation** zeigt im CT die Fehlstellung des Dens in Relation zm Atlas.

11.1.3 Frakturen und Luxationen der übrigen Wirbel

– **Randfrakturen** entstehen entweder durch Hyperextension plus Zug (Fraktur an der oberen Vorderkante) oder durch Hyperflexion plus Kompression (Fraktur an der oberen Vorderkante).

– **Berstungsfrakturen** lassen sich auf eine rein axiale Gewalteinwirkung (vertikale Kompression) zurückführen. Der Nucleus pulposus der nächsttieferen Zwischenwirbelscheibe wird dabei durch die untere Abschlußplatte gepreßt und sprengt dann den Wirbelkörper von innen heraus. Hierbei entstehen zahlreiche Fragmente, die Gefahr einer Fragmentversprengung in den Spinalkanal ist besonders groß. Eine weitere Komplikation dieser Gewalteinwirkung stellt die Wirbelluxation dar.

– **Gelenkpfeilerfrakturen** entstehen insbesondere an der Halswirbelsäule, hauptsächlich durch Hyperextension in Verbindung mit Rotation.

– **Bogenwurzelfrakturen** treten im mittleren und unteren Zervikalbereich durchweg doppelseitig auf und können so das Rückenmark bei Luxationen unter Umständen vor einer Quetschung bewahren („rettende Bogenfraktur"). Im Bereich des thorako-lumbalen Überganges findet man Bogenfrakturen meist gemeinsam mit Berstungsfrakturen des Wirbelkörpers.

– **Dornfortsatzfrakturen** ereignen sich fast ausschließlich im unteren HWS-Bereich und entstehen durch indirekte Gewalteinwirkung.

– **Querfortsatzfrakturen** sind ebenfalls selten und treten einseitig ebenfalls im unteren HWS-Bereich (C6 bis Th-1) auf. Sie können mit einer Schädigung des Plexus brachialis oder auch einem Nervenwurzelausriß einhergehen. An der LWS entstehen Querfortsatzfrakturen meist indirekt, d. h. durch Muskelzug. Sie können von zum Teil beträchtlichen retroperitonealen Hämatomen begleitet sein.

Normalerweise besteht eine strenge Korrelation zwischen dem Ausmaß der Verschiebung im Bewegungssegment an der Wirbelsäule und der einwirkenden Gewalt. Daher sind Wirbelluxationen in einem hohen Maße auch mit Frakturen der Wirbel verbunden. Die Diagnose einer isolierten Luxation oder Subluxation sollte nur gestellt werden, wenn eine Fraktur mit allen verfügbaren Mitteln ausgeschlossen wurde.

– **Hyperflexionsluxationen mit Gelenkverhakung** treten am häufigsten in den Höhen C 5/6 bzw. C 6/7 auf. Durch extreme Vorwärtsbewegungen der Halswirbelsäule rupturiert der gesamte dorsale Bandapparat, einschließlich der Gelenkkapseln und des hinteren Längsbandes. Auch die Zwischenwirbelscheibe wird hierbei meistens verletzt. Die unteren Gelenkfortsätze luxieren über die oberen Gelenkfortsätze des nächsttieferen Wirbels und „rasten" vor diesen ein. Hieraus resultiert eine starke Einengung des Spinalkanals, die zwangsläufig zu einer Quetschung des Halsmarks (partielles oder totales Transversalsyndrom) führt, wenn nicht gleichzeitig eine doppelte Bogenfraktur auftritt.

– **Hyperflexionsluxationen mit einer sog. Tränentropfenfraktur** (flexion teardrop fracture-dislocation) stellen die schwerste Verletzungsfolge im Bereich der unteren Halswirbelsäule dar. Sie entstehen durch extreme Beugung plus Kompression. Es resultiert eine Wirbelkörperfraktur mit Ventralluxation der dorsalen Wirbelanteile und Zerreißen des Kapselbandapparates. Die zugehörige Zwischenwirbelscheibe wird nach hinten aus dem Wirbelverband herausgedrückt und bleibt im allgemeinen dorsal disloziert, auch wenn die Gewalteinwirkung vorüber ist. Da der Wirbelbogen fast immer intakt bleibt, resultieren meist schwere neurologische Folgen. Typisch hierfür sind Ausfälle in Form eines Spinalis-anterior-Syndroms, jedoch wird auch ein komplettes Querschnittssyndrom beschrieben.

Ebenen, die durch **Schrägaufnahmen** und **konventionelle Tomogramme** ergänzt werden können. Hierbei ist wiederum die Übersichtsaufnahme im seitlichen Strahlengang die wichtigste Projektion, da sie den größen Informationswert besitzt. Frakturen der Wirbel und insbesondere Luxationen bzw. Luxationsfrakturen sind auf diese Weise meist leicht zu diagnostizieren. Die Diagnose einer Wirbelfraktur äußert sich durch eine Kontinuitätsunterbrechung im Bereich der Kanten, der Grund- und Deckplatten und der Wirbelbögen, durch eine Formänderung des Wirbelkörpers und durch eine Zunahme der Knochendichte als Folge der ineinander geschobenen Knochenbälkchen.

• Während im Halswirbelsäulenbereich meist das Ausmaß der knöchernen und ligamentären Verletzungsfolgen auf den Übersichts- und Spe-

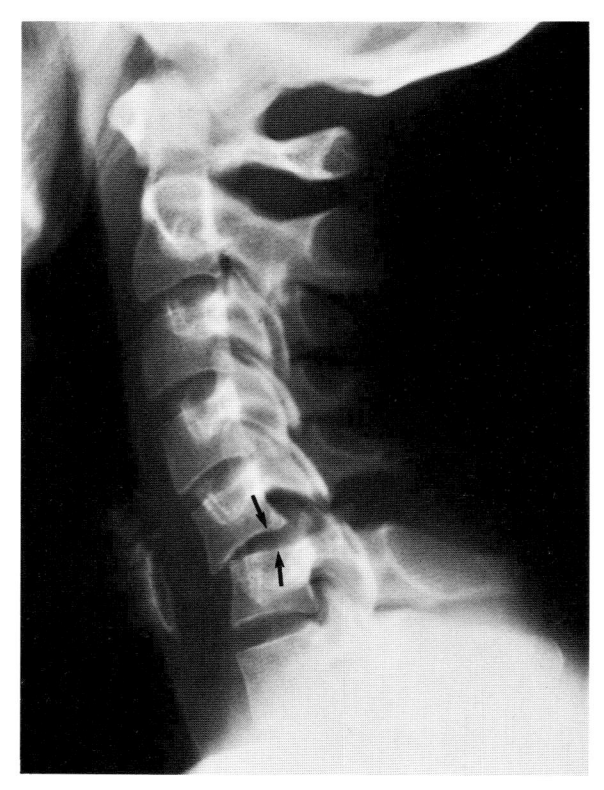

Abb. 108 Diskoligamentäre Verletzung in Höhe C 5/6 mit ventraler Luxation von C5 gegenüber C6 und Erweiterung des hinteren Zwischenwirbelraumes (Pfeile).

– **Einfache diskoligamentäre Verletzungen** entstehen ebenfalls, allerdings unter schwächerer Gewalteinwirkung, durch ein Hyperflexionstrauma. Die Gelenkforsätze springen nach der Gewalteinwirkung wieder mehr oder weniger in ihre Ausgangsstellung zurück (momentary discolation). Auch hier kommt es zu einer Zerreißung des dorsalen Bandapparates (Abb. 108). Frakturen, insbesondere der Dornfortsätze, sind hierbei nicht obligat.

Klinische Befunde

Neurologische Störungen sind bei Wirbelfrakturen und Luxationen nicht obligat. Klinisch können vor allem lokale Beschwerden, insbesondere Nackenschmerzen, im Vordergrund stehen. Neurologische Ausfälle hängen von der Lokalisation und der Schwere der geschädigten nervalen Strukturen ab.

Radiologische Befunde

• Die bildgebende Diagnostik beginnt in jedem Fall mit **Übersichtsaufnahmen** in orthograden

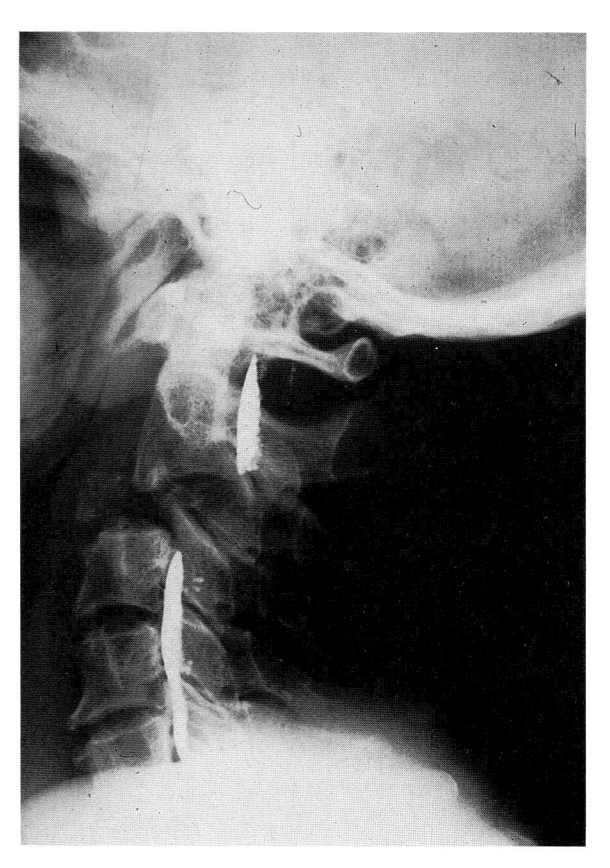

Abb. 109 72jährige Patientin mit akut auftretendem hohen Querschnitt nach HWS-Trauma. Zervikale Myelographie im seitlichen Strahlengang. Man erkennt eine pathologische Fraktur von C3 bei weitgehender Destruktion des Wirbelkörpers und der Wirbelbögen. Infolgedessen ist es zu einer schweren Luxation von C2 und C1 nach dorsal gekommen. Das Myelogramm zeigt eine Unterbrechung des vorderen Kontrastbandes. Die Versetzung läßt auf eine raumfordernde Druckwirkung auf das Zervikalmark schließen.

zialaufnahmen erkennbar wird, muß bei Traumen der **Brust-** und **Lendenwirbelsäule** die **Computertomographie** als weiterführende Methode eingesetzt werden, wenn eine neurologische Symptomatik besteht. Hierbei überrascht häufig die Diskrepanz zwischen dem Befund in den Übersichtsaufnahmen und den CT-Schichten (Abb. 110). Hauptindikationen sind Berstungsfrakturen der Wirbelkörper mit in den Spinalkanal versprengten Fragmenten.

Die **Myelographie** (Abb. 109) kommt zum Einsatz:

– Bei Verdacht auf einen zervikalen Nervenwurzelausriß.

– Bei fehlender Verfügbarkeit von Computertomographie und/oder Kernspintomographie in dringlichen Situationen (z.B. bei progressive Para- oder Tetraparese).

– Nach stabilisierenden Operationen zur Dokumentation des Operationsergebnisses, wenn durch die eingebrachten Metallteile die Qualität computertomographischer oder kernspintomographischer Untersuchungen vermindert und eine präzise Aussage nicht mehr möglich ist.

Indikationen zur **Kernspintomographie** ergeben sich erst durch die Einführung schneller Sequenzen und durch die Möglichkeit, weitgehend artefaktfreie Bilder zu erzeugen. Besonders wertvoll sind hier Sagittalschichten mit T1-Wichtung, die bei gutem Signal/Rauschverhältnis nicht nur die Wirbelfrakturen, sondern auch rupturierte Ligamente und Bandscheibenvorfälle zeigen können. Das Absolutmaß der Spinalkanaleinengung bzw. der Kompressionswirkung auf den Dursalsack und das Rückenmark ist wiederum am besten auf T2-gewichteten Bildern erkennbar.

11.2 Gedeckte Rückenmark- und Kaudaverletzungen

Durch das knöcherne Gefüge der Wirbelsäule mit ihrem Band- und Muskelapparat und durch einen

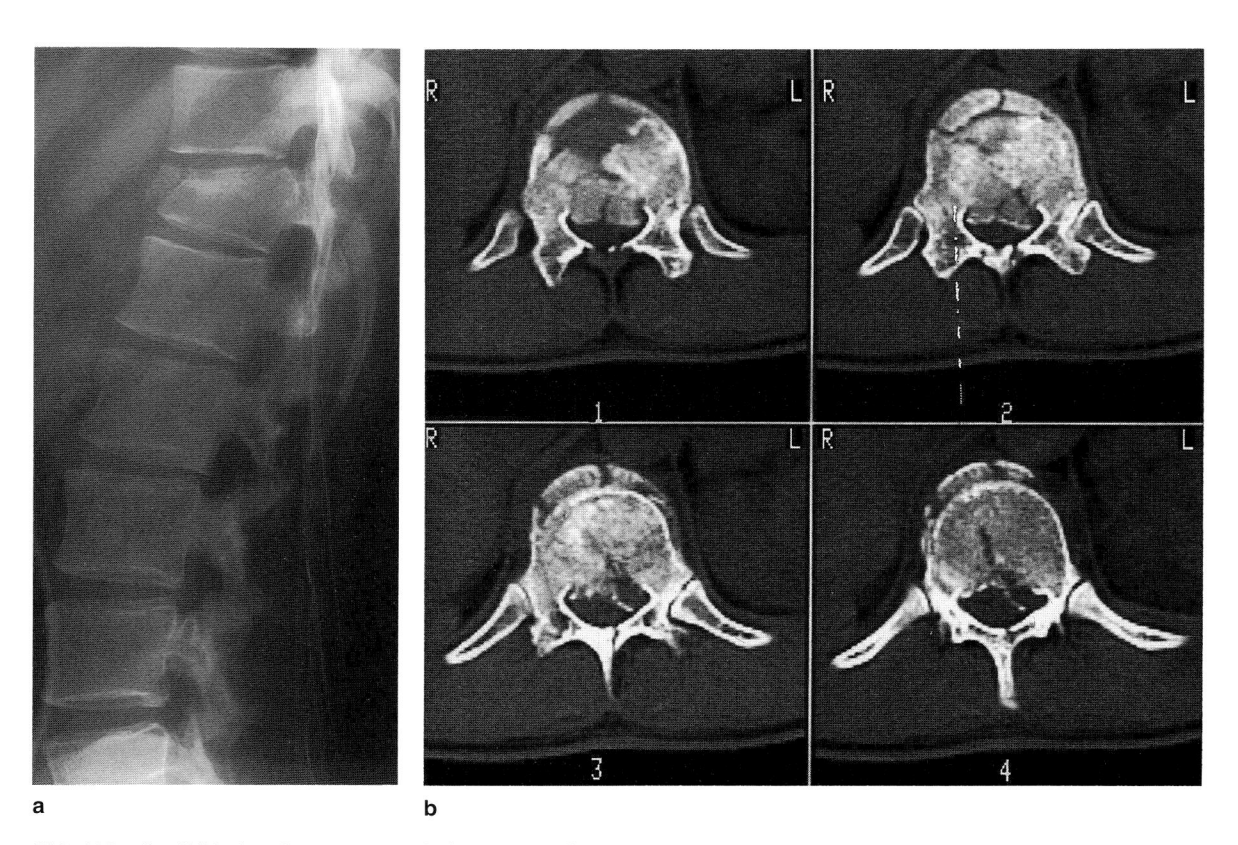

Abb. 110 a, b Wirbelsäulentrauma nach Sturz vom Pferd. 32jährige Patientin mit Paraparese der Beine.
a Seitliche Übersichtsaufnahme der Lendenwirbelsäule. Kompressionsfraktur von Th12. Frakturspalten sind auch im Bereich des hinteren Pfeilers erkennbar.
b Axiales CT in Höhe des frakturierten Wirbels. Aussprengung eines ausgedehnten Fragmentes in den Spinalkanal, der hierdurch größtenteils ausgefüllt wird.

relativ breiten, mit Fettgewebe ausgefüllten Epiduralraum sowie einen weiten Liquormantel ist das Rückenmark im Vergleich zum Gehirn in besonderer Weise gegen äußere Gewalteinwirkungen geschützt. Dennoch wird es bei ca. 10–30% aller Wirbelsäulenverletzungen mitgeschädigt. Rückenmarkverletzungen sind vorzugsweise im unteren zervikalen, im thorako-lumbalen bzw. im oberen lumbalen Bereich anzutreffen. Entsprechend den Richtlinien der „International Medical Society for Paraplegia" wird bei Rückenmarktraumen die Verletzungshöhe durch das letzte noch intakte Rückenmarksegment ausgedrückt (z. B. Transversalsyndrom sub C5).

Nach ihrer **Pathogenese** lassen sich bei den traumatischen Rückenmarkschäden unterscheiden:

– **Quetschläsionen**, in Ausnahmefällen sogar partielle oder totale Durchtrennungen des Rückenmarks, vor allem durch luxierte Wirbelkörper oder Knochenfragmente.

– **Prell-Läsionen** infolge Stauchung, Hyperflexion oder Überstreckung der Wirbelsäule.

– **Traumatogene Durchblutungsstörungen des Rückenmarks.** Diese dürften den häufigen Befall der im Grenzzonenbereich der spinalen Gefäßversorgung gelegenen Segmente (Th-4 und L1) erklären können.

– **Läsionen infolge einer posttraumatischen Ödemreaktion oder einer Liquordrucksteigerung** (bzw. Liquordruckschwankungen).

– **Läsionen durch physikalische Einflüsse.** Hierzu gehören vor allem Elektro- bzw. Blitzschlagtraumen des Rückenmarkes sowie die sog. Caisson-Krankheit (Tiefen-Dysbarismus).

– **Strahlenmyelopathien.** Sie können sich insbesondere nach einer Bestrahlungstherapie bösartiger Tumoren, die meist im Hals- und Mediastinalbereich liegen, entwickeln.

Charakteristisch für gedeckte Rückenmarkverletzungen, die zu den häufigsten traumatischen Rückenmarkläsionen gehören, ist eine intakte Dura. Als Ursache kommen vorwiegend indirekte Gewalteinwirkungen in Betracht, die oft, aber nicht immer, auch zu Wirbelfrakturen oder/und Luxationen führen. Deshalb besteht grundsätzlich keine regelhafte Beziehung zwischen dem Ausmaß der knöchernen Wirbelverletzungen und der Schwere des Rückenmarktraumas.

11.2.1 Commotio spinalis

Bei der pathogenetisch noch nicht eindeutig geklärten Rückenmarkerschütterung handelt es sich um eine flüchtige, innerhalb von Stunden oder wenigen Tagen sich vollständig zurückbildende Funktionsstörung des Rückenmarks ohne anatomisch nachweisbare Veränderung. Ursächlich vermutet man hier erhebliche Liquordruckschwankungen sowie transitorische Störungen der Durchblutung des Rückenmarks infolge einer Irritation der Gefäßnerven.

Klinische Befunde

Reversible Querschnittssyndrome mit schlaffen Lähmungen, Areflexie, sensiblen Ausfällen und Blasenfunktionsstörungen entsprechen dem Erscheinungsbild eines sog. spinalen Schocksyndroms. Die **klinische Diagnose** einer Commotio spinalis kann letztlich nur aus dem Verlauf, d. h. der raschen und vollständigen Rückbildung der Ausfälle, gestellt werden.

11.2.2 Contusio spinalis

Bei der Rückenmarkprellung/-quetschung kommt es zu unterschiedlich schweren morphologischen Schädigungen in Form intramedullärer Rhexisblutungen mit nachfolgendem Ödem und Nekrosebildungen sowie sekundären gefäßbedingten Gewebsschäden. Ausgedehnte Blutungen führen zum Bild einer traumatischen Hämatomyelie, aus der sich später Rückenmarksubstanzdefekte (Erweichungsherde, Nekrosezysten, posttraumatische Syringomyelie) entwickeln können.

Klinische Befunde

Das klinische Bild ist grundsätzlich vom Schädigungsniveau und von der Ausdehnung der Schädigung im Rückenmarkquerschnitt (partielles oder totales Querschnittssyndrom) abhängig.

– Initial besteht ein spinaler Schock mit schlaffen Paresen, Areflexie und sensiblen Ausfällen unterhalb der Läsionshöhe sowie Blasenentleerungsstörungen (atone Überlaufblase).

– Nach einigen Tagen oder wenigen Wochen entwickelt sich Rückenmarkautomatismen in sehr unterschiedlichen partiellen oder totalen Querschnittssyndromen, die von der Höhe der Schädigung (Hals-, Brust-, Lumbalmark oder Kauda/Konus) geprägt werden.

– Als Spätfolgen können neben den neurologischen Defektsyndromen vor allem Harnwegsinfektionen, Dekutibalgeschwüre, Kontrakturen, Osteoporosen und paraartikuläre Ossifikationen auftreten.

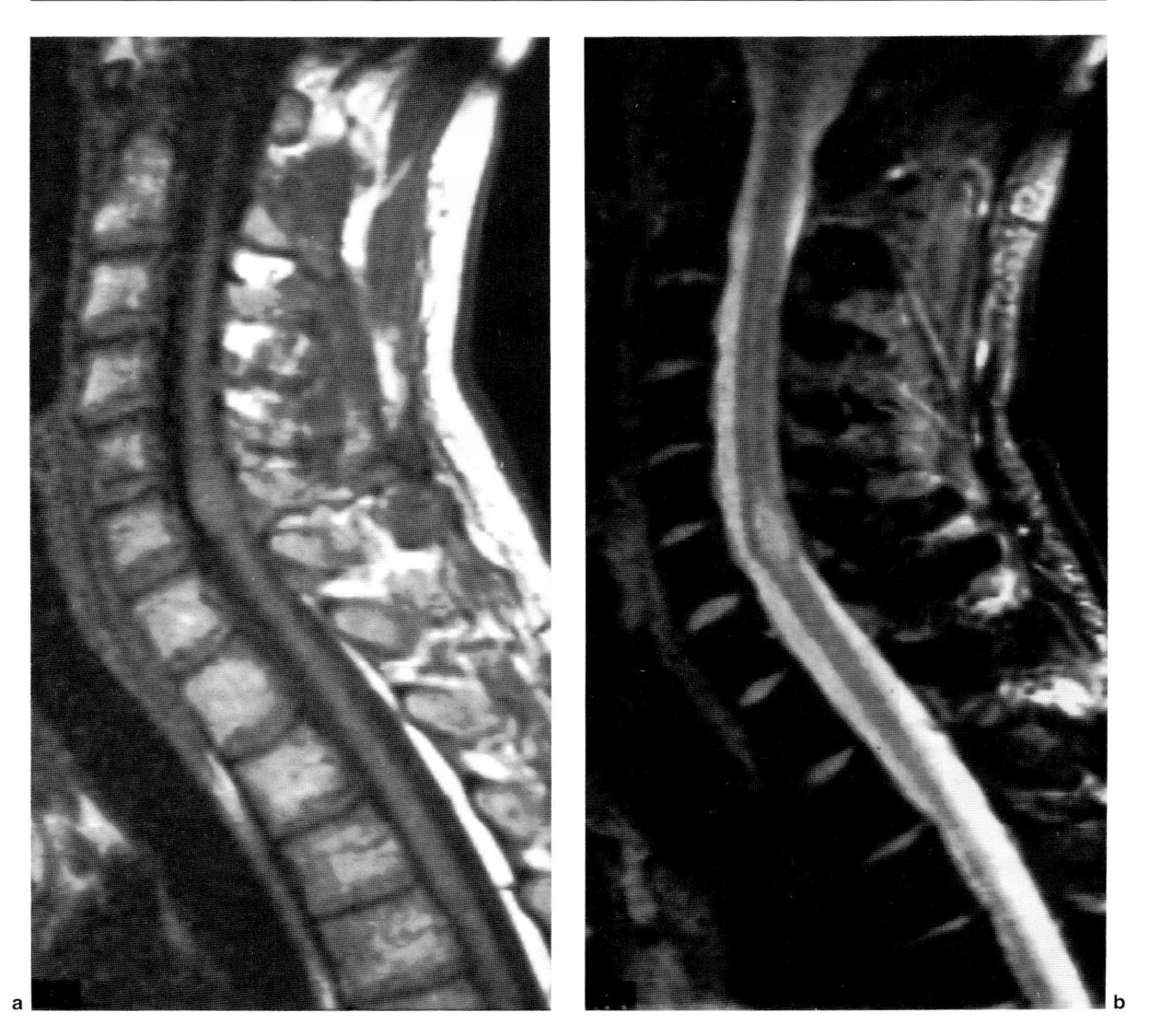

Abb. 111 a, b Kontusionsblutung des Halsmarkes.
a Sagittale T1-gewichtete Spinechosequenz. Auftreibung des Myelons in Höhe C6. Die subakute Blutung stellt sich signalreich dar.
b Sagittale T2-gewichtete Gradientenechosequenz. Auch hier ist die Blutung als signalreiche Raumforderung in Höhe C6 zu erkennen.

Radiologische Befunde

- Die Methode der Wahl ist die **Kernspintomographie.** Im akuten Stadium stellt sich eine intramedulläre Blutung signalarm sowohl auf T1- als auch auf T2-gewichteten Bildern dar. Bedingt durch die Umwandlung von Deoxihämoglobin in Methämoglobin kommt es dann im subakuten Stadium zu einem deutlichen Signalanstieg im T1-gewichteten Bild, später auch im T2-gewichteten Bild. Das Myelon ist im Bereich der Läsion spindelförmig aufgetrieben (Abb. 111). Im weiteren Verlauf können sich diese Veränderungen entweder weitgehend zurückbilden oder nach Wochen bis Monaten zu einer Nekrosezyste bzw. zu einem Glioseherd umwandeln. Hier kommt es zu einem Signalverlust im T1-gewichteten Bild mit einer deutlichen Signalanhebung in den T2-gewichteten Sequenzen.

11.2.3 Compressio spinalis

Traumatogene Druckschädigungen des Rückenmarks sind die Folge einer Lumeneinengung des Spinalkanals, welche durch Wirbelluxationen, Luxationsfrakturen, dislozierte Knochenfragmente, Bandscheibengewebe und vor allem auch durch **epidurale spinale Hämatome** hervorgerufen werden kann. Diese zwischen Periost und Dura mater sich ausbreitenden Hämatome treten vor allem im unteren Brust- und im Lendenwirbelsäulenbereich auf, vornehmlich über den dorsalen und dorso-lateralen Anteilen des Rückenmarkes, und bleiben meist auf wenige Segmente beschränkt. Selten kommt es zu chronischen epiduralen Hämatomen mit Kapselbildungen und bindegewebiger Umwandlung. Äußerst selten sind auch subdurale Hämatome im Spinalkanal.

Klinische Befunde (Akutes epidurales spinales Hämatom)

– Zunehmend heftiger lokaler Schmerz mit radikulärer Ausbreitung.
– Zugleich oder im Verlauf weniger Stunden Entwicklung eines Transversalsyndroms mit neurologischen Ausfällen, die der Höhe des Hämatoms entsprechen.

Radiologische Befunde

Zum Einsatz kommen Computertomographie, Kernspintomographie, ggf. auch Myelographie.

• Im **Computertomogramm** ist die Diagnose nur auf artefaktarmen Bildern (leistungsfähige Geräte und schlanke Patienten) zu stellen (Abb. 112a), da infolge der oft zu geringen signalwirksamen Dosis eine eindeutige Abgrenzung des epiduralen Hämatomes nicht immer möglich ist.

• Ist eine Kernspintomographie nicht durchführbar, muß die Diagnostik mit einer **Myelographie** bzw. mit einem **CT-Myelogramm** fortgesetzt werden (Abb. 112b). Typisch für das epidurale Hämatom ist eine spindelförmige Einengung des myelographischen Kontrastbandes als Folge einer Kompression des Duralsackes von außen, wobei sowohl ein totaler als auch ein partieller Kontrastmittelstopp beobachtet werden kann.

In jedem Fall empfiehlt sich die Durchführung eines Computertommogrammes nach der Myelographie, da nach entsprechender Lagerung des Patienten in den meisten Fällen im Computertommogramm das Kontrastmittel auch jenseits des Hämatoms dann nachweisbar ist. Im Computertommogramm zeigt sich dann bei entsprechender Fenstereinstellung eine exzentrische Kompression des Duralsackes durch das Hämatom.

Im Lumbalbereich muß darüber hinaus auch der Nachweis bzw. Ausschluß einer Kontrastierung der Wurzeltaschen geführt werden. Auf diese Weise ist eine topische Zuordnung bestimmter Wurzelalterationen möglich.

• Die ausschließliche Diagnostik und Bewertung eines epiduralen spinalen Hämatoms mit Hilfe der **Kernspintomographie** ist oft schwierig und erfordert ein großes Maß an Erfahrung und Enga-

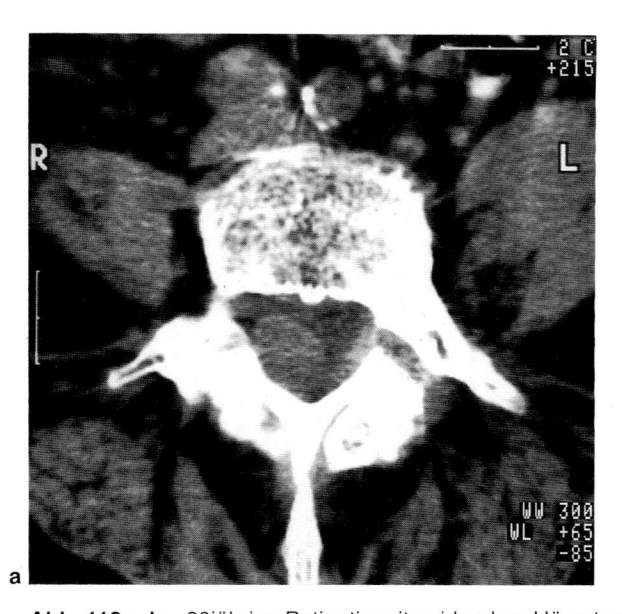

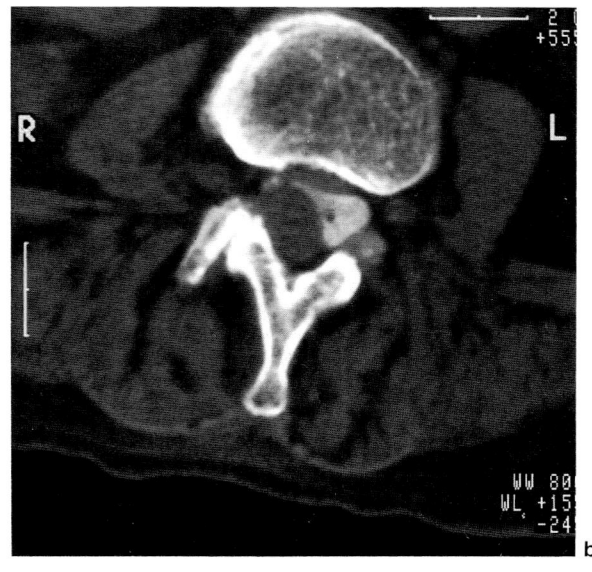

Abb. 112a, b 60jährige Patientin mit epiduralem Hämatom.
a Axiales CT in Höhe L5. Die Blutung ist als hyperdense Raumforderung rechts im Spinalkanal sichtbar.
b Myelo-CT in Höhe L4. Die Kompression des Duralsackes von rechts läßt sich gut erkennen.

gement von seiten des Untersuchers. Das Hauptproblem stellt die Orientierung der Schichtebene in der Längsachse der Wirbelsäule dar. Da es häufig nicht gelingt, den gesamten Traumabereich in einem Bild darzustellen, muß die Gesamtausdehnung des Hämatoms aus mehreren parasagittalen Schichten bestimmt werden. Die in der axialen Ebene angefertigten Bildern sind zudem häufig artefaktüberlagert. Der unterschiedliche Anteil an epiduralem Fettgewebe kann im T1-gewichteten Bild die Abgrenzung des Epiduralhämatoms erschweren. Aus diesem Grund sind intermediär gewichtete und T2-gewichtete Bilder unerläßlich.

Neben der Blutung läßt sich als Ursache für eine Rückenmarkkompression auch ein traumatischer Bandscheibenvorfall mit Hilfe der Kernspintomographie diagnostizieren. Die Überlegenheit dieser Methode zeigt sich hier vor allem im Nachweis der Verletzung des diskoligamentären Komplexes.

11.3 Offene Rückenmarkverletzungen

Definitionsgemäß besteht bei einer offenen Rückenmarkverletzung infolge einer Duraeröffnung eine offene Verbindung zwischen dem intraduralen Raum und der Außenwelt. Diese traumatischen Schädigungen des Rückenmarks treten bei penetrierenden Wirbelsäulenverletzungen, vor allem bei Stich- und Schußverletzungen auf. Die bei den offenen Rückenmarkverletzungen vorliegende frische Rückenmarkwunde ist morphologisch durch eine zentrale Trümmerzone mit zerstörtem Gewebe und Blutungen sowie einer umgebenden Prellzone mit Ödemreaktion gekennzeichnet.

Im Vergleich zu den offenen Hirnverletzungen stellen eitrige Entzündungen der Rückenmarkswunde – spinale Meningitiden, eitrige Myelitiden und Rückenmarkabszesse – seltene Komplikationen und bleiben in der Regel auf das enge Wundgebiet beschränkt.

Klinische Befunde

– Transversalsyndrome, unter Umständen in Form eines Brown-Sequard-Syndroms, die von der Höhenlokalisation und der Ausdehnung der Verletzung abhängen.

– Liquor: Anfänglich meist blutig oder xanthochrom, später Pleozytose und evtl. ein Nonne-Froin'Syndrom bei Liquorpassagebehinderung.

Radiologische Befunde

Zum Einsatz kommen sowohl konventionelle Aufnahmen als auch Computertomographie und Kernspintomographie.

● Neben dem Ausmaß und der Schwere der Verletzung kann es insbesondere bei kriminellen Delikten wichtig sein, den Verlauf eines Schuß- oder Stichkanals zu dokumentieren. Die Diagnostik beginnt mit **Übersichtsaufnahmen**, die vor allem zur Orientierung über gröbere Knochenverletzungen und zur Lokalisation von Fremdkörpern (z.B. Geschoßfragmente) dienen.

● **CT-Schichten** zeigen dagegen präzise das Ausmaß der knöchernen Verletzungsfolgen, z.B. die Ein- und Austrittsöffnung des Geschoßkanals, versprengte Knochenfragmente sowie Hämatome in den paravertebralen Weichteilen (Abb. 113). Bei Schußverletzungen findet man neben einem Rückenmarktrauma fast regelmäßig auch Läsionen der parenchymatösen Organe im Thorax- oder Bauchraum, die sich computertomographisch ebenfalls gut erfassen lassen.

● Der Einsatz der **Kernspintomographie** wird bei diesen Verletzungen auf Ausnahmen beschränkt bleiben, da die Höhe der Läsion meist bekannt ist und die Indikationen zu einer operativen Revision in den meisten Fällen ohnehin gegeben ist.

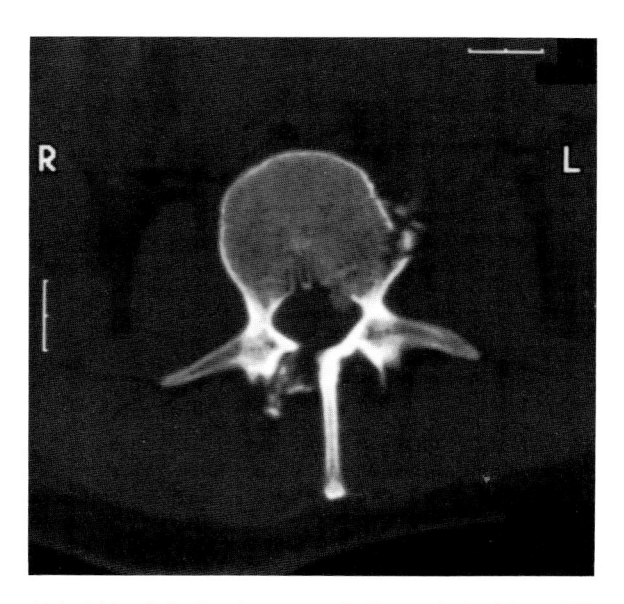

Abb. 113 Schußverletzung mit Querschnittsfolge. CT-Schicht in Höhe Th12. Der Geschoßkanal verläuft von links ventral nach rechts dorsal diagonal durch den Spinalkanal.

11.4 Spätkomplikationen nach Rückenmarkverletzungen

In der Regel ist das Defektstadium nach gedeckten oder offenen Rückenmarkverletzungen durch persistierende neurologische Funktionsausfälle geprägt. Zu den häufigen Spätkomplikationen zählen vor allem Infektionen der Harnwege mit Ausbildung von Steinen in den harnableitenden Wegen, Hoden- und Nebenhoden-entzündungen, Dekubitalgeschwüre, Thrombosen von Bein- und Beckenvenen mit der Gefahr von Lungenembolien sowie paraartikuläre Verkalkungen. Darüber hinaus können sich in der Spätphase auch progrediente medulläre Ausfälle ausbilden.

11.4.1 Posttraumatische spinale Arachnitis adhaesiva

Arachnitische Verwachsungen im Narbengebiet können noch Jahre nach der Rückenmarkverletzung über zirkulatorische Beeinträchtigungen oder über direkte Kompressionseffekte zu einem Fortschreiten der medullären Ausfälle führen. Davon sind nicht selten auch höhere Segmente betroffen.

Klinische Befunde

Sie entsprechen dem Bild einer progredienten spinalen Raumforderung.

Radiologische Befunde

- **Computertomographisch** und **kernspintomographisch** zeigen sich ausgedehnte narbige Verwachsungen in der Umgebung des Duralsakkes, zum Teil mit Verziehung desselben zur Seite der früheren Läsion. Das epidurale Fettgewebe ist nicht mehr nachweisbar.
- **Myelographisch** erkennt man eine Verplumpung des Duralsackes mit fehlender Darstellung der Wurzeltaschen.

11.4.2 Posttraumatische Spätmyelomalazie

Diese seltene Spätkomplikation nach Rückenmarkverletzungen ist durch eine wachsende intramedulläre Höhlenbildung (aszendierende zystische Myelopathie) gekennzeichnet und vorzugsweise im Hals- oder Lendenmark lokalisiert. Ihr klinisches Erscheinungsbild entspricht dem einer nichtkommunizierenden Syringomyelie (s. Kap. 9.2).

Klinische Befunde

Progredientes zentrales Rückenmarksyndrom, welches sich nicht selten erst nach mehrjähriger Latenz entwickelt.

Radiologische Befunde

Im **Kernspintomogramm** zeigen sich teilweise zentrische, aber auch exzentrische nichtkommunizierende Höhlenbildungen, die sich im T1-gewichteten Bild signalarm, im T2-gewichteten Bild dagegen signalreich darstellen. Die Gesamtweite des Markes kann dabei normal, vermehrt, aber auch als Folge einer Atrophie vermindert sein.

Mit neuen Geräten ist eine Differenzierung zwischen der Myelomalazie und der posttraumatischen Syrinxbildung möglich. Hierzu sind vor allem intermediär gewichtete und T2-gewichtete Bilder in sagittaler und parasagittaler Projektion notwendig. Während auf T1-gewichteten Bildern sowohl die Myelomalazie als auch die posttraumatische Syrinx eine im Vergleich zum normalen Parenchym niedrige Signalintensität aufweisen, zeigt die Syrinx auf Spindensity-Bildern (intermediäre Wichtung) die gleiche Signalintensität wie der Liquor cerebrospinalis. Das myelomalazische Areal hingegen ist im Vergleich zum gesunden Gewebe isointens oder zeigt sogar eine höhere Signalintensität. Im stark T2-gewichteten Bild weisen dagegen beide wieder eine hyperintense Signaldichte auf, wobei die Syrinx sich ebenfalls mit dem Liquor gleich verhält.

11.4.3 Chronische Vorderhornprozesse nach Rückenmarktraumen

In Einzelfällen sind progrediente Spätkomplikationen, die dem Krankheitsbild einer spinalen Muskelatrophie oder einer amyotrophen Lateralsklerose gleichen, nach Rückenmarkverletzungen beobachtet worden. Ursächlich werden dabei zum Teil intraspinal verbliebene Knochenfragmente angeschuldigt. Die nach Elektrotraumen des Rückenmarks vereinzelt beschriebenen progredienten Vorderhornprozesse sind bezüglich ihrer Pathogenese umstritten und führen gelegentlich zu gutachterlichen Schwierigkeiten.

Klinische Befunde

– Chronisch progrediente schlaffe Paresen.
– Fortschreitende Muskelatrophie.
– Hypo- bzw. Arreflexie.
– Keine sensiblen Störungen.

Radiologische Befunde

Von allen bildgebenden Verfahren dürften am ehesten Signalalterationen und Zeichen der Myeloatrophie im **Kernspintomogramm** zu erwarten sein. Bisher liegen jedoch in der Literatur keine Berichte vor.

11.4.4 Traumatische Spinalgefäßschäden

Ein Teil der traumatogenen Rückenmarkläsionen entwickelt sich sekundär aus einer traumatischen Zuflußbehinderung in den zuführenden Gefäßen. So kommen Rückenmarkschädigungen im Versorgungsgebiet der A. spinalis anterior sowohl in der Akutphase aber auch später nach einem Rückenmarktrauma zur Beobachtung. Allerdings ist hierbei der pathogenetische Stellenwert des Traumas meist schwer zu beurteilen, da er von unfallfremden Kausalfaktoren (z. B. Arteriosklerose, hämodynamische Störungen durch gefäßbeengende Spondylophyten) abgegrenzt werden muß. Nach Hyperextensionstraumen der HWS (Schleudertrauma) entwickeln sich selten Thrombosen der A. vertebralis, noch seltener der Wurzelgefäße, die zu entsprechenden klinischen Erscheinungen führen können.

Klinische Befunde
(A. spinalis-anterior-Syndrom)

– Initial häufig radikuläre Beschwerden oder das Bild einer Claudicatio intermittens spinalis.
– Später Entwicklung eines ventralen Rückenmarksyndromes.

Radiologische Befunde

● Zum Einsatz kommt hier ausschließlich die **Kernspintomographie**. Um Strukturveränderungen des Rückenmarks auf der Basis einer ischämischen Störung nachweisen zu können, müssen in jedem Fall artefaktfreie oder artefaktarme Bilder in mindestens zwei Ebenen sowohl mit T1- als auch mit T2-Wichtung angefertigt werden. Die hier zu erwartenden Veränderungen sind die gleichen wie beim Rückenmarkinfarkt: Das bedeutet, in der Initialphase kommt es zu einer ödematösen Schwellung des betroffenen Bezirkes, der damit im T2-gewichteten Bild signalreich erscheint. Ischämische Läsionen sind als Defekte erkennbar. Sie stellen sich im T1-gewichteten Bild signalarm, im T2-gewichteten Bild ebenfalls signalreich dar. Pathognomonisch sind der umschriebene Charakter und die scharfe Randbegrenzung der jeweiligen Läsion.

12 Raumfordernde intraspinale Prozesse

Als Ursache einer intraspinalen Raumforderung kommen neben echten, im Wirbelkanal wachsenden Neoplasien auch nichttumoröse Erkrankungen in Betracht. Zu den letzteren gehören vor allem deformierende Wirbelsäulenerkrankungen, epidurale Abszesse, intraspinale Hämatome, Bandscheibenvorfälle und degenerative Veränderungen der Facettengelenke. Des weiteren können auch paravertebrale Prozesse sekundär zu einer Einengung des Spinalkanals führen.

Die klinischen Symptome der intraspinalen Tumoren sind entweder die Folge primärer Kompressionseffekte auf das Myelon und/oder die spinalen Nervenwurzeln oder sie entstehen durch eine Beeinträchtigung der arteriellen und venösen Zirkulation, die auch Segmente ober- und unterhalb der Tumorlokalisation miteinbeziehen kann. Grundsaätzlich prägen die Höhe und die Querschnittsausdehnung des Prozesses im Spinalkanal die klinische Symptomatik der Raumforderung. Operabilität und Prognose hängen jedoch wesentlich von der Tumorart, Tumorausbreitung, der Abgrenzbarkeit und Ablösbarkeit von den Medullärstrukturen innerhalb des spinalen Querschnittes ab.

Diagnostik mit bildgebenden Verfahren

Basisdiagnostik
- Übersichtsaufnahmen der Wirbelsäule
- Computertomographie
- Kernspintomographie

Weiterführende Diagnostik:
- Myelographie / Myelo-CT
- Angiographie

12.1 Intramedulläre Tumoren

Intramedulläre Tumoren treten bevorzugt im Zervikal- und Thorakalmark auf und können sich sowohl nach kranial als auch nach kaudal ausdehnen. Sie führen unter Zerstörung nervaler Strukturen zu einer zunehmenden Auftreibung des Rückenmarks.

Klinische Befunde

– Häufiges Frühsymptom: Dissoziierte Empfindungsstörungen beidseits.
– Schlaffe Paresen und Muskelatrophien auf Tumorhöhe.
– Meist erst später: Spastische Paresen und vegetative Störungen (Seitenhornbeteiligung).
– Blasenstörungen bei intramedullären Konus-Tumoren.
– Läsionen kaudaler Hirnnerven bei kranio-spinalem Tumorsitz.
– Liquor: Anfangs oft nur geringe Eiweißvermehrung.
– Pathologische SEP, wenn Hinterstränge mitbetroffen sind.

12.1.1 Gliomatöse Tumoren

Im einzelnen handelt es sich um folgende Tumorarten:

– **Ependymome und Ependymoblastome** gehen von der Epithelauskleidung des Zentralkanals aus und kommen bevorzugt bei Kindern und Jugendlichen vor. Sie wachsen überwiegend intramedullär in der Lumbalregion. Doch nicht selten finden sie sich auch in der Konus-Kauda-Region (u. a. als Liquormetastasen ventrikulärer Ependymome). Hier breiten sie sich zwischen den kaudalen Nervenwurzeln aus, treiben den Duralsack auf und können durch Druckatrophie der Knochen eine Erweiterung des Sakralkanals bewirken. Ein infiltrierendes Wachstum zeigen die anaplastischen Ependymome bzw. die malignen Ependymoblastome.

– **Gliome („Stift-Gliome")** wachsen ebenfalls intramedullär verdrängend über mehrere Segmente und bilden ebenso wie Ependymome nicht selten flüssigkeitsgefüllte Höhlen.

– **Pilozytische Astrozytome (Spongioblastome)** treten vorwiegend bei Jugendlichen auf, wachsen intramedullär und neigen ebenfalls zur zystischen Degeneration.

gnalanstieg und heben sich dadurch vom umgebenden Myelon ab.

Im T2-gewichteten Bild erkennt man dagegen fokale Signalanhebungen im Vergleich zur Medulla (Abb. 115). Die Raumforderung ist jetzt gut gegen den signalreichen Liquor abgrenzbar. Häufig beobachtet man – wie auch bei anderen primären Tumoren des Rückenmarkes – zystische Läsionen kranial und kaudal des Tumors, die ein ähnliches Erscheinungsbild aufweisen wie die Syringomyelie. Darüber hinaus stellen sich auch im Tumor selbst, insbesondere bei pilozytischen Astrozytomen, zystische Läsionen unterschiedlicher Größe dar, die im T2-gewichteten Bild signalreich erscheinen.

12.1.2 Hämangioblastome

Spinale Hämangioblastome (s. auch Kap. 6.5.1) haben ihren Vorzugssitz im zerviko-thorakalen und thorako-lumbalen Übergangsbereich. Sie können isoliert, aber auch im Zusammenhang mit der von Hippel-Lindau-Erkrankung auftreten. Hierbei sind nach *Jänich* und Mitarbeiter (1976) 7,5% der Angioblastome im Spinalkanal lokalisiert. Die klinische Manifestation erfolgt bei Frauen häufig während der Schwangerschaft und zeigt gelegentlich einen apoplektiformen Krankheitsbeginn durch Einblutung in das Tumorparenchym bzw. in den zystischen Tumoranteil.

Radiologische Befunde

● Zum Einsatz kommen die **Kernspintomographie**, ggf. auch die **Computertomographie**. Auffallend ist die starke Kontrastaufnahme des Tumors sowohl im Kernspintomogramm (Abb. 116a) als auch im Computertomogramm. Aufgrund der starken Durchblutung findet man dagegen oft eine Erweiterung der epiduralen Venen, die ihrerseits auch zu einer Kompression des Myelon führen können.

● Die Indikation zur **Angiographie** wird nur ausnahmsweise gestellt und zwar immer dann, wenn hiervon therapeutische Konsequenzen (Operationen, Embolisationen usw.) abhängen. Ähnlich wie in der hinteren Schädelgrube zeigen sich viele pathologische Gefäße und eine starke Tumoranfärbung (Abb. 116b). Die Versorgung erfolgt hierbei über die Aa. radiculares bzw. radiculomedullares, die ihrerseits über spinale Äste der Aa. vertebrales, cervicales ascendentes oder Äste der Aa. carotides externae, von Th4 abwärts über Spinaläste

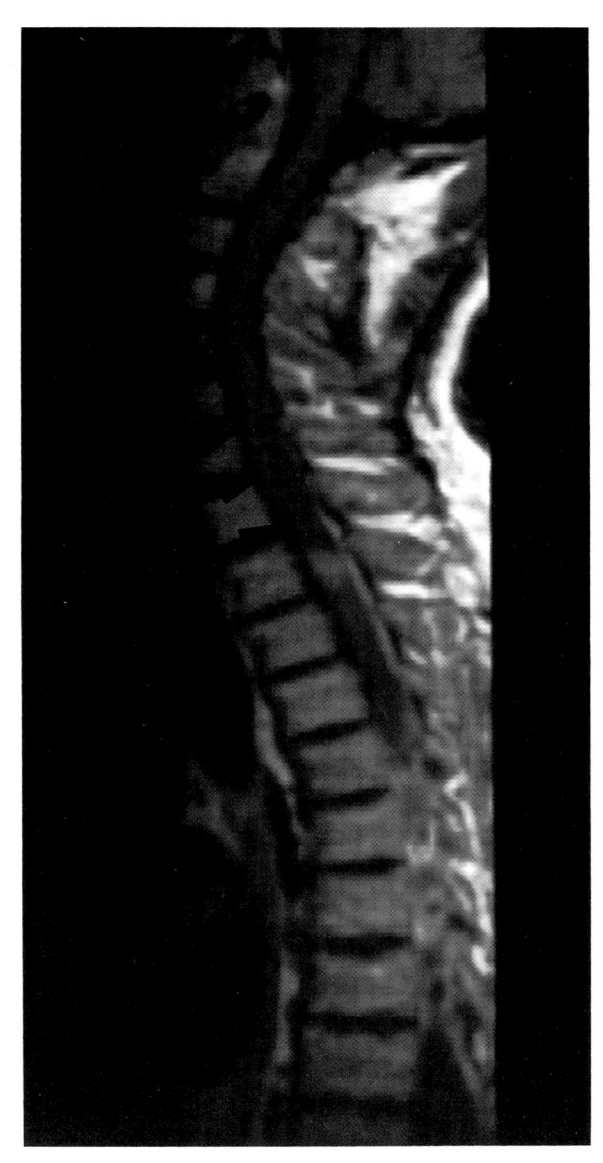

Abb. 114 58jähriger Patient mit histologisch gesichertem Ependymom. Sagittale T1-gewichtete Spinechosequenz nach i.v.-Gabe von Gadolinium-DTPA. Der Tumor ist als intramedulläre KM-anreichernde Raumforderung in Höhe Th2 erkennbar. Kranial der Läsion besteht eine Syrinx (Pfeile) bis zur Höhe von C7.

Radiologische Befunde

● Zum Einsatz kommt im wesentlichen die **Kernspintomographie:** Auf T1-gewichteten Bildern sieht man in der sagittalen Projektion eine fusiforme Verbreiterung des Markes, wobei die hier abgrenzbare Raumforderung eine zum Spinalmark isointense oder leicht hypodense Signaldichte aufweist. Nach Gabe von Kontrastmittel zeigen Ependymome (Abb. 114) und Astrozytome einen Si-

12.1 Intramedulläre Tumoren

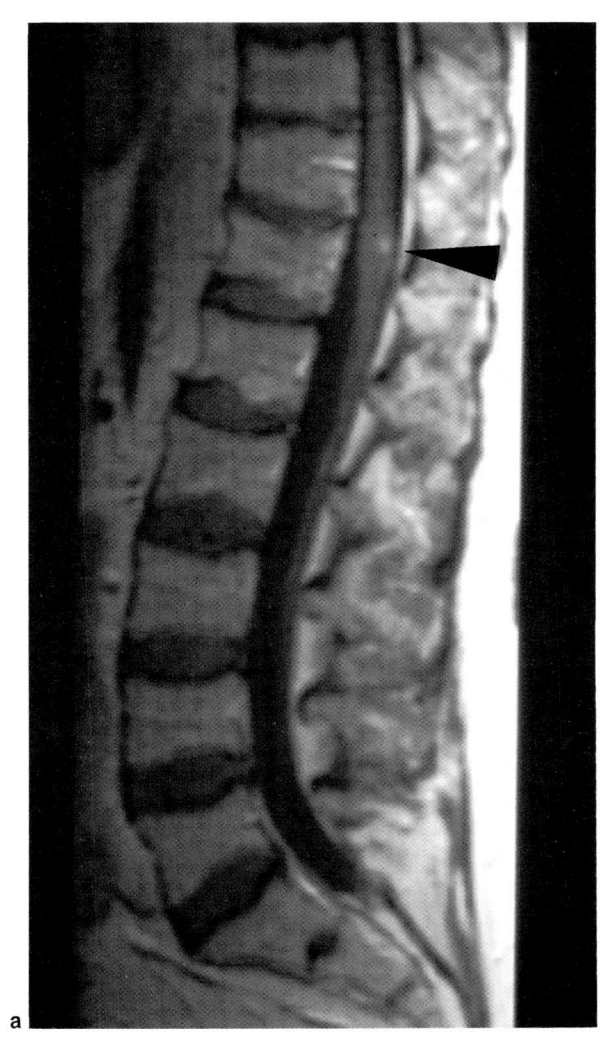

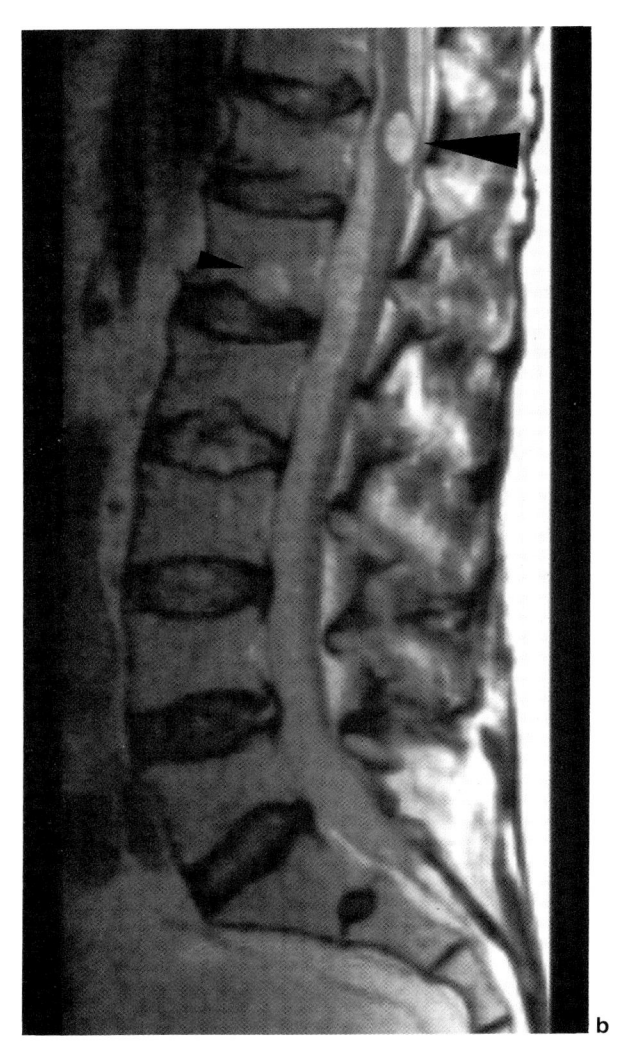

Abb. 115a, b 54jähriger Patient mit histologisch gesichertem Astrozytom II in Höhe Th12.
a Sagittale T1-gewichtete Spinechosequenz nach i.v.-Gabe von Gadolinium-DTPA. Der Tumor ist gegenüber dem Myelon leicht hyperintens und zeigt eine umschriebene Anreicherung des Kontrastmittels (Pfeilspitze).
b T2-gewichtete Turbospinechosequenz. Die gesamte Läsion hebt sich signalreich gegenüber dem Myelon ab (Pfeilspitze) (Aufnahmen: Prof. *Heckemann*, Augusta-Krankenhaus Bochum).

der Aa. intercostales et lumbales versorgt werden. Als Folge des starken Blutflusses sind stark erweiterte intraspinale Venen zu beobachten.

12.1.3 Embryonale Tumoren

Hierzu zählen **Lipome**, **Dermoide** und **Epidermoide**, die als intramedulläre Raumforderungen im ganzen Spinalkanal auftreten können. Ihr bevorzugter Sitz ist jedoch in Nähe des Conus medullaris, wo sie häufig in Verbindung mit dysraphischen Störungen auftreten.

Radiologische Befunde

● Die diagnostische Methode der Wahl ist die **Kernspintomographie**. Lipome zeigen typischerweise im T1-gewichteten Bild eine hohe Signalintensität und eine geringere Intensität auf T2-gewichteten Bildern.

Dermoide und Epidermoide können sich dagegen sehr uncharakteristisch präsentieren, wobei das Signalmuster im T1- und T2-gewichteten Bild im wesentlichen von den fibrösen, zystischen und fetthaltigen Bestandteilen abhängt (Abb. 117).

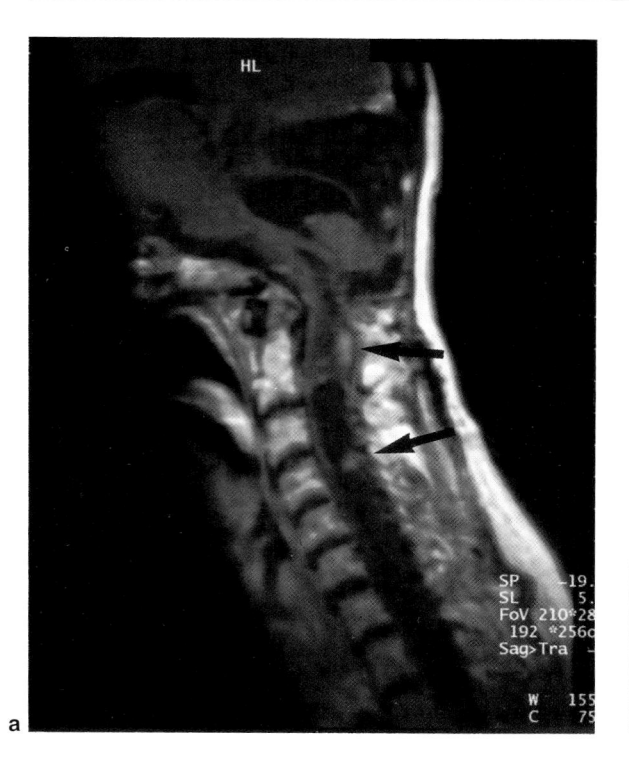

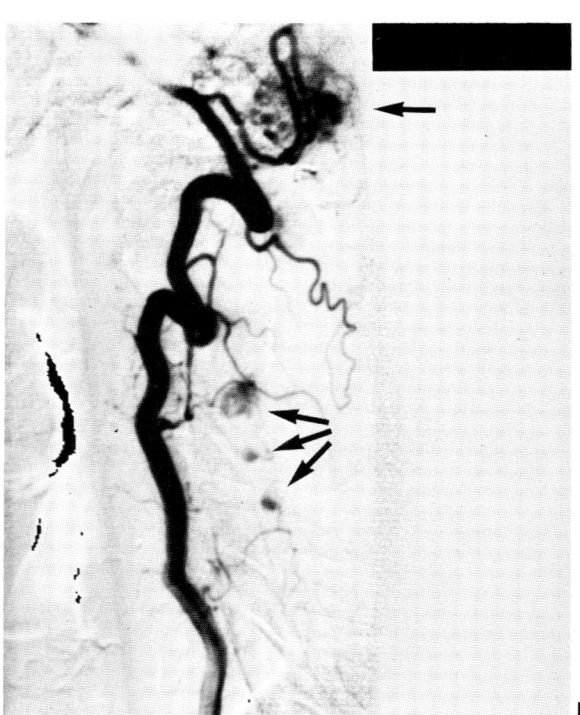

Abb. 116a, b 56jährige Patientin mit von-Hippel-Lindau-Erkrankung, die zu einem Befall des Kleinhirns und des Myelons geführt hat.

a Sagittale T1-gewichtete Spinechosequenz der hinteren Schädelgrube und der Halswirbelsäule nach i.v.-Gabe von Gadolinium-DTPA. Darstellung der deutlich KM-anreichernden Angioblastomherde in Höhe C2 und C4 (Pfeile). Zusätzlich erkennt man eine ausgeprägte Zystenbildung, die bei C2/3 beginnt und sich weit nach kaudal hin erstreckt.

b Vertebralisangiographie links in lateraler Projektion. Man erkennt insgesamt vier stark vaskularisierte Angioblastomherde, von denen der größte in der hinteren Schädelgrube gelegen ist und über die A. cerebelli posterior inferior (PICA) versorgt wird. Die unteren drei Herde beziehen ihre Blutversorgung aus den Aa. radiculares bzw. radiculo-medullares und aus der linken A. spinalis posterior.

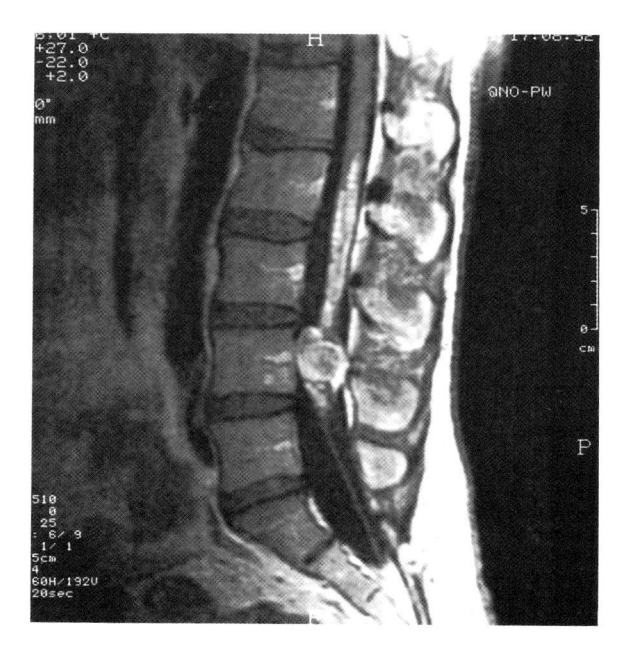

Abb. 117 35jähriger Patient mit histologisch gesichertem Teratom. Sagittale T1-gewichtete Spinechosequenz der Lendenwirbelsäule. Der Tumor imponiert zum einen als signalreiche inhomogene Raumforderung in Höhe L4, hat zum andern jedoch einen intramedullären Anteil bis zur Höhe L1/2. Als begleitende Fehlbildung zeigt sich ein fixiertes Mark (Tethered cord) (Aufnahme: *Grosse-Hokamp*, Radiologische Praxis Bochum).

12.1.4 Metastasen

Metastasen treten selten als intramedulläre Läsionen auf. Hierbei kann es sich zum einen um Absiedlungen intrakranieller Malignome (z. B. Medulloblastome, Ependymome und Gliome) handeln, die sich über den Liquorraum ausdehnen und über die weichen Hirnhäute direkt in das Rückenmark eindringen. Zum anderen kann es auch zur hämatogenen Absiedlung von Metastasen bei Karzinomen der Lunge und der Mamma, bei Melanomen, Lymphomen und Adenokarzinomen aus dem Magen-Darmtrakt kommen. In diesen Fällen ist das Thorakalmark am häufigsten befallen.

Radiologische Befunde

● Die Diagnostik erfolgt heute ausschließlich mit der **Kernspintomographie** an Hand von T1-gewichteten und T2-gewichteten sagittalen und transversalen Schichten. Diese müssen durch T1-gewichtete Bilder nach der Gabe eines paramagnetischen Kontrastmittels ergänzt werden. Metastasen imponieren als rundliche kontrastaffine intramedulläre Tumoren. Eine differentialdiagnostische Abgrenzung zu ebenfalls kontrastmittelaufnehmenden gliomatösen Tumoren ist nicht möglich.

12.2 Juxtamedulläre (intradural/extramedulläre) Tumoren

In dieser am häufigsten anzutreffenden Lokalisation lösen intraspinale Tumoren durch ihr expansives Wachstum eine Kompression des Rückenmarks und/oder der Nervenwurzeln aus. Es handelt sich hierbei vorwiegend um

– **Neurinome** (bestehen lediglich aus Schwannschen Zellen) und **Neurofibrome** (bestehen aus Schwannschen Zellen und Fibroblasten). Beide Tumorarten können in allen WS-Bereichen und auch multipel auftreten. Letzteres ist vorallem bei der Neurofibromatose der Fall (s. auch Kap. 1.7.1). Sie werden am häufigsten bei Erwachsenen diagnostiziert und können eine beträchtliche Größe erreichen.

– **Meningeome,** die bevorzugt im thorakalen Spinalkanal antero-oder dorso-lateral gelegen sind und am ehesten von den Ligamenta dentata ausgehen. Auch sie können ebenfalls multipel vorkommen. Meningeome entwickeln sich meist intra- und nur selten extradural.

– **Embryonale Tumoren** wie Epidermoide, Dermoide, Lipome und Teratome.

Klinische Befunde (lokalisationsabhängig)

– Frühsymptome, häufig langfristig: Lokale und radikuläre Schmerzen.
– Radikuläre Ausfälle (sensibel, motorisch, Reflexe).
– Medulläre (Strang-)Symptome, häufig erst spät.
– Liquor: Meist starke Eiweißvermehrung.

Radiologische Befunde

● Neurinome und Neurofibrome können sich bereits auf **Thoraxübersichtsaufnahmen** als paravertebrale Tumoren darstellen, gegen die dann vor allem das Bronchialkarzinom differentialdiagnostisch abzugrenzen ist. Eine typische Eigenschaft besteht darin, durch die Foramina intervertebralia sich auszudehnen und sich als „Sanduhrgeschwülste" mit einem intra- und extraspinalen Anteil zu präsentieren. Richtungsweisend für diesen Befund sind erweiterte Foramina intervertebralia, z. B. im Bereich der Halswirbelsäule (Schrägaufnahmen) oder aber auch im Bereich der Brustwirbelsäule (laterale Aufnahmen).

● Mit Hilfe der **Computertomographie** ist die Diagnose bei größeren **Neurinomen** oder **Neurofibromen** leicht zu stellen. Intra- und extraspinale Anteile sind gut abzugrenzen. Der Tumor zeigt

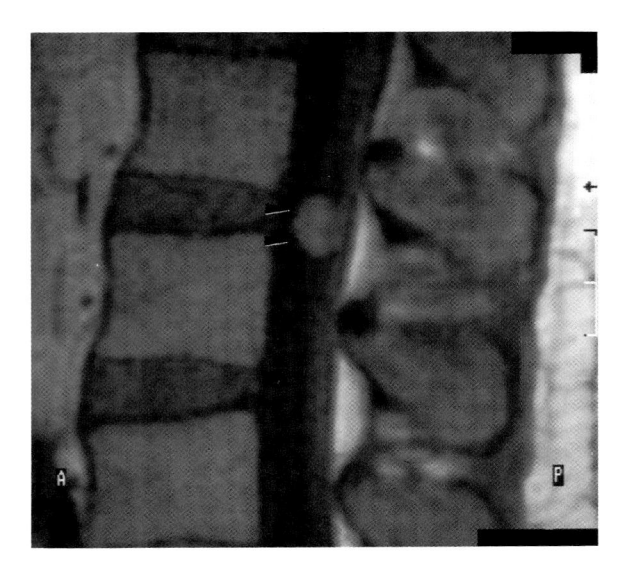

Abb. 118 37jähriger Patient mit histologisch gesichertem Neurinom im Bereich der Cauda equina. Sagittale T1-gewichtete Spinechosequenz nach i.v.-Gabe von Gadolinium-DTPA. Der Tumor (Pfeilspitzen) ist als rundliche signalreiche Raumforderung zu erkennen.

nach Kontrastmittelgabe einen leichten bis deutlichen Dichteanstieg. Sein Wachstum ist verdrängend, aber nicht invasiv.

Im Computertomogramm zeigen sich **Meningeome**, die meist nur ein Segment betreffen, als rundlich konfigurierte intraspinal gelegene weichteildichte Raumforderungen. Aufgrund des psammomatösen Aufbaus neigen sie zu Verkalkungen, die dann computertomographisch nachweisbar und richtungsweisend für die Diagnose sind. Nach Kontrastmittelgabe ist bei nicht verkalkten Tumoren ein deutlicher Dichteanstieg erkennbar, bei verkalkten Tumoren ergeben sich hierbei jedoch keine zusätzlichen Aussagen.

Lipome sind sowohl computertomographisch als auch kernspintomographisch an Hand ihres fettbedingten Signalmusters (im CT fettäquivalente Dichtewerte, im Kernspintomogramm signalreiche Darstellung im T1-gewichteten Bild) nachzuweisen.

Das Verhalten von **Epidermoiden und Dermoiden** ist dagegen heterogen und im wesentlichen von den Komponenten (zystische, fibröse bzw. fetthaltige Anteile) abhängig.

• Die **Kernspintomographie** ist die geeignetste Methode zum Nachweis von **Neurinomen** und **Neurofibromen**, da sie zum einen aufgrund ihres hohen Weichteilkontrastes auch kleinere Tumoren gut nachzuweisen vermag, zum anderen die Möglichkeit der Projektion in mehreren Ebenen (Abb. 119a), vor allem der sagittalen und parasagittalen Ebene, bietet. Tumoren der Nervenscheide sind im T1-gewichteten Bild signalarm und führen oft zu einer Verlagerung des Rückenmarkes. Im T2-gewichteten Bild heben sie sich gut vom signalreichen Liquor ab. Auf intermediär gewichteten Bildern ist die Signalintensität meist höher als die des Liquors. Durch die Gabe eines paramagnetischen Kontrastmittels kommt es zu einem deutlichen Signalanstieg in T1-gewichteten Bildern (Abb. 118). Begleitende syringomyelische Zysten lassen sich ebenfalls gut im Kernspintomogramm nachweisen.

Die kernspintomographische Diagnostik der **Meningeome** erfordert besondere Aufmerksamkeit und eine subtile Technik: Hierbei ist besonders auf artefaktfreie Bilder zu achten, da Meningeome sowohl im T1- als auch im T2-gewichteten Bild isointens mit dem Rückenmark sich darstellen (Abb. 120). Typische Zeichen sind jedoch die Verlagerung des Rückenmarkes und die tumorbedingte Aussparung im signalreichen Liquor auf T1-gewichteten Bildern. Die Gabe von paramagnetischem Kontrastmittel ist unbedingt zu empfehlen, um im T1-gewichteten Bild einen Signalanstieg im Tumor nachweisen zu können.

Metastasen von Ependymomem, Glioblastome und Medulloblastomen sind meist nur kernspintomographisch darzustellen. Hierbei zeigen sich auf T1-gewichteten Bildern oft noduläre Raumforderungen bzw. eine diffuse Verdickung der Cauda equina. Die intravenöse Gabe von paramagnetischem **Kontrastmittel** führt zu einer deutlichen Signalanhebung dieser Läsionen und sollte heute routinemäßig eingesetzt werden. Gleiches gilt für hämatogene Metastasen bei Malignomen der Lunge, der Mamma und bei Infiltraten maligner Lymphome.

12.3 Extradurale Tumoren

Diese Tumoren entwickeln sich epi- bzw. peridural oder aus dem vertebralen bzw. paravertebralen Raum heraus und wirken raumfordernd auf das Rückenmark und die Nervenwurzeln. Sie können auch die Blutversorgung des Rückenmarkes beeinträchtigen und so eine indirekte Myelonschädigung bewirken. In der Reihe der Häufigkeit finden wir

– (Wirbel-)Metastasen maligner Tumoren.
– Osteosarkome und Chondrome.
– Wirbelhämangiome.
– Chordome.
– Aneurysmatische Knochenzysten.
– Selten Meningeome und Neurofibrome.

Differentialdiagnostisch muß hier bereits im Vorfeld auch an nichttumoröse Prozesse wie Bandscheibenvorfälle, degenerativ-knöcherne Raumforderungen (z.B. Spondylophyten, Facettengelenkshypertrophien) sowie entzündliche Prozesse (Spondylodiszitis, Epiduralabszeß) und epidurale Blutungen gedacht werden.

Klinische Befunde (lokalisationsabhängig)

– Lokale und radikuläre Schmerzen als Frühsymptome.
– Radikuläre Ausfälle (sensibel, motorisch, Reflexe).
– Oft rasch progrediente medulläre Syndrome von anfänglichen Strangsymptomen bis zu kompletten Querschnittssyndromen (vor allem bei malignen Prozessen).

12.3 Extradurale Tumoren | 171

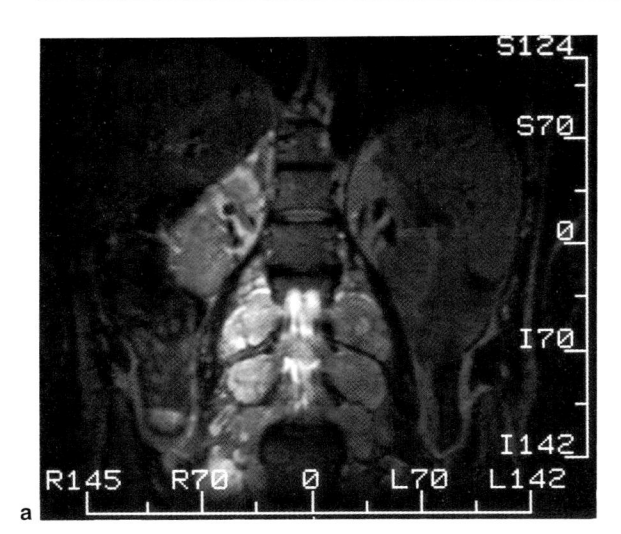

Abb. 119 a–c 38jähriger Patient mit Neurofibromatose I.
a Frontale T2-gewichtete Turbospinechosequenz der Lendenwirbelsäule. Man erkennt symmetrisch entwickelte Neurofibrome in Bereich L3 bis S1.
b, c Sagittales und laterales Myelogramm. Neurofibrome imponieren als segmental zuzuordnende Kontrastaussparungen.

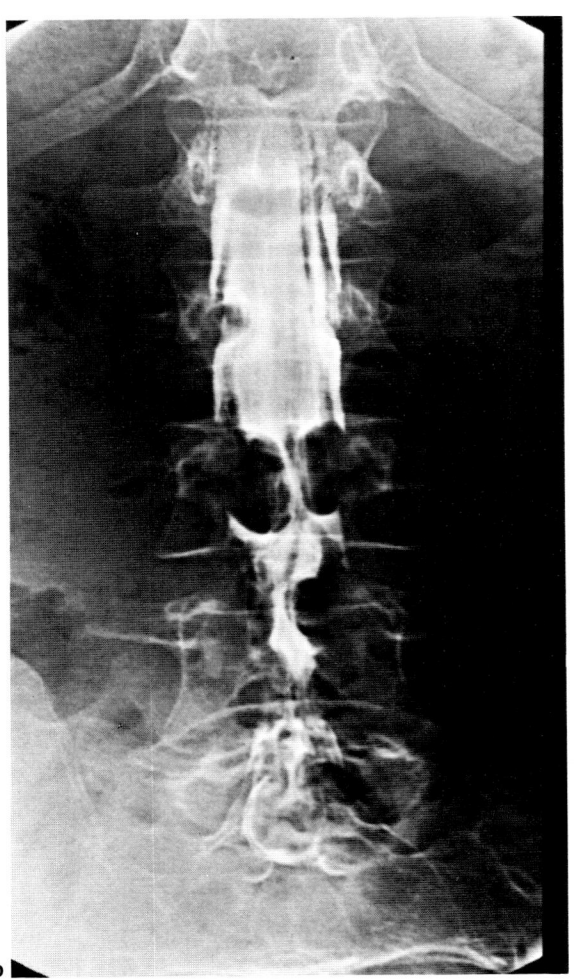

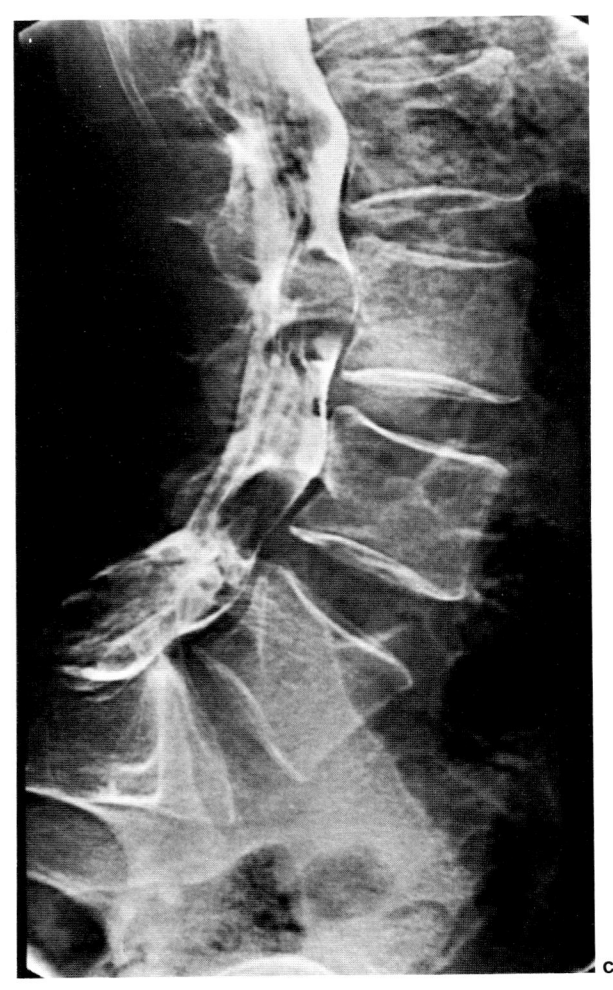

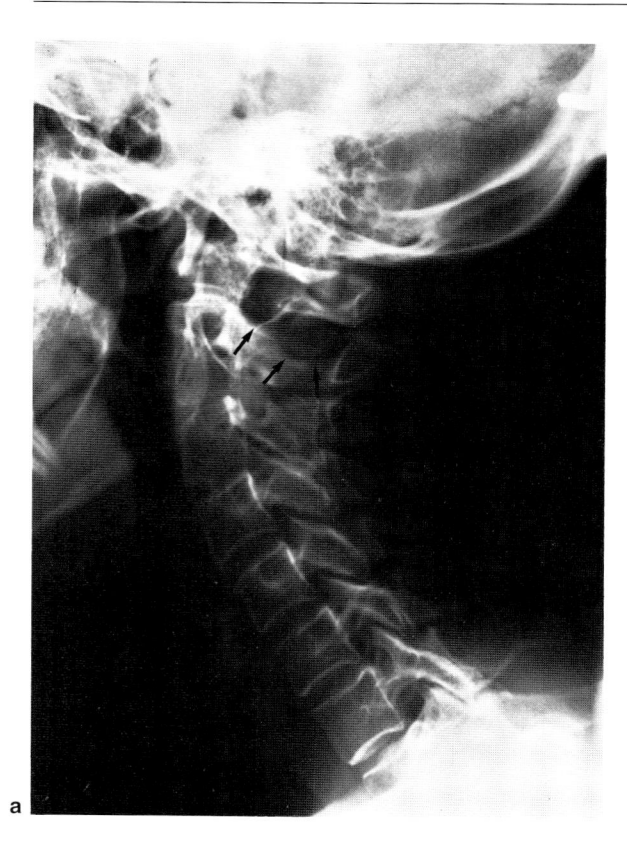

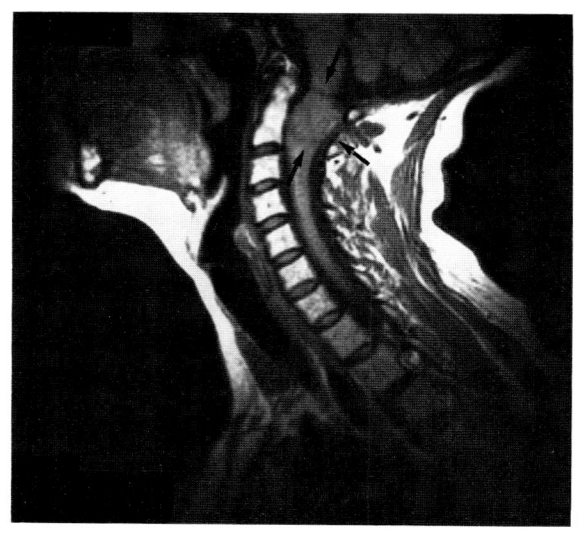

Abb. 120 a, b 47jährige Patientin mit intraspinalem Meningeom.
a Seitliche HWS-Übersichtsaufnahme. Druckusuren im Wirbelbogen von C2 (Pfeile).
b Sagittale T1-gewichtete Spinechosequenz (Nativ-Scan). Der in Höhe von C2 gelegene Tumor ist aufgrund seines raumfordernden Charakters erkennbar. Seine Signalintensität unterscheidet sich nur gering von der des Rückenmarks.

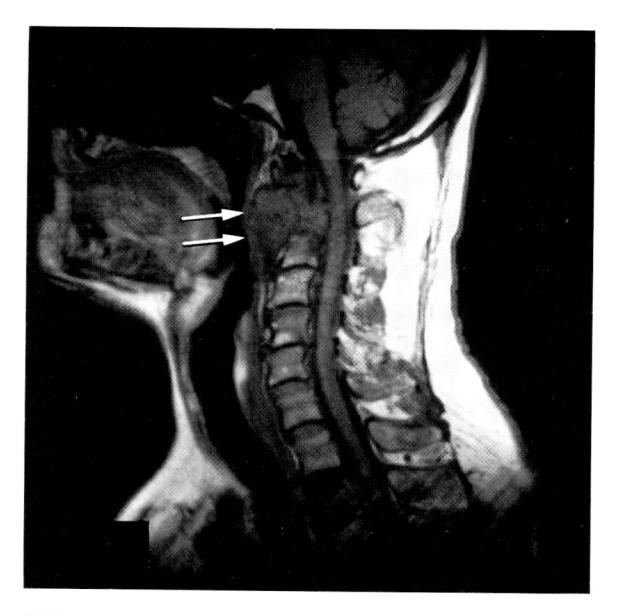

Abb. 121 64jähriger Patient mit Hypernephrom-Metastase des 2. Halswirbelkörpers. Sagittale T1-gewichtete Spinechosequenz (Nativuntersuchung). Man erkennt einen ausgedehnten signalarmen Weichteiltumor, der zu einer Destruktion von Teilen des Axiskörpers und des Dens axis geführt hat. Der Atlas ist nach anterior luxiert. Es zeigt sich eine beginnende Kompression des Myelons.

Radiologische Befunde

● Die Diagnostik beginnt normalerweise mit **Übersichtsaufnahmen des erkrankten Wirbelsäulenabschnitts**, die meist Formänderungen der befallenen Wirbel bis hin zu pathologischen Frakturen und bisweilen artspezifischen Veränderungen der Knochenmatrix in Form von Osteolysen bzw. gemischten osteolytischen oder osteoplastischen Läsionen zeigen. Die Befunde können sich zum Teil sehr diskret präsentieren, z.B. in Form von Konturauflockerungen oder -auslöschungen der Bogenwurzeln oder der Wirbelbögen.

● Die weiterführende Diagnostik erfolgt mit der **Kernspintomographie** und – falls diese nicht verfügbar ist – mit der Myelographie.

Der typische Befund einer **Wirbelmetastase** im Kernspintomogramm ist der Verlust des Fettsignals im Wirbelkörper. Dieses Zeichen macht die Kernspintomographie zur sensibelsten Methode bei der Diagnostik metastatischer und infiltrativer Wirbelerkrankungen. Neben dem knöchernen Befall ist die Einengung des Spinalkanals bzw. des Liquorraums und die Kompressionswirkung auf das Myelon (Abb. 121) in T1- und T2- gewichteten Bildern sowie nach Gabe von paramagnetischem Kontrastmittel im T1-gewichteten Bild mehrdimensional darzustellen.

Eine **aneurysmatische Knochenzyste** zeigt im Kernspintomogramm mehrere unterschiedliche Flüssigkeitsspiegel innerhalb der gleichen Läsion. Die Kontrastmittelanreicherung kann ein beträchtliches Ausmaß annehmen.

- Auch die **Myelographie** liefert bei eindeutiger klinischer Symptomatik typische Befunde, meist in Form einer konusförmigen Einengung des Duralsackes bzw. eines kompletten Kontrastmittelstopps.

Gelangt das Kontrastmittel trotz entsprechender Lagerungsversuche nicht auf die rostrale Seite des

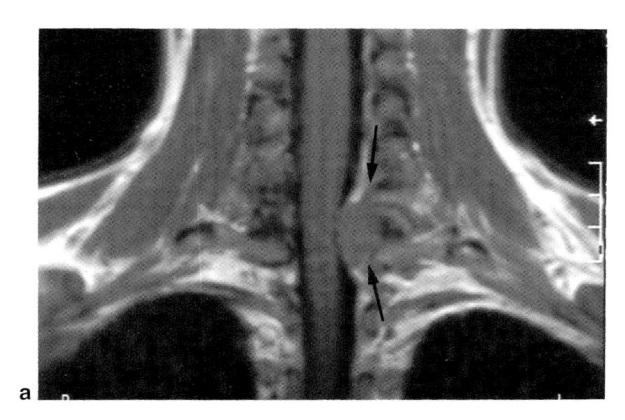

Abb. 122a, b Histologisch gesichertes Ganglioneuroblastom des Nervus C8 links bei einer 48jährigen Patientin. Koronare (**a**) und sagittale (**b**) T1-gewichtete Spinechosequenzen nach i.v.-Gabe von Gadolinium-DTPA. Man erkennt eine schwach kontrastmittelanreichernde Raumforderung (Pfeile), die von links dorsal in den Spinalkanal gegen das Rückenmark vorwächst.

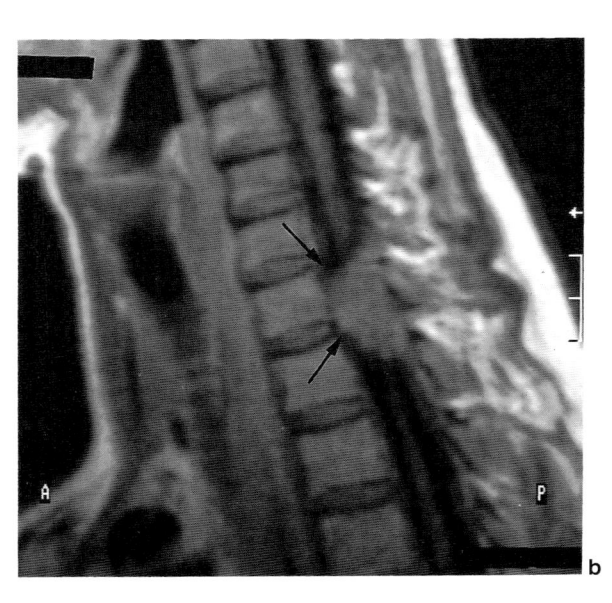

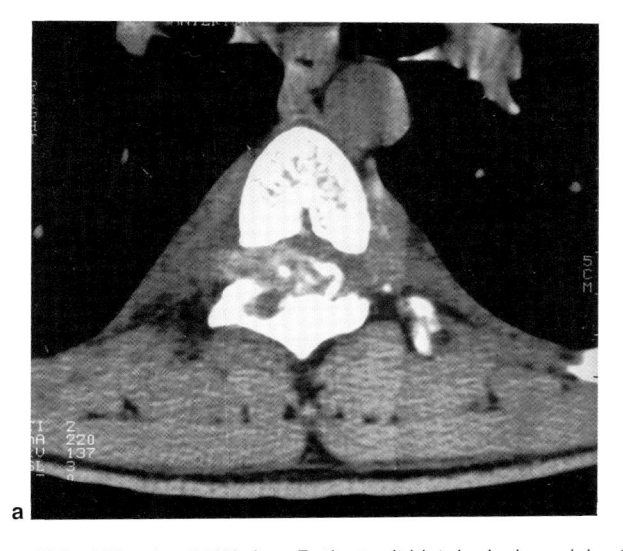

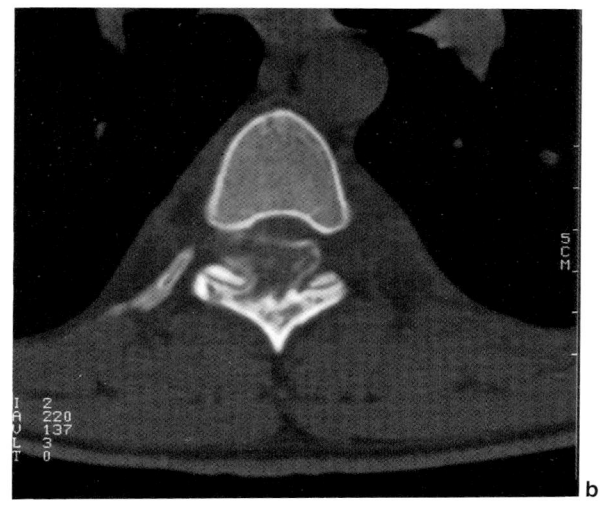

Abb. 123a, b 21jähriger Patient mit histologisch gesichertem Osteoblastom.

a Axiales Computertomogramm mit Fenstereinstellung für Weichteile. Man erkennt die Gesamtausdehnung des Tumors sowohl intraspinal als auch paraspinal.

b Angrenzende Schicht mit Fenstereinstellung auf knöcherne Strukturen zur besseren Abgrenzung der verkalkten Tumoranteile.

Tumor (bzw. bei zervikaler Kontrastmittelapplikation auf die kaudale Seite des Tumors) ist die nachfolgende Computertomographie (**CT-Myelographie**) indiziert, um die Gesamtausdehnung der Läsion im Hinblick auf die Therapieplanung zu erfassen.

• Die **Computertomographie** läßt sich auch als Zielmethode für eine Stanzbiopsie zur histologischen Diagnosesicherung einer Wirbelmetastase einsetzen. Im Falle von Sarkomen und Chondromen gilt prinzipiell das gleiche diagnostische Vorgehen wie bei Metastasen, denn auch hier besteht die primäre Aufgabe der Diagnostik in der Erfassung der Gesamtausdehnung (Abb. 122) der Läsion als Voraussetzung für eine operative Entlastung, die in den meisten Fällen möglichst rasch erfolgen muß und die dann auch die histologischen Befunde liefert.

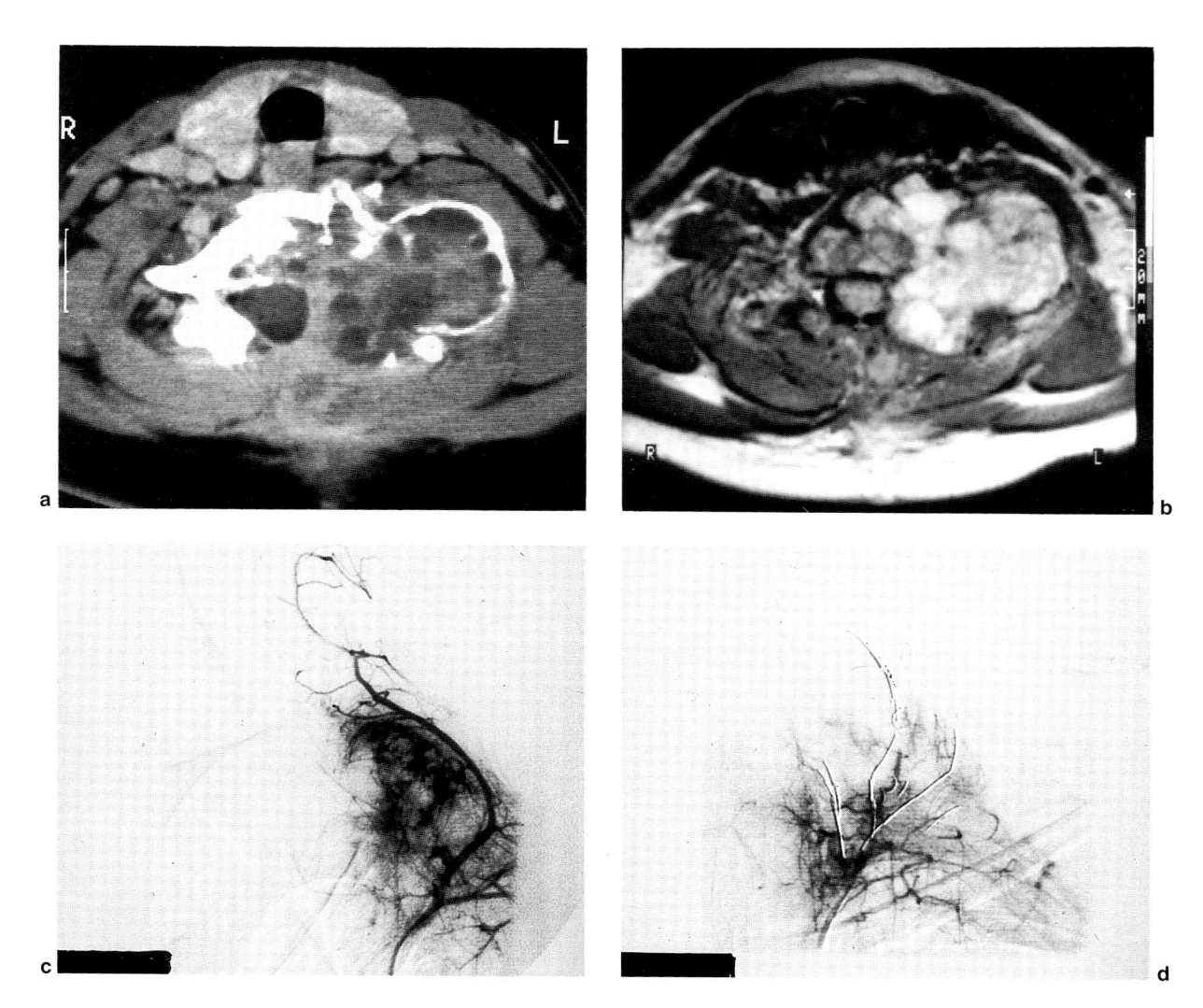

Abb. 124a–d 14jährige Patientin mit aneurysmatischer Knochenzyste.

a Axiales CT in Höhe C7. Man erkennt die blasige Auftreibung des Wirbelkörpers sowie des linken Quer- und des Dornfortsatzes. Die Binnenstruktur des Tumors ist inhomogen.

b Axiale T1-gewichtete Spinechosequenz. Der blasige Inhalt des Tumors zeigt eine relativ hohe, aber inhomogene Signaldichte.

c Superselektive angiographische Darstellung des linken Truncus thyreocervicalis. Es zeigen sich Tumorgefäße und eine deutliche Parenchymanfärbung der Geschwulst.

d Superselektive Darstellung der A. cervicalis ascendens nach Embolisation der tumorversorgenden Äste mittels Platinspiralen.

Typische Befunde ergeben sich im Computertomogramm beim **Osteoblastom**, das zu osteoiden Kochenbildungen neigt. Der Tumor ist vor allem in den Wirbelbögen und den Gelenkfortsätzen lokalisiert. Er führt zur Auftreibung des Knochens mit dichten, scharf begrenzten, perlartigen Kalkablagerungen (Abb. 123). Die Randkonturen bleiben erhalten. Nach intravenöser Kontrastmittelgabe kommt es zu einer leichten bis deutlichen Anreicherung.

Auch bei **aneurysmatischen Knochenzysten** lassen sich sowohl computer-tomographisch als auch kernspintomographisch charakteristische Befunde erheben. Bevorzugter Sitz sind auch hier der Wirbelbogen bzw. die Wirbelgelenke. Es kommt zu einer starken Auftreibung mit Destruktion der Knochenmatrix (Abb. 124a und b). Die Randpartien enthalten eierschalenartige Verkalkungen, die computertomographisch gut darstellbar sind. Auffallend sind hier Flüssigkeitsspiegel unterschiedlicher Dichte. Ebenso auffallend ist bei diesem Tumor eine starke Ausdehnung in die angrenzenden Weichteile und eine Destruktion angrenzender Knochen (z.B. der Rippen).

● **Angiographisch** fallen bei aneurysmatischen Knochenzysten pathologische Gefäße und Kontrastmittelseen auf (Abb. 124c), so daß hier das Befundmuster von einem malignen Tumor (z.B. teleangiektatisches Osteosarkom) nicht zu trennen ist.

12.4 Nichttumoröse intraspinale Raumforderungen

Die weitaus meisten nichttumorösen Prozesse, die mit einer intraspinalen Raumforderung einhergehen, entwickeln sich außerhalb des Rückenmarks und seiner Häute, sind demzufolge differentialdiagnostisch gegenüber einem extraduralen Tumor abzugrenzen.

12.4.1 Degenerative Bandscheibenerkrankungen

Man unterscheidet:

– **Bandscheibendegeneration**
Diese ist ein physiologischer Alterungsprozeß an der gefäßlosen bradytrophen Zwischenwirbelscheide. Pathogenetisch handelt es sich um einen progredienten Elastizitätsverlust der Bandscheiben durch Abnahme des Wassergehaltes mit zunehmender Rissigkeit des Anulus fibrosus. Hierdurch kann sich der Nucleus pulposus frei im Zwischenwirbelraum verteilen. Letzterer bleibt jedoch zunächst noch durch ein straffes Bändergefüge verschlossen.

– **Osteochondrose/Spondylose**
Bei fortschreitender Bandscheibendegeneration kommt es durch den Höhenverlust des Zwischen-

Abb. 125a, b 56jähriger Patient mit diffusem Plasmozytombefall der Wirbelsäule.
a Sagittale T2-gewichtete Spinechosequenz der Brustwirbelsäule. Zusammenbruch von BWK 3, der aufgrund seiner Plasmozytominfiltration signalreich erscheint. Der Tumor dehnt sich nach intraspinal aus und reicht bis an das Rückenmark heran.
b Sagittale T1-gewichtete Spinechosequenz der Lendenwirbelsäule. Man erkennt multiple Plasmozytomherde, die sich als signalarme Läsionen in den Wirbeln darstellen.

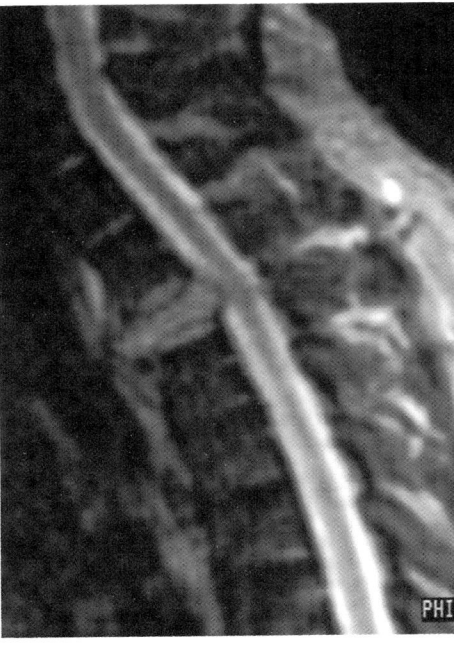

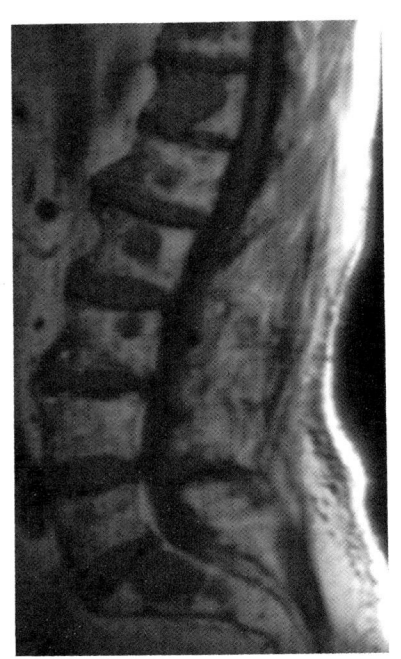

wirbelraumes zu einer leichten Subluxation der Gelenkfortsätze und dadurch wiederum zu einer entsprechenden Deformierung der Foramina intervertebralia. Darüber hinaus entwickeln sich arthrotische Veränderungen, d. h. unregelmäßige Konturen der Grund- und Deckplatten der Wirbel mit subchondraler Sklerosierung und Ausbildung von Randosteophyten (Spondylophyten) am vorderen, hinteren und lateralen Wirbelkörperrand. Die Fehlbelastung und Fehlstellung in den kleinen Wirbelgelenken führt zu einer Facettenhypertrophie (Spondylarthrose).

– **Spondylolisthesis** (s. Kap. 9.4.2).

Pathomorphologie der degenerativen Bandscheibenerkrankungen (Abb. 126)

– **Bandscheibenvorwölbung („bulging")**
Die veränderte Zwischenwirbelscheibe d. h. der dehiszente Anulus fibrosus wölbt sich meist allseitig über die knöchernen Randkonturen der Grund- und Deckplatten vor und führt auch zu einer Auswölbung des vorderen und vor allem des hinteren Längsbandes, wobei insbesondere letzteres intakt bleibt.

– **Bandscheibenhernie**
Hierunter versteht man eine umschriebene und exzentrische Vorwölbung des Nucleus pulposus durch einen Defekt im Anulus fibrosus. Man unterscheidet drei Grade:

Grad I = **Protrusion**. Der Nucleus pulposus wölbt sich durch den Defekt im Anulus fibrosus vor, überagt den Hinterrand der Bandscheibe aber nicht wesentlich.

Grad II = **Partiell sequestrierter Prolaps**. Der Sequester hängt dabei noch mit der Hauptmasse des Bandscheibengewebes mehr oder weniger stark zusammen und kann sich sowohl unterhalb des Längsbandes (subligamentärer Bandscheibenprolaps oder Extrusion) ausbreiten als auch das hintere Längsband durchbrechen (perforierter Sequester).

Grad III = **Freier Sequester**. Dieser entwickelt sich durch Ablösung von zermürbten, nekrotischen Gewebsteilen (Sequestern) aus dem durch das hintere Längsband luxierten Bandscheibengewebe.

Nach der **Topographie** unterscheidet man die Bandscheibenhernien in (Abb. 127):

– Intraspinal medial oder lateral (links oder rechts).
– Intraforaminal (links oder rechts).
– Extraforaminal (links oder rechts).

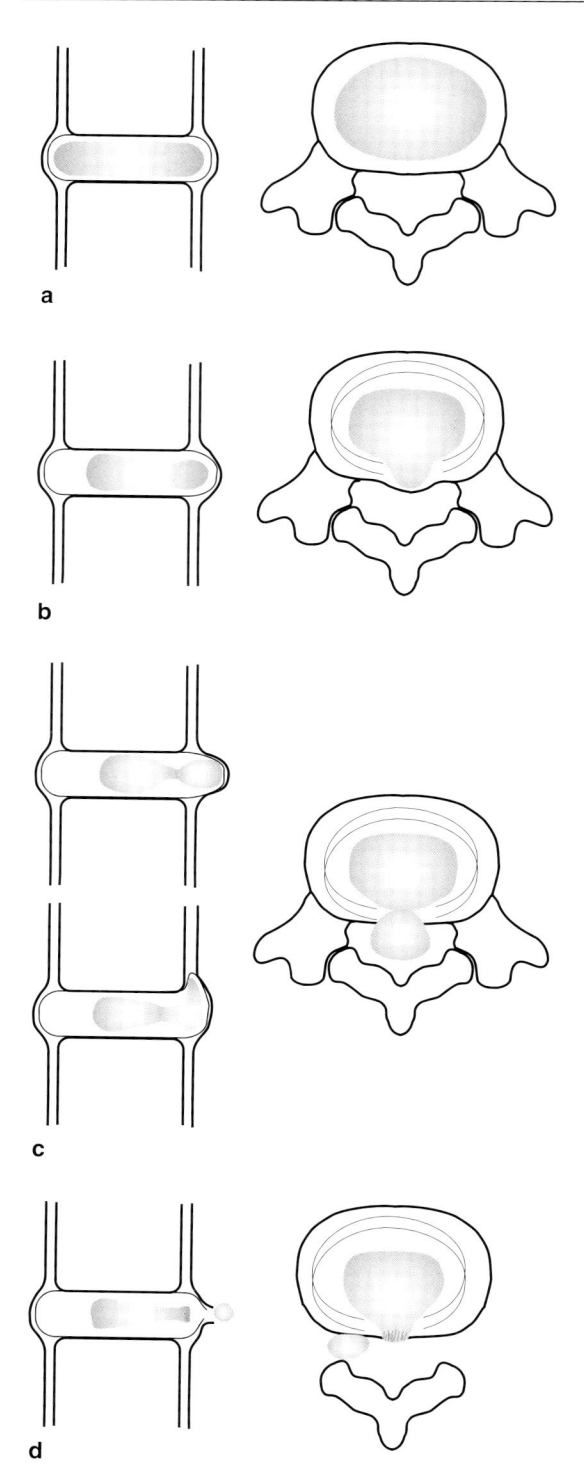

Abb. 126 a–d Einteilung der degenerativen Bandscheibenerkrankungen.

a Diffuse Vorwölbung (Bulging) des Anulus fibrosus.
b Hernie Grad I. Protrusion des Nucleus pulposus durch den Defekt des Anulus fibrosus.
c Hernie Grad II. Teilsequestrierter Prolaps des Nucleus pulposus.
d Hernie Grad III. Frei sequestrierter Prolaps des Nucleus pulposus.

Ventrale Diskushernien rufen keine neurologischen Störungen hervor. Diskushernien in die Grund- oder Deckplatten führen zu umschriebenen Einsenkungen und reaktiven Verdichtungen (Schmorlschen Knötchen). Dorso-mediale Bandscheibenvorfälle führen im Zervikalbereich zu einer Alteration der langen Bahnen, dorso-laterale dagegen zu Irritationen der Nervenwurzeln. Im Lumbalbereich kommt es bei dorso-medialen zu Kaudaschädigungen und Schädigungen der Nervenwurzeln tieferer Segmente, während laterale intraspinale Bandscheibenvorfälle zu Wurzelschädigungen der gleichen Höhe, extraforaminale Bandscheibenvorfälle hingegen zu Schädigungen des nächst höheren Segmentes führen.

Bevorzugte Lokalisation der Bandscheibenerkrankungen sind die untere Zervikal- und die untere Lumbalregion, während der Thorakalbereich nur sehr selten befallen wird. Zervikale Diskushernien kommen am häufigsten in Höhe von C 5/6 und C 6/7, lumbale vor allem bei L 4/5 und L5/S1 vor. Die Segmente L 3/4 und L 2/3 sind mit etwa 8 bzw. 2% aller lumbalen Bandscheibenvorfälle vertreten.

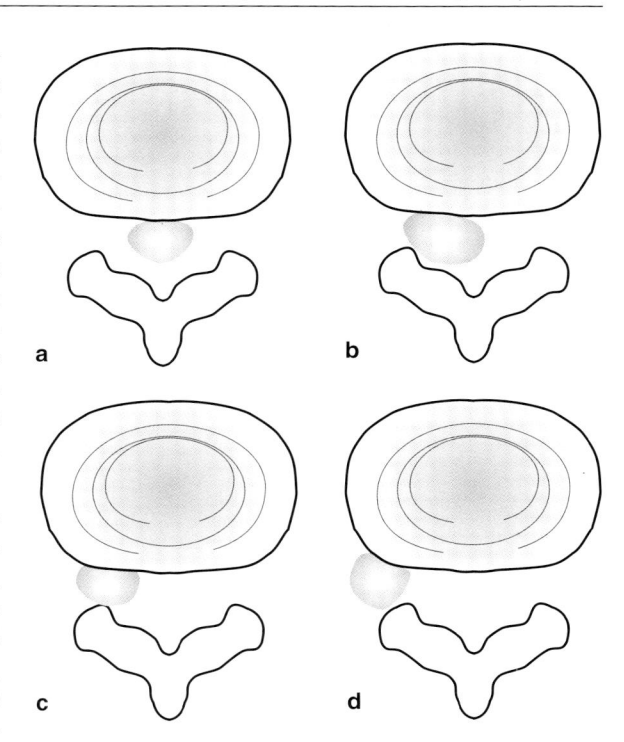

Abb. 127 a–d Topographie der Bandscheibensequester.
a Intraspinal medial.
b Intraspinal lateral.
c Intraforaminal.
d Extraforaminal.

Klinische Befunde

Bei **zervikalen Bandscheibenschäden**:
– Zerviko-Brachialgien.
– Akute schmerzhafte Zwangshaltung des Kopfes.
– Radikuläre Symptome bevorzugt bei C6 bis C8, in Form von Schmerzen, Sensibilitätsstörungen und motorischen Ausfällen.
– Lokalisationsabhängige akute medulläre Symptome, nicht selten unter dem Bild eines Arteria-spinalis-anterior-Syndroms (bei Kompressionsschädigung dieses Gefäßes).

Bei **dorso-lateralen lumbalen Bandscheibenschäden**:
– Lumboischialgien, positives Lasègue-Zeichen.
– Lokalisationsabhängige radikuläre Symptome mit sensiblen, motorischen Ausfällen und Reflexstörungen.

Bei **medialen lumbalen Bandscheibenschäden**:
– Inkomplettes oder komplettes Kaudasyndrom, das meist akut/subakut auftritt.

Radiologische Befunde

● **Nativaufnahmen der Wirbelsäule** geben Aufschluß über physiologische Haltung oder Fehlhaltungen der Wirbelsäule, über Form und Höhe der Wirbel sowie über deren Knochenstruktur. Weite-

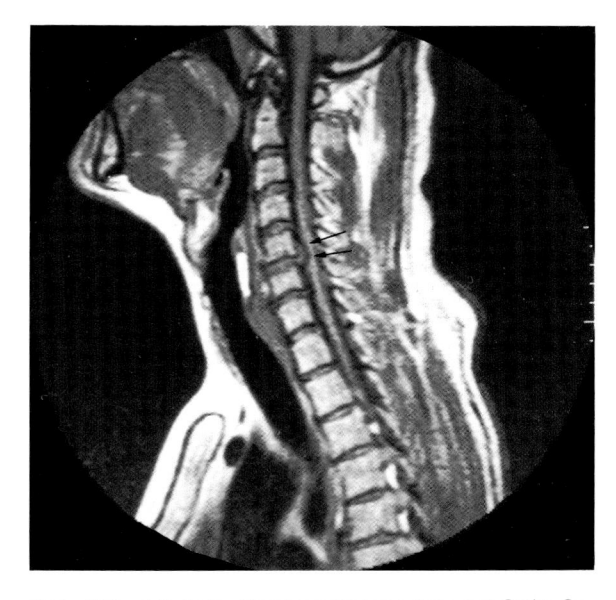

Abb. 128 Medialer Bandscheibenprolaps bei C5/6. Sagittale T1-gewichtete Spinechosequenz. Man erkennt einen teilsequestrierten subligamentär nach kranial hochgeschlagenen Bandscheibenprolaps (Pfeile).

re Kriterien sind die Weite der Zwischenwirbelräume und degenerative Veränderungen in Form von spondylophytären Randkantenausziehungen, arthrotischen Veränderungen der kleinen Wirbelgelenke.

Bei der **Halswirbelsäule** gehören zur Routinediagnostik auch **Schrägaufnahmen** mit der vollständigen Darstellung der Foramina intervertebralia. Zeichen der Bandscheibendegeneration sind Verkalkungen der Zwischenwirbelscheibe und Gaseinschlüsse (Vakuumphänomen).

- An die **Computertomographie** werden hohe technische Anforderungen gestellt, da sich der Bandscheibenraum nur mit dünnen Schichten (1 bis max. 3 mm), einem hochauflösenden, aber nicht zu stark kantenbetonenden Rekonstruktionsalgorhythmus und einem kleinen Untersuchungsfeld abbilden läßt. Die aus der geringen Schichtdicke resultierende geringe signalwirksame Dosis an den Detektoren muß durch eine entsprechend höhere Röhrenladung ausgeglichen werden, um ein gutes Signal/Rausch-Verhältnis zu erzielen,

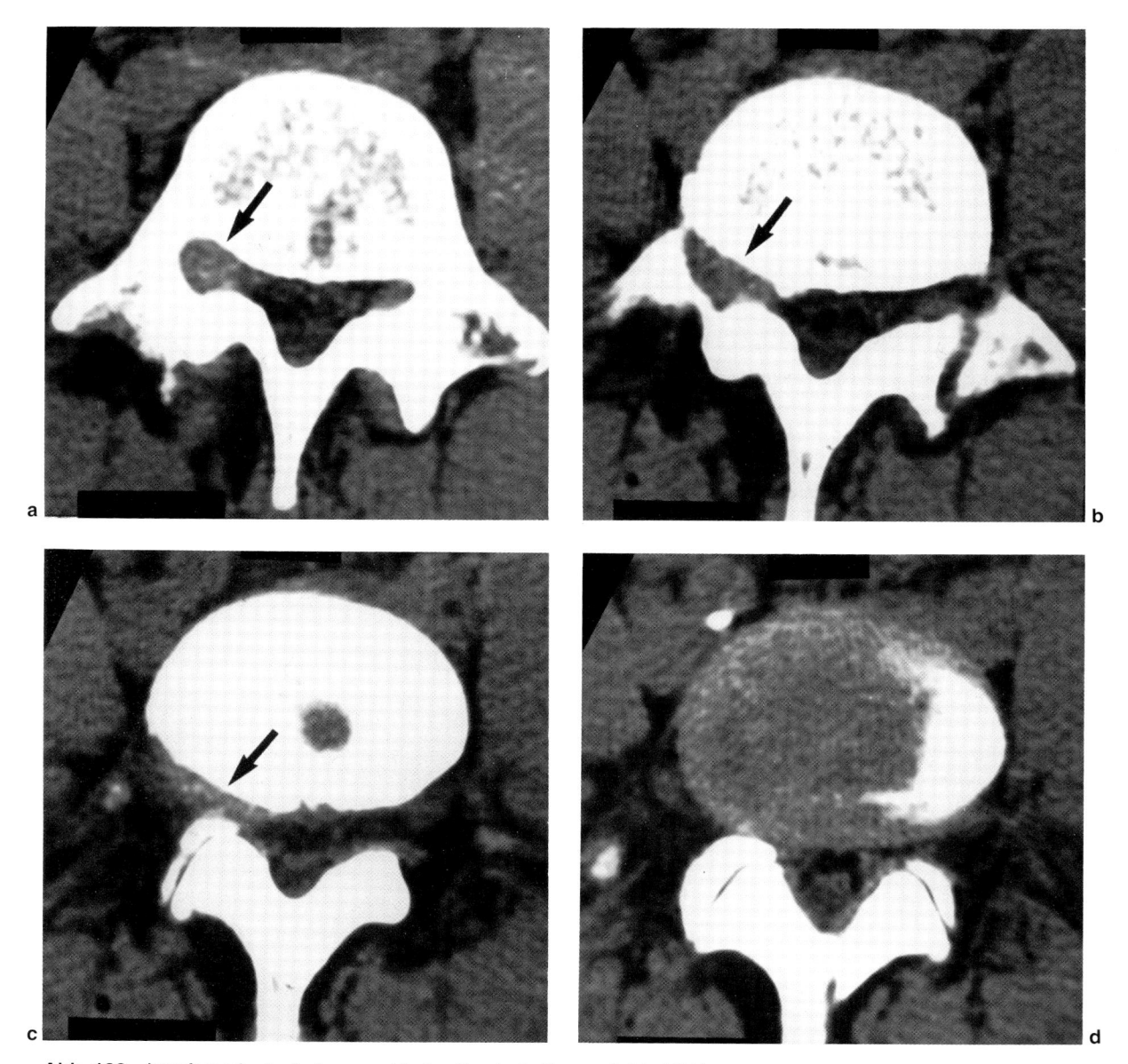

Abb. 129 Intraforaminaler frei sequestrierter Bandscheibenvorfall bei C4/5 rechts. Transversale Nativ-CT-Schichten. Man sieht den freien Sequester oberhalb des Bandscheibenniveaus im rechten Recessus lateralis, von wo er sich bis zum Neuroforamen verfolgen läßt (Pfeile).

das die Abgrenzung von Bandscheibengewebe gegenüber Knochen und Bindegewebe möglich macht.

Das Auftreten von Gaseinschlüssen im Bandscheibengewebe (Vakuumphänomen) ist ein deutlicher Hinweis auf eine Bandscheibendegeneration. Die Bandscheibenvorwölbung läßt sich als diffuses Hervorquellen der Bandscheibe erkennen. Besonders bei einem entsprechend engen Spinalkanal kann auch eine diffuse Vorwölbung gelegentlich zu einer Wurzelirritation führen. Charakteristisch für die Bandscheibenhernie ist die umschriebene und exzentrische Bandscheibenvorwölbung (Abb. 129 und 133 b).

● Im **Kernspintomogramm** sind die Zeichen der Bandscheibendegeneration an Hand des Wasserverlustes zu erkennen. Auf intermediär gewichteten oder T2-gewichteten Bildern stellt sich die gesunde Bandscheibe signalreich dar, während es bei der Bandscheibendegeneration zu einem deutlichen Signalverlust kommt.

Zur Diagnostik des **Bandscheibenvorfalls** werden sagittale und parasagittale Bilder sowie axiale Projektionen eingesetzt (Abb. 128 und 130). Für die T1-gewichteten Bilder wird eine Spinechosequenz eingesetzt, während bei den T2-gewichteten Aufnahmen entweder Gradientenechosequenzen oder sog. schnelle Spinechosequenzen zur Anwendung kommen. Grundsätzlich sind sowohl T1- als auch T2-Wichtungen immer erforderlich, da T1-gewichtete Bilder eine hohe Detailerkennbarkeit besitzen, der Liquorraum hingegen nur im T2-gewichteten Bild exakt abzugrenzen ist.

Im Gegensatz zur Computertomographie gelingt mit der Kernspintomographie in manchen Fällen auch eine Unterscheidung zwischen subligamentären oder perforierten Bandscheibenvorfällen (Abb. 128). Intraforaminale Bandscheibenvorfälle lassen sich sowohl auf axialen als auch auf parasagittalen Schnitten darstellen.

Die Vorteile der Kernspintomographie gegenüber der Computertomographie bestehen vor allem in

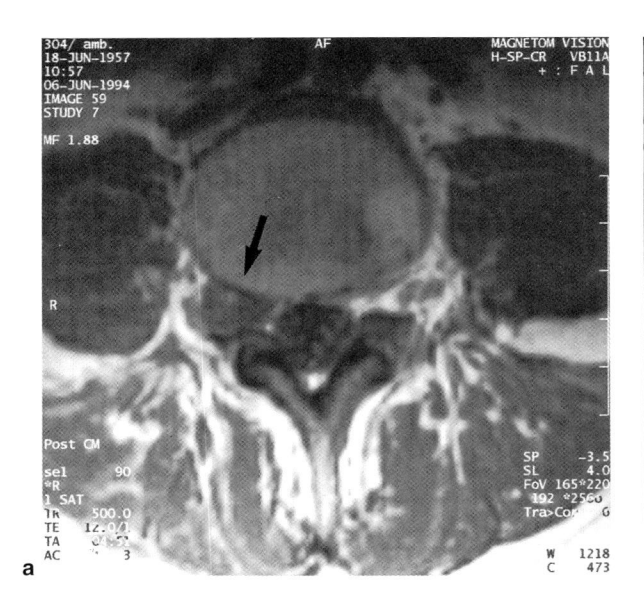

Abb. 130 a, b Intra- und extraforaminaler frei sequestrierter Bandscheibenvorfall.

a Transversale T1-gewichtete Spinechosequenz. Der extraforaminale Anteil des Sequesters ist gut zu erkennen (Pfeil).

b Sagittale T1-gewichtete Spinechosequenz. Das Neuroforamen L4/5 wird vom medialen Sequesteranteil (Pfeil) weitgehend ausgefüllt. Im Vergleich mit den darüber und darunter gelegenen Foramina ist kaum noch Fettgewebe erkennbar.

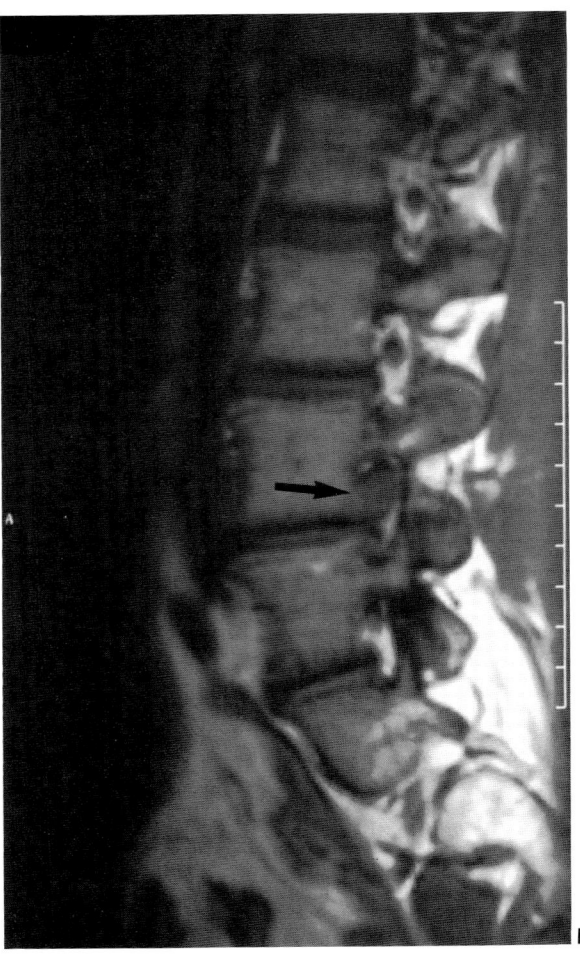

der Möglichkeit der sagittalen und parasagittalen Projektion. Auf diese Weise ist der zerviko-thorakale Übergangsbereich wesentlich besser zu erfassen als in der Computertomographie, die, bedingt durch die Überlagerung des Schultergürtels hier meist nur unbefriedigende Bilder liefert. Die Vorteile der Computertomographie liegen hingegen in den viel weniger durch Bewegungsartefakte überlagerten axialen Bildern und in der exakten Darstellung der knöchernen Strukturen.

• Indikationen zur **Myelographie** sind nach wie vor gegeben bei

– Einer Diskrepanz zwischen den Befunden der Schnittbildverfahren und dem klinischen Befund der neurologischen Untersuchung.
– Befall mehrerer Etagen zur Festlegung der Operationshöhe.
– Ungenügender Abbildung durch Computertomographie oder Kernspintomographie infolge eines schlechten Signal/Rauschverhältnisses (adipöse Patienten) oder bei engen räumlichen Verhältnissen (Spinalkanalstenose).

Die hier genannten Indikationen betreffen vor allem intraspinal-laterale und intraforaminale Bandscheibenvorfälle, während extraforaminale Bandscheibensequester nur mit Computertomographie und Kernspintomographie nachweisbar sind.

Bandscheibensequester können bei der Myelographie zu umschriebenen Aussparungen am zervikalen oder lumbalen Duralsack (Abb. 131), an den abgehenden Wurzeltaschen bzw. zu einer fehlenden Darstellung der entsprechenden Wurzeltasche führen. Hierbei handelt es sich um die direkte Auswirkung einer mechanischen Irritation. Ein weiterer Vorteil der Myelographie besteht darin, daß mit Hilfe von Funktionsaufnahmen nach der intrathekalen Kontrastmittelgabe die Auswirkung einengender Prozesse bei unterschiedlichen Stellungen der Wirbelsäule ermittelt werden kann (**Funktionsmyelographie**).

• Die derzeit genaueste Aussage kleinerer umschriebener Wurzelalterationen ist mit Hilfe der **CT-Myelographie** möglich. Hierbei wird das zur Myelographie eingebrachte Kontrastmittel ausge-

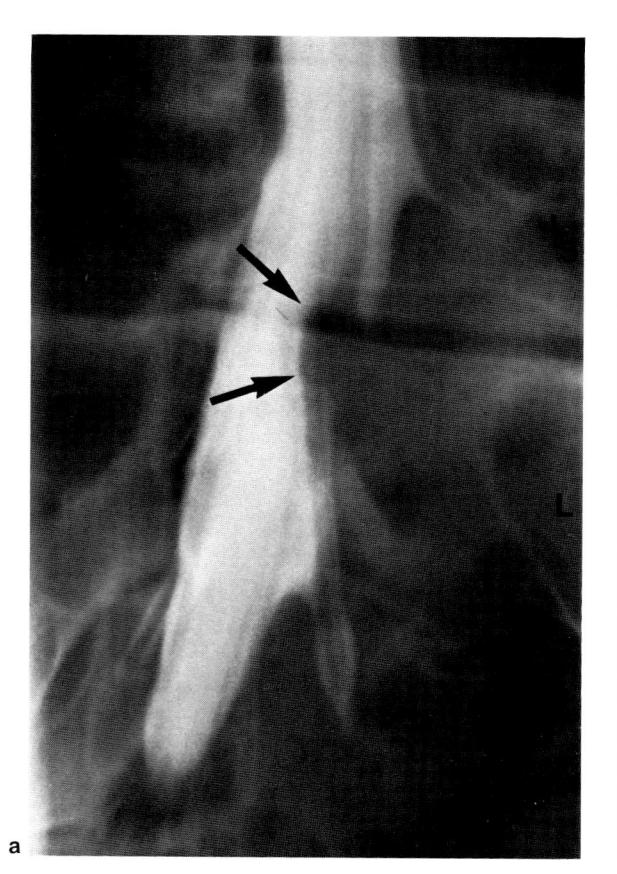

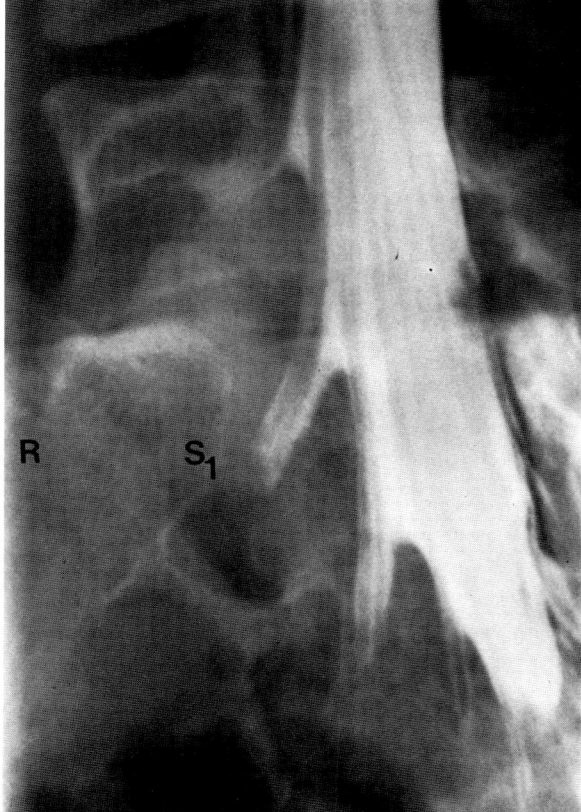

Abb. 131 Patient mit linksseitiger S1-Symptomatik. Lumbale Myelographie mit Aufnahmen in 35°-RAO- und LAO-Projektion. Umschriebener Kontrastdefekt in Höhe des Zwischenwirbelraumes L5/S1 (Pfeile) mit fehlender Kontrastierung der linken S1-Wurzeltasche, bedingt durch einen intraforaminalen Bandscheibensequester.

12.4 Nichttumoröse intraspinale Raumforderungen | 181

nutzt. Durch die für den Hochkontrast modifizierte Fenstereinstellung ergibt sich eine erhebliche Verbesserung der räumlichen Auflösung im Computertomogramm. Dadurch lassen sich die Auswirkungen kleiner umschriebener Bandscheibenvorfälle oder auch knöcherner Prozesse auf die Nervenwurzeln besonders gut darstellen. Die wichtigsten Indikationen für diese Technik sind thorakale Bandscheibenhernien (Abb. 133) und osteogene Wurzelirritationen.

- Von manchen Autoren (u. a. *Schulitz, K. P.* und *K. Schöppe*) wird die **CT-Diskographie** zur exakten Differenzierung von Diskusprotrusion, -extrusion und Sequester empfohlen. Dabei wird nach lokaler Anästhesie unter Bildwandler-Kontrolle über einen posterolateralen Zugang eine Diskographienadel in die Bandscheibe hineingeführt und anschließend ein nichtionisches Kontrastmittel (Konzentration: 250 mg Jod/ml) in die Bandscheibe injiziert. Beurteilt werden dann während der Injektion das Verteilungsmuster des Kontrastmittels im Durchleuchtungsbild auf Zielaufnahmen und danach im CT sowie eine eventuell auftretende Schmerzprovokation. Wenn das provozierte Schmerzmuster den zuvor vom Patienten geklagten Schmerzen exakt gleicht, kann mit hinreichender Sicherheit davon ausgegangen werden, daß die injizierte Bandscheibe für die Beschwerden des Patienten verantwortlich ist und einer Therapie bedarf.

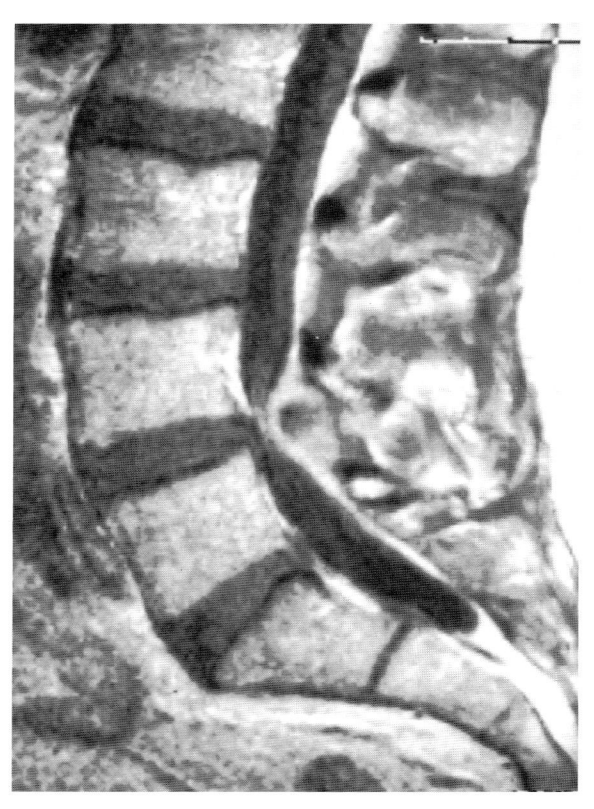

Abb. 132 52jähriger Patient mit lumbaler Spinalkanalstenose. Sagittale T1-gewichtete Spinechosequenz. Man erkennt eine Einengung des Spinalkanals in Höhe L4/5 durch einen von dorsal her imprimierenden Osteophyten.

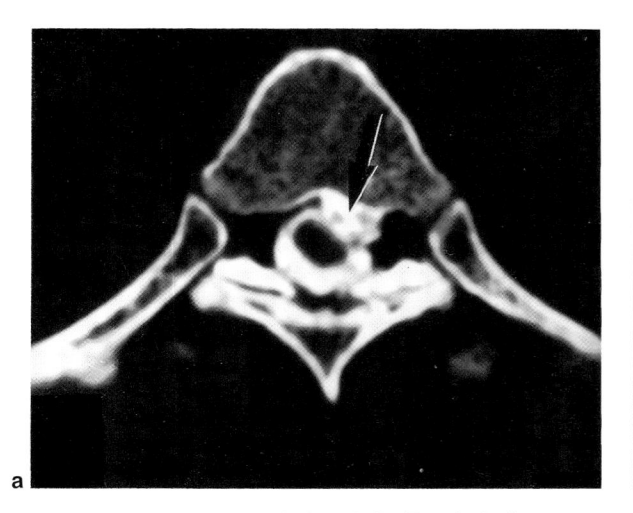

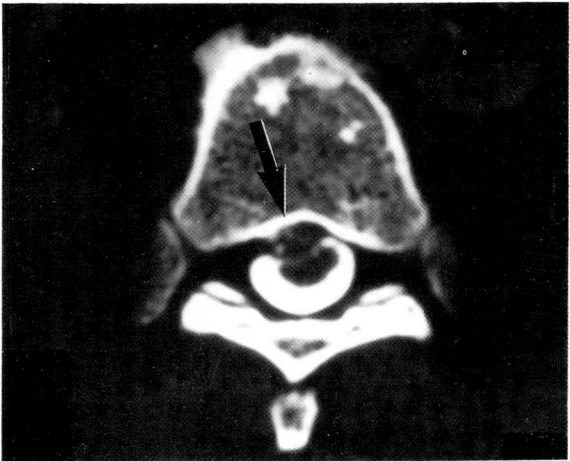

Abb. 133 a, b Patient mit thorakaler Bandscheibensymptomatik.
a Transversale CT-Myelographie in Höhe Th-5/6. Nachweis eines ausgeprägten dorsal gerichteten Spondylophyten, der zu einer Pelottierung des thorakalen Markes von links ventral (Pfeil) führt.
b Gleicher Patient, axiale CT-Myelogramm in Höhe Th-6/7. Medialer Bandscheibensequester mit Pelottierung des Myelons von ventral.

182 | 12 Raumfordernde intraspinale Prozesse

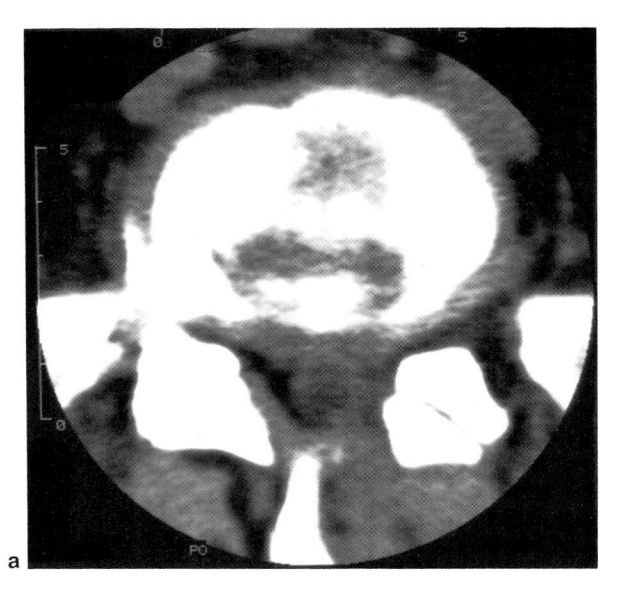

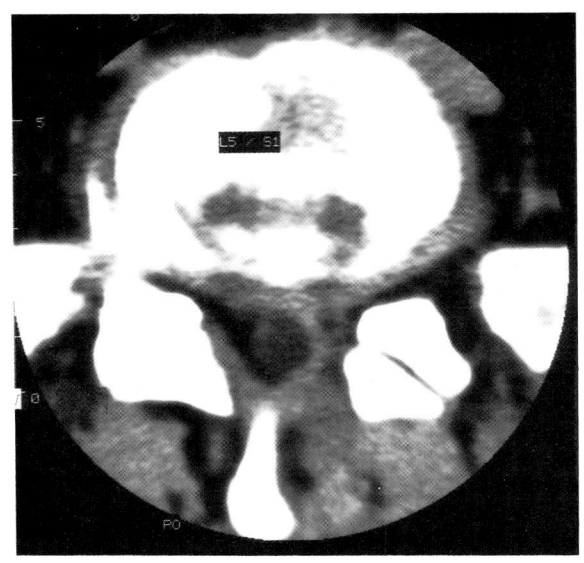

Abb. 134a, b Patient mit Zustand nach Bandscheiben-OP bei L5/S1 links.
a Transversale Nativ-CT-Schicht in Höhe des Bandscheibenniveaus L5/S1. Eine Differenzierung zwischen Narbengewebe und Rest- bzw. Re-Prolaps ist im Bereich des ventralen Anteils des Duralsackes nicht möglich.
b Gleiche CT-Schicht nach i.v.-Kontrastmittelgabe. Man erkennt eine deutliche Anfärbung des Narbengewebes, das die linke S1-Wurzel umscheidet. Ein Rest- bzw. Re-Prolaps ist nicht erkennbar.

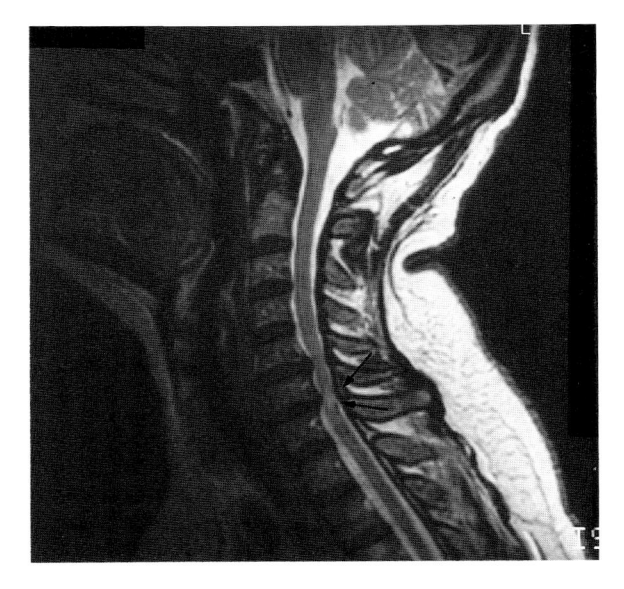

Abb. 135 54jährige Patientin mit zervikaler Myelopathie. Sagittale T2-gewichtete Turbospinechosequenz. Man erkennt eine hochgradige Einengung des Spinalkanals bei C5 bis C7, bedingt durch Spondylophyten und durch Bandscheibengewebe in den Etagen C 5/6 und C 6/7. Der Liquorraum ist in diesen Etagen völlig aufgebraucht. Zusätzlich sieht man einen signalreichen Herd bei C 6/7 (Pfeile), der eine zirkumskripte strukturelle Myelonschädigung anzeigt (Aufnahme: Prof. Dr. *H. K. Beyer*, Marien-Hospital – Universitätsklinik –, Herne).

Gravierende Komplikationen sollen bislang nicht bekannt geworden sein. Als geringes Risiko sei lediglich die Möglichkeit einer iatrogenen Infektion der betroffenen Bandscheibe durch die Diskographie (Diszitisrate bei 0,01%) in Betracht zu ziehen.

● Hauptprobleme der **postoperativen Diagnostik** nach Bandscheibenoperation mit einem Postdiskotomiesyndrom sind die Fragen, ob und welche Nervenwurzel irritiert wird, und die Differenzierung von raumforderndem Narbengewebe gegenüber einem Rest- oder Reprolaps. Zur Klärung der letzteren Frage besteht die Möglichkeit, sowohl in der Computer- als auch in der Kernspintomographie transversale Schichten vor und nach der Gabe von Kontrastmittel zu erstellen. Bei Narbengewebe ist dann eine Kontrastmittelaufnahme (innerhalb des ersten Jahres nach der Operation) zu beobachten. Die Kernspintomographie hat sich auch hierbei als die sensiblere Methode erwiesen.

12.4.2 Zervikale Myelopathie

Unter dem von *E. R. Brain* (1948) geprägten Begriff der zervikalen spondylogenen Myelopathie bezeichnet man Halsmarkerkrankungen, die in ursächlichem Zusammenhang mit chronischen HWS-Deformierungen stehen. Pathogenetisch treffen hierbei verschiedene mechanische wie auch vaskuläre Faktoren zusammen. Zu den hier relevanten mechanischen Faktoren gehören ein anlagebedingt enger Spinalkanal ebenso wie chronisch-degenerative Einengungen durch Osteophyten und hypertrophierte Facettengelenke. Weitere Faktoren stellen biomechanische Bedingungen (physiologische Rückenmarkbewegungen im Spinalkanal bei Bewegungen von Kopf und Rumpf oder die pulsatorischen Eigenbewegungen des Rückenmarks) dar. Als vaskuläre Komponenten bei der Pathogenese der chronischen zervikalen Myelopathie werden neben Kompressionen und Thrombosen der Vertebralarterien vor allem hypoxische Zustände im Gefolge einer Behinderung der venösen Abflüsse diskutiert.

Klinische Befunde

Die klinischen Symptome entwickeln sich selten akut, sondern meist allmählich und fortschreitend.

Initialsymptome

– Schulter-, Nacken-, Arm- oder auch Beinschmerzen ("Strangneuralgien").
– Parästhesien und Schwächegefühl an den oberen, bisweilen auch an den unteren Extremitäten.

Im **weiteren Verlauf** entwickeln sich progrediente Halsmarksyndrome mit

– Para-Tetraparesen.
– Sensibilitätsstörungen (vor allem Hinterstrangstörungen).
– Atrophien an den oberen Extremitäten (Vorderhorn-schädigung).
– Spastik und Pyramidenbahnzeichen.
– Blasen-Mastdarmstörungen.
– Pathologische SEP-Befunde.

Differentialdiagnostisch bestehen klinisch häufig Schwierigkeiten – vor allem in der Initialphase – bei der Abgrenzung von einer Multiplen Sklerose, einer amyotrophen Lateralsklerose, einer funikulären Myelose, einer Syringomyelie und zervikalen Tumoren.

Radiologische Befunde

● Bereits auf **Übersichtsaufnahmen der HWS** ist die Einengung des zervikalen Spinalkanales zu sehen. Die sagittale Weite des Spinalkanales läßt sich aus der Distanz zwischen den Hinterkanten der Wirbelkörper und der spinolamellären Linie entnehmen. Sie sollte mindestens so groß sein wie der sagittale Durchmesser des Wirbelkörpers im gleichen Segment. Umschriebene Einengungen durch Osteophyten sind ebenfalls auf den Übersichtsaufnahmen meist gut zu erkennen.

● Die **Computertomographie** gibt Aufschluß über die Konfiguration und die absolute Weite des Spinalkanals im untersuchten Segment. Umschriebene Einengungen durch Osteophyten sind ebenfalls gut erkennbar. Die Gesamtweite des Liquorraumes und insbesondere das Myelon kann man jedoch häufig schlecht abgrenzen.

● Mit Hilfe der **Kernspintomographie** lassen sich auf T1-und den immer notwendigen T2-gewichteten Bildern die räumlichen Verhältnisse des Spinalkanals über mehrere Segmente gut und übersichtlich darstellen. Hierbei ist es wichtig, daß auch die T2-gewichteten Bilder möglichst frei von Bewegungsartefakten und mit einem guten Signal/Rauschverhältnis erstellt werden. Zusätzlich bei sagittalen und parasagittalen Projektionen müssen die befallenen Etagen zusätzlich mit axialen T1- und T2-gewichteten Bildern untersucht werden; denn nur auf diese Weise lassen sich Artefakte, bedingt durch chemical-shift und Suszeptibilität als solche erkennen.

● Neben der Diagnosestellung ist die Planung der Operation von besonderer Bedeutung. Daher ist es wichtig, die Ausdehnung der für die Symptomatik relevanten Veränderungen exakt zu bestimmen, was hauptsächlich aufgrund artefaktüberlagerter Bilder nicht immer gelingt. In diesen Fällen bietet sich eine **zervikale Myelographie** an, welche die kranio-kaudale Ausdehnung der therapiebedürftigen Veränderungen präzise aufzeigt. Ein weiterer Vorteil der Myelographie ist die Option einer **CT-Myelographie** unter Ausnutzung des intrathekal applizierten Kontrastmittels.

Eine wichtige **Differentialdiagnose** stellen alle entzündlichen Wirbelsäulenerkrankungen dar, die zu einer Einengung des Spinalkanals bzw. zu Kompressionswirkungen auf das Myelon führen, so z. B. die Spondylitis tuberculosa (s. Kap. 13.1.2), die nichttuberkulöse Spondylodiszitis sowie epidurale Abszesse und Rückenmarkabszesse (s. Kap. 13.2.4).

13 Entzündliche Erkrankungen der Wirbelsäule und des Rückenmarks

Diagnostik mit bildgebenden Verfahren

Basisdiagnostik

- Übersichtsaufnahmen der Wirbelsäule
- Skelettszintigraphie
- Kernspintomographie

Weiterführende Diagnostik:

- Computertomographie (ggf. mit Punktion)
- Myelographie / Myelo-CT

13.1 Entzündliche Wirbelsäulenerkrankungen

Entzündungen im Wirbelsäulenbereich können hämatogen, nach operativen Eingriffen, durch penetrierende Verletzungen, durch die Fortleitung einer benachbarten Weichteilentzündung oder im Rahmen einer Erkrankung des rheumatischen Formenkreises entstehen.

13.1.1 Spondylitis und Spondylodiszitis

Unter lokalisatorischem Aspekt wird zwischen einer Spondylitis, einer Diszitis und einer Spondylodiszitis unterschieden. Jedoch muß man im Regelfall davon ausgehen, daß Bandscheibe und angrenzender Wirbelkörper gemeinsam von dem entzündlichen Prozeß betroffen sind. Dabei kann die Entzündung primär als spondylitischer Herd im Knochenmark beginnen und dann sehr rasch zu einer Mitbeteiligung der Bandscheibe führen oder umgekehrt, von einer Diszitis ausgehend zu einer begleitenden intraossären Infektion fortschreiten. Isolierte hämatogen entstandene Diszitiden sind gelegentlich bei Kindern anzutreffen. Strittig ist, ob die hämatogene Spondylodiszitis über die arteriellen Gefäße, die beim Erwachsenen die Wirbelkörper gut, die Bandscheiben hingegen schlecht versorgen, oder über den paravertebralen Venenplexus entsteht.

Weitaus häufigster Erreger einer Spondylodiszitis ist Staphylococcus aureus. Seltener kommen Streptokokken, Pneumokokken, Salmonellen, Pilze, Spirochäten oder Tuberkelbakterien in Betracht.

Klinische Befunde

– Lokale Schmerzen, insbesondere bei Bewegungen.
– Radikuläre bzw. pseudoradikuläre Symptome.
– Allgemeine Entzündungszeichen (BSG-Erhöhung, Leukozytose usw.).
– In fortgeschrittenen Fällen „Abszeßlähmungen".

Radiologische Befunde

Zum Einsatz kommen sowohl die konventionelle Röntgendiagnostik, die Computertomographie als auch die Kernspintomographie und Szintigraphie. Hierbei ist es wichtig, die Reihenfolge so zu wählen, daß die Diagnose so früh wie möglich gestellt werden kann bzw. daß das Verfahren mit der größten Sensitivität als erstes eingesetzt wird.

Besonders sensitiv und daher für den **Frühnachweis** geeignet sind die **Szintigraphie** und die **Kernspintomographie**. Das konventionelle Röntgenbild, einschließlich der Filmtomographie, und die Computertomographie liefern erst dann eindeutige Befunde, wenn strukturelle Veränderungen der Knochenmatrix und Veränderungen des Kalksalzgehaltes vorliegen bzw. wenn im Computertomogramm ein perivertebraler Abszeß nachweisbar ist. Im einzelnen ergeben sich folgende Befunde:

- **Röntgenübersichtsbild der Wirbelsäule und Tomographie** (Abb. 136a)

– Konturverlust der Grund- und Deckplatten.
– Fraßähnliche Defekte im Bereich der Grund- und Deckplatten.
– Bandförmige Sklerose der angrenzenden Wirbelkörper.
– Verschmälerung des Zwischenwirbelraumes.
– Abnehmender Kalksalzgehalt des Knochens.

- **Computertomographie** (Abb. 136e)

– Heterogenes Schnittbild des Wirbelkörpers mit Strukturauflockerungen und Verdichtungen.

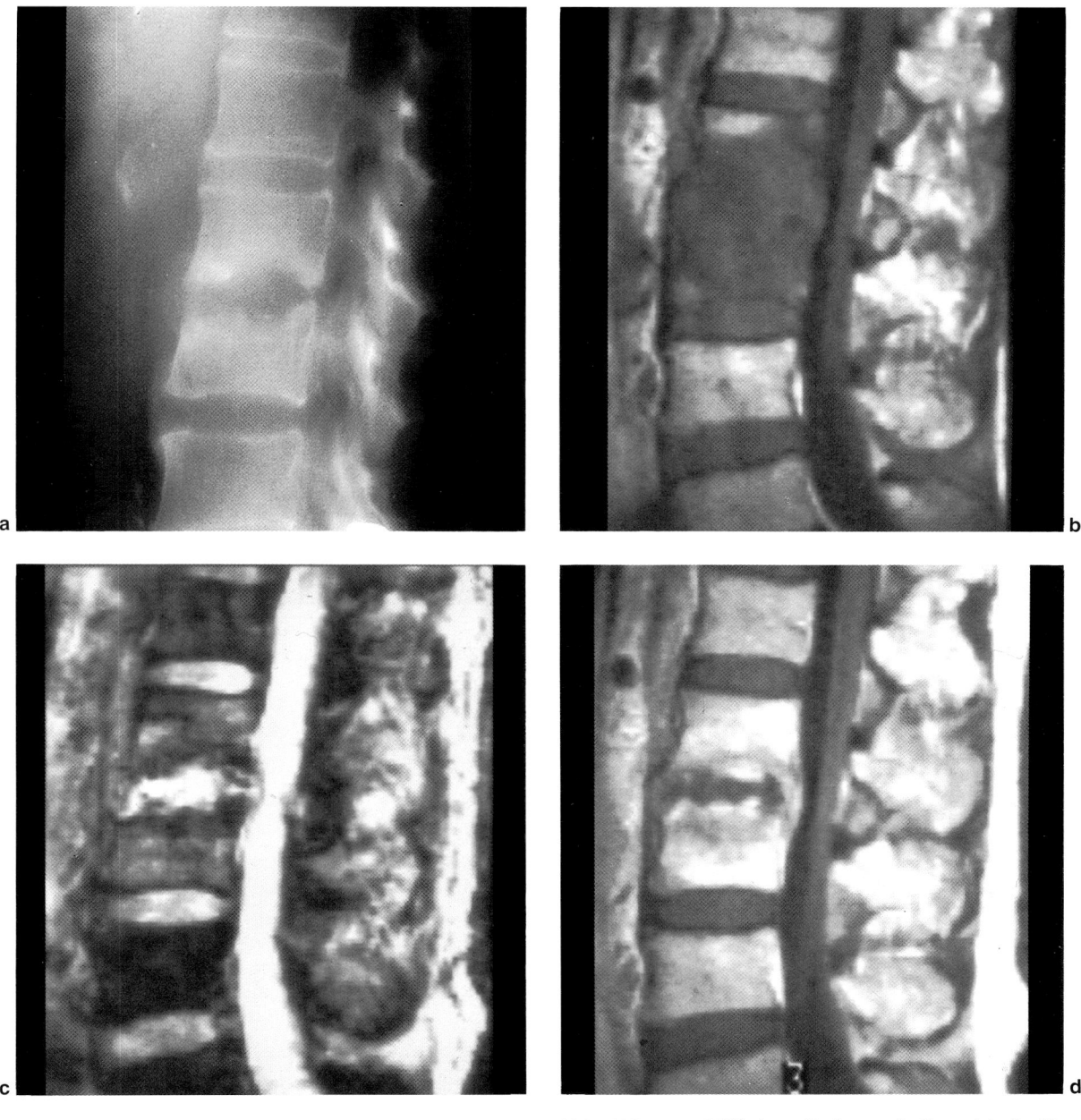

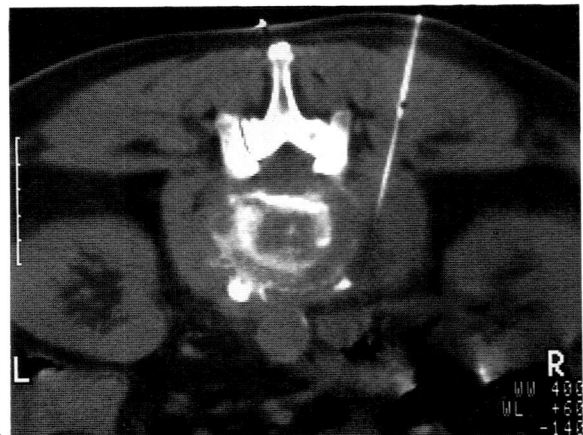

13.1 Entzündliche Wirbelsäulenerkrankungen | 185

Abb. 136a–e 55jähriger Patient mit Spondylodiszitis bei L 2/3.
a Seitliches Filmtomogramm. Auflösung der Konturen an den Grund- und Deckplatten mit fraßähnlichen Defekten. Bandförmige Sklerosierung der angrenzenden Knochenbezirke.
b Sagittale T1-gewichtete Spinechosequenz. Verlust des Fettsignals bei L2 und L3.
c Sagittale T2-gewichtete Spinechosequenz. Signalanreicherung infolge eines entzündlichen Ödems in den befallenen Wirbeln.
d T1-gewichtete Spinechosequenz nach i.v.-Gabe von Gadolinium-DTPA. Deutliche Kontrastaufnahme im Bereich der entzündlich veränderten Knochenbezirke und an den angrenzenden Anteilen der Bandscheibe.
e Transversales Computertomogramm in Bauchlage zur CT-gesteuerten Punktion. Deutliche Verbreiterung des paravertebralen Raumes durch entzündliches Material. Korrekt liegende Punktionsnadel.

– Exsudat bzw. Ansammlung von pyogenem Material in der Umgebung der Wirbelkörper.
– Evtl. intraspinale Ausdehnung des entzündliches Prozesses.

• **Szintigraphie** (drei verschiedene Markierungstechniken stehen zur Verfügung)
– Technetium-markierte energiereiche Phosphatkomplexe.
– Thallium-67-Zitrat.
– Indium-111-markierte Leukozyten.

Insgesamt ist die Szintigraphie sehr sensitiv und kündigt bereits im frühen Stadium durch eine Anreicherung des jeweiligen Tracers eine Osteomyelitis an. Nachteil der Szintigraphie ist die schlechte Spezifität, d. h. die fehlende Möglichkeit, andere Prozesse, die ebenfalls zu einem vermehrten Knochenumbau bzw. zu entzündlichen Reaktionen führen, abzugrenzen.

• **Kernspintomographie** (Abb. 136 b-d)
Typische Befunde der Spondylodiszitis sind:
– Signalverlust des befallenen Areals im T1-gewichteten Bild.
– Signalanstieg des befallenen Areals im T2-gewichteten Bild bzw. im T1-gewichteten nach der Gabe eines paramagnetischen Kontrastmittels.
– Darstellung von Exsudat und Eiter paravertebral oder intraspinal, vor allem im T1-gewichteten Bild bzw. Nachweis eines Psoasabszesses.
– Nachweis von Weichteilinfiltrationen, vor allem im T2-gewichteten Bild.

Tritt die Spondylitis im Gefolge einer **Wirbelsäulenoperation** (z. B. Bandscheiben-Operation) auf, ist die Durchführung einer Szintigraphie nicht sinnvoll, da in jedem Fall mit einer vermehrten Nuklidakkumulation zu rechnen ist. Sowohl die Frühdiagnose als auch die Verlaufskontrollen sollten dann mit Hilfe der Kernspintomographie durchgeführt werden. Kommt die Spondylodiszitis zur Abheilung, zeigt sich auch eine Remission der geschilderten morphologischen Kriterien.

13.1.2 Spondylitis tuberculosa

Unter den entzündlichen Erkrankungen, die eine intraspinale Raumforderung verursachen können, kommt neben den epiduralen Abszessen (s. Kap. 13.2.4) und der Wirbelosteomyelitis vor allem der tuberkulösen Spondylitis auch heute noch – trotz ihrer Seltenheit – eine differentialdiagnostisch wichtige Bedeutung zu. Die in den meisten Fällen hämatogen sich entwickelnde Wirbeltuberkulose beginnt mit multilokulären, vor allem deckplattennahen, aber auch zentralen Herden. Der exsudativ-verkäsende oder produktive Prozeß führt zu einer fortschreitenden Wirbelzerstörung mit Bildung von Keil- und Blockwirbeln, Gibbus und paravertebralen Abszessen, die sich als tuberkulöse Senkungsabszesse kaudalwärts ausbreiten und insbesondere über die Oberfläche des Musculus iliopsoas zu einer Irritation des Plexus lumbalis führen können. Häufigste Lokalisation der Spondylitis tuberculosa ist bei Kindern die thorakale, bei Erwachsenen eher die thorako-lumbale Region.

Klinische Befunde

– Radikuläre sowie meist inkomplette Querschnitts- oder Kaudasyndrome. Diese entwickeln sich als:
  – „Frühlähmungen" im Gefolge eines fokalen epiduralen Ödems.
  – „Abszeßlähmungen" im Stadium der Einschmelzungsprozesse.
  – „Spätlähmungen" mit ungünstiger Prognose, durch schwere Deformierungen der Wirbelsäule oder durch tuberkulöse Granulationen.
– Plexus-lumbalis-Läsionen bei Senkungsabszessen.

Radiologische Befunde

Die Bildkriterien sind prinzipiell die gleichen wie bei der eitrigen Spondylodiszitis. In der Früherkennung sind Szintigraphie und Kernspintomographie in etwa gleich sensitiv. Die Möglichkeit der differentialdiagnostischen Abgrenzung einerseits und der Nachweis eines paravertebralen Abszesses andererseits ordnen der **Kernspintomographie** bei der Wahl der verschiedenen Verfahren den ersten Rang zu. Essentiell sind hier sagittale Schichten mit T1- und T2-Wichtung, ggf. auch T1-gewichtete Bilder nach intravenöser Gabe eines paramagnetischen Kontrastmittels. Ergänzende axiale Schichten sind zur Erfassung eines paravertebralen Abszesses sinnvoll.

• Zur Klärung des letzteren Problems eignet sich allerdings auch die **Computertomographie.**

Beide Verfahren sind auch zur Verlaufskontrolle unter Therapie geeignet. Da die Differentialdiagnose mit Hilfe der bildgebenden Verfahren allein nicht zu stellen ist, empfiehlt sich eine **CT-gesteuerte Punktion der befallenen Wirbel** zur bakteriologischen und histologischen Klärung.

• **Übersichtsaufnahmen der Wirbelsäule** besitzen heute in erster Linie Dokumentationscharakter, sie werden jedoch zur Therapieplanung bei orthopädischen Operationen notwendig.

13.1.3 Rheumatoide Arthritis (Chronische Polyarthritis)

Bei der chronischen rheumatoiden Arthritis sind die Wirbelsäulengelenke in einem hohen Prozentsatz (etwa 40–80%) der Patienten mitbeteiligt. Die weitaus häufigsten Lokalisationen betreffen dabei die HWS und den kranio-zervikalen Übergang. Viel seltener sind Brust- und Lendenwirbelsäule befallen.

Bei der Zervikalarthritis treten die subjektiven Beschwerden zunächst – auch längerfristig – hinter den multiplen peripheren Gelenkbeschwerden zurück, so daß die zervikale Manifestation der Erkrankung meist erst später erkannt wird. Vor allem ist die regelmäßige systematische Medikation zur Therapie des peripheren Gelenkbefalls durchaus in der Lage, frühe Symptome der statischen und funktionellen HWS-Instabilität zu verschleiern (*F.W. Hagena, A. Krödel*, 1991). So erklärt sich auch, daß die Patienten trotz einer atlanto-axialen Subluxation – dem charakteristischen Befund der Zervikalarthritis – in 25% der Fälle keine Schmerzen angeben (*Castor, W. R.* und Mitarbeiter, 1983, *Sharp, I.* und Mitarbeiter, 1961).

Klinische Befunde (Zervikalarthritis)

– Nackenschmerz und Bewegungseinschränkung.
– Subokzipitaler Gibbus.
– Schiefhals.
– Neurologische Symptome wie
  – C1/C3-Radikulopathie.
  – Symptome einer Myelopathie (obere Halsmarksyndrome).
  – Symptome einer Medulla-oblongata-Kompression (Ausfälle der Hirnnerven V, VIII, IX, XI); Stridor; Atemlähmung; vertebro-basiläre Insuffizienz).

Radiologische Befunde

Die entzündliche Reaktion spielt sich an der Synovia ab, sie führt zu einer Destruktion des Gelenkknorpels und des subchondralen Knochens durch den rheumatischen Pannus. Es resultieren insuffiziente Gelenkkapseln und Ligamente sowie eine Vielzahl von Deformitäten, Subluxationen, Dislokationen, Frakturen und sklerotischen Reaktionen. Die Halswirbelsäule, insbesondere der okzipito-zervikale Übergang, stellt hierbei eine Prädilektionsstelle dar.

● Auf **Röntgenübersichtsaufnahmen der oberen Halswirbelsäule** und **Filmtomographien** stellt das wichtigste Zeichen die atlanto-axiale Dislokation dar. In einem unselektierten Krankengut von Patienten mit rheumatoider Arthritis ist sie in 6,4% der Fälle vorhanden.

Folgende morphologische Kriterien sind zu beobachten:

– Vergrößerung des Atlanto-Dental-Abstandes (Abstand zwischen der hinteren Begrenzung des vorderen Atlasbogens und der Vorderfläche des Dens) auf 4–10 mm (Normalbefund bis 2 mm beim Erwachsenen).
– Arrosionen des Dens, z. B. an der Hinterfläche (Ligamentum transversum).
– Mutilierende Veränderungen des Dens, beginnend mit einer Zuspitzung bis zur vollständigen Resorption.
– Anteriore Dislokation des Atlas durch Insuffizienz des Ligamentum transversum atlantis und

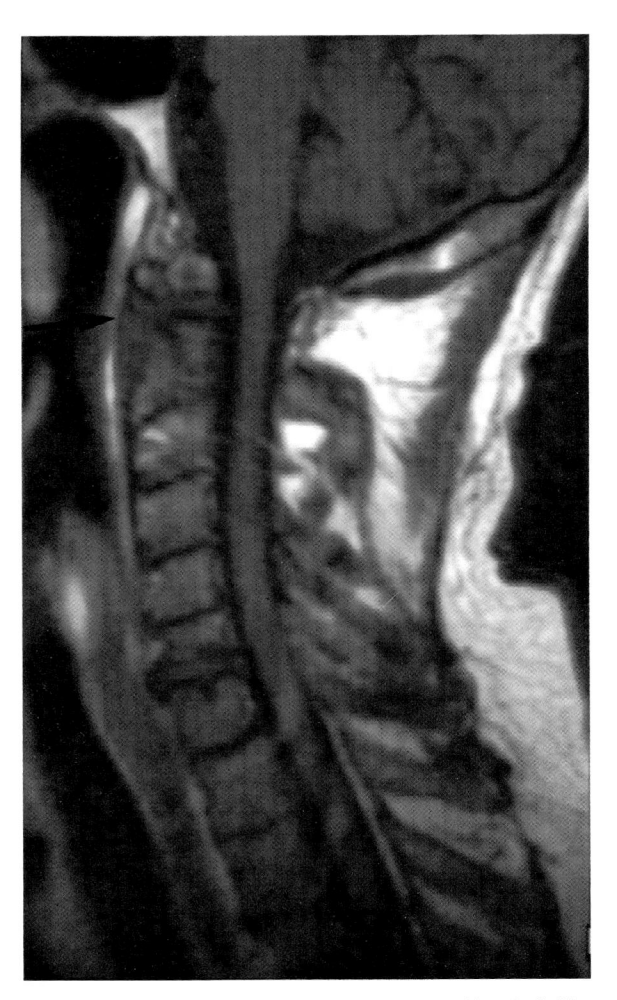

Abb. 137 62jähriger Patient mit rheumatoider Arthritis. Sagittale T1-gewichtete Spinechosequenz. Man erkennt eine partielle Destruktion des Dens axis und ausgedehntes Pannusgewebe (Pfeil).

der Ligamenta alaria sowie durch Zerstörung der medianen und lateralen Atlanto-Axial-Gelenke.

Ein weiterer, allerdings wesentlich seltenerer Befund ist die **rheumatische Diszitis und Spondylodiszitis** mit starker Höhenminderung des Bandscheibenraumes, geringer Abschlußplattensklerose und Erosionen (Spondylodiszitis).

Die „**Iliosacralarthritis rheumatica,,** bietet nicht das „bunte" Iliosakralbild wie bei der ankylosierenden Spondylitis, da hier nur Gelenkrandusuren zu erkennen sind. Erst später kommt es zu einer Gelenkspaltverschmälerung.

• Die **Kernspintomographie** erlangt in zunehmendem Maße Bedeutung, da hier auf sagittalen Schichten mit T1-Wichtung bzw. auf Spindensity-Bildern neben der Deformierung des Dens auch das Ausmaß des rheumatischen Pannus und seiner raumfordernden Wirkung exzellent darstellbar ist (Abb. 137). Die besonders enge Relation zwischen Dens bzw. rheumatischem Pannus einerseits und der Medulla oblongata andererseits gelingt nur mit dieser Methode.

13.1.4 Spondylarthritis ankylopoetica (Morbus Bechterew)

Die Ursache der zu 70–90% das männliche Geschlecht bevorzugenden Spondylarthritis ankylopoetica ist unbekannt. Die Krankheit, die als spezielle Form einer chronischen-rheumatischen Entzündung aufgefaßt wird, manifestiert sich auf dem Boden einer wahrscheinlich einfach dominant vererbten Disposition. Diese Annahme stützt sich u. a. auf den mit großer Häufigkeit möglichen Nachweis des HLA-Antigens-B-27.

Die Krankheit beginnt meist in der Adoleszenz, verläuft schubweise und fortschreitend, kann aber auch in jeder Krankheits- und Lebensalterphase zum Stillstand kommen. Charakteristisch für die Bechterewsche Erkrankung sind das gleichzeitige Auftreten von erosiven und appositiven Veränderungen in allen Gelenken der Wirbelsäule, einschließlich der Kostotransversalgelenke, der Bänder und Bandscheiben. Besonders ausgeprägt sind die Veränderungen an den Iliosakralgelenken. Auch Hüft-, Knie- und Schultergelenke können befallen sein. Beim Fortschreiten des Krankheitsprozesses kommt es zu einer Fibrose und Verknöcherung (Ankylosierung) der befallenen Gelenke.

Klinische Befunde

Neurologische Störungen bei einem Morbus Bechterew können sich als Wurzel- und Nervenkompressionssyndrome entwickeln. Häufig sind Lumboischialgien anzutreffen. Gelegentlich kommt auch ein langsam progredientes Kaudasyndrom zur Beobachtung.

Radiologische Befunde

Die Diagnostik erfolgt auch heute überwiegend mit Röntgenübersichtsaufnahmen und Schichtaufnahmen. In einzelnen Fällen kann es sinnvoll sein, die Computertomographie zum Nachweis der knöchernen Läsionen einzusetzen.

• In 99% der Fälle sind die frühesten pathologischen Röntgenbefunde auf **Übersichtsaufnahmen der Iliosakralgelenke** zu beobachten! Charakteristisch ist das „bunte" Bild der Iliosakralarthritis (Abb. 138).

Es setzt sich zusammen aus:

– Destruktiven Phänomen wie Konturunschärfe, Pseudoerweiterung des Gelenkspaltes, Erosionen der Gelenkflächen und zystischen subchondralen Osteolysen.
– Sklerosezeichen in Form von bandförmigen fleckigen oder kugeligen Verdichtungen.
– Ankylosezeichen, die sowohl intraartikulär durch Knochenbrücken als auch ligamentär erfolgen können.

Differentialdiagnostisch abzugrenzen sind:

– Reiter-Syndrom.
– Arthritis psoriatica.
– Enteropathische Sakroiliitis.
– Morbus Behçet.
– Hyperparathyreoidismus.

Weitere Veränderungen an der übrigen **Wirbelsäule** sind Syndesmophyten. Sie müssen von Spondylophyten und Parasyndesmophyten abgegrenzt werden. Darüber hinaus findet man auch destruktive Phänomene an den Wirbelkörpern, z. B. die Ausbildung von Kasten- und Tonnenwirbeln, die Romanus-Läsion (anteriore Spondylitis) und – in seltenen Fällen – das Auftreten einer Spondylodiszitis.

Das **Endstadium** des Morbus Bechterew ist durch die vollständige Verknöcherung des betreffenden Wirbelsäulenabschnitts bzw. der ganzen Wirbelsäule charakterisiert, d. h. durch eine erfolgte Fusion im Bereich aller Wirbelgelenke. Im Röntgenbild imponiert die Wirbelsäule dann als sog. Bambusstab.

enzephalitiden hervorrufen, ausgelöst werden. Doch gibt es auch entzündliche Erkrankungen mit weitgehender Begrenzung auf den intraspinalen Raum.

13.2.1 Multiple Sklerose

Bei der multiplen Sklerose, vor allem bei deren primär chronisch-progredienter Verlaufsform, kann der disseminierte Entmarkungsprozeß ausschließlich auf das Rückenmark begrenzt sein. Klinisch zeigt sich dann eine unterschiedlich ausgeprägte spinale Symptomatik bis hin zum kompletten Transversalsyndrom.

Radiologische Befunde

- Zum Einsatz kommt hier ausschließlich die **Kernspintomographie.** Hierbei ergeben sich prinzipiell die gleichen Befunde wie im Gehirn und im Hirnstamm: Umschriebene Läsionen mit angehobener Signalintensität (white spots), die sowohl im Protonenbild als auch im T2-gewichteten Bild erkennbar sind (Abb. 139). Die Voraussetzung für den Nachweis sind artefaktarme sagittale und transversale Bilder. Wegen der im Bereich der Wirbelsäule häufig auftretenden Artefakte (Bewegungsartefakte, Pulsationsartefakte, Chemical shift, Suszeptibilität usw.) gilt ein Herd nur dann als gesichert, wenn er in mindestens zwei Ebenen nachweisbar ist.

13.2.2 Myelitis transversa

Bakterielle, virale und auch postvakzinale Entzündungsreaktionen können gelegentlich einen bestimmten Rückenmarkquerschnitt erfassen und dann die Symptomatik eines Querschnittssyndrom hervorrufen. In einzelnen Fällen ist eine solche, auch aszendierend verlaufende Querschnittsmyelitis mit einer Optikusneuritis kombiniert. Diese Neuromyelitis optica (Devic) wird als Sonderform der multiplen Sklerose aufgefaßt.

Klinische Befunde
(bei Neuromyelitis optica)

– Doppelseitige Optikusneuritis.
– (Gleichzeitig oder kurzfristig folgend) partielles oder komplettes RM-Transversalsyndrom, evtl. aufsteigend.
– Vor allem bei Jugendlichen akut fulminante, bis zu 20% tödliche, Verläufe.
– Z. T. später Übergang in den typischen Krankheitsverlauf einer Multiplen Sklerose.

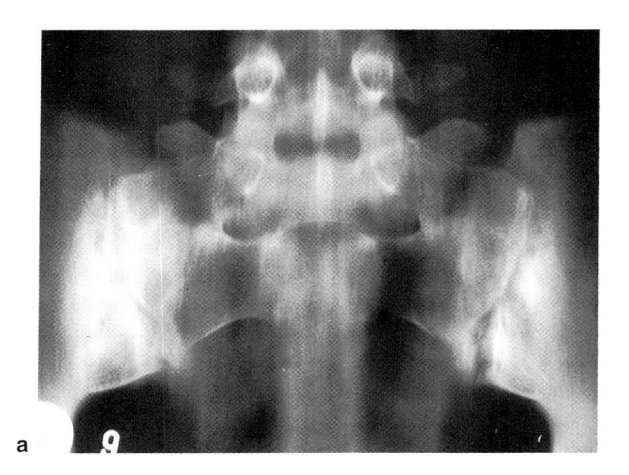

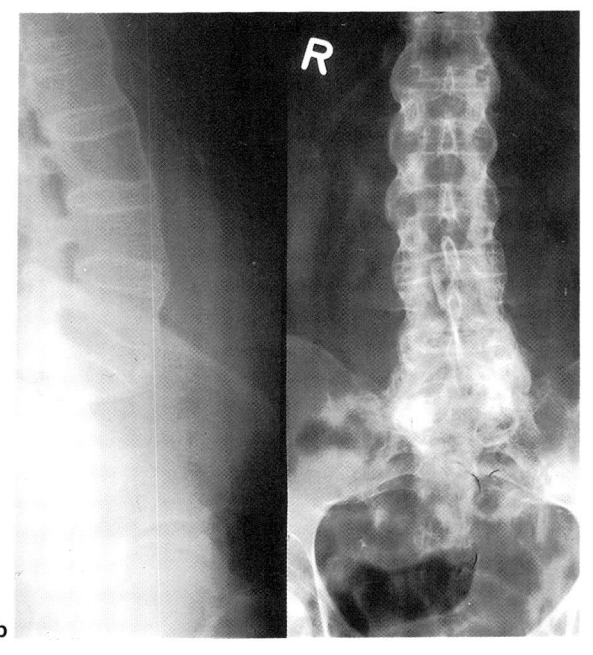

Abb. 138a, b Morbus Bechterew.
a Filmtomographie der Iliosakralfugen bei einer 24jährigen Patientin. Es zeigt sich das „bunte Bild" der Iliosakralarthritis mit destruktiven und ankylosierenden Veränderungen, die auf der rechten Seite weiter fortgeschritten sind als auf der linken.
b Übersichtsaufnahmen der Lendenwirbelsäule bei einem 58-jährigen Mann. Endstadium der ankylosierenden Spondylitis (sog. „Bambusstab").

13.2 Entzündliche intraspinale Erkrankungen

Entzündliche Erkrankungen des Rückenmarkes und der Rückenmarkhäute treten oftmals als Mitbeteiligungen eines im gesamten ZNS-Bereich vorliegenden entzündlichen Geschehens auf, können also durch die gleichen Erreger, die Meningo-

T1-gewichteten Sagittalschichten signalarm sein können. Sensitiver sind jedoch T2-gewichtete sagittale und transversale Schichten, auf denen sich diese Herde signalreich präsentieren (Abb. 140). Entscheidend für die diagnostische Aussage ist der Ausschluß von Artefakten, insbesondere auf den transversalen Schichten. Eine differentialdiagnostische Abgrenzung zu Demyelinisierungsherden bei Multipler Sklerose ist aufgrund des MR-Bildes alleine nicht möglich.

13.2.3 Poliomyelitis anterior acuta

Bei dieser Viruserkrankung sind die Vorderhornzellen des Rückenmarks, nicht selten allerdings auch die Kernareale der basalen Hirnnerven befallen. Infektionen mit wildem Poliovirus wurden z.B. in den USA seit 1980 nicht mehr beobachtet (*Malzberg* et al., 1993). Infektionen mit den Polio-Vaccine-Virus verlaufen meist abortiv. Eine vakzine-assoziierte paralytische Poliomyelitis soll in etwa einem Fall von 2,5 Millionen geimpften Personen auftreten. Hierfür ergeben sich drei Risikogruppen:

– Mit Poliovaccine geimpfte Personen.
– Menschen, die mit frisch geimpften Personen in Kontakt kommen.
– Patienten mit Immunschwäche.

Klinische Befunde

– Schlaffe atrophische Paresen der Extremitäten.
– Bulbärparalytische Symptome.

Radiologische Befunde

● Aufgrund der Seltenheit dieses Krankheitsbildes existieren nur wenige Fallbeschreibungen in der Literatur. Danach ist die **Kernspintomographie** die einzige Methode, mit der pathomorphologische Befunde zu erheben sind. In T2-gewichteten sagittalen und transversalen Sequenzen wurden umschriebene Signalanhebungen im Bereich der Vorderhörner des gesammten Halsmarkes beschrieben. Nach der Gabe von Gadolinium-Kontrastmittel kam es auf T1-gewichteten Bildern nicht zu einer Anreicherung (*Malzberg* et al., 1993).

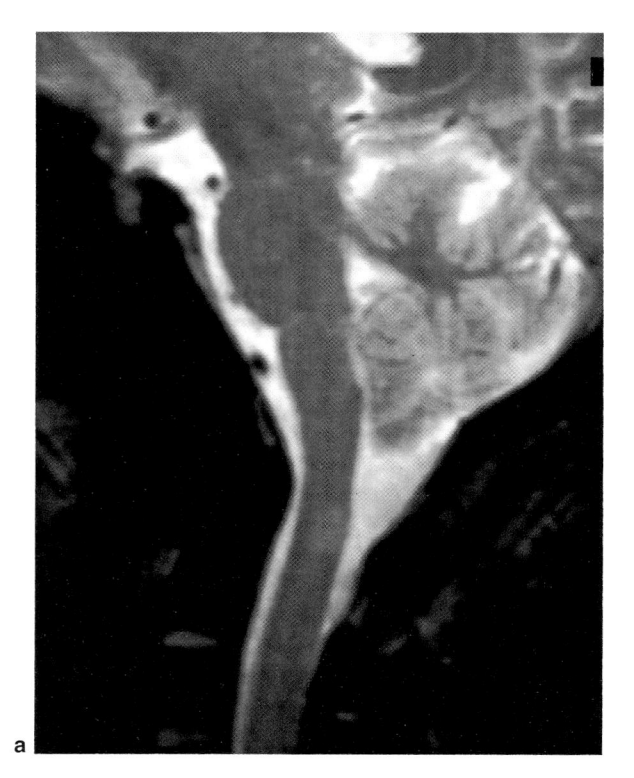

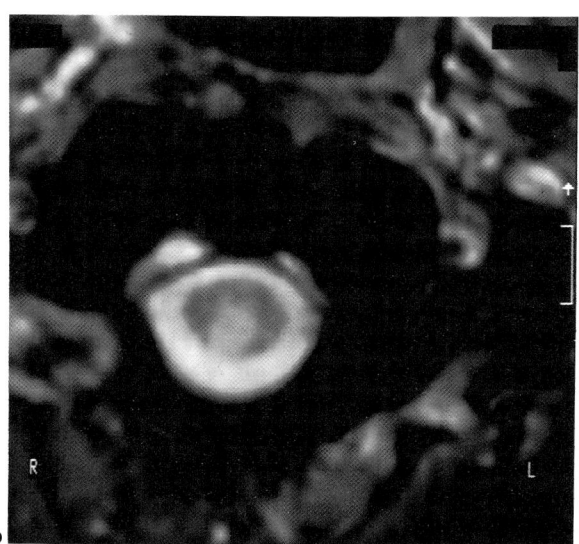

Abb. 139a, b 45jährige Patientin mit Multipler Sklerose.
a Sagittale T2-gewichtete Gradientenechosequenz.
b Transversale T2-gewichtete Gradientenechosequenz. Beide Projektionen zeigen einen signalreichen Demyelinisierungsherd im oberen Halsmark in Höhe des Dens axis.

Radiologische Befunde

Das einzige diagnostische Verfahren, das ggf. zum Einsatz kommt, ist die **Kernspintomographie.** Typisch für einen Befall sind Herde, die in

13.2.4 Epiduraler und Rückenmarkabszeß

Abgekapselte, durch bakterielle (vorwiegend Staphylokokken) Infektionen bedingte Eiteransammlungen (Abszesse, Empyeme) im Intraspinalraum

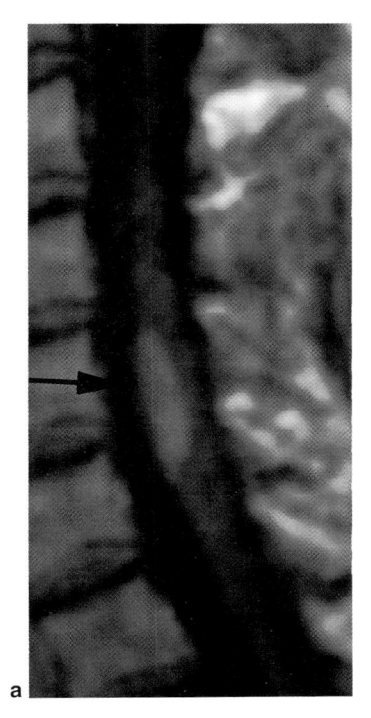

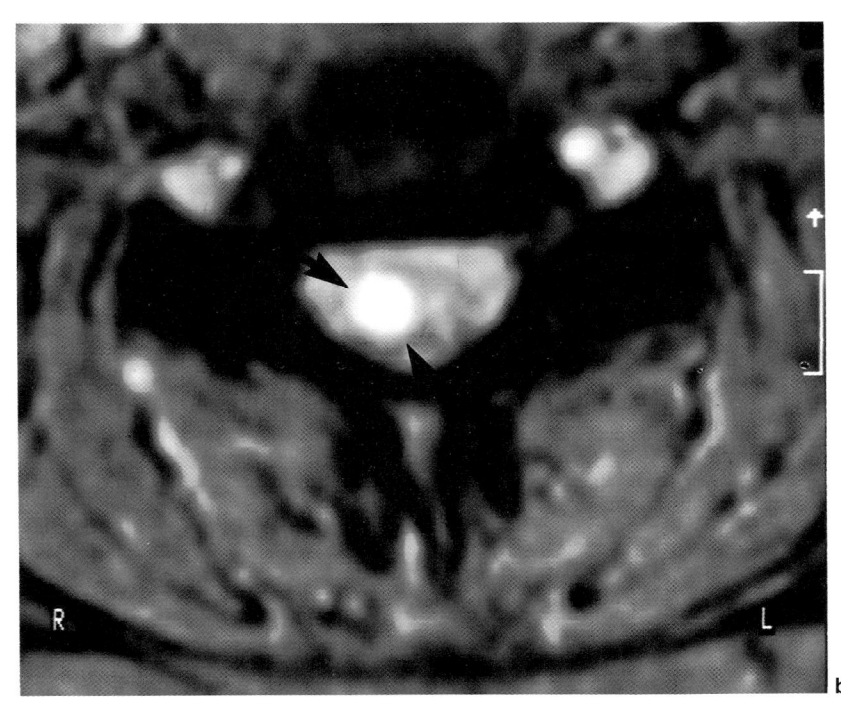

Abb. 140a, b 38jährige Patientin mit Myelitis transversa.
a Sagittale T2-gewichtete Gradientenechosequenz. Man erkennt ein umschriebenes Areal mit erhöhter Signalintensität in Höhe C 5/6 (Pfeil).
b Transversale T2-gewichtete Gradientenechosequenz. Der zum sagittalen Kernspintomogramm korrelierende Befund ist hier als rundliche Zone von hoher Signalintensität (Pfeile) zu erkennen.

entstehen posttraumatisch, hämatogen-metastatisch oder fortgeleitet. Bei letzteren kommen vor allem Spondylitiden (auch tuberkulöse), Dekubitalgeschwüre und Laminektomien als Ursache in Betracht. In der Regel handelt es sich um epidurale Abszesse, selten um subdurale und äußerst selten um intramedulläre Abszedierungen. Die akuten Abszesse sind eher dorsal, die chronischen, insbesondere die tuberkulösen, häufiger im ventralen Epiduralraum anzutreffen.

Klinische Befunde

– Zu Beginn meist starke Rückenschmerzen mit radikulärer Ausstrahlung.
– Fieber.
– Progredientes Querschnittssyndrom.
– Liquor: Deutliche Pleozytose und Eiweißvermehrung.

Radiologische Befunde

Extramedulläre Abszesse sind – wie bereits betont – wesentlich häufiger als intramedulläre. Sie gehen meist von einer Spondylitis bzw. Spondylodiszitis aus.

● Bei einer floriden Spondylodiszitis sind bereits auf **Übersichtsaufnahmen der Wirbelsäule** richtungweisende Befunde zu sehen:

– Unschärfe oder Verschwinden der Randkonturen an den Grund- und Deckplatten. Zum Teil kommt es auch zu fraßähnlichen Knochendefekten.
– Bandförmige, zum gesunden Knochen hin unscharf begrenzte Sklerose.
– Bei begleitender Spondylodiszitis Verschmälerung des Zwischenwirbelraumes.

● Im **Computertomogramm** besteht zusätzlich eine die Wirbelkörper umgebende weichteildichte Raumforderung als Ausdruck des sich ausbreitenden Abszesses. Dieser kann sich von der unmittelbaren Paravertebralregion, insbesondere bei der tuberkulösen Spondylitis, in den Psoasmuskel erstrecken und von dort nach kaudal wandern (Senkungsabszeß).

● Die empfindlichste Methode vor allem beim frühen Nachweis einer Spondylodiszitis, ist die **Kernspintomographie**. Im T1-gewichteten Bild zeigt sich ein Signalverlust in den befallenen Knochenarealen. Dieser ist im T1-gewichteten Bild nach Gadoliniumgabe reversibel.

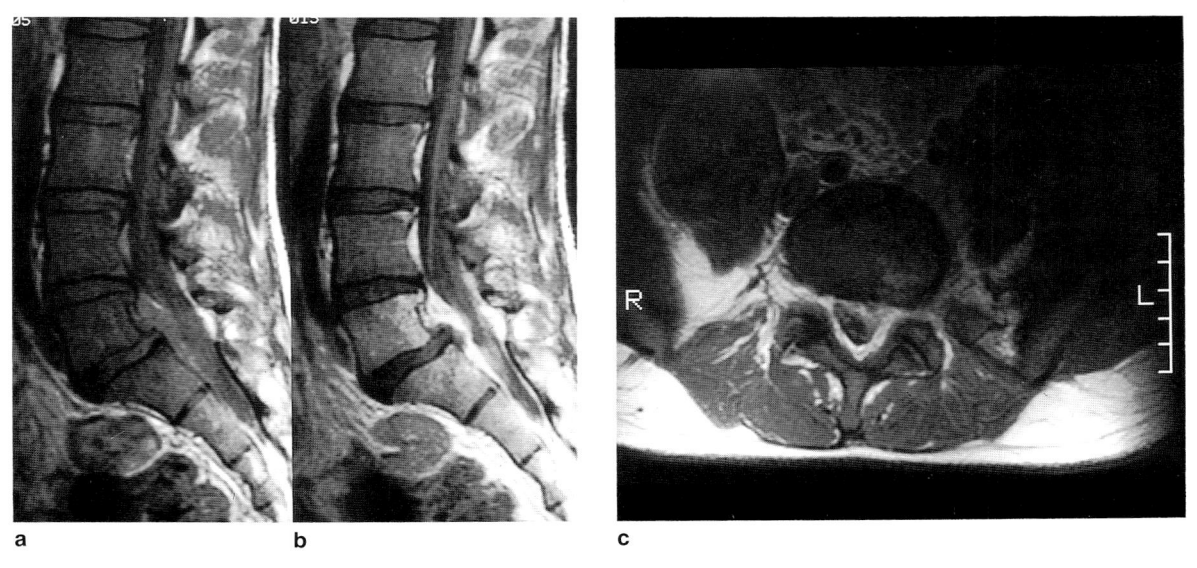

Abb. 141 a–c 35jähriger Patient mit Epiduralabszeß bei L5/S1 nach Bandscheiben-OP.
a Sagittale protonengewichtete Spinechosequenz. Sie zeigt eine signalreiche Raumforderung zwischen der Hinterkante der Wirbelkörper und dem Duralsack.
b Sagittale T1-gewichtete Spinechosequenz nach i.v.-Gabe von Gadolinium-DTPA. Deutliche Kontrastaufnahme der Läsion.
c Transversale T1-gewichtete Spinechosequenz nach i.v.-Gabe von Gadolinium-DTPA. Dorsalverlagerung und Kompression des Duralsacks durch den Abszeß (Bakteriologie: Staphylococcus aureus).

Im T2-gewichteten Bild erkennt man als Ausdruck des entzündlichen Ödems eine Signalerhöhung des befallenen Areals. Alle hier geschilderten Veränderungen sind reversibel und normalisieren sich weitgehend mit der Ausheilung des entzündlichen Geschehens.

Entzündliche Prozesse im Epi- und Subduralraum sind an Hand des raumfordernden Charakters mit Kompression des Rückenmarks oder des Duralsackes erkennbar (Abb. 141). Je nach dem Inhalt (Blut, Eiter usw.) erkennt man im T1-gewichteten Bild entweder eine signalarme oder eine signalreiche Raumforderung, während der Prozeß im T2-gewichteten Bild immer signalreich erscheint.

Primär-intramedulläre Abszesse sind selten. Unter der ca. 70 beschriebenen Fällen wurden bisher nur drei mittels Kernspintomographie untersucht. Symptomatisch für dieses Krankheitsbild ist eine Auftreibung des Rückenmarks im befallenen Bereich. Auch hier kann sich der Abszeß je nach seinem Inhalt sowohl signalreich als auch signalarm im T1-gewichteten Bild darstellen, während das T2-gewichtete Bild immer eine meist diffuse Signalanhebung zeigt. Mit zunehmender Auftreibung des Rückenmarkes verschmälert sich der Liquorraum.

Da die Symptomatik beim primären Rückenmarkabszeß meist schleichend beginnt und zumindest in der Initialphase nicht von anderen Rückenmarkerkrankungen zu unterscheiden ist, sollte man bei Verdacht auf einen Rückenmarkabszeß früh auf die Computertomographie zurückgreifen.

13.2.5 Arachnitis spinalis

Selten können umschriebene Verwachsungen der weichen Rückenmarkhäute in zystischer oder fibrös-adhäsiver Form – bisweilen mit Kalkeinlagerungen – die Ursache einer intraspinalen Raumforderung sein. Als pathogenetische Faktoren für die Entwicklung einer Arachnitis spinalis kommen Wirbelfrakturen, Rückenmarkverletzungen sowie abgelaufene Meningitiden und chirurgische Eingriffe in Betracht. Eine weitere Ursache waren früher spinale Arachnitiden nach einer Myelographie mit öligen Kontrastmitteln. In einer Vielzahl von Fällen bleibt jedoch die Ursache einer Arachnitis ungeklärt.

Klinische Befunde

– Anhaltende lokale, aber auch ausstrahlende Schmerzen.

– Langsam progrediente radikuläre Störungen, evtl. partielle Querschnitts-bzw. Kaudasyndrome.
– Evtl. vergeblicher Versuch einer Liquorgewinnung bei Lumbalpunktion.

Radiologische Befunde

● Früher erfolgte die Diagnose einer spinalen Arachnoiditis durch die **Myelographie**. Übliche Zeichen waren prominente Nervenwurzeln der Cauda equina, eine homogene Kontrastierung des Duralsackes ohne Darstellung von Wurzeltaschen bzw. mit Füllungsdefekten und Verkürzung des Arachnoidalsackes.

● Auch im **Myelo-CT** können Adhäsionen im distalen Duralsack und die fehlende Füllung der Wurzeltaschen gut demonstriert werden. Im Extremfall führt dies zum Zeichen des „leeren Duralsackes".

● Für die Diagnostik mit Hilfe der **Kernspintomographie** sind sowohl T1- als auch T2-gewichtete Sequenzen sinnvoll. In typischer Weise kann man auf T1-gewichteten Bildern miteinander verbackene Nervenwurzeln erkennen. Diese können im Zentrum des Duralsackes, aber auch lateral gelegen und mit den Hirnhäuten verwachsen sein. Insbesondere der letzte Befund läßt sich meist im T2-gewichteten Bild besser darstellen. Die Befunde ähneln hier dem CT-Myelogramm, in dem die Nervenwurzeln im signalreichen Liquor als Aussparungen erkennbar sind.

Das morphologische Endstadium der Erkrankung ist dadurch charakterisiert, daß der Duralsack vollständig von fibrösem Gewebe obliteriert ist. Hier lassen sich die Nervenwurzeln nicht mehr als einzelne Strukturen abgrenzen.

14 Zirkulatorische Rückenmarkerkrankungen

Myelovaskuläre Erkrankungen sind sehr viel seltener als die entsprechenden zerebralen Krankheitsbilder. Der wesentliche Grund hierfür dürfte in der außergewöhnlichen Seltenheit liegen, mit der Rückenmarkgefäße von Wanderkrankungen (inbesondere Arteriosklerose) befallen werden. Die meisten Zirkulationsstörungen des Rückenmarks resultieren daher aus (atheromatösen, thrombotischen oder embolischen) Beeinträchtigungen der Blutzufuhr in den vorgeschalteten Arterien oder in der Aorta. Zu den erworbenen zirkulatorischen Rückenmarkschäden zählen auch die Kompressionsfolgen durch raumfordernde Prozesse sowie nach traumatischen Strukturveränderungen der Wirbelsäule (sog. sekundäre kompressionsbedingte Myelomalazien).

Das Verständnis vaskulärer Rückenmarksyndrome setzt die Kenntnis der anatomischen Gegebenheiten der **Blutversorgung des Rückenmarks** voraus:

Oberhalb von Th-3 erfolgt die arterielle Blutversorgung des Rückenmarks aus Ästen der A. subclavia, nämlich über die Aa. vertebrales sowie den Truncus thyreocervicalis und den Truncus costocervicalis auf beiden Seiten. Aus diesen Gefäßen entspringen sog. Rr. radiculares anteriores et posteriores. Diese begleiten und ernähren in jedem Segment die entsprechenden ventralen und dorsalen Nervenwurzeln. Nur wenige von ihnen sind als sog. Rr. radiculo-medullares ausgebildet und versorgen neben den Nervenwurzeln ihres Segmentes auch die A. spinalis anterior bzw. die Aa. spinales posteriores.

Unterhalb von Th-3 erfolgt die Blutversorgung durch die Rr. dorsales der Aa. intercostales posteriores bzw. durch die Rr. dorsales der Aa. lumbales. Von diesen entspringen wiederum die Aa. radiculares anteriores et posteriores. Eine dieser Aa. radiculares ist besonders kräftig entwickelt; sie wird als A. radicularis magna (A. Adamkievicz) bezeichnet. Ursprungshöhe und -seite der A. radicularis magna variieren sehr stark. Sie entspringt in 80% aller Menschen aus einer Interkostalarterie oder Lumbalarterie der linken Seite. In 85% erreicht sie gemeinsam mit einer Nervenwurzel in Höhe von Th-9 bis L2 das Rückenmark. Bei den 15%, bei denen dies zwischen Th-5 und Th-8 der Fall ist, wird sie durch einen weiter kaudal entspringenden Ramus radicularis ergänzt.

Die eigentliche Rückenmarkversorgung erfolgt durch die unipaare A. spinalis anterior an der ventralen Fissur des Myelons und durch die paarig angelegten Aa. spinales posteriores an der Dorsalseite des Rückenmarkes. Von der A. spinalis anterior gehen Rr. centrales in die Tiefe; sie versorgen alternierend die rechte und die linke vordere Rückenmarkseite. Die hintere Rückenmarkseite wird durch sog. penetrierende Äste des Piageflechts ernährt. Letzteres umspannt die gesamte Peripherie des Rückenmarks und enthält Anastomosen zwischen der vorderen Spinalarterie und den hinteren Spinalarterien.

Aus dieser Anatomie der Rückenmarkgefäße ergibt sich zunächst und vor allem, daß im Grenzbereich der Versorgungsareale von A. subclavia und Aorta (oberes Brustmark) eine **hämodynamische Grenzzone** liegt, die ischämiegefährdet ist. Ferner bleibt zu beachten, daß die segmentalen arteriellen Zuflüsse aus den Aa. radiculares und auch die anatomischen Verbindungen zwischen den vorderen und hinteren Spinalarterien außerordentlich variabel ausgebildet sind. Daher lassen sich die Kreislaufstörungen des Rückenmarks – im Gegensatz zum Gehirn – nur schwer und nur begrenzt bestimmten arteriellen Gefäßprovinzen zuordnen.

Venöse Abflußstörungen im Rückenmark führen bevorzugt im Bereich der Hinterstränge zu Parenchymschädigungen.

Diagnostik mit bildgebenden Verfahren:

Basisdiagnostik

- Kernspintomographie
- Computertomographie (bei Blutungen)

Weiterführende Diagnostik

- Kernspintomographie
- Myelographie und Myelo-CT
- Angiographie (DSA)

14.1 Rückenmarkischämien

14.1.1 Intermittierende Durchblutungsstörungen des Rückenmarks

Analog zu den zerebralen transitorisch-ischämischen Attacken (TIA) kann es – allerdings wesentlich seltener – auch zu passageren Zirkulationsstörungen im Rückenmark kommen. Diese führen in der Regel zu keinen bleibenden Strukturschädigungen des Rückenmarkgewebes, vielmehr zu rückbildungsfähigen medullären Funktionsstörungen, die sich allerdings häufiger wiederholen können.

Pathogenetisch muß man bei einer derartigen passageren Durchblutungsnot des Rückenmarks, die vorwiegend im oberen Thorakalbereich beobachtet wird, neben vaskulären Lokalfaktoren vor allem auch an eine begleitende Herzinsuffizienz denken. Bevorzugt sind ältere Männer betroffen. Die klinischen Erscheinungen einer derartigen myelovaskulären Insuffizienz treten insbesondere bei körperlichen Belastungen vor allem beim Gehen auf (Claudicatio intermittens spinalis).

Klinische Befunde

– Die Beschwerden sind belastungsabhängig und treten insbesondere beim Gehen auf.
– Rasche Ermüdbarkeit und Schwäche (Paresen) der Beine.
– Meist sehr flüchtige Parästhesien, nicht selten auch dissoziierte Empfingsstörungen bds. an den unteren Extremitäten.
– Passagere Blasenfunktionsstörungen.

Radiologische Befunde

Da es sich um eine intermittierende Mangelversorgung des Rückenmarkes handelt, sind ähnlich wie beim Gehirn grundsätzlich keine morphologischen Veränderungen mit aktuellem Bezug zu erwarten.

● Es ist jedoch möglich, daß vorangegangene Myeloninfarkte in anderen Regionen vorliegen. In diesem Fall sind **kernspintomographisch** vor allem auf T2-gewichteten sagittalen und transversalen MR-Schichten signalintensive Zonen zu erwarten.

14.1.2 Akute ischämische Rückenmarkinfarkte

Als **Ursache** manifester Rückenmarkinfarkte kommen in Betracht:

– Stenosen und thrombotische Verschlüsse in den prämedullären, seltener in den medullären Gefäßen.
 – Aorta (bedeutsamste und häufigste Ursache). Schwere Aortensklerose, Aortenaneurysmen, Aortenwanddissektion, Aortenisthmusstenose; entzündliche Veränderungen der Aortenwand (z. B. bei Lues, Kollagenosen).
 – Aa. spinales anteriores et posteriores.
 – Aa. vertebrales, vor allem bei sekundären kompressionsbedingten Myelomalazien.
– Embolische Myelomalazien (seltene Ursache).
 – Aus atheromatösen (ulzerösen Plaques in der Aorta).
 – Infektiös metastatisch.
 – Nach stumpfen Bauchtraumen.
 – Während und nach chirurgischen Eingriffen (Abklemmung der Aorta, Operationen im Wirbelsäulenbereich usw.).
 – Bei abdominellen Gefäßprothesen (durch Einschwemmen von Cholesterinkristallen).
– Herzinsuffizienz und hypotone Krisen als zusätzliche Kausalfaktoren.
– Chaisson-Krankheit (Dekompressionssyndrom – selten).

Rückenmarkinfarkte sind bevorzugt in Brust- und Lendenmark lokalisiert. Die klinischen Erscheinungen entwickeln sich in der Regel nicht apoplektisch/per akut, sondern rasch progredient im Verlauf weniger Stunden.

Klinische Befunde

Die Symptomatik ist verständlicherweise entscheidend abhängig von den betroffenen Gefäßversorgungsarealen.

So ergeben sich unterschiedliche Leitsymptome bei den verschiedenen Rückenmarkinfarkten:

Bei **Infarkten im Versorgungsbereich der A. spinalis anterior** (häufigster RM-Infarkt!):

– **Claudicatio intermittens spinalis** als häufige Prodromalerscheinung.
– Meist inkomplette Transversalsyndrome, die von der Lokalisationshöhe des Infarktes abhängig sind.
 – Segmentale Schmerzen und Parästhesien auf Infarkthöhe.
 – Dissoziierte sensible Störungen bds.
 – Para- oder Tetraparesen (bei der seltenen zervikalen Infarktlokalisation).
 – Blasenfunktionsstörungen.
 – Spastikentwicklung in den paretischen Extremitäten erst später, d. h. nach dem Abklingen des spinalen Schocksyndroms.

– Meist nur partielle Rückbildung der neurologischen Ausfälle.

Bei Infarkten im Versorgungsbereich von Sulkusästen der A. spinalis anterior:

Es ergeben sich entsprechend dem Stromgebiet einer A. sulco-commissuralis nur halbseitige Infarktzonen auf einer bestimmten Segmenthöhe. So sind die neurologischen Ausfälle bei einem A. sulco-commissuralis-Syndrom normalerweise geringfügiger ausgeprägt und zeigen auch einen günstigeren Verlauf im Vergleich zum A. spinalis anterior-Syndrom.

– Brown-Séquard-Syndrom.
  – Ipsilateral: Schlaffe Lähmungen und Atrophien auf Infarkthöhe, spastische Lähmungen kaudalwärts, gestörte Tiefensensibilität und Vibrationsempfindung.
  – Kontralateral: Gestörtes Schmerz- und Temperaturempfinden kaudalwärts.

Bei Infarkten im Versorgungsbereich der A. radicularis magna:

Da diese häufig zu ausgeprägten Infarktzonen, bevorzugt im thorakalen und lumbalen Bereich führen, sind nicht selten schwere klinische Ausfallssyndrome anzutreffen:

– Meist fast komplette Transversalsyndrome.
– Paraparese an den unteren Extremitäten. Sie bleibt auffälligerweise häufig schlaff.

Bei Infarkten des Conus medullaris:

Diese Infarktlokalisation ist insgesamt sehr selten, weil in diesem Bereich ausgeprägte und funktionstüchtige Anastomosen zwischen den vorderen und hinteren Spinalarterien bestehen. Gelegentlich sind Konus-Infarkte nach Operationen an der abdominellen Aorta (Abklemmungssyndrom) zu beobachten.

– Initial lokale Schmerzen, die beidseits ins Gesäß und auf die Rückenseite der Oberschenkel ausstrahlen.
– „Reithosen" - Hyp/Anästhesie.
– Blasenlähmung, Mastdarminkontinenz und Paresen der Beine fehlen beim reinen Konussyndrom.

Bei Infarkten im Versorgungsbereich der hinteren Spinalarterien (extrem selten):

– Inkomplette Transversalsyndrome mit vordergründigen Funktionsstörungen der Hinterstränge (Störungen der Tiefensensibilität, spinale Ataxie).

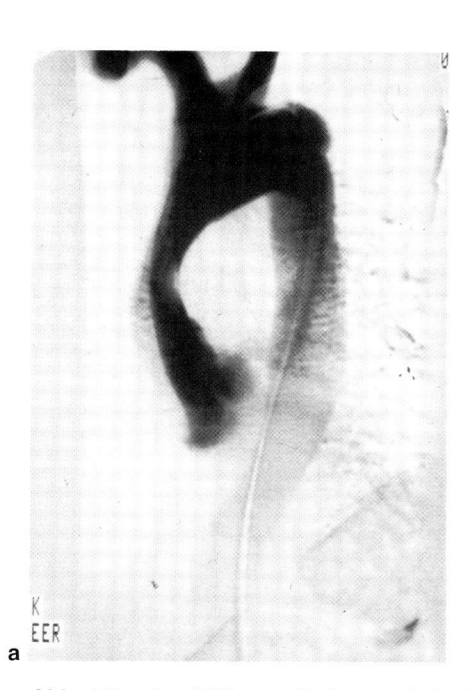

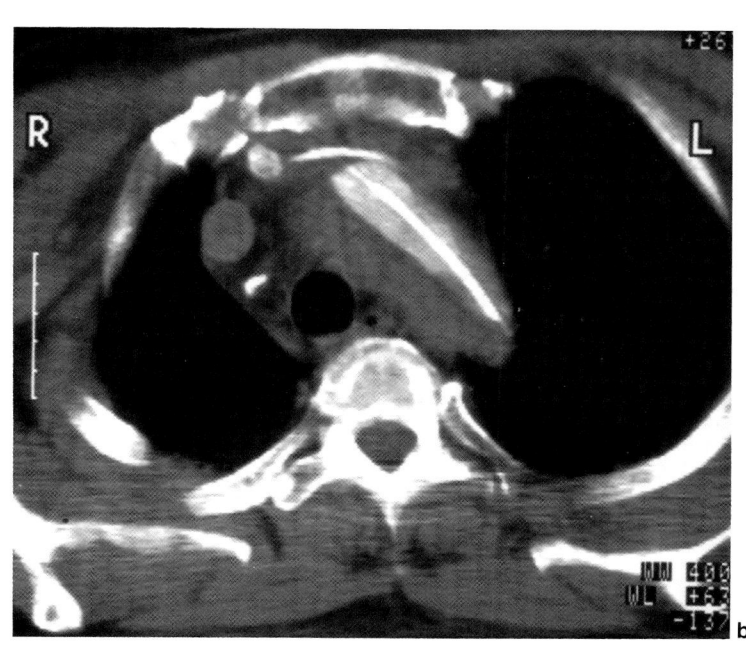

Abb. 142a, b 67jähriger Patient mit Spinalis anterior-Syndrom als Folge einer Aortendissektion Typ A.

a DSA der Aorta: Nachweis einer Dissektion mit Beginn in der Aorta ascendens. Die deutliche Taillierung des echten Lumens ist gut erkennbar. Im Bereich der descendierenden Aorta kommen keine Interkostalarterien zur Darstellung.

b Axiales CT in Höhe des Arcus aortae. Kontrastmittelinjektion über den liegenden Angiographiekatheter. Man erkennt eine deutliche Kontrastierung des echten Lumens, während der falsche Kanal sich nur andeutungsweise anfärbt.

Radiologische Befunde

In der Akutphase sind naturgemäß keine direkten Veränderungen am Spinalmark nachweisbar. Bezüglich der **Diagnostik der Ursachen** kommt lediglich die Diagnostik von Veränderungen der Aorta thoracalis oder abdominalis in Betracht. Hier sind es vor allem Aneurysmen, Dissektionen und Veränderungen nach Traumen oder operativen Eingriffen.

Daher beginnt die Diagnostik mit der **Computertomographie** oder **Kernspintomographie der Aorta**. Wichtigste Kriterien sind der Nachweis einer Dissektion oder von parietalen Thromben, die als Emboliequelle in Betracht kommen.

Der Nachweis von Myeloninfarkten gelingt nur mit der Kernspintomographie. Auf sagittalen und transversalen T2-gewichteten Schichten sind umschriebene Zonen mit erhöhter Signaldichte erkennbar (Abb. 143). Wichtig ist allerdings hierbei die Abgrenzung von Artefakten. Deshalb ist der Nachweis dieser vaskulären Läsionen immer in mindestens zwei Ebenen zu fordern.

- In Abhängigkeit von den therapeutischen Konsequenzen ist eine **Übersichtsangiographie der Aorta** indiziert. Diese bestätigt das Vorliegen einer Dissektion bzw. gibt Aufschluß über die Anlage und Perfusion der Interkostalarterien bzw. der Lumbalarterien (Abb. 142a).

- Lassen sich keine eindeutigen Befunde erarbeiten, sollte eine **Computertomographie der Aorta** mit Kontrastmittelinjektion über den liegenden Angiographiekatheter erfolgen (Abb. 142b).

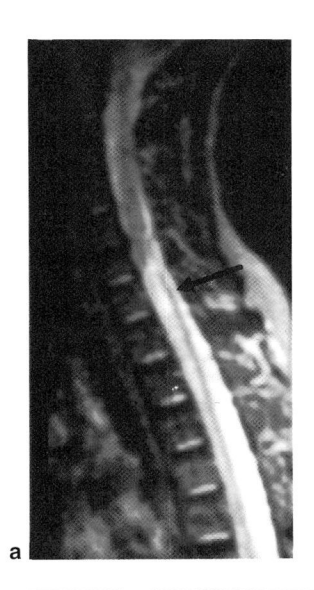

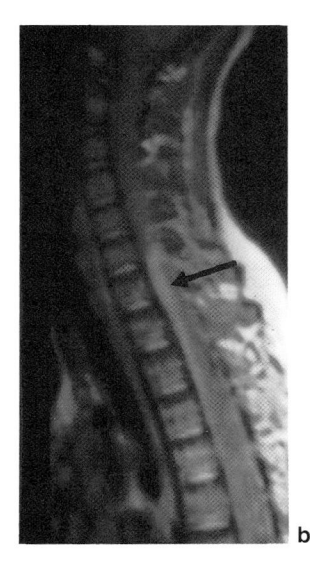

Abb. 143a–d 35jährige Patientin mit Myeloninfarkt bei Herzrhythmusstörungen.
a T2-gewichtete sagittale Spinechosequenz.
b Protonen-gewichtete sagittale Spinechosequenz,.
c Transversale T2-gewichtete Spinechosequenz. Alle drei MR-Schichten zeigen eine signalreiche Zone (Pfeil) im Myelon am zerviko-thorakalen Übergang.
d Axiale CT des Herzens. In Höhe des linken Vorhofs lassen sich nach Kontrastmittel-Bolusinjektion Thromben im linken Herzohr (Pfeil) nachweisen.

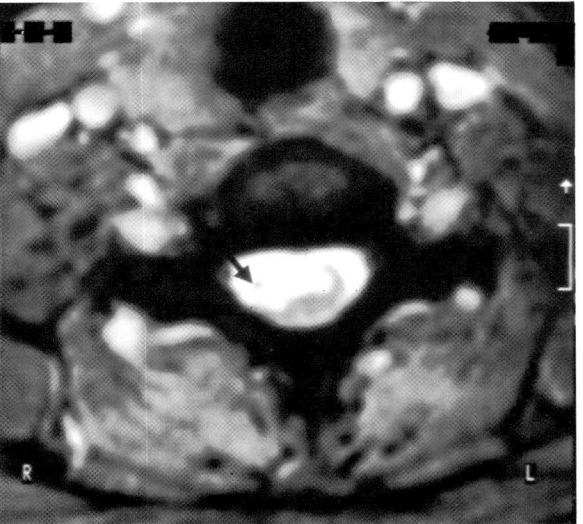

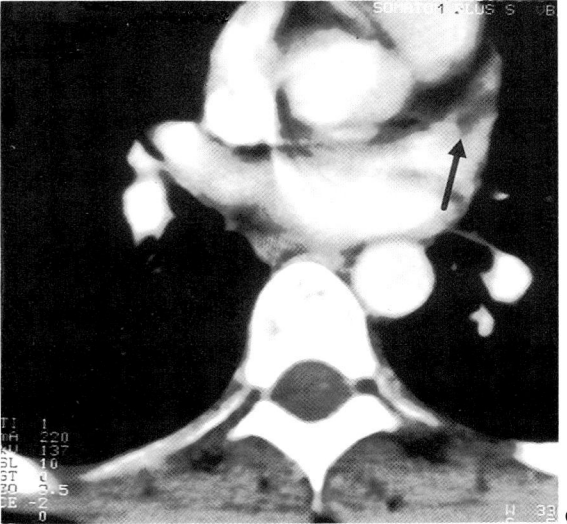

Eine selektive oder superselektive Sondierung der von der Aorta abgehenden Äste ist kontraindiziert, da die Sondierung der kleinen Gefäße mit einem Katheter zu einer Verschlimmerung der Ischämie führen kann oder auch neurotoxische Effekte des Kontrastmittels auf das vorgeschädigte Rückenmark bei gestörter Blut/Rückenmark-Schranke sich aufpfropfen können. Ein weiterer Grund, der hier gegen die Indikation zur selektiven Angiographie spricht, liegt darin, daß eine subtile Darstellung der einzelnen Segmente, die ja wegen der sehr variablen Blutversorgung notwendig ist, einen größeren Zeitraum von mehreren Stunden in Anspruch nimmt und ohnehin revaskularisierende Maßnahmen in diesem Bereich nicht möglich sind.

• Im abdominellen Bereich ist die Aorta auch einer **sonographischen Untersuchung** zugänglich. Pathognomonisch für eine Dissektion ist hier eine reflexreiche frei im Aortenlumen flottierende Membran in Längs- und Querschnitten.

14.1.3 Chronisch-progrediente vaskuläre Myelopathie

Bei dieser Erkrankung des fortgeschrittenen und hohen Lebensalters kommt es zu subtotalen Gewebsnekrosen in der zentralen grauen Rückenmarksubstanz, bevorzugt in den zerviko-thorakalen Segmenten. Pathogenetisch werden arteriosklerotische Veränderungen der Aorta und Stenosen der segmental versorgenden Rückenmarkgefäße angeschuldigt, jedoch auch die kausale Bedeutung von chronisch-venösen Stauungen (z. B. beim chronischen Cor pulmonale) diskutiert. Im Gegensatz zur zervikalen spondylogenen Myelopathie (s. Kap. 12.4.2) sollen bei dieser chronisch-vaskulären Mylopathie ein enger Spinalkanal oder andere Kompressionen nicht vorliegen.

Klinische Befunde

– Atrophisch-schlaffe Paresen an den oberen Extremitäten, insbesondere an den Händen.
– Nur gelegentlich progredient-spastische Paresen der Beine, meist in nur leichter Ausprägung.
– Blaseninkontinenz.

Die klinische Diagnose ist nur per exclusionem zu stellen.

Differentialdiagnostisch kommen in Betracht:

– Amyotrophe Lateralsklerose.
– Intraspinale Raumforderungen.
– Funikuläre Spinalerkrankungen.
– Multiple Sklerose.

Radiologische Befunde

• Pathognomonische Veränderungen sind nur von der **Kernspintomographie** zu erwarten, jedoch erst dann, wenn sich die pathologisch-anatomischen Veränderungen eines Rückenmarkinfarkts entwickelt haben. Hierzu zählen gliöse Veränderungen, die sich im T2-gewichteten Bild signalreich im Myelon darstellen, und die Zeichen einer Rückenmarkatrophie.

14.2 Spontane intraspinale Blutungen

14.2.1 Epidurale spinale Hämatome

Häufigste Ursachen dieser Blutungen sind Gerinnungsstörungen als Folge einer Antikoagulantienbehandlungen, einer Lebererkrankung und/oder eines chronischen Alkoholismus. Eine weitere Gruppe von Kausalfaktoren stellen Gefäßmißbildungen dar. Iatrogene Ursachen wie Punktionen (Liquorentnahme, Myelographie, Periduralanästhesie, Spinalanästhesie) kommen nur selten in Betracht. Prädilektionsstelle ist vor allem der thorakale Spinalkanal, während Hals- und Lendenregion zu den seltenen Lokalisationen gehören. Die Theorie, daß diese Blutungen ausschließlich aus den epiduralen Venenplexus erfolgen, ist heute nicht mehr haltbar.

Klinische Befunde (lokalisationsabhängig)

– Akute heftige Lokalschmerzen.
– Radikuläre Symptome.
– Rasch progrediente Querschnitts- oder Kaudasyndrome.

Radiologische Befunde

• Im **Computertomogramm** zeigt sich typischerweise eine hyperdense intraspinale Raumforderung, wobei das Rückenmark meist nicht mehr abgrenzbar ist. Die Diagnose wird häufig infolge starker Artefakte (Bewegungen des Herzens und der großen Gefäße) sowie durch ein schlechtes Signalrauschverhältnis und die Aufhärtung des Röntgenspektrums durch den knöchernen Spinalkanal erschwert.

Die Methode der Wahl ist deshalb die **Kernspintomographie**. Das Signalverhalten der Blutung hängt hierbei stark vom Alter derselben ab:

– Perakute epidurale Hämatome stellen sich sowohl im T1- als auch im T2-gewichteten Bild signalarm dar.
– Nach mehreren Stunden zeigt sich die Blutung als Folge des entstehenden Methämoglobins im T1-gewichteten Bild signalreich, während sich im T2-gewichteten Bild das Hämatom signalarm gegenüber dem Liquorenduralsack abhebt.
– Ältere Hämatomanteile sind im T1-gewichteten Bild signalarm und im T2-gewichteten Bild signalreich und somit nur schwer gegenüber dem Duralsack abgrenzbar.

• Die **Myelographie** mit anschließender **Myelo-CT** ist immer dann indiziert, wenn

– eine Kernspintomographie im akuten Fall nicht verfügbar ist,
– die kernspintomographische Darstellung für Diagnose und Erfassung des Ausmaßes der Blutung bzw. für die anstehende Operationsplanung nicht ausreicht.

Typische Befunde sind die Kompression des kontrastierten Duralsackes durch die epidurale Raumforderung, die auf großen Aufnahmen vollständig dokumentiert werden kann. Hierbei ist es wichtig, im Hinblick auf die nachfolgende operative Entlastung die beteiligten Segmente exakt zu bestimmen und ggf. auf der Haut zu markieren.

Die **Myelo-CT** liefert darüber hinaus Aussagen über die Verlagerung und Kompressionswirkung auf das Myelon sowie auf Alterationen der abgehenden Nervenwurzeln.

14.2.2 Subdurale spinale Hämatome

Die subdurale Lokalisation von intraspinalen Blutungen ist äußerst selten. Ursächlich kommen auch hier am ehesten eine hämorrhagische Diathese bzw. iatrogene Maßnahmen (Punktionen, Spinalanästhesie, Periduralanästhesie) in Betracht.

Klinische Befunde

– Akute/subakute Entwicklung eines lokalisationsabhängigen spinalen Kompressionssyndroms.

Radiologische Befunde

Der Einsatz der bildgebenden Verfahren erfolgt in gleicher Weise wie bei der Epiduralblutung. Häufig ist jedoch eine Unterscheidung zwischen einem epiduralen und einem subduralen Hämatom aufgrund der angewandten bildgebenden Verfahren nicht möglich (s. Kap. 14.2.1).

14.2.3 Spinale Subarachnoidalblutungen

Die Blutungsquelle einer Subarachnoidalblutung (SAB) ist selten (etwa zu 1%) im Spinalbereich lokalisiert. Somit muß sie zunächst immer intrakraniell gesucht werden. Als Ursache einer spontanen spinalen SAB kommen vorwiegend arteriovenöse, intradurale Gefäßmißbildungen in Betracht, selten gefäßreiche Rückenmarktumoren (Ependymome in der Konus-kauda-Region). Iatrogene spinale Subarachnoidalblutungen treten nach (stets kontraindizierten) Lumbalpunktionen bei hämorrhagischer Diathese auf.

Klinische Befunde

– Meist schwer von einer intrakraniellen SAB zu unterscheiden.
– Akute heftige beidseitige Lumboischialgien.
– Meningismus.
– Nicht obligate Kauda-Symptome.
– Autochthon-blutiger Liquor.

Radiologische Befunde

Der Nachweis einer SAB gelingt nur bei einer massiven Blutung.

• **Computertomographisch** besteht eine Dichteanhebung des Duralsackes auf 50 bis 70 Hounsfield-Einheiten. Eine verläßliche Registrierung ist jedoch nur auf artefaktfreien Bildern mit gutem Signalrauschverhältnis möglich.

• Auch mit Hilfe der **Kernspintomographie** ist der Nachweis einer SAB nur sehr schwer zu stellen, so daß nach wie vor Liquoruntersuchungen die verläßlichste Diagnostik darstellen. Liegt die Ursache in einer spinalen Gefäßmißbildung, so kann diese wiederum kernspintomographisch bzw. myelographisch oder im Myelo-CT dargestellt werden. Die spinale Angiographie ist immer dann indiziert, wenn es gilt, unklare computertomographische oder kernspintomographische Befunde zu erhärten oder die Voraussetzungen für therapeutische Interventionen (Embolisation, Operation) zu schaffen.

14.2.4 Hämatomyelie

Eine Einblutung in das Rückenmark, die sich meist über mehrere Segmente stiftförmig erstreckt, ist häufig traumatisch bedingt, kommt aber viel seltener auch spontan zur Beobachtung.

Ursachen hierfür sind:
- Spinale Gefäßmißbildungen.
- Hämorrhagische Diathesen (Antikoagulantientherapie!).
- Einblutungen in intramedulläre Tumoren.

In vielen Fällen bleibt jedoch die Ätiologie ungeklärt.

Klinische Befunde

- Akute oder subakute Entwicklung von mehr oder weniger kompletten lokalisationsabhängigen Transversalsyndromen.

Radiologische Befunde

• Wichtigste und meist einzige bildgebende Methode ist die **Kernspintomographie**. Das Signalverhalten der intramedullären Blutung hängt dabei von deren Alter ab:
- Perakute Blutungen sind sowohl im T1- als auch im T2-gewichteten Bild signalarm. Nach wenigen Stunden kommt es durch die paramagnetischen Eigenschaften des Methämoglobins zu einem deutlichen Signalanstieg im T1-gewichteten Bild.
- Subakute Blutungen können sowohl im T1- als auch im T2-gewichteten Bild signalreich sein.
- Ältere Blutungen sind im T1-gewichteten Bild meist signalarm und im T2-gewichteten Bild signalreich.
- Hämosiderinanteile stellen sich im T2-gewichteten Bild signalarm dar.

14.3 Zirkulatorische Störungen durch spinale Gefäßmißbildungen

Spinale Gefäßmißbildungen lassen sich grundsätzlich in drei Gruppen einteilen:
- Arteriovenöse Malformationen.
- Kavernöse Hämangiome.
- Kapilläre Teleangiektasien.

14.3.1 Spinale arteriovenöse Malformationen (AVM)

Arteriovenöse Malformationen können intradural (intra- und extramedullär), dural und extradural gelegen sein:
- **Intradural intramedulläre AVM** haben einen intraparenchymatösen Nidus und werden über ventrale Rr. radiculo-medullares eingespeist. Bei **intradural extramedullären AVM** liegt der Nidus an der dorsalen Oberfläche des Rückenmarks. Die Blutversorgung erfolgt hierbei über die Rr. radiculo-medullares dorsales. Aus diesem Grunde sind sie therapeutisch leichter anzugehen. Die venöse Drainage erfolgt übere anteriore oder posteriore Venen in kranialer oder kaudaler Richtung. Meist besteht ein radikulärer Abfluß. Nach *M. Djindjian*, *Berenstein* und *Lasjaunas* liegen 27% der intraduralen AVM im Zervikalbereich, die restlichen 73% sind thorakolumbal gelegen. Sie sind meist durch ein großes Shuntvolumen ausgezeichnet.

- Bei den wesentlich häufigeren **duralen AVM** befindet sich der fistulöse Nidus intradural in Nähe eines Foramen intervertebrale gelegen. Bevorzugte Lokalisation ist die Brustwirbelsäule, jedoch werden auch lumbale oder sakrale Lokalisationen beschrieben. Die Blutversorgung erfolgt hierbei durch radiculo-meningeale Arterien. Flußgeschwindigkeit und Shuntvolumen sind deutlich niedriger als bei intraduralen AVM (*Koenig* et al., 1989). Die venöse Drainage kann je nach der Lokalisation des Nidus aszendierend, deszendierend oder in beide Richtungen über perimedulläre Venen erfolgen. Ein radikulärer Abfluß besteht nicht. Bei etwa 12–21% der Patienten findet man auch dorsale oder laterale Hautangiome im gleichen Segment wie die AVM.

- **Extradurale AVM** besitzen eine rein extradurale arterielle und venöse Blutversorgung.

Klinische Befunde

Grundsätzlich können bei duralen und intraduralen AVM die gleichen Symptome auftreten:
- Rückenschmerzen oder radikuläre Beschwerden.
- Beginn der neurologischen Ausfälle mit Hinterstrang- und Pyramidenbahnstörungen.
- Im Spätstadium auch atrophische Lähmungen (Vorderhornbefall).
- Sensible Störungen (überwiegend bei intraduralen AVM).
- Impotenz.
- Blasen- und Mastdarmstörungen.
- Liquor: Erhebliche Eiweißvermehrung.
- Krankheitsverlauf langsam progredient, gelegentlich auch schubweise.

Eine subarachnoidale oder intramedulläre Blutung wurde nur bei intraduralen, ein epidurales Hämatom nur bei extraduralen AVM beobachtet.

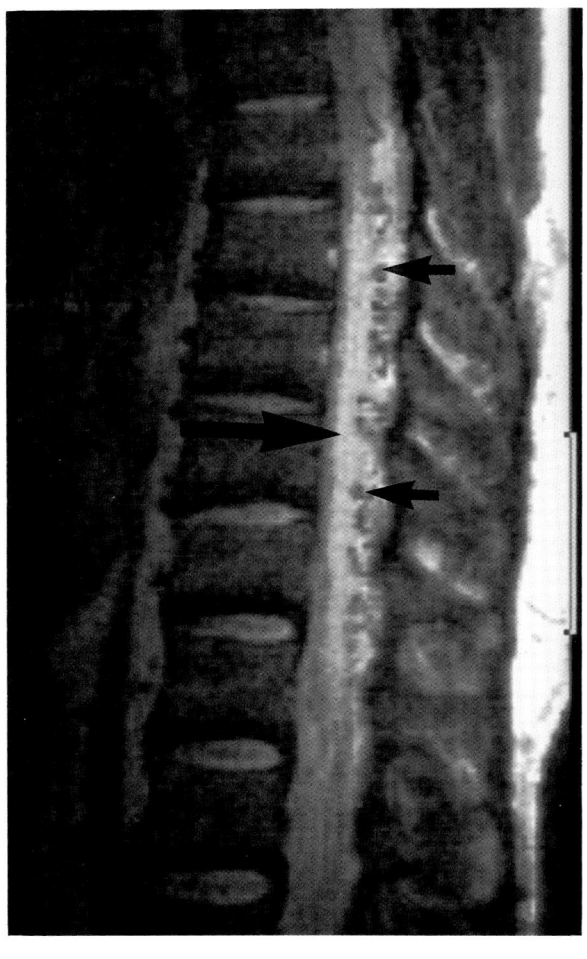

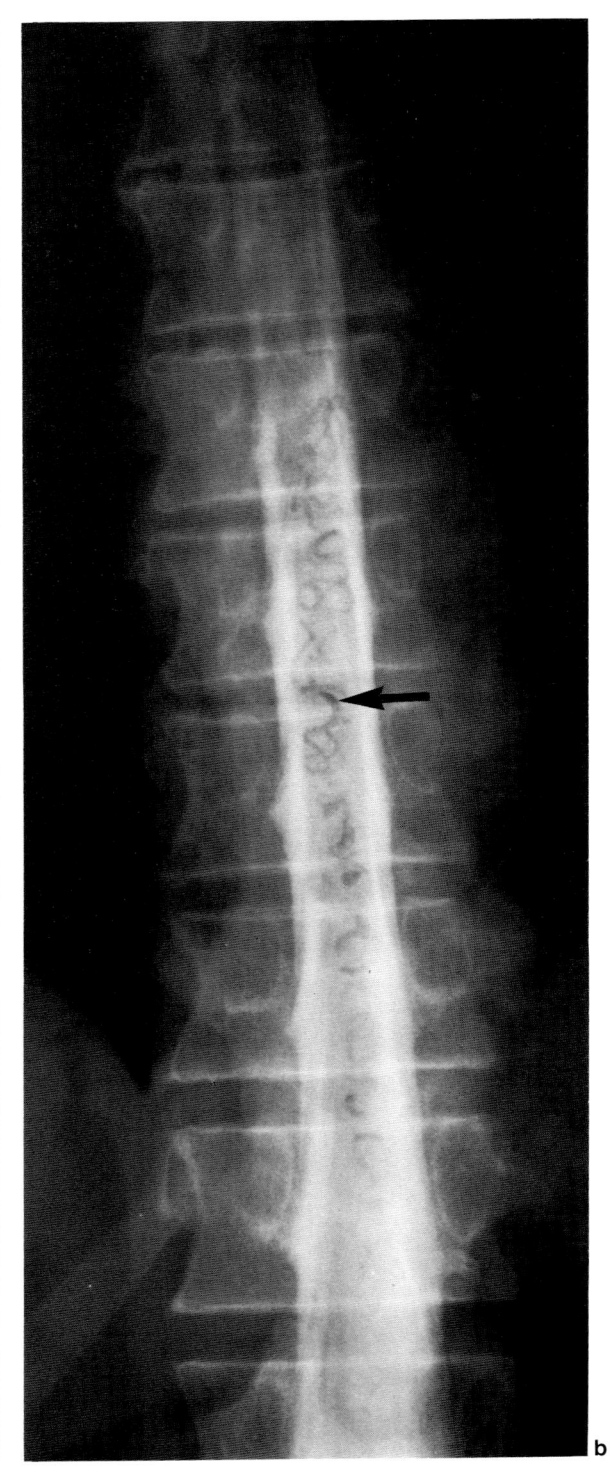

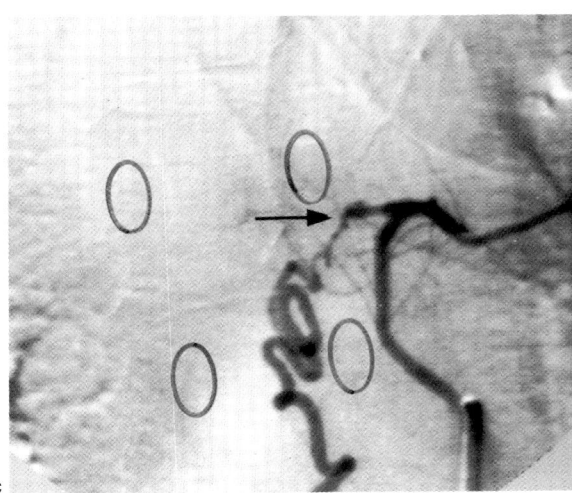

14.3 Zirkulatorische Störungen durch spinale Gefäßmißbildungen | 201

Abb. 144a–c 41jähriger Patient mit duraler A.-V.-Malformation.

a Sagittale T2-gewichtete Spinechosequenz. Vergrößerte Gefäßquerschnitte an der Oberfläche des Rückenmarkes (kleine Pfeile) und Signalanhebung des medullären Gewebes als Folge eines Stauungsödems mit zentromedullärer Infarzierung (großer Pfeil).

b Myelogramm. Erweiterte und vermehrt geschlängelte subarachnoidale Venen.

c Selektive spinale Angiographie in DSA-Technik. Die fistulöse arteriovenöse Verbindung (Pfeil) liegt im Niveau der Dura in Nachbarschaft der Wurzeltasche. Die Einspeisung erfolgt über einen radikolomeningealen Arterienast (Aufnahmen: Prof. Dr. A. Thron, Institut für Radiologische Diagnostik – Neuroradiologie –, Klinikum der RWTH Aachen).

Radiologische Befunde

● Methode der ersten Wahl ist heute die **Kernspintomographie**. Sagittale und parasagittale Schichten zeigen vor allem auf T2-gewichteten Bildern erweiterte und starke, gewundene oder knäulartig angeordnete Gefäße mit niedriger Signalintensität aufgrund des hohen Flusses. Transversale und koronare Bilder ergänzen die Diagnostik und sind bei entsprechend guter Qualität in der Lage, bei intraduralen AVM den Nidus, insbesondere seine Lokalisation näher zu bestimmen. Nach *Thorpe* et al. (1994) hat sich hierbei die dynamische MR mit T2-gewichteten Bildern und Bolusinjektion von Gadolinium-DTPA bewährt.

● Im **Myelogramm** und **Myelo-CT** rufen die erweiterten Gefäße entsprechende Kontrastmittelaussparungen hervor, die dann richtungsweisend für die Diagnose sind.

● Im Hinblick auf therapeutische Interventionen (Embolisation und/oder Operation) ist eine **selektive spinale Angiographie** notwendig. Sie sollte heute immer in DSA-Technik erfolgen, da hierbei infolge dünner Katheterlumina und geringer, per Hand injizierter Kontrastmittelmengen die Rate spezifischer Nebenwirkungen deutlich geringer ist als bei der Blattfilmtechnik. Aufgabe der Angiographie ist es, die „feeder" der Malformation darzustellen und somit die arterielle und venöse Versorgung abzuklären, da nur hierdurch eine sichere Klassifikation möglich ist. Hierzu sind selektive Sondierungen der Aa. vertebrales, der von den Aa. subclaviae abgehenden Halsarterien (Halsmark und Brustmark bis Th4) und der Interkostal- und Lumbalarterien (von Th4 abwärts) notwendig. Bei sakralen AVM müssen auch die Äste der Aa. iliacae internae sondiert und dargestellt werden. Während die einspeisenden Arterien (Aa. radiculo-medullares bei intraduralen AVM, Rr. radiculo-meningeales bei duralen AVM) durch ein größeres Kaliber auffallen, ergibt sich typischerweise eine Drainage über erweiterte und stark geschlängelte longitudinale Venen in kranialer und/oder kaudaler Richtung (Abb. 144). Kriterien für die **intradurale AVM** sind:

– Einspeisung über radikulo-medulläre Arterien.
– Medial gelegener Nidus.
– Hoher Durchfluß.
– Abfluß über radikuläre Venen.

Im Gegensatz dazu sind die Kriterien für die **durale AVM**:

– Einspeisung über radiculo-meningeale Äste.
– Lateral in Nähe des Foramen intervertebrale gelegener Nidus.
– Niedriger Fluß.
– Keine Darstellung radikulärer Venen.

14.3.2 Kavernöse Angiome

Morphologisch handelt es sich um einen (um Millimeter bis Zentimeter) erweiterten blutgefüllten Gefäßhohlraum in den Rückenmarkhäuten, der makroskopisch als ein scharf begrenzter, lividblauer Knoten imponiert. Häufig sind die Gefäßhohlräume bei einem kavernösen Angiom multipel und miteinander kommunizierend angelegt.

Klinische Befunde

– Unter dem Bild einer akuten Subarachnoidalblutung.

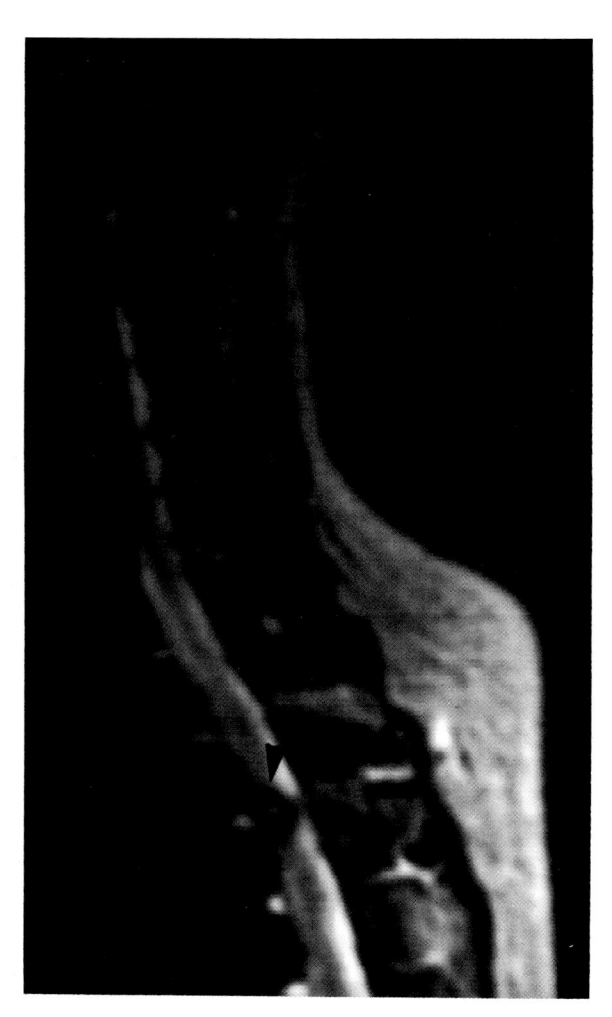

Abb. 145 55jährige Patientin mit Sensibilitätsstörungen im rechten Bein. Sagittale T2-gewichtete Spinechosequenz. Man sieht in Höhe von BWK3 ein intramedullär gelegenes Kavernom, das auf Grund seiner Hämosiderinablagerungen (Pfeilspitzen) eine signalarme Ringzone aufweist.

– Seltener als langsam progredienter raumfordernder Prozeß.

Radiologische Befunde

● Im **Kernspintomogramm** zeigt sich auf T1-gewichteten Bildern eine intra- oder extramedullär gelegene Raumforderung mit signalarmen bis signalreichen Anteilen. Das komplexe Signalmuster ist durch verschiedene Blutabbauprodukte bedingt, die signalarmen Anteile vor allem durch Hämosiderin. Auch auf T2-gewichteten Bildern stellt sich die Läsion vorwiegend signalarm dar (Abb. 145). Das Signalmuster unterscheidet sich hierbei prinzipiell nicht von dem zerebraler kavernöser Hämangiome.

● Eine **angiographische Darstellung** ist wegen der extrem langsamen Perfusion nicht möglich.

Erkrankungen der Nervenwurzeln und Nervenplexus

15 Nervenwurzelerkrankungen

Diagnostik mit bildgebenden Verfahren

Basisdiagnostik

- Übersichtsaufnahmen (Thorax, Abdomen, Becken)
- Computertomographie
- Kernspintomographie

Weiterführende Diagnostik

- Myelographie / Myelo-CT
- Angiographie / DSA
- Phlebographie

15.1 Kompressionsbedingte Radikulopathien

Die mit Abstand häufigsten Ursachen von Erkrankungen der spinalen Nervenwurzeln sind in Kompressionsschädigungen zu suchen. Ätiologisch dominieren hier die degenerativen Wirbelsäulenerkrankungen einschließlich der Bandscheibendegenerationen (s. Kap. 12.4.1). Aber auch Wirbelsäulenfehlbildungen (s. Kap. 9), intraspinale Tumoren (s. Kap. 12), ein enger Spinalkanal (s. Kap. 9.4.3), Wurzelzysten, intraspinale Abszesse (s. 13.2.4), spinale Arachnitiden (s. Kap. 13.2.5) und Hämatome (s. Kap. 14.2) kommen als ätiopathogenetische Faktoren bei radikulären Kompressionssyndromen in Betracht.

Die topische Diagnose ergibt sich bei diesen – wie bei allen – (Mono)-Radikulopathien aus dem neurologischen Befund mit seinen charakteristischen neurologischen Ausfällen:

Klinische Befunde

– Radikuläres Schmerzareal (Schmerzverstärkung oftmals bei einer intraspinalen Druckerhöhung, z.B. durch Husten oder Niesen).
– Motorisches Defizit der segmentalen Kennmuskeln.
– Radikulär-sensible Ausfälle.
– Abschwächung der segmentzugehörigen Muskeldehnungsreflexe.
– Keine Störungen der Schweißsekretion und der Vasomotorik (wie bei peripheren Nervenläsionen).

Für die **topodiagnostische Wertung** der radikulären Ausfälle muß man bei den vertebragenen Radikulopathien bedenken, daß diese nicht zweifelsfrei einer bestimmten Wirbelsäulenregion, insbesondere nicht einer bestimmten Bandscheibe, zugeordnet werden können. Beispielsweise kann eine Diskushernie (L4/5) – auch ohne Sequestration – radikuläre Irritationen in drei verschiedenen Etagen auslösen. So führt eine mediane Diskushernie L4/5 zu intraduralen Reizungen der Wurzel S1, hingegen die medio-laterale Hernie derselben Bandscheibe zur L5-Symptomatik und eine extraforaminär lateral gelegene Diskushernie L4/5 wird vor allem die Wurzel L4 beeinträchtigen.

Des weiteren stimmt die Schwere der radiologischen Befunde keineswegs immer mit dem Ausmaß der neurologischen Defizite überein. Neurologisch „stumme" Röntgenbefunde (z.B. ein ausgeprägtes Bulging) der Bandscheiben in mehreren Etagen sind bei Diskusdegenerationen gerade im fortgeschrittenen Lebensalter keine Seltenheit. Auch ausgeprägte Spinalkanalstenosen können klinisch weitgehend unbedeutend sein.

Von den vertebrogenen Radikulopathien sind die sog. **Pseudoradikulopathien** klinisch abzugrenzen. Bei diesen ähnelt die Schmerzsymptomatik zwar der bei den echten Radikulopathien, jedoch entwickeln sich keine radikulären neurologischen Ausfälle. Ausgelöst werden die Pseudoradikulopathien durch verschiedenartige Irritationen der nichtnervalen Strukturen des Wirbelsäulenbewegungssegmentes, insbesondere im Bereich der kleinen Wirbelgelenke (sog. Facettenschmerz).

Radiologische Befunde

• **Übersichtsaufnahmen des betreffenden Wirbelsäulenabschnitts** geben einen guten Überblick über anatomische Varianten (fehlende oder überzählige Glieder, Übergangswirbel usw.), Mißbildungen, fortgeschrittene degenerative Veränderungen (Spondylose, Facettenhypertrophie, Listhesis) bis hin zu tumorösen Destruktionen. Daher

ist es nach wie vor sinnvoll, sie an den Anfang der bildgebenden Diagnostik zu stellen.
- Zur Diagnose und Differentialdiagnose sind **Computertomographie** und **Kernspintomographie** in gleicher Weise geeignet (s. Kap. 12.4.1).
- Sind mehrere Nervenwurzeln klinisch befallen bzw. ergibt sich eine Diskrepanz zwischen der Klinik, den neurologischen Befunden und den Schnittbildverfahren, ist die **Myelographie mit Myelo-CT** angezeigt.

15.2 Entzündliche Radikulopathien

Radikulitiden treten allermeist als Polyneuroradikulitiden, d. h. als systemische Erkrankungen des peripheren Nervensystems, auf. Unter ätiopathogenetischen Aspekten bedürfen folgende Krankheitsbilder einer besonderen Erwähnung:

- **Akute idiopathische Polyradikuloneuritis** (Landry-Guillain-Barré-Syndrom):
Eine immunologisch bedingte entzündliche Erkrankung der Nervenwurzeln und der peripheren Nerven. Ihre Ursache ist weitgehend unbekannt. Virusinfektionen (Zytomegalie- und Epstein-Barr-Viren) sowie Zustände mit einer Schädigung der Immunabwehr (z. B. nach Operationen oder bei Karzinomen) werden als Kausalfaktoren diskutiert.

- **Chronische Polyradikuloneuritis:**
Eine besondere Verlaufsform der Polyradikuloneuritiden mit geringerer bisweilen schubförmiger Verlaufsdynamik und geringerer Gefahr von Komplikationen durch Ateminsuffizienz.

- **Herpes zoster** (Zoster ganglionitis, „Gürtelrose"):
Eine Erkrankung, der eine reaktivierte Varizella-Zoster-Virusinfektion mit hämorrhagisch-entzündlichen Veränderungen an einzelnen Spinal- oder Hirnnervenganglien und Nervenwurzeln zugrunde liegt. Symptomatisch imponieren neben segmentalen Schmerzen und Parästhesien halbseitig segmental begrenzte Bläschen an der Haut. Beim Zoster ophthalimicus entwickeln sich die Bläscheneruptionen im Versorgungsbereich des I. Trigeminusastes, beim Zoster oticus ist das Ganglion geniculi, häufig mit dem Symptom einer peripheren Fazialisparese, befallen.

- **Garrin-Bujadoux-Bannwarth-Syndrom:**
Dessen Symptomatik wird von einer Meningopolyneuroradikulitis geprägt. Ursächlich liegt eine durch Zeckenbiß übertragende Borrelieninfektion (Lyme-Borreliose) zugrunde. Die Borreliose ist eine Multisystemerkrankung, bei der neben dem Nervensystem auch andere Organe wie Haut, Gelenke, Herz, Auge und Ohr betroffen werden können. Beim Bannwarth-Syndrom sind besonders häufig Hirnnerven, insbesondere der Nervus facialis (auch doppelseitig!) beteiligt.

Klinische Befunde

Das neurologische Bild der entzündlichen Radikulopathien entspricht dem eines mehr oder weniger polytop ausgedehnten radikulären Syndroms. Da in vielen Fällen der entzündliche Prozeß auch die peripheren Nerven erfaßt, findet man meist auch Zeichen einer peripheren Nervenläsion. Diagnostisch wegweisend sind bei den entzündlichen Radikulopathien die oben genannten klinischen, neurologischen und serologischen Befunde sowie insbesondere auch entzündliche Liquorveränderungen.

Radiologische Befunde

- Zum Einsatz kommt hier in erster Linie die **Kernspintomographie**. Typisch für die Radikulopathie ist die Anfärbung des oder der befallenen Nerven im T1-gewichteten Bild nach der intravenösen Gabe eines paramagnetischen Kontrastmittels (Abb. 146). Dies betrifft sowohl die Hirnner-

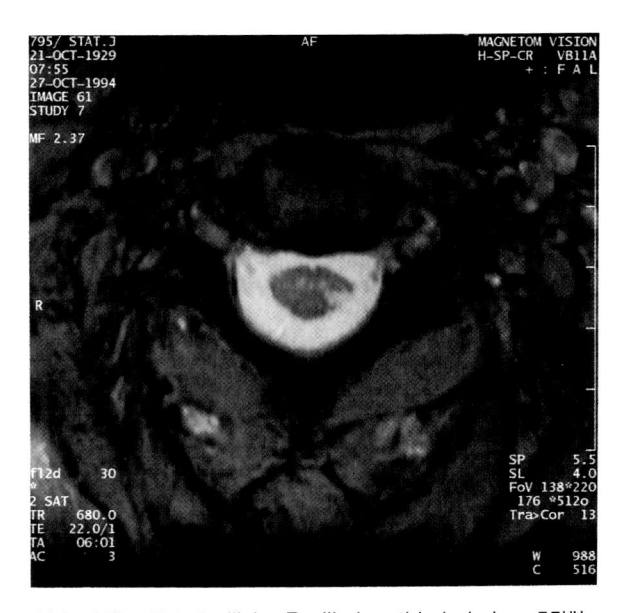

Abb. 146 Entzündliche Radikulopathie bei einer 55jährigen Patientin. Transversale T2-gewichtete Gradientenechosequenz in Höhe C3. Signalreiche Zone als Ausdruck des entzündlichen Ödems im Bereich der linken hinteren Wurzel.

ven (Herpes zoster, Borreliose) als auch die Nervenwurzeln im Bereich der Cauda equina (Borreliose, Guillain-Barré-Syndrom). Im Bereich der Cauda equina ist häufig zusätzlich auch eine Auftreibung der entzündeten Nervenwurzeln zu beobachten.

Gelegentlich gehen diese Erkrankungen auch mit einer Beteiligung des Großhirns einher. Hier sind die diagnostischen Kriterien plaqueförmige (MS-ähnliche) Herde, subkortikal gelegen, die in T2-gewichteten Bildern signalreich erscheinen und vielfach von einem perifokalen Ödem umgeben sind. Im akuten Stadium läßt sich hier eine ringförmige Kontrastmittelanreicherung im T1-gewichteten Bild ähnlich den Multiplen Skleroseherden nachweisen.

Bei der Borreliose kann sich auch eine Arthritis (Lyme-Arthritis) entwickeln. Sie ist gekennzeichnet durch:
– Weichteilveränderungen.
   – Gelenkerguß.
   – Periartikuläre Weichteilschwellung.
   – Kalzifikationen von Sehenansätzen.
– Knorpelveränderungen.
   – Knorpelschwund (in 25% der Fälle).
   – Knorpelverkalkungen.
– Knochenveränderungen.
   – Erosionen der subchondralen Grenzlamelle.
   – Osteoporose.
   – Knochenproliferationen an den Ligamentansätzen.
   – Subchondrale Zysten.

Außer mit der Kernspintomographie kann man die geschilderten Veränderungen auf **Übersichtsaufnahmen der befallenen Gelenke** erfassen.

15.3 Traumatogene Radikulopathien

Traumatische Nervenwurzelläsionen sind ebenfalls häufig Kompressions-schädigungen und treten als Begleitverletzungen bei Frakturen und Luxationen der Wirbelsäule mit und ohne Rückenmarkschädigung (s. auch Kap. 11.1) auf. Doch auch ohne faßbare Wirbelsäulenverletzungen kann es gelegentlich zu isolierten Schädigungen der Nervenwurzeln kommen. Ein typisches Beispiel hierfür sind die zervikalen Nervenwurzelschädigungen, selbst Wurzelausrisse (Abb. 147) nach schweren Schulterprellungen, wie sie insbesondere bei Motorradunfällen zustande kommen.

Eine schwierige Aufgabe kann die Abgrenzung der traumatogenen Radikulopathien gegenüber ra-

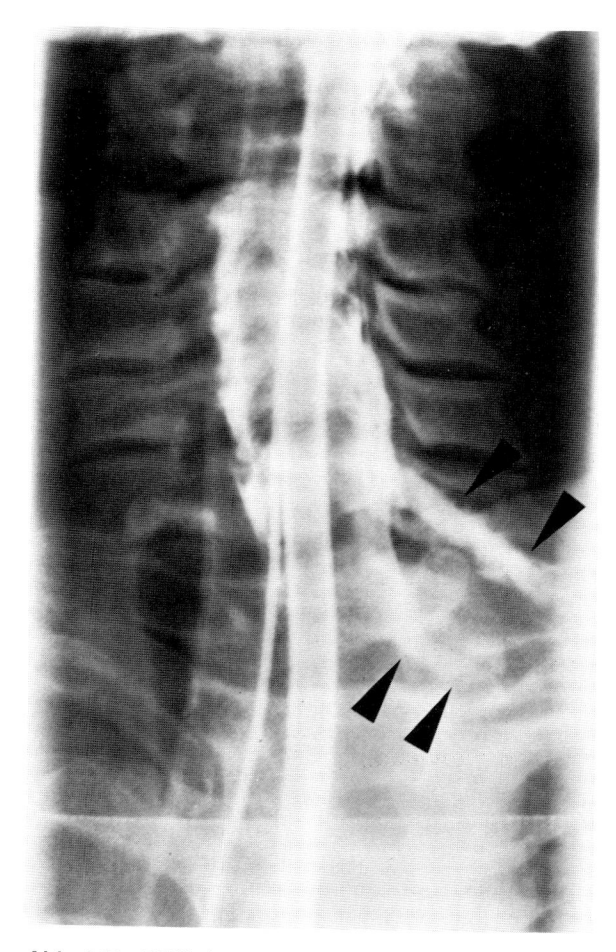

Abb. 147 50jährige Patientin mit Ausriß der linksseitigen Nervenwurzeln C8 und Th1 nach Fenstersprung (4. Etage) in suizidaler Absicht. Zervikale Myelographie in p.-a.-Projektion. Man erkennt die Kontrastierung der leeren Wurzeltaschen C8 und Th1 (Pfeilspitzen).

dikulären Kompressionsschäden anderer Genese, z.B. bei degenerativen Wirbelsäulenerkrankungen, sein. Für den Gutachter stellt sich diese Problematik häufig bei der Bewertung von radikulären Beschwerden nach einem HWS-Schleudertrauma.

Klinische Befunde

Das klinische Bild wird auch bei den traumatogenen Radikulopathien durch typische radikuläre Reiz- und Ausfallserscheinungen mit den entsprechenden motorisch/sensiblen Kennsymptomen und Reflexstörungen (s. auch Kap. 15.1) geprägt.

Radiologische Befunde

● Der Nachweis eines Nervenwurzelausrisses gelingt am sichersten mit Hilfe der **Myelographie**.

Richtungsweisend für die Diagnose ist das Zeichen der „leeren" Wurzeltasche, unter Umständen mit Kontrastmittelaustritt (Abb. 147).

• Bei einer entsprechend guten Bildqualität läßt sich auch im **Kernspintomogramm** ein Nervenwurzelausriß erkennen. Typisch ist hier die Ausfüllung der Wurzeltasche mit Blut oder mit Liquor. Bei relativ frischen Nervenwurzelausrissen kann die Wurzeltasche noch mit Blut gefüllt sein, welches sich dann in typischer Weise sowohl im T1- als auch im T2-gewichteten Bild signalreich abbildet. Bei älteren Nervenwurzelausrissen hingegen enthält die Wurzeltasche im wesentlichen Liquor, der sich dann im T1-gewichteten Bild signalarm, im T2-gewichteten Bild signalreich darstellt. Entscheidend für die Diagnose ist eine an den Nervenwurzeltaschen orientierte Schnittführung.

16 Plexuserkrankungen

Diagnostik mit bildgebenden Verfahren

Basisdiagnostik
- Übersichtsaufnahmen
  - Wirbelsäule
  - Thorax
  - Becken
- Sonographie

Weiterführende Diagnostik
- Computertomographie
- Kernspintomographie
- Myelographie / Myelo-CT
- Angiographie (DSA)
- Phlebographie

16.1 Läsionen des Plexus cervico-brachialis

Die topischen Beziehungen des Plexus brachialis zu den sehr beweglichen Strukturen des Schultergürtels erklären seine hohe mechanische Vulnerabilität und damit die vordergründige Häufigkeit seiner traumatogenen Läsionen. Daneben kommen aber auch eine Reihe weiterer Kausalfaktoren (s. u.) für Schädigungen des Plexus cervicobrachialis in Betracht.

Weitgehend unabhängig von ihrer Ätiopathogenese bieten die cervico-brachialen Plexusläsionen in kennzeichnender Weise topisch-bedingte neurologische Charakteristika.

Klinische Befunde

Bei **isolierter Plexus cervicalis-Läsion**:
– Phrenikusparese.
– Sensible Ausfälle an Ohrmuschel, Hals und Hinterkopf.

Bei **kompletter Plexus brachialis-Läsion**:
– Schlaffe atrophisierende Lähmung aller Muskeln im Schultergürtel-Arm-Bereich.
– Sensibler Verlust des Armes.
– Entwicklung schwerer trophischer Störungen an Haut, Nägeln, Muskeln und Knochen.

Bei oberer Armplexuslähmung (Erb):
– Schlaffe atrophisierende Lähmungen der Mm. deltoideus, biceps, brachioradialis, supinator, supra- und infraspinatus.
– Wechselhafte Sensibilitätsstörungen an der Außenseite des Ober-und Unterarms.

Bei unterer Armplexuslähmung (Klumpke):
– Schlaffe atrophisierende Lähmungen der Handmuskeln mit Krallstellung der Finger. Gelegentlich auch Paresen der langen Fingerbeuger.
– Häufig ein Horner-Syndrom.
– Sensible Ausfälle im ulnaren Bereich an Unterarm und Hand.

Die wichtigsten und häufigsten **Schädigungsursachen** bei Erkrankungen des Plexus cervicobrachialis sind:

– **Traumen.**
Traumatische Einwirkungen stehen bei Armplexusläsionen an erster Stelle. Unterschieden werden Zerrungsläsionen (insbesondere bei Arbeits- und Motorradunfällen), Quetschungen und die vergleichsweise selteneren Schnitt-, Stich- und Schußverletzungen. Auch die geburtstraumatischen und lagerungsbedingten Narkose-Plexuslähmungen zählen hierzu.

– **Chronische Druckwirkungen.**
Druckschädigungen des Armplexus sind gelegentlich nach dem Tragen schwerer Lasten („Steinträgerlähmungen") zu beobachten. Die häufigsten chronischen Kompressionsläsionen werden als sog. „thoracic-outlet-syndrome" im Bereich der oberen Thoraxapertur angetroffen, und zwar an den drei physiologischen Engpässen: Skalenuslücke, kosto-klavikuläre Enge und die Enge unter dem Ansatz des M. pectoralis minor am Korakoid. Begünstigend können Halsrippen, ein Hochstand der 1. Rippe, eine Kallusbildung an der Klavikula, eine extreme Armelevation (z. B. im Schlaf) oder lediglich die adoleszente Wachstumsperiode einwirken.

Bei der Diagnosefindung ist insbesondere auf Zeichen einer oftmals gleichzeitig bestehenden Gefäßkompression zu achten. So ist für Kompressionsläsionen unter dem M.pectoralis minor-Ansatz das sog. Hyperabduktionssyndrom Wright kennzeichnend. Beim Skalenussyndrom ist ein positives Adson-Manöver der typische Befund und beim Kostoklavikularsyndrom verschwindet der Radialispuls nach dem Herunterziehen der Schulter.

– **Tumoren.**
Vor allem bei Plexus-cervicalis-Läsionen gehören Tumoren, insbesondere lymphogene Metastasen und maligne Lymphome, zu den häufigsten Schädigungsursachen. Armplexusschädigungen können auch die Folge eines infiltrierenden Einwachsens von malignen Tumoren, vornehmlich von Mammakarzinomen, sein. Als Pancoast-Tumoren werden Lungenspitzenkarzinome bezeichnet, die zu einer neoplasmatischen Infiltration des unteren Armplexus und des Ganglion stellatum (Horner-Syndrom mit „Quadrantenanhidrose") führen können.

– **Strahlentherapie.**
Vor allem nach Strahlenbehandlungen von Mammakarzinomen sind Armplexusschädigungen eine nicht seltene Komplikation.

– **Iatrogene Noxen.**
Unter diesen möglichen Ursachen einer Plexus brachialis-Läsion sind vor allem supraklavikuläre Plexusanästhesien und das Anlegen von zentralen Venenkathetern zu nennen. Phrenikusschäden können als Komplikation nach Operationen am offenen Herzen oder nach Thymektomien auftreten.

– **Armplexusneuritis.**
Die Pathogenese der „Armplexusneuritis", der sog. neuralgischen Schultermyatrophie ist weitgehend ungeklärt. In vielen Fällen dürfte sie auf Virusinfektionen und/oder immunulogischen Störungen beruhen. Leitsymptome sind dabei: Lähmungen des M. deltoideus, M. biceps brachii und des M. serratus mit einer Scapula alata. Den Lähmungen gehen in der Regel heftige Schulter-Arm-Schmerzen voraus.

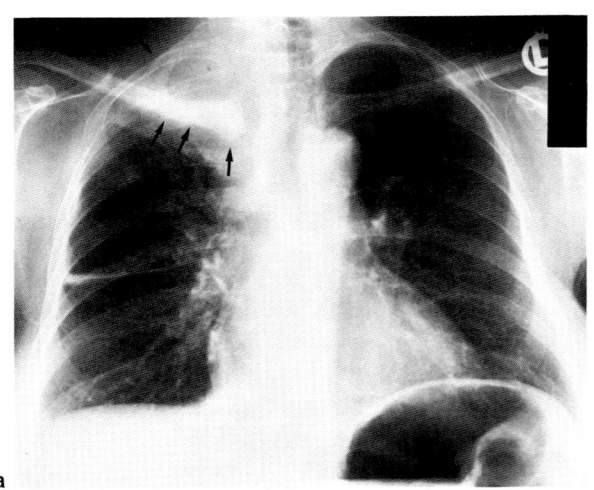

Abb. 148a–c 58jährige Patientin mit rechtsseitigem Pancoast-Tumor und unterer Armplexusparese.

a Sagittale Thoraxübersicht: Tumoröse Verschattung im rechten Lungenspitzenfeld (Pfeile).

b Koronare T1-gewichtete Spinechosequenz mit intravenöser Gabe von Gadolinium-DTPA: Es zeigt sich ein peripher anreichernder Tumor mit zentraler Nekrose und Infiltration der oberen Brustwirbelsäule bzw. des zervikothorakalen Überganges.

c Axiale CT in Bauchlage als Zielmethode zur diagnostischen Punktion des Tumors.

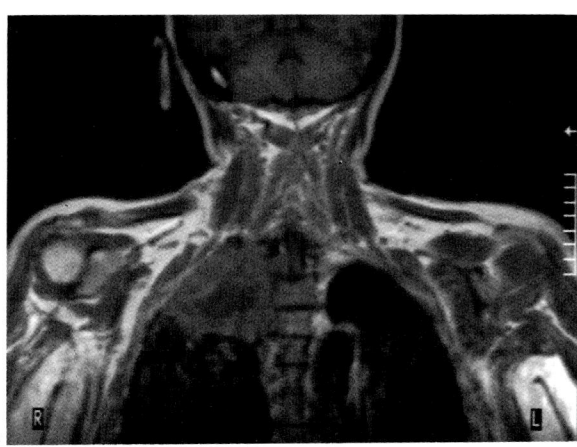

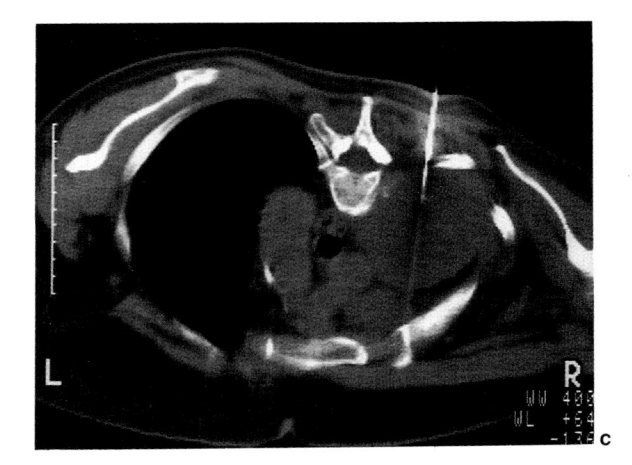

Radiologische Befunde

Zum Einsatz kommen Thoraxübersichtsaufnahmen, Aufnahmen des zerviko-thorakalen Überganges, Schnittbildverfahren (Sonographie der Halsorgane, Computertomographie und Kernspintomographie) und Kontrastuntersuchungen der Gefäße (Angiographie, Phlebographie).

• **Konventionelle Röntgenaufnahmen** des Thorax und des zerviko-thorakalen Übergangs geben kostengünstig einen Überblick über Anomalien des Skelettsystems (Vorliegen einer Halsrippe, überschießende Kallusbildung oder Brückenkallusbildung nach Frakturen, Knochentumoren, aber auch osteolytische Destruktionen bei Tumoren). Hierbei ist insbesondere auch nach tumorösen Weichteilläsionen, z.B. einem Pancoast-Tumors, zu fahnden (Abb. 148).

• Mit Hilfe der **Sonographie** können Strumen, Tumoren der Schilddrüse und der übrigen Halsorgane, Lymphome aber auch Hämatome nachgewiesen werden. Nach kaudal hin stellt die obere Thoraxapertur eine Grenze der sonographischen Ankopplung dar. Die meisten malignen Tumoren und Lymphome besitzen eine im Vergleich zu den physiologischen Strukturen reflexärmere Echotextur. Auch Hämatome und Zysten lassen sich anhand ihres echoarmen bzw echofreien Reflexmusters abgrenzen.

• Für die Diagnose von Tumoren der oberen Thoraxapertur ist die **Computertomographie** die Methode der Wahl, da sie sowohl Weichteilprozesse als auch primäre und sekundäre Veränderungen der Rippen und der Wirbelsäule erfaßt. Die simultane intravenöse Gabe von Röntgenkontrastmitteln ermöglicht auch zusätzliche Angaben über die Ausdehnung des Prozesses auf die großen Gefäße (z.B. A. und V. subclavia) sowie über eine Kontrastmittelaufnahme der Läsion und damit über ihren Durchblutungsstatus.

• Mit Hilfe der **Kernspintomographie** gelingt insbesondere bei Weichteiltumoren deren Abgrenzungen in kranio-kaudaler Richtung meist besser durch die hier günstigere Schnittführung.

• Besteht der Verdacht auf eine Einbeziehung der großen Gefäße, sind **Arteriographie** und **Phlebographie**, unter Umständen in mehreren Funktionsstellungen indiziert.

16.2 Plexus lumbosacralis-Läsionen

Läsionen des Plexus lumbosacralis (L1 bis L4) und des Plexus sacralis (L5 bis S3) treten meist kombiniert in Erscheinung, so daß in der Regel das ganze Bein von motorischen, sensiblen und trophischen Ausfällen betroffen ist. Ihrer neurologischen Symptomatik können jedoch nicht selten – vor allem in der Initialphase – differenzierende topische Hinweise entnommen werden.

Klinische Befunde

Leitsymptome bei Plexus lumbalis-Läsionen:

– Vorwiegend Paresen der Hüftbeuger, Kniestrecker, Außenrotatoren und Adduktoren des Oberschenkels.
– Sensible Ausfälle an der Oberschenkelvorderseite.

Plexus-sakralis-Läsionen:

– Vorwiegend Paresen der Fußmuskulatur, weniger der Hüftstrecker und der Kniebeuger.
Sensible Ausfälle an der Dorsalseite des Oberschenkels.

Läsionen des lumbosakralen Grenzstranges (die häufige Begleiterscheinungen von Läsionen des Plexus lumbosacralis sind):

– Hyperthermie des Fußes.
– Anhidrose der Fußsohle.

Als wichtigste **Schädigungsursachen** kommen bei Beinplexusläsionen in Betracht:

– **Tumoren.**
Maligne Tumoren im Retroperitonealraum, insbesondere maligne Lymphome, Rektumkarzinome sowie osteogene, gynäkologische und urologische Tumoren, sind die häufigsten Ursachen von Beinplexusläsionen. In ähnlicher Weise können sich auch Aneurysmen der Aorta oder der Iliosakralgefäße raumfordernd auswirken.

– **Retroperitoneale Hämatome und Abszesse.**
Mit Psoashämatomen als Ursache einer Plexus lumbosacralis-Schädigung muß bei Gerinnungsstörungen (z.B. Hämophilie), insbesondere aber unter Antikoagulantientherapie gerechnet werden. Senkungsabszesse bei einer tuberkulösen Spondylitis sind eine heute selten gewordene Ursache.

– **Traumen.**
Traumatische Läsionen sind wegen der geschützten Lage des Beinplexus im Vergleich zu den häufigen Verletzungen des Armplexus wesentlich seltener, kommen aber insbesondere bei Hüftgelenksfrakturen und Beckenringfrakturen vor.

– **Entbindungslähmungen.**
Diese treten durch Druckbelastungen des Beinplexus während der Schwangerschaft oder unter der Geburt in Erscheinung.

– **Iatrogene Faktoren.**
Hier ist vor allem die totale Endoprothesen-Operation (TEP) des Hüftgelenks mit ihrer Dehnungsbelastung des Beinplexus beim Einsetzen der Prothese zu erwähnen.

– **Beinplexusneuritis.**
Analog der idiopathischen neuralgischen Schultermyatrophie kann dieser unklare entzündliche Prozeß selten auch den Beinplexus befallen.

Differentialdiagnostische Schwierigkeiten kann gelegentlich die Abgrenzung von Beinplexusläsionen gegenüber (vor allem diabetogenen) schweren Polyneuropathien und lumbosakralen Diskushernien bereiten.

Radiologische Befunde

● Zum Einsatz kommen **Röntgenübersichtsaufnahmen des Beckens und der Beine**, vor allem bei Traumen mit Knochenverletzungen. Hier sind schwere Beckenringfrakturen oder Hüftgelenksfrakturen an Hand ihrer Dislokation meist eindeutig erkennbar.

● Zur Erfassung von Hämatomen und Tumoren eignen sich **Computertomographie** und **Kernspintomographie** wesentlich besser, da sie vor allem die Ausdehnung der Weichteilläsion präzise erfassen können. Kriterien der Beurteilung sind neben der Lokalisation und Größe der Läsion vor allem das Vorhandensein von Verkalkungen bzw. der Nachweis verschiedener Gewebskomponenten und das Kontrastaufnahmeverhalten als Hinweis auf die Durchblutungssituation.

● **Angiographische Methoden** kommen vor allem im Rahmen der Therapieplanung zum Einsatz.

Erkrankungen der peripheren Nerven

Krankheiten des peripheren Nervensystems treten als multilokuläre, systemische **Polyneuropathien** (Polyneuritiden) sehr verschiedenartiger Ätiopathogenese oder als engbegrenzte **Mononeuropathien**, denen fast immer eine mechanische, vorwiegend traumatische Ursache zugrunde liegt, auf. Radiologischen Untersuchungsverfahren kommt bei der Diagnose und Differentialdiagnose der Krankheiten des peripheren Nervensystems nur eine untergeordnete Bedeutung zu. Noch am ehesten können von ihnen bei Mononeuropathien diagnostische Hilfen erwartet werden, so etwa bei traumatogenen Nervenläsionen hinsichtlich ihrer Bezüge zu Extremitätenverletzungen.

Eine größere Relevanz können radiologische Befunde bei den Engpaß- und Kompartmentsyndromen sowie gelegentlich auch bei der Topodiagnostik von Tumoren des peripheren Nervensystems besitzen. Schließlich können bildgebende Untersuchungsverfahren zu der diagnostischen Abklärung von Gesichtsneuralgien und anderen isolierten Hirnnervenirritationen nicht selten wesentlich beitragen.

Diagnostik mit bildgebenden Verfahren

Basisdiagnostik

- Übersichtsaufnahmen
- Sonographie
- Computertomographie

Weiterführende Diagnostik

- MRI / MRA
- Angiographie / DSA

17 Engpaß-Syndrome

Eine chronische Nervenkompression kann sich in physiologischen oder in pathologischen, d. h. krankhaft erworbenen bzw. angeborenen Engpaßsituationen entwickeln. Neben dieser verschiedenartig bedingten lokalen Raumenge für den hier durchziehenden Nerven können weitere Faktoren vor allem eine latente Polyneuropathie, bestimmte Extremitätenhaltungen, häufig wiederkehrende Bewegungen, lokale Entzündungen, Traumen sowie vaskuläre oder endokrine Störungen die Vulnerabilität des Nerven erhöhen und zur Manifestation eines Engpaßsyndroms beitragen.

Die klinisch bedeutsamsten Engpaßsyndrome sind:

– Thoracic-outlet-syndrome.
– Karpaltunnel-Syndrom.
– Sulcus-ulnaris-Syndrom.
– Syndrom der „loge de Gujon".
– Supinatorlogensyndrom.
– Pronator-teres-Syndrom.
– Incisura-scapulae-Syndrom.
– Meralgia paraesthetica.
– Saphenus-Neuralgie.
– Tarsaltunnel-Syndrom.

Klinische Befunde

– Par-, Dys- und Anästhesien im sensiblen Versorgungsgebiet der betroffenen Nerven.
– Langsam progrediente Schwäche und Atrophie der jeweiligen durch den Nerven versorgten Muskel.
– EMG: Verlängerte sensible und motorische Latenz.

Radiologische Befunde

Da bei diesen Krankheitsbildern die Diagnose meist klinisch durch neurologische Untersuchungsmethoden bzw. neurophysiologische Verfahren gestellt wird, kommt die bildgebende Diagnostik nur ausnahmsweise hier zum Einsatz. So ist es z. B. nicht verwunderlich, daß beim **Thoracic-outlet-syndrome** der Provokationstest das wichtigste Kriterium für die Indikation zu einer Therapie darstellt.

● **Übersichtsaufnahmen der Halswirbelsäule bzw. der oberen Thoraxapertur** geben einen Überblick über Anomalien bzw. Halsrippen oder eine überschießende Kallusbildung bei Frakturen der 1. Rippe und/oder des Schlüsselbeins.

● Neuere Untersuchungen konnten jedoch zeigen, daß mit der **Kernspintomographie** in 79% der Fälle eine Deviation des Plexus brachialis zu erkennen war. Darüber hinaus zeigte sich eine bandähnliche Struktur, die vom Querfortsatz C7 ausging. Andere Ursachen wie ein hypertrophierter M. serratus anterior und die schon erwähnten knöchernen Anomalien waren ebenfalls kernspintomographisch gut zu erkennen.

Sinnvoll sind sicherlich auch **arteriographische Darstellungen der A. subclavia** bzw. eine **Phlebographie der V. subclavia** sowohl in Neutralstellung als auch in Provokationsstellung des Armes. Sie können Aufschluß über eine gleichzeitige funktionelle Beteiligung dieser Gefäße im Rahmen dieses Syndroms geben.

Auch beim **Karpaltunnel-Syndrom** wird die Indikation zu einer Operation nahezu ausschließlich von klinischen und elektrophysiologischen Befunden (Nervenleitungsgeschwindigkeit) gestellt. Im Rahmen der bildgebenden Diagnostik hat die sog. Karpaltunnel-Aufnahme keine Bedeutung mehr, da sie nicht unter standardisierten Bedingungen anzufertigen ist.

● Einen guten Aufschluß über die knöcherne Konfiguration ergibt die hochauflösende **Computertomographie**.

● Ist jedoch die direkte Darstellung des N. medianus gefragt, müssen die hochauflösende **Sonographie-** und **Kernspintomographie** zum Einsatz kommen. Mit diesen beiden Methoden läßt sich die Dicke des N. medianus sehr gut erfassen. So besitzt der N. medianus im Querschnittsbild normalerweise eine flach-ovale Konfiguration. Beim Karpaltunnel-Syndrom ist er jedoch deutlich geschwollen und nimmt eine mehr kreisrunde Konfiguration ein. Mit T2-gewichteten Sequenzen können im Kernspintomogramm zusätzlich Signalalterationen als Folge einer direkten Schädigung des Nerven nachgewiesen werden. Ein weiteres diagnostisches Kriterium ist die vermehrte Abwinkelung des Retinaculum flexorum nach palmar.

Eine seltene Ursache des Karpeltunnel-Syndroms ist eine **persistierende A. mediana**, die ebenfalls mit Hilfe beider bildgebenden Verfahren gut dargestellt werden kann und dann auch Bedeutung für die chirurgische Therapie erlangt.

18 Kompartment-Syndrome

Den Kompartment-Syndromen liegt eine pathologische Volumenzunahme innerhalb eines Kompartment – das ist eine von straffen Faszien oder osteofibrös umschlossene Loge, in der anatomisch und funktionell zusammengehörige Muskeln, Gefäße und Nerven ziehen – zugrunde. Die Volumenzunahme und die damit verbundene Druckerhöhung in dieser Loge führen zu einer ischämischen Schädigung (Nekrose) der eingeschlossenen Muskeln und auch der Nerven.

Die auslösenden **Ursachen** sind spontane oder traumatogene Einblutungen oder auch nur ein Anstieg des örtlichen Gewebesdruckes, z.B. im Gefolge von extremen sportlichen Belastungen oder komprimierender Verbände.

Zu den wichtigsten Kompartment-Syndromen gehören:

– Die **Volkmannsche ischämische Kontraktur** der Beuger des Unterarms ist von einer ischämischen Schädigung des N. medianus begleitet und stellt eine gefürchtete Folge von Arteria brachialis-Verletzungen nach suprakondylären Humerusfrakturen oder nach komprimierenden zirkulären Gipsverbänden dar.

– Das **Tibialis-anterior-Syndrom** entwickelt sich in der vorderen Unterschenkelloge aus einer Zuflußbehinderung der A. tibialis anterior, meist infolge einer Druckschädigung an ihrer Durchtrittsstelle durch die Membrana interossea. Da die Mm. tibialis anterior, extensor hallucis longus und extensor digitorum longus in einer gemeinsamen osteofibrösen Loge fest eingeschlossen sind, kommt es bei einer Ischämie zu einer direkten ischämischen Schädigung dieser Muskeln und häufig auch zu einer Druckschädigung des benachbarten N. peronaeus profundus. Ursache des tibialis-anterior-Syndroms sind vorwiegend extreme sportliche Belastungen oder Unterschenkeltraumen.

Klinische Befunde

– Schmerzhafte, hartteigige, äußerst druckdolente Schwellung und Rötung der befallenen Region.
– Erloschener Puls der peripheren Arterie (nicht obligat).
– Kontrakturen der betroffenen Muskeln.
– In fortgeschrittenen Fällen Nervenschädigungen mit Lähnung der Erfolgsmuskeln.
– EMG: „silent"-EMG der betroffenen Kennmuskeln.

Radiologische Befunde

Ähnlich wie bei den Engpass-Syndromen werden auch bei den Kompartment-Syndromen die klinische Präsentation sowie angiologische und neurologische Befunde die entscheidenden Kriterien für eine operative Intervention geben. Bildgebende Verfahren können hier nur in Einzelfällen diese ergänzen und die Entscheidung zur Therapie erleichtern.

● In der Palette der zur Verfügung stehenden Methoden steht die **Duplex-Sonographie** meist an erster Stelle, da sie bereits wichtige Hinweise auf die arterielle und venöse Perfusion der entsprechenden Region zu liefern vermag.

● Sie kann durch eine Angiographie bzw. DSA ergänzt werden, wenn die sonographischen Befunde keine Klärung bringen.

● Um die Auswirkungen eines Kompartment-Syndroms auf die Muskeln zu erfassen, ist die **Kernspintomographie** die geeignete Methode. Im Akutstadium ist das wesentliche Kriterium das Ödem, das mit T2-gewichteten Bildern gut nachzuweisen ist. MR-Untersuchungen eignen sich auch gut als Verlaufskontrolle, da die Rückbildung des Muskelödems als Verlaufsindikator dienen kann. In chronischen Fällen läßt sich mit Hilfe der Kernspintomographie eine fettige Infiltration der Muskeln als Folge der Rhabdomyolyse und Muskelatrophie darstellen.

Glomus-Tumoren | 223

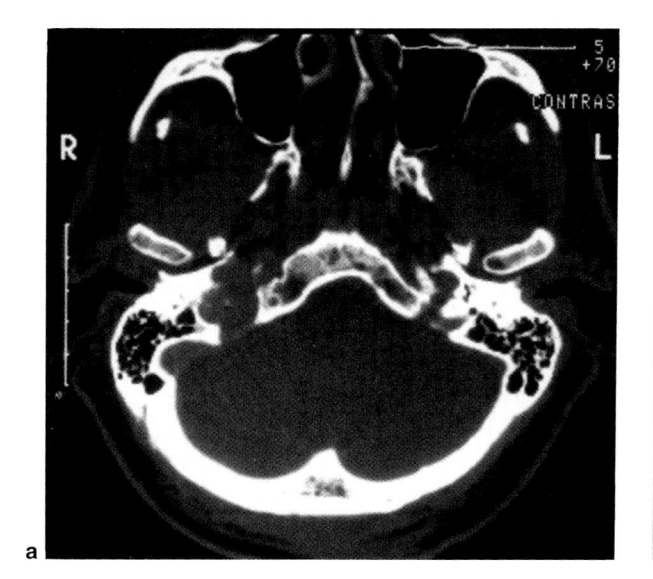

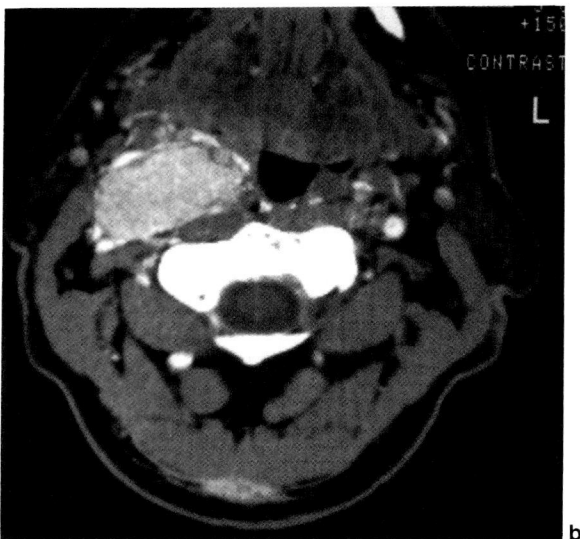

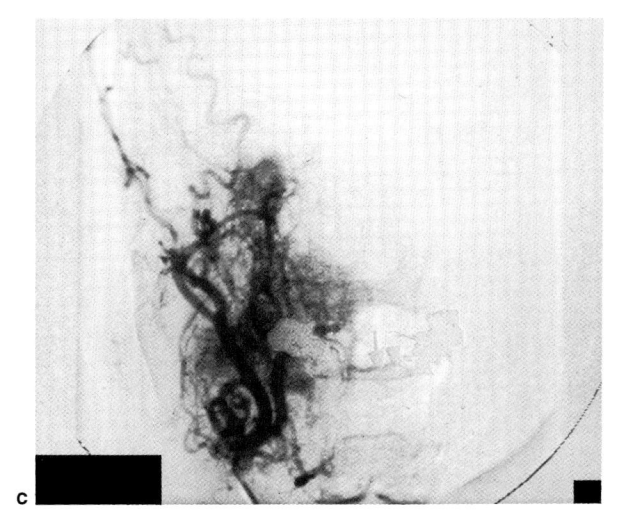

Abb. 149a–c 65jähriger Patient mit einem ausgedehnten rechtsseitigen Glomus jugulare-Tumor.

a Hochauflösendes axiales CT mit Fenstereinstellung auf die knöchernen Strukturen. Ausgedehnte Destruktion der Schädelbasis im Bereich des rechten Foramen jugulare.

b Axiales CT in Höhe des rechten Kieferwinkels nach Kontrastmittelgabe. Der Tumor stellt sich als kontrastaffine parapharyngeale Raumforderung dar. In der Tumorperipherie sind erweiterte Gefäße erkennbar,.

c Selektives Angiogramm der rechten A. carotis externa. Deutliche Tumoranfärbung aus nahezu allen Ästen der A. carotis externa.

Während bei Glomus tympanicum-Tumoren die Hauptblutversorgung fast immer aus der A. tympanica inferior und der A. stylomastoidea erfolgt, sind es bei Glomus jugulare-Tumoren oft mehrere Äste der A. pharyngea ascendens, bei ausgedehnten Tumoren auch der A. vertebralis. Die Kommunikation zwischen den beiden Gefäßen erfolgt durch die sog. C1- und C2-Kollateralen, die prinzipiell immer angelegt und insbesondere bei großen und stark vaskularisierten Tumoren stets offen sind bzw. ab einem bestimmten Injektionsdruck bei der Angiographie sich öffnen. Dies hat besondere Bedeutung für die Embolisation, da das Embolisat bei einer Injektion in einen peripheren Ast der A. pharyngea ascendens oder der A. occipitalis externa auf diese Weise in den vertebrobasilären Kreislauf gelangen und hier zu gefährlichen Infarkten führen kann.

Muskelerkrankungen

Diagnose und Differentialdiagnose der **primären, d.h. nichtneurogenen Muskelerkrankungen** stützen sich im wesentlichen auf folgende Beobachtungen:

– Anamnese, auch Familienanamnese.
– Klinisch-neurologische Untersuchungsbefunde.
– EMG.
– Muskelbioptische Befunde mit histologischer, histochemischer und elektronenmikroskopischer Untersuchung.
– Enzymatische, immunologische, endokrinologische und Stoffwechseluntersuchungen.
– Gendiagnostik und molekulardiagnostische Methoden.

Der Röntgendiagnostik kam lange Zeit nur eine marginale klinische Relevanz zu, da sie im wesentlichen aus Weichteilaufnahmen und xeroradiographischen Aufnahmen bestand. Auch nuklear-medizinische Methoden wurden nur in Einzelfällen erfolgreich eingesetzt. Erst durch die Einführung von Sonographie, Computertomographie und Kernspintomographie läßt sich das Muskelgewebe direkt abbilden und in seinen physiologischen und pathologischen Zuständen evaluieren. Dabei hat sich gezeigt, daß Computertomographie und insbesondere Kernspintomographie in der Lage sind, gewisse Strukturveränderungen der Muskulatur darzustellen – so z.B. Muskelatrophien, mesenchymale oder lipomatöse Proliferationen und Verkalkungen. Vor allem der Kernspintomographie läßt sich – wie jüngst G. *Winkler* uns Mitarbeiter (1994) gezeigt haben – eine Quantifizierung der anatomischen Muskelquerschnitte und damit eine Evaluation der unterschiedlichen Atrophie- und Hypertrophiemuster bei verschiedenen neuromuskulären Erkrankungen erreichen. Insbesondere kann diese bildgebende Methode zur klinischen Differentialdiagnose zwischen Myositiden und Muskeldystrophien beitragen.

Mit der Positronen-Emissions-Szintigraphie (PET), in geringerem Maße auch mit der Einzelphotonen-Emissions-Computertomographie (SPECT) ergeben sich neue Möglichkeiten, den Sauerstoff- und Glucosestoffwechsel zu quantifizieren. Auch die Kernspin-Spektrographie ist in der Lage, normale Metaboliten-Spektren von pathologischen zu unterscheiden.

Die **Indikation für bildgebende Untersuchungen** bei muskulären Erkrankungen ergibt sich in Zweifelsfällen zur Erhärtung einer klinisch gestellten Diagnose und zur Bestimmung des Ausmaßes einer Erkrankung. Zielsetzungen sind hier (nach *F. Jerusalem*):

– Ausmaßbestimmung und Dokumentation von mesenchymalen Umbauvorgängen.
– Darstellung von Muskelaplasien, -atrophien oder -hypertrophien.
– Darstellung von pathologischen Einlagerungen, vor allem Verkalkungen.
– Beobachtungen der Verlaufsdynamik des myopathischen Prozesses.

Diagnostik mit bildgebenden Verfahren
Basisdiagnostik (= Morphologie)
- Sonographie
- Computertomographie
- Kernspintomographie

Weiterführende Diagnostik (= Stoffwechsel)
- SPECT
- PET
- Kernspin-Spektroskopie

21 Lokalerkrankungen der Muskulatur

21.1 Primärgeschwülste der Skelettmuskulatur

Sie gehen in den meisten Fällen vom Stroma aus und sind somit Fibrome, Lipome, Häm- oder Lymphangiome sowie deren maligne Varianten. Tumoren, die sich aus Zellen der quergestreiften Muskulatur aufbauen, sind dem gegenüber selten. Unterschieden werden hier:

– Das gutartige **Rhabdomyom**, das als „kongenitaler Tumor" vorwiegend im Herz vorkommt und seine bösartige Variante,

– das **Rhabdomyosarkom**. Prädilektionsort dieser rasch und meist schmerzlos wachsenden malignen Tumoren sind die Stamm- und Nackenmuskulatur sowie die Oberschenkelmuskeln. Eine differentialdiagnostische Abgrenzung dieser malignen Sarkome von einer fokal auftretenden proliferativen Myositis kann schwierig sein. Bei Kindern findet man Rhabdomyosarkome gelegentlich in der Orbita, im Nasopharynx und auch in Organen, die keine quergestreifte Muskulatur enthalten, wie etwa die Harnblase und der Uterus.

Bei den sehr seltenen **Myoblasten-Myomen**, die vorzugsweise an der Zunge und an der Haut angetroffen werden, handelt es sich meist um gutartige Tumoren, deren Genese umstritten ist. Diskutiert wird deren myogene Herkunft (aus unreifen Myoblasten), aber ebenso ein histiozytärer und ein neurogener (aus Schwann-Zellen) Ursprung.

Radiologische Befunde

Zum Einsatz kommen hier Sonographie, Computertomographie und Kernspintomographie. Grundsätzlich ist eine Unterscheidung zwischen einem gutartigen und einem bösartigen Tumor des Muskelgewebes nicht möglich, insbesondere auch deswegen, weil Rhabdomyosarkome aufgrund ihrer Pseudokapsel in den bildgebenden Verfahren scharf gegenüber dem gesunden Muskelgewebe abgesetzt sind.

• Im **Sonogramm** stellen sich Muskeltumoren als gut abgrenzbare Raumforderungen dar. Das typische an der Fiederung der Muskeln orientierte Echomuster ist unterbrochen und durch eine mehr uncharakteristische Verteilung der Binnenechos ersetzt. Die Abgrenzung zum gesunden Gewebe kann durch einen echoarmen Saum erleichtert sein.

• Auch **computertomographisch** und **kernspintomographisch** sind Rhabdomyome bzw. Rhabdomyosarkome als umschriebene Raumforderungen erkennbar. Während Rhabdomyome nur in geringem Maße Kontrastmittel anreichern und sich hier nicht oder nur geringfügig vom gesunden Muskelgewebe unterscheiden, besteht bei Rhabdomyosarkomen je nach dem Grad der Entdifferenzierung eine zum Teil stärkere Kontrastmittelanreicherung. In Einzelfällen werden auch Kalzifikationen bzw. eine regelrechte Knochenbildung beobachtet.

21.2 Muskelverletzungen

Entsprechend ihrer Art und Schwere werden bei den gedeckten Muskelverletzungen, Muskelzerrungen sowie partielle und komplette Muskelrisse unterschieden.

Traumatisch bedingte ischämische Muskelschädigungen bei sog. Kompartment-Syndromen sind in Kap. 18 beschrieben.

Klinische Befunde (Muskelrisse)

– Heftige Lokalschmerzen.
– Sicht bzw. tastbare Muskeldelle.
– Rasch progrediente hämatombedingte Schwellung.
– Anstieg der Kreatininkinase im Serum.

Radiologische Befunde

Leitsymptom des partiellen oder des kompletten Muskelrisses ist in allen bildgebenden Verfahren das Hämatom. Zum Nachweis sind Sonographie, Computertomographie und Kernspintomographie gleichermaßen geeignet.

• **Sonographisch** imponiert das frische Hämatom als liquide Raumforderung, wobei jedoch kleinere Hämatome, die sich rasch zwischen den Fibrillen verteilen, dem Nachweis entgehen können.

● Im **Computertomogramm** besteht eine hyperdense Raumforderung, die sich in der Dichte nicht oder nur geringfügig von Muskelgewebe unterscheidet.

● Im **Kernspintomogramm** kommt es nach wenigen Stunden zu einem deutlichen Signalanstieg im T1-gewichteten Bild, während in den T2-gewichteten Sequenzen zu diesem Zeitpunkt die Raumforderung hypointens bis isointens sich darstellt. Mit zunehmendem Abbau des Hämoglobins nimmt die Signalintensität im T1-gewichteten Bild ab und im T2-gewichteten Bild zu.

22 Entzündliche Muskelerkrankungen

Bei den entzündlichen Muskelerkrankungen wird die Gruppe der sehr heterogenen Autoimmun-Myositiden von der – in der westlichen Welt wesentlich selteneren – Gruppe der erregerbedingten infektiösen Myositiden unterschieden.

22.1 Autoimmun-Myositiden

Trotz der berechtigten Annahme einer Autoimmungenese (zelluläre Autoimmun-Reaktion gegen Muskelantigen) ist die Pathogenese dieser Muskelerkrankungen, die klinisch unterschiedlich als (Poly-) Myositiden, Dermatomyositiden oder als „Mischkollagenosen" in Erscheinung treten, noch unbekannt. Häufig sind sie Folge- bzw. Begleitscheinungen einer rheumatischen Arthritis, einer Periarteriitis nodosa, einer Sklerodermie, eines Lupus erythematodes und insbesondere eines Malignoms. Die Polymorphie der klinischen Bilder, ihrer Prognose und ihre Verlaufsdynamik hat zu zahlreichen, nicht allgemein akzeptierten Klassifizierungsvorschlägen geführt.

Klinische Befunde (Allgemeine Leitsymptome)

– Hartnäckige Myalgien.
– Rasche Entwicklung einer Muskelschwäche – symmetrisch, bevorzugt an der proximalen Extremitätenmuskulatur.
– Entwicklung von Muskelatrophien.

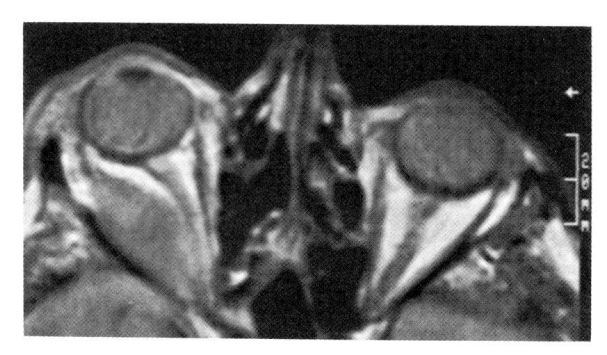

Abb. 150 Okuläre Myositis. Transversale T1-gewichtete Spinechosequenz. Man erkennt eine starke Auftreibung des M. rectus lateralis.

– Erhöhung der Muskelenzyme im Serum.
– EMG: Myopathische Veränderungen.
– Evtl. Ödem und leicht violettes Erythem an der Gesichtshaut.
– Biopsie: Myositischer Gewebsbefund.

Im Hinblick auf die diagnostischen Möglichkeiten von bildgebenden Untersuchungsverfahren sollen einige dieser myositischen Erkrankungen kurz erörtert werden.

22.1.1 Okuläre Myositis

Häufig tritt diese oligosymptomatisch mit meist doppelseitigen Augenmuskelparesen (nicht belastungsabhängig im Gegensatz zur okulären Myasthenie!), Lichtscheu und konjunktivaler Reizung mit Tränenfluß auf. Eine ausgeprägte Symptomatik zeigt die exophthalmische Form der okulären Myositis mit zusätzlichem Exophthalmus, Ptose, Lidödem und Bulbusschmerzen sowie der Gefahr eines Übergreifens des entzündlichen Prozesses auf den Sehnerv (Papillitis).

Radiologische Befunde

● Zum Einsatz kommen **Computertomographie** und **Kernspintomographie**, wobei heute der Kernspintomographie, insbesondere unter Einsatz fettunterdrückter T2-gewichteter Sequenzen, der Vorzug zu geben ist. Folgende Befunde sind zu erheben:

– Muskelschwellung.
– Muskelödem.
– Im chronischen Stadium Muskelatrophie mit vermehrter Einlagerung von Binde- und Fettgewebe.

In der Akutphase läßt sich computertomographisch nur die Muskelschwellung nachweisen (Abb. 150), während kernspintomographisch sowohl das Zentrum der entzündlichen Reaktion als auch das begleitende Ödem als signalreiche Strukturen abzugrenzen sind. Mit dem Abklingen der akuten Reaktion bilden sich diese Veränderungen zurück. Atrophisierende Veränderungen sind mit beiden Verfahren dagegen gleichermaßen gut nachweisbar.

Bei der okulären Myositis ergibt sich als wichtige **Differentialdiagnose** die endokrine Ophthalmopathie, die klinisch mit einer sehr ähnlichen Lokalsymptomatik einhergehen kann. Richtungsweisend für die Myositis ist die Schwellung nur eines Augenmuskels, während bei der endokrinen Ophthalmopathie meist alle Augenmuskeln – oft allerdings in unterschiedlicher Ausprägung – befallen sind.

22.1.2 Myositis ossificans

Die Myositis ossificans ist eine gutartige, selbst limitierende Erkrankung des Skelettmuskels, die eine umschriebene Raumforderung mit Verknöcherungstendenz ausbildet. Sie kann sowohl generalisiert als auch in der häufigeren zirkumskripten Form auftreten.

Bei der seltenen, erblich bedingten **Myositis ossificans progressiva generalisata** manifestiert sich der Krankheitsprozeß bereits in der Kindheit mit polymyositischen Schüben, denen nach mehreren Wochen radiologisch nachweisbare Verkalkungen, bevorzugt in der Nacken-Schulter-Rückenmuskulatur, folgen. Regelhaft sind bei diesen Kindern auch Mißbildungen wie Syndaktylie, Spina bifida oder Gelenkanomalien anzutreffen.

Die **Myositis ossificans circumscripta** findet sich sowohl mit als auch ohne Muskeltraumen oder im Gefolge schwerer, mit Lähmungen einhergehender neurologischer Erkrankungen (z. B. bei Querschnittslähmungen, Polyneuropathien, vaskulären oder traumatischen Hirnläsionen). Die Pathogenese ist nach wie vor ungeklärt; ob neurovegetative Regulationsstörungen eine Rolle spielen, ist ebenfalls nicht bewiesen. Die Verkalkungen können sich auch auf Sehnen und Gelenkkapseln erstrecken und zu erheblichen lokalen Bewegungsbehinderungen führen.

Radiologische Befunde

Die typischen Veränderungen in den bildgebenden Verfahren wurden von *Kransdorf, Meis* und *Jelinek*, 1991, beschrieben. Dabei wurde das Alter der Läsionen in akut, subakut und chronisch unterteilt.

● Im akuten Stadium findet man im **Kernspintomogramm** eine meist gut abgrenzbare inhomogene Weichteilraumforderung mit erhöhter Signalintensität und diffusem umgebenden Ödem auf T2-gewichteten Bildern. Bogenförmige Linien verminderter Signalintensität weisen auf Verkalkungen hin.

Im T1-gewichteten Bild ergeben sich meist außer der Raumforderung keine weiteren Befundkriterien. Im chronischen Stadium ist das Ödem kernspintomographisch nicht mehr nachweisbar. Die signalarmen Läsionen können zunehmen.

● Im **Computertomogramm** ist das Ödem häufig nicht erkennbar; hingegen kommen die typischen meist peripher gelegenen Kalkeinlagerungen hier kontrastreich zur Darstellung.

● Auch auf **Übersichtsaufnahmen** sind in manchen Fällen bereits im frühen Stadium Verkalkungen erkennbar. Bevorzugter Ort der hier beschriebenen Veränderungen ist jeweils die Hüftregion, aber auch der distale Oberschenkel, die Hals- und Schulterregion können befallen sein.

● **Angiographische Untersuchungen**, die in zwei Fällen vorlagen, zeigten einen umschriebenen Tumor-blush.

22.2 Erregerbedingte Myositiden

Infektiöse Myositiden können durch Bakterien, Viren, Pilze oder Parasiten hervorgerufen werden.

22.2.1 Parasitäre Myositiden

Die **Trichinose** ist die häufigste und wichtigste parasitär bedingte Muskelerkrankung. In die Skelettmuskulatur eindringende Larven der Trichinella spiralis rollen sich dort spiralisch auf und werden von einer hyalinen, später verkalkenden Kapsel umgeben. In diesem Stadium der Trichinose erscheinen die befallenen Muskeln wie von kleinen Kalkspritzern, die nicht selten auch röntgenologisch nachweisbar sind, gestreift.

Bei der **Zystizerkose** lassen sich die in großer Zahl in der Skelettmuskulatur angesiedelten Larven des Schweinebandwurms ebenfalls röntgenologisch als typische Kalkspritzer feststellen. Als weitere parasitäre Myositiden sind u. a. die **Echinokokkose** und die tropische **Schistosomiasis** zu nennen.

Radiologische Befunde

● **Übersichtsaufnahmen der Extremitäten in Weichteiltechnik** sind zum Nachweis am besten geeignet. Wie bereits erwähnt, kommt es zu strich- oder kommaförmigen Verkalkungen, die zahlreich im Muskelgewebe nachweisbar sind.

Differentialdiagnostisch muß eine sklerosierende Phlebitis abgegrenzt werden (s. Kap. 3.2.5).

22.2.2 Bakterielle und virale Myositiden

Als Erreger der selten gewordenen bakteriellen Myositiden kommen vor allem Staphylokokken und gasbildende Bakterien (vor allem Clostridium perfringens als Erreger des Gasbrandes, der akuten nekrotisierenden Myositis) in Betracht. Septikopyämische Abszedierungen in der Skelettmuskulatur sind eine Rarität, ebenso Myositiden bei Borreliose oder Toxoplasmose.

Unter den viralen Myositiden ist vor allem die meist epidemisch auftretende Herdmyositis bei Coxsackie-B-Infektion (sog. Bornholm-Krankheit, Myalgia epidemica) erwähnenswert.

Radiologische Befunde

• Am besten geeignet für den Nachweis einer Pyomyositis ist die **Kernspintomographie,** da hier wiederum im fettsupprimierten T2-gewichteten Bild sowohl die Abszedierung als auch die entzündlichen Veränderungen der betroffenen Muskelgruppen in Form von signalreichen Zonen und perifokalem Ödem zu erkennen sind.

23 Progressive Muskeldystrophien, Myotonien, episodische Lähmungen, metabolisch/toxische und endokrine Myopathien

Bei diesen sehr heterogenen myopathischen Krankheitsgruppen besitzen bildgebende Untersuchungsmethoden weder für die Stellung der Diagnose und die Differentialdiagnose noch für die Therapie derzeit einen relevanten Stellenwert. Es gibt lediglich zwei Ausnahmen: die Pseudohypertrophie bei progressiven Muskeldystrophien und die Rhabdomyolyse.

23.1 Progressive Muskeldystrophie

Bei den progressiven Muskeldystrophien kommt es in unterschiedlicher Ausprägung zu einer Pseudohypertrophie. Hierbei handelt es sich um eine den Muskelschwund kompensierende Zunahme des Fett- und Bindegewebes bei gleichzeitiger echter Hypertrophie benachbarter Muskelgruppen.

Radiologische Befunde

● Grundsätzlich werden nach Rodiek zwei Formen der Atrophie im **Computertomogramm** und **Kernspintomogramm** beobachtet:

Die **einfache Atrophie**: Dieser Begriff lehnt sich an den auf mikroskopischen Befunden basierten Begriff der „einfachen" Atrophie sinngemäß an und ist auf die makroskopische Beschreibung von CT-Befunden am Skelettmuskel zu übertragen. Dieser Typ liegt vor, wenn die Muskelmasse im Querschnitt reduziert ist, Homogenität und Dichte jedoch der des normalen Muskels entsprechen.

Die **komplexe Atrophie**: Hierbei handelt es sich nicht nur um eine ausschließliche Verringerung des Muskelkalibers; vielmehr kommen hier Strukturanomalien hinzu in Form einer Zunahme von Fett- und Bindegewebe, das sich im CT hypodens, im Kernspintomogramm auf T1-gewichteten Bildern hingegen signalreich darstellt. Neben der Isolierung ortsständigen Bindegewebes und kompensatorischen Hypertrophien anderer Muskelgruppen werden auch Knochenatrophien hierbei beobachtet.

Bei den progressiven Muskeldystrophien überwiegen atrophische Veränderungen vom Typ „komplexe Atrophie", wobei nach *Kavain* und Mitarbeiter (1985) eine enge Korrelation zwischen der Ausprägung der morphologischen Veränderungen im Computertomogramm und dem Schweregrad der funktionellen Einbußen besteht.

23.2 Rhabdomyolyse

Eine toxische Genese kann manchen Rhabdomyolyse-Fällen zugrunde liegen, vor allem beim Alkoholdelir, nach Schlangenbißverletzungen oder Schlafmittelvergiftungen. Auch nach ausgedehnten Muskelverletzungen, bei einem Tibialis anterior-Syndrom, bei Tetanus, Status epilepticus und nach Elektrotraumen werden gelegentlich symptomatische Rhabdomyolysen beobachtet. Sehr selten sind hereditäre idiopathische Formen der Rhabdomyolyse, die sog. idiopathische paroxysmale Myoglobinurie.

Klinische Befunde

– Akute diffuse oder fokale Mylagien mit Muskelschwäche, evtl. auch mit Muskelkrämpfen
– Myoglobinurie (tief-braune Urinfärbung!)
– Massive Erhöhung der Serum-Kreatininkinase-Werte
– Muskelbiopsie: Disseminierte Muskelfasernekrosen mit entzündlicher Begleitreaktion
– Evtl. pralle Schwellungen der betroffenen Muskeln, die auch zu nachfolgenden Kompartment-Syndromen führen können.

Bedrohliche Komplikationen einer Myoglobinurie erwachsen vor allem aus einem Nierenversagen, Ateminsuffizienz und einer Hyperkaliämie.

Radiologische Befunde

● Die Lokalisation und das Ausmaß der Muskelnekrosen lassen sich in der Akutphase einer Rhabdomyolyse **sonographisch, computertomographisch** und mit Hilfe der **Kernspintomographie** ermitteln: Im Computertomogramm sind sie als umschriebene hypodense Läsionen im Muskelgewebe erkennbar. Im Kernspintomogramm erscheinen sie im T1-gewichteten Bild signalarm, in T2-gewichteten Sequenzen dagegen signalreich.

23.3 Mitochondriale Myopathien (Enzephalopathien)

Aus der Gruppe der metabolisch bedingten Myopathien haben die Glykogenosen bereits in Kap. 8.3 kurze Erwähnung gefunden. Auf eine Reihe verschiedenartiger – teils nachgewiesener, teils vermuteter – Störungen im Mitochondrienstoffwechsel wird heute eine andere, derzeit noch heterogene Gruppe von metabolischen Muskelerkrankungen zurückgeführt.

Klinische Befunde

Klinisches Leitsymptom dieser mitochonrialen Zytopathien ist die Erkrankung der Muskulatur im Sinne einer generalisierten proximal betonten Myopathie oder einer chronisch progredienten externen Ophthalmoplegie (CPEO). Bei vielen dieser Patienten kann zusätzlich eine Mitbeteiligung des zentralen, gelegentlich auch des peripheren Nervensystems im Sinne einer Multisystemerkrankung festgestellt werden (mitochondrale Enzephalomyopathien). Zu den mitochondrialen Zytopathien mit überwiegender Beteiligung des ZNS zählen insbesondere:

– **MELAS-Syndrom** (**m**itochondrial myopathie, **e**ncephalopathy, **L**actic **a**cidosis and **s**troke-like episodes). Im Vordergrund dieser, in der Regel schon in der Kindheit auftretenden Erkrankung stehen klinisch ein verzögertes Wachstum, episodisches Erbrechen, zerebrale Krampfanfälle, Makuladegeneration, Laktaterhöhungen im Serum und insbesondere transiente zerebrale Durchblutungsstörungen bzw. Hirninfarkte. Zusätzlich findet sich eine meist nur leichte Muskelschwäche.

– **MERRF-Syndrom.** Dieses Krankheitsbild ist geprägt durch eine vordergründige Myoklonusepilepsie, ferner durch zerebellare Störungen, Lactaterhöhung im Serum und eine ebenfalls nur leichte Schwäche der Skelettmuskulatur.

– **Leigh-Syndrom.** Auch diese progrediente neurologische Erkrankung beginnt meist im Kleinkindalter mit sehr variablen klinischen und biochemischen Befunden. Klinisch dominieren meist Augensymptome, Stammgangliensyndrom und erhöhte Serum- und Liquorlactatwerte.

Radiologische Befunde

Bildgebende Untersuchungsverfahren können bei den mitochondralen Enzephalomyopathien nicht selten zur Erhärtung des klinischen Verdachtes beitragen. So geben sich beim MELAS-Syndrom die multiplen Hirninfarkte im **CT** durch multilokuläre hypodense Areale zu erkennen. Daneben sind sehr häufig beidseitige Stammganglienverkalkungen aufzufinden. Ähnliche Verkalkungen der Basalganglien zeigen sich im CT und T2-gewichteten MRI auch bei Patienten mit einem MERRF- und einem Leigh-Syndrom.

24 Myasthenie

Bei der Myasthenie und den myasthenischen Syndromen kommt den bildgebenden Verfahren lediglich hinsichtlich einer Thymusbeurteilung eine Bedeutung zu. Bei über 80% der an einer Myasthenia gravis erkrankten Patienten findet man Thymusveränderungen in Form einer Thymushyperplasie oder eines Thymoms. Deren pathologische Rolle ist noch nicht hinreichend geklärt, auch wenn die Myasthenia gravis heute als eine gesicherte Autoimmunkrankheit mit molekular definiertem Autoantigen aufgefaßt werden darf und eine Thymektomie in einem erheblichen Teil der Krankheitsfälle eine Besserung der Symptome bringt.

Radiologische Befunde

- Der Nachweis eines Thymoms kann bereits auf der **Thoraxübersichtsaufnahme in zwei Ebenen** geführt werden, wenn der Tumor zu einer Verbreiterung der normalen Mediastinalkonturen geführt hat. Die Lokalisation kann das gesamte vordere Mediastinum betreffen, wobei das Thymom auch auf das Perikard übergreifen kann.

- Mit der **Computertomographie** und der **Kernspintomographie** gelingt grundsätzlich auch der Nachweis kleinerer Thymome, die als weichteildichte Raumforderungen im mediastinalen Fettgewebe zu finden sind (Abb. 151). Mit beiden Verfahren lassen sich leider keine Hinweise auf die Dignität geben.

Es muß jedoch ausdrücklich darauf hingewiesen werden, daß Thymome so klein bzw. so stark verfettet sein können, daß sie dem Nachweis durch bildgebende Verfahren vollständig entgehen.

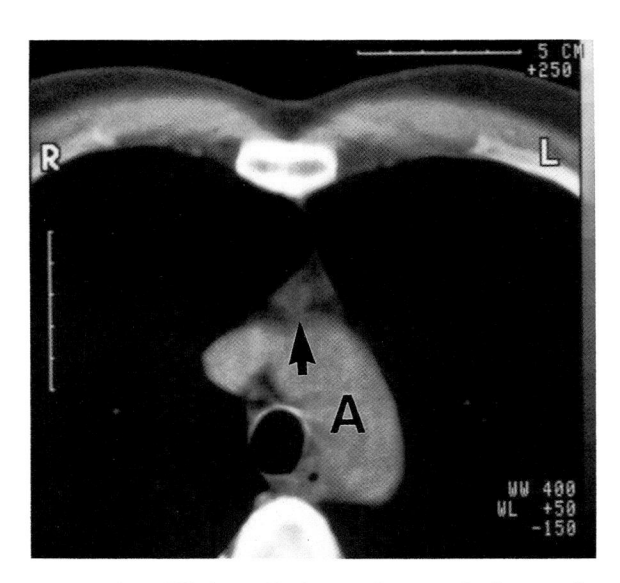

Abb. 151 49jähriger Patient mit myastenia gravis. Transversale CT-Schicht in Höhe des Arcus aortae (A). Man erkennt einen fettreichen Tumor (Pfeil), der einem Thymom entsprach (operativ und histologisch bestätigt).

Literatur

1 Angeborene und perinatal erworbene Schäden des Hirns und seiner Hüllen

Akeson P, Holtas S: Radiological investigation of neurofibromatosis type 2. In: Neuroradiology (1994) 36: 107–110

Alexander G L: Sturge-Weber syndrome. In: Vinken P J, Bruyn G W (Hrsg): Handbook of clinical Neurology: The Phakomatoses Vol. 14. Amsterdam: North Holland 1972

Barkovich J A: Normal Development of the Neonatal and Infant Brain. In: Barkovich J A (Hrsg): Pediatric Neuroimaging. Raven Press 1990

Barnes P D, Korf B R: Neurocutaneous Syndromes. In: Wolpert S M, Barnes P D (Hrsg): MRI in Pediatrc Neuroradiology. Mosby 1992

Burstein J, Papile L A, Burstein R: Intraventricular hemorrhage and hydrocephalis in premature newborns: a prospective study with CT. In: Amer J Roentgenol (1979) 132: 631

Conference Statement. Neurofibromatosis. National Institutes of Health Consensus Development Conference (1988) Arch Neurol 45; 575

de Morsier G: Etudes sur les dysrhapies cranio-encephaliques. III. Agenesie du septum lucidum avec malformation du tractus optique. La dysplasie septo-optique. (1956) Schweiz Arch Neurol Neurochir Psychiatr 77; 125

DeMyer W: Classification of cerebral malformations. (1971) Birth Defects 7; 78

Dooling E C, Gilles F H: Intracranial hemorrhage: Topography. In: Gilles F H, Leviton A, Dooling E C: The Developing Human Brain. Hrsg. Wright. Boston 1983

Ferszt R, Nelson J: Entwicklungsstörungen und neonatale Hirnschäden. In: Cervós-Navarro, Ferszt R: Klinische Neuropathologie. Thieme 1989

Friede R L: Developmental Neuropathology, 2nd ed. Springer 1989

Friede R L: Klassifikation und Enstehung perinataler Hirnschäden. In: Neurologie in Praxis und Klinik, 2. Aufl. Bd. II. Hrsg.: Hopf H Ch, Poeck K, Schliack H. Thieme 1992

Gilman S, Bloedel J R, Lechtenberg R: Disorders of the Cerebellum. Davis 1981

Gomez M R, Bebin E M: Sturge-Weber Syndrome. In: Gomez M R: Neurocutaneous Diseases. A practical approach. Butterworth 1987

Heuser L, Kellermann K, Bliesener J A: Neuropädiatrie. In: W, Dihlmann W, Stender H-St, (Hrsg):Schinz Radiologische Diagnostik in Klinik und Praxis Band V-Teil 1: Schädel-Gehirn. Thieme 1986

Hoffman H J, Epstein F: Disorders of the Developing Nervous System. Diagnosis and Treatment. Blackwell 1986

Huk W J, Gademann G, Friedmann G: Magnetic resonance imaging of CNS diseases. Springer 1989

Huk W J: Malformations of the CNS. In: Huk W J, Gademann G, Friedmann G (Hrsg): MRI of Central Nervous Diseases. Springer 1990

Huson S M, Harper P S, Compston D A S: Von Recklinghausen's neurofibromatosis: a clinical and population study in southeast Wales (1988) Brain 111: 1355

Jänisch W: Phakomatosen. In: Cervós-Navarro J, Ferszt R: Klinische Neuropathologie. Thieme 1989

Kleider A, Bohl J: Neurofibromatose. In: Neurologie in Praxis und Klinik, 2. Aufl. Bd. II. Hrsg.: Hopf H Ch, Poeck K, Schliack H. Thieme 1992

Klucznik R L, Wolpert S M, Anderson M L: Congenital and Developmental Abnormalities of the Brain. In: Wolpert S M, Barnes P D (Hrsg): MRI in Pediatrc Neuroradiology. Mosby 1992

Kollias S S, Ball Jr. W S, Prenger E C : Cystic Malformations of the Posterior Fossa: Differential Diagnosis Clariefied through Embryologic Analysis. In: RadioGraphics (1993) 13: 1211–1231

Krämer G, Hopf H Ch: Angiomatosen des ZNS. In: Neurologie in Praxis und Klinik, 2. Aufl. Bd. II. Thieme 1992

Leviton A, Gilles F H: Classification of the perinatal teleucephalic Leucoencephalopathies. In: Gilles F H, Leviton A, Dooling E C: The Developing Human Brain. Hrsg. Wright. Boston 1983

Menor F, Marti-Bonmati L: CT detection of basal ganglion lesions in neurofibromatosis type 1: correlation with MRI. In: Neuroradiology (1992) 34: 305–307

Naidich T P, Zimmerman R A: Common Congenital Malformations of the Brain. In: W, Dihlmann W, Stender H-St, (Hrsg):Schinz Radiologische Diagnostik in Klinik und Praxis Band V-Teil 1: Schädel-Gehirn. Thieme 1986

Neuhäuser G: Mißbildungen und Entwicklungsstörungen des Nervensystems. In: Bachmann K-D et al.: Pädiatrie in Praxis und Klinik, 2. Aufl. Bd. III. Thieme 1990

Neumann H P H, Berger D P, Sigmund G, Blum U, Schmidt D, Parmer R J, Volk B, Kirste G: Pheocromocytomas, Multiple Endocrine Neoplasia Type 2, and von Hippel-Lindau Disease. In: New England Journal of Medicine (1993) 329: 1531–1538

Neumann H P H: Das v. Hippel-Lindau-Syndrom. In: DMW (1991) 116: 28–33

Pape K E, Wigglesworth J S : Hemorrhage, Ischemia and the Perinatal Brain. Heinemann 1979

Stimac G K, Solomon M A, Newton T H: CT and MR of angiomatous malformations of the coreoid plexus in patients with Sturge-Weber disease. (1986) AJNR 7; 623

v Halbach V, Barkovich A J: Anomalies of Cerebral Vasculature. In: Barkovich J A (Hrsg): Pediatric Neuroimaging. Raven Press 1990

Volpe J J: Neurology of the Newborn, 2nd ed. Saunders 1987

Wigglesworth J S: Perinatal Pathology. Saunders 1984

2 Schädel-Hirn-Trauma

Adams J H: Head injury. In: Adams H J, Corsellis J A N, Duchen L W (Hrsg): Greenfield's Neuropathology, 4th ed.. Arnold 1984

Al-Mefty O, Holoubi A, Fox J L: Value of Angiography in Cerebral Nail-Gun Injuries. AJNR (1986) 7, 164–165

Baker S R, Gaylord G M, Lantos G, Tabaddor K, Gallagher E J: Emergency Skull Radiography: The Effect of Restrictive Criteria on Skull Radiography and CT Use. Radiology (1985) 156: 409–413

Bant-Zavadzki M, Norman D: Magnetic Resonance Imaging of the Central Nervous System. Raven Press 1987

Bewermeyer H, Neveling M, Dreesbach H A, Wiedemann G: Traumatisch bedingte Dissektion und Pseudookklusion der Arteria carotis interna mit spontaner Rekanalisierung. Fortschr. Röntgenstr. (1984) 140:728–731

Bradley W G: Pathophysiologic Correlates of Signal Alterations. In: Brand-Zawadzki M, Norman D (Hrsg): Magnetic Resonance Imaging of the Central Nervous System. Raven Press 1987

Bruce D A, Alavi A, Bilaniuk L, Dolinskas C, Obrist W, Uzzeli B: Diffuse cerebral swelling following head injuries in children: the syndrome of „malignant brain edema". J Neurosurg (1981) 54: 170–178

Clifton G L, Grossman R G, Makela M E, Miner M E, Handel S, Sadhu V: Neurological course and correlated computerized tomography findings after severe closed head injury. J Neurosurg (1980) 52: 611–624

Debrun G M, Davis K R, Nauta H J, Heros R E, Ahn H S: Treatment of Carotid-Cavernous Fistulae or Cavernous Aneurysms Associated with a Persistent Trigeminal Artery: Report of Three Cases. AJNR (1988) 9: 749–755

Debrun G M, Vinuela F, Fox A J, Davis K R, Ahn H S: Indications for Treatment and Classification of 132 Carotid-Cavernous Fistulas. Neurosurgery (1988) 22: 285–289

Delank H W: Grundriß der Unfallneurologie. Steinkopff 1970

Dietz H: Die fronto-basale Schädelhirnverletzung. Springer 1970

Escher F: Klassifikation der offenen frontobasalen Frakturen. (1971) Mschr Ohrenheilk. 105; 144

Frowein R A, Brock M, Klinger M: Head Injuries. Advances in Neurosurgery. Springer 1989

Galanski M, Peters P E: Hirnschädel. In: W, Dihlmann W, Stender H-St, (Hrsg):Schinz Radiologische Diagnostik in Klinik und Praxis Band V-Teil 1: Schädel-Gehirn. Thieme 1986

Garniak A, Feivel M, Hertz M, Tadmor R: Skull X-Rays in Head Trauma: Are they still Necessary? A Review of 1000 Cases. Europ. J. Radiol. (1986) 6: 89–91

Gentry L R, Godersky J C, Thompson B, Dunn V D: Prospective Comparative Study of Intermediate-Field MR and CT in the Evaluation of Closed Head Trauma. AJNR (1988) 9: 91–100

Gentry L R, Godersky J C, Thompson B: MR Imaging of Head Trauma: Review of the Distribution and Radiopathologic Features of Traumatic Lesions. AJNR (1988) 9: 101–110

Gentry L R, Thompson B, Godersky J C: Trauma to the Corpus Callosum: MR Features. AJNR (1988) 9: 1129–1138

Gerstenbrand F, Rumpl E: Clinical and topical diagnosis in traumatic brainstem disorders. In: Kunze K, Zangemeister W H, Arlt A (Hrsg): Clinical problems of Brainstem Disorders. Thieme 1986

Gudeman S K, Kishore P R S, Becker D P, Lipper M H, Girevendulis A K, Jeffries B F, Butterworth J F: Computed Tomography in the Evaluation of Incidence and Significance of Posttraumatic Hydrocephalus. Radiology (1981) 141: 397–402

Han B K, Towbin R B, De Courten-Myers G, McLaurin R L, Ball Jr. W S: Reversal Sign on CT: Effect of Anoxic/Ischemic Cerebral Injury in Children. AJNR (1989) 10: 1191–1198

Henn R: Schädeltrauma. In: Cervós-Navarro J, Ferszt R (Hrsg.): Klinische Neuropathologie. Thieme 1989

Hesselink J R, Dowd C F, Healy M E, Hajek P, Baker L L, Luerssen T G: MR Imaging of Brain Contusions. A Comparative Study with CT. AJNR (1988) 9: 269–278

Huk W J: Head Injury. In: Huk W J, Gademann G, Friedmann G (Hrsg): MRI of Central Nervous Diseases. Springer 1990

Jaspers U, Heuser L, Machtens E: Die Wertigkeit moderner bildgebender diagnostischer Verfahren in der Behandlungsplanung bei Schußverletzungen im Kiefer-Gesichts-Bereich. In: L. Ploner (Hrsg.): Special Congress of the German Association for Oral and Maxillofacial Surgery Stampa Athesia 305–314 (1989)

Jellinger K: Morphologie und Pathogenese geschlossener Hirnverletzungen. In: Hopf H Ch, Poeck K, Schliack H. (Hrsg.): Neurologie in Praxis und Klinik, 2. Aufl. Band I. Thieme 1992

Katzen L B, Katzen B T, Katzen M J: Treatment of Carotid-Cavernous Fistulas with Detachable Balloon Catheter Occlusion. Adv. Ophtal. Plastic & Reconstruct Surgery (1988) 7: 157–165

Kelly A B, Zimmerman R D, Snow R B, Gandy S E, Heier L A, Deck M D F: Head Trauma: Comparison of MR and CT – Experience un 100 Patients. AJNR (1988) 9: 699–708

Köster O: Computertomographie des Felsenbeins. Thieme 1988

Krauland W: Verletzungen der intrakraniellen Schlagadern. Springer 1982

Kretschmer, H: Neurotraumatologie, Thieme 1978

Lanksch W, Grumme Th, Kazner E: Schädelhirnverletzungen im Computertomogramm. Springer 1989

Lipper M H, Kishore P R S, Enas G G, da Silva A A D, Choi S C, Becker D P: Computed Tomography in the Prediction of Outcome in Head Injury. AJR (1985) 144: 483–486

Machtens E, Heuser L: Prinzipielles und abgestuftes Vorgehen in der Röntgendiagnostik bei Mittelgesichtstrauma in Abhängigkeit vom Schweregrad und von der Lokalisation. In: Waldhart E.(Hrsg): Traumatologie des Mittelgesichts Bd. XXXVI, Thieme 1991

Maxeiner H, Finck G-A: Traumatischer Hirninfarkt bei mehrzeitig verlaufender Dissektion derextrakraniellen Arteria carotis interna. Unfallchirург (1989) 92: 321–327

Röhring G R, Trüber E: Traumatischer Verschluß der arteria carotis interna. Fortschr. Röntgenstr. (1988) 149: 667–668

Smith R P, Russell W F: Balloon Embolization of Carotid-Cavernous Fistulas. Radiology (1983) 149: 149–157

Steinbrich W, Huk W J: Intracranial Hemorrhage and Iron Metabolism. In: Huk W J, Gademann G, Friedmann G (Hrsg): MRI of Central Nervous Diseases. Springer 1990

Stolke D, Seifert V: Intrakranielle Blutungen. Dt. Ärztebl. (1988) 85: 1914–1919

Todorow S, Oldenkott P: Praktische Hirntraumotologie. Dt. Ärzte-Verlag 1984

West O C, Mirvis S E, Shanmuganathan K: Transsphenoid Basilar Skull Fracture: CT Patterns. Radiology (1993) 188: 329–338

Zimmerman R A, Bilaniuk L T, Bruce D, Dolinskas C, Obrist W, Kuhl D: Computed Tomography of Pediatric Head Trauma: Acute General Cerebral Swelling. Radiology (1978) 126: 403–408

Zimmerman R A, Bilaniuk L T, Hackney D B, Goldberg H I, Grossman R I: Head Injury: Early Results of Comparing CT and High-Field MR. AJNR (1986) 7: 757–764

Zouaoui A, Metzger J, Princ G, Grob R, Cervignon E G, Arzimanoglou A, Acher B, Boukobza M, Vaillant J M: Computerized tomography CT in orbito-frontal injuries. J. Neuroradiol. (1986) 13: 291–304

3 Erregerbedingte, entzündliche Erkrankungen des Gehirns und der Hirnhäute

Ackerman E S, Tumeh S S, Charron M, English R, Deresiewicv R: Viral Encephalitis: Imaging with SPECT. Clinical Nuclear Medicine (1988) 13: 640–643

Agrons G A, Han S S, Husson M A, Simeone F: MR Imaging of Cerebral Gumma. AJNR (1991) 12: 80–81

Aspergillosis of the sphenoid sinus simulating a pituitary tumor. Neuroradiology (1989) 31: 362–363

Barloon T J, Yuh T C, Knepper L E, Biller J, Ryals T J, Sato Y: Cerebral Ventriculitis: MR Findings. Journal of Computer Assisted Tomography (1990) 14: 272–275

Berger J R, Waskin H, Pall L, Hensley G, Ihmedian I, Post M J D: Syphilitic cerebral gumma with HIV infection. Neurology (1992) 42: 1282–1287

Birbauer G, Felber S, Aichner F, Schutzhard E: Magnetresonanztomographie infektiös-entzündlicher ZNS-Erkrankungen. Intensivbehandlung (1990) 15: 22–30

Borovich B, Johnston E, Spagnuolo E: Infratentorial subdural empyema: clinical and computerized tomography findings. J Neurosurg (1990) 72: 299–301

Büttner T, Dorndorf W: Virale Enzephalitiden. Erfahrungen mit 53 Patienten aus Mittelhessen. Fortschr. Neurol. Psychiat. (1988) 56: 315–325

Carrazana E J, Rossitch Jr. E, Samuels M A: Cerebral toxoplasmosis in the acquired immune deficiency syndrome. Clin Neurol Neurosurg (1989) 91: 291–301

Chang K-H, Han M H, Roh J K, Kim I O, Han M C, Kim C-W: Gd-DTPA-Enhanced MR Imaging of the Brain in Patients with Meningitis: Comparison with CT. AJNR (1990) 11: 69–76; AJR (1990) 154: 809–816

Otsuka S-I, Nakatsu S, Matsumoto S, Sato S-I, Motozaki T, Ban S, Yamamoto T, Takatsuka K, Saiwai S: Multiple Sclerosis Simulating Brain Tumor on Computed Tomography. Journal of Computer Assisted Tomography. In: Journal of Computer Assisted Tomography (1989) 13: 674–678

Poser C M: The Diagnosis of Multiple Sclerosis. Thieme 1984

Pozzilli C, Passafiume D, Bernardi S, Pantano P, Incoccia C, Bastianello S, Bozzao L, Lenzi G L, Fieschi C: SPECT, MRI and cognitive functions in multiple sclerosis. Journal of Neurology, Neurosurgery and Psychiatry (191) 54: 110–115

Prineas J W: The neuropathology of multiple sclerosis. In: Koetsier J C: Handbook of Clinical Neurology. Elsevier 1986

Truyen L, Gheuens J, Van de Vyer F L, Parizel P M, Peersman G V, Martin J-J: Improved corellation of magnetic resonance imaging (MRI) with clinical status in multiple sclerosis (MS) bv use of an extensive standardized imaging-protocol. Journal of the Neurological Sciences (1990) 96: 173–182

Uhlenbrock D, Dickmann E, Beyer H K, Gehlen W: Kernspintomographie bei gesicherter multipler Sklerose. Auswertung von 21 Fällen. In: Digit. Bilddiagn. (1985) 5: 1–7

Uhlenbrock D, Herbe E, Seidel D, Gehlen W: One-year MR imaging follow-up of patients with multiple sclerosis under cortisone therapy. Neuroradiology (1989) 31: 3–7

Uhlenbrock D, Seidel D, Gehlen W, Beyer H K, Haan J, Dickmann E, Zeit T, Herbe E: MR Imaging in Multiple Sclerosis: Comparison with Clinical, CSF, and Visual Evoked Potential Findings. AJNR (1988) 9: 59–67

Valk J, van der Knapp M S: Magnetic Resonance of Myelin, Myelination and Myelin Disorders. Springer 1989

4 Demyelinisierende Erkrankungen

Bastianello S, Pozzilli C, Bernardi S, Bozzao L, Fantozzi L M, Buttinelli C, Fieschi C: Serial study of gadolinium-DTPA MRI enhancement in multiple sclerosis. Neurology (1990) 40: 591–595

Baum K, Nehrig C, Girke W, Bräu H, Schörner W: Multiple sclerosis: relation between MRI and CT findings, cerebrospinal fluid parameters and clinical features. Clin Neurol Neurosurg (1990) 92: 49–56

Baumhefner R W, Tourtellotte W W, Syndulko K, Waluch V, Ellison G W, Meyers L W, Cohen S N, Osborne M, Shapshak P: Quantitative Multiple Sclerosis Plaque Assessment with Magnetic Resonance Imaging. Its Correlation with Clinical Parameters, Evoked Potentials, and Intra-Blood-Brain Barrier IgG Synthesis. Arch Neurol (1990) 47: 19–26

Blümm R G, Spittler J F, Gehlen W, Brouwer A: NMR case study. Medicamundi (1983) 28: 152–153

Capra R, Mattioli F, Vignolo L A, Antonelli A R, Bonfioli F, Cappiello J, Nicolai P, Peretti G, Orlandini A: Lesions Detection in MS Patients with and without Clinical Brainstem Disorders: Magnetic Resonance Imaging and Brainstem Auditory Evoked Potentials Compared. Eur Neurol (1989) 29: 317–322

Fritze J, Beyer H K, Schlichting P, Spittler J F: Toxoplasmen-Encephalitis – Multiple Sklerose: Differentialdiagnose durch Kernspin-tomography? Der Nervenarzt (1985) 56: 1–5

Herndon R M: Cognitive Deficits and Emotional Dysfunction in Multiple Sclerosis. Arch Neurol (1990) 47: 18

Kappes L, Städt D, Ratzka M, Keil W, Schneidebanger-Gruggies S, Heitzner T, Poser S, Nadjmi M: Magnetic Resonance imaging in the evaluation of treatment in multiple sclerosis. Neuroradiology (1988) 30: 299–302

Kermode A G, Tofts P S, Thompson A J, MacManus D G, Rudge P, Kendall B E, Kingsley D P E, Moseley I F, du Boulay E P G H, McDonald W I: Heterogeneity of blood-brain barrier changes in multiple sclerosis: An MRI study with gadolinium-DTPA enhancement. Neurology (1990) 40: 229–235

Kesselring J: Multiple Sklerose. Kohlhammer 1989

Lecky B R F, Jeyagopal N, Smith E T S, Foy P M: Cerebral CT lesions in multiple sclerosis mimicking multiple metastases. Journal of Neurology, Neurosurgery & Psychiatry (1991) 54: 92

Lynch S G, Rose J W, Smoker W, Petajan J H: MRI in familial multiple sclerosis. Neurology (1990) 40: 900–903

Osborn A G, Harnsberger H R, Smoker W R K, Boyer R S: Multiple Sclerosis in Adolescents: CT and MR Findings. AJNR (1990) 11, 489–494

Otsuka S-I, Nakatsu S, Matsumoto S, Sato S-I, Motozaki T, Ban S, Yamamoto T, Takatsuka K, Saiwai S: Multiple Sclerosis Simulating Brain Tumor on Computed Tomography. Journal of Computer Assisted Tomography. In: Journal of Computer Assisted Tomography (1989) 13: 674–678

Poser C M: The Diagnosis of Multiple Sclerosis. Thieme 1984

Pozzilli C, Passafiume D, Bernardi S, Pantano P, Incoccia C, Bastianello S, Bozzao L, Lenzi G L, Fieschi C: SPECT, MRI and cognitive functions in multiple sclerosis. Journal of Neurology, Neurosurgery and Psychiatry (191) 54: 110–115

Prineas J W: The neuropathology of multiple sclerosis. In: Koetsier J C: Handbook of Clinical Neurology. Elsevier 1986

Truyen L, Gheuens J, Van de Vyer F L, Parizel P M, Peersman G V, Martin J-J: Improved corellation of magnetic resonance imaging (MRI) with clinical status in multiple sclerosis (MS) by use of an extensive standardized imaging-protocol. Journal of the Neurological Sciences (1990) 96: 173–182

Uhlenbrock D, Dickmann E, Beyer H K, Gehlen W: Kernspintomographie bei gesicherter multipler Sklerose. Auswertung von 21 Fällen. In: Digit. Bilddiagn. (1985) 5: 1–7

Uhlenbrock D, Herbe E, Seidel D, Gehlen W: One-year MR imaging follow-up of patients with multiple sclerosis under cortisone therapy. Neuroradiology (1989) 31: 3–7

Uhlenbrock D, Seidel D, Gehlen W, Beyer H K, Haan J, Dickmann E, Zeit T, Herbe E: MR Imaging in Multiple Sclerosis: Comparison with Clinical, CSF, and Visual Evoked Potential Findings. AJNR (1988) 9: 59–67

Valk J, van der Knapp M S: Magnetic Resonance of Myelin, Myelination and Myelin Disorders. Springer 1989

5 Vaskuläre Hirnerkrankungen

Aisen A M, Gabrielsen A O, McCune W J: MR imaging of sytemic lupus erythematosus involving the brain. (1985) AJNR 6; 197

Aoki S, Sasaki Y, Machida T, Ohkubo T, Minami M, Sasaki Y: Cerebral Aneurysms: Detection and Delineation Using 3-D-CT Angiography. AJNR (1992) 13: 1115–1120

Bamford J : Clinical examination in diagnosis and subclassification of stroke. The Lancet (1992) 339: 400–402

Berlit P, Berg-Dammer E, Nahser H-Ch, Kühne D: Zerebrale arteriovenöse Malformationen (AVM). Nervenarzt (1994) 65: 226–237

Bockenheimer St, Reinhuber F, Mohs C: Intraarterielle Thrombolyse hirnversorgender Gefäße. Radiologe (1991) 31: 210–215

Bogdahn U, Muhfinger L, Hassel W, Ratzka M, Mertens H G: Venöse zerebrale Durchblutungsstörungen – Diagnostik, therapeutische Möglichkeiten und Verlauf. In: Bogdahn U, Mertens H G (Hrsg): Prognostik in der Intensivtherapie des Zentralnervensystems. Springer 1989

Bousser M, Chiras J, Bories J B, Castaigne P: Cerebral Venous thrombosis – a review of 38 cases. Stroke (1985) 16: 199–213

Brant-Zawadzki M, Kucharczyk W: Vascular Disease: Ischemia. In: Brand-Zawadzki M, Norman D (Hrsg): Magnetic Resonance Imaging of the Central Nervous System. Raven Press 1987

Buchwald B, Bischoff C, Franke C, Gräfin v. Einsiedel H, Conrad B: Ausmaß MR-tomographischer Veränderungen bei Hypertensiver Enzephalopathie. (1994) Verh Dt Ges Neurol 8; 359

Busse O: Spontane Dissektion extrakranieller hirnversorgender Arterien. DMW (1988) 113: 1191–1193

Calabrese P, Haupts M, Markowitsch H J, Gehlen W: The Cognitive-Mnestic Performance Profile of a Patient with Bilateral Asymmetrical Thalamic Infarction. Intern. J. Neuroscience (1993) 71: 101–106

Deisenhammer E, Hoell K: Brain SPECT – it's clinical application. In: Aichner F, Gerstenbrand F, Grcêviv'(Hrsg): Neuroimaging II Gustav Fischer 1989

Delank H W, Gehlen W, Lausberg G, Müller E: Checkliste Neurologische Notfälle. Thieme 1991

Dorndorf W: Schlaganfälle, Klinik und Therapie, 2. Aufl. Thieme 1983

Einsiedel H: Magnetische Resonanztomographie bei zerebralen Zirkulationsstörungen. In: Hopf H Ch, Poeck K, Schliack H (Hrsg): Neurologie in Praxis und Klinik, 2. Aufl. Bd. III. Thieme 1993

Ferszt R: Kreislaufstörungen des Nervensystems. In: Cervós-Navarro J, Ferszt R (Hrsg.):Klinische Neuropathologie. Thieme 1989

Fisher C M: Binswanger's disease. J Neurol (1989) 236: 65–79

Fisher C M: Lacunar strokes and infarcts: a Review. Neurology (1982) 32: 871–876

Forsting M, Reith W, von Kummer R, Sartor K: Radiologie der zerebralen Gefäßmißbildungen. Akt. Radiol. (1994) 4: 209–217

Foster R E, Kosmorsky G S, Sweeney P J, Masaryk T J: Horner's Syndrome Secondary to Spontaneous Carotid Dissection With Normal Angiographic Findings. Arch Ophtalmol (1991) 109: 1499–1500

Friedrich J M, Widder B, Schumacher K A, Arlart I P, Hamann H: Zur röntgenologischen Diagnostik von Intimarupturen der A. carotis interna. Fortschr. Röntgenstr. (1988) 148: 111–116

George B: Surgical Problems in Vertebrobasilar Aneurysms. J. Neuroradiol. (1992) 19: 230–235

Godersky J C, Menezes A H: Intracranial Arteriovenous Anomalies of Infancy: Modern Concepts. Pediat. Neurosci. (1987) 13: 242–250

Gostomzyk J-G, Heller W-D, Gerhardt P, Lee P N, Keil U: B-Scan Ultrasound Examination of the Carotid Arteries Within a Representative Population (MONICA Project Augsburg). Klin Wochenschr (1988) 66: 58–65

Guhl L, Thron A: Seltene Anomalien kraniozervikaler Gefäße mit Subarachnoidalblutung. Fortschr. Röntgenstr. (1986) 145: 331–336

Hacke W, Hennerici M, Gelmers H J, Krämer G: Cerebral Ischemia. Springer 1991

Harders A, Gilsbach J, Hassler W: Dural AV Malformation of the Lateral and Sigmoid Sinuses as Possible Cause of Trigeminal Neuralgia. Acta Neurochirurgica (1982) 66: 95–102

Hartmann A, Wassmann H: Hirninfarkt. Urbau und Schwarzenberg 1987

Heiss R D: Der ischämische Insult. Dt. Ärztebl. (1989) 86: B 30–32

Higashida R T, Halbach V V, Dormandy B, Bell J, Brant-Zawadzki M, Hieshima G B: New Microballoon Device for Transluminal Angioplasty of Intracranial Arterial Vasospasm. In: AJNR (1990) 11: 233–238

Hunt W F, Hess R M: Surgical risk as related to time of intervention in the repair of intracranial aneurysms (1968), J. Neurosurg. 28; 14–20

MacDonald R L, Weir B K A, Runzer T D, Grace M G A, Findlay J M, Saito K, Cook D A, Mielke B W, Kanamura K: Etiology of cerebral vasospasm in primates. In: J Neurosurg (1991) 75: 415–424

Malin J-P, Schliack H: Hirnblutungen aus neurologischer Sicht. Dt. Ärztebl. (1989) 86: B 1384–1386

Marx A, Messing B, Storch B, Busse O: Spontane Dissektionen hirnversorgender Arterien. In: Nervenarzt (1987) 58: 8–18

Müller-Forell W, Rothacher G, Krämer G: Carotis-Dissektionen. Radiologe (1989) 29: 432–436

Norman D: Vascular Disease: Hemorrhage. In: Brand-Zawadzki M, Norman D (Hrsg): Magnetic Resonance Imaging of the Central Nervous System. Raven Press 1987

Pawlik G, Holthoff V, Rudolf J, Bönner J, Heiss W-D: Vasculitic dementia: charasteritic changes of regional brain function demonstrated by PET. J cerebr. Blood Flow Metab. (1989) 9: 534

Poeck K, Hacke W: Akuter ischämischer zerebraler Gefäßinsult. Dt. Ärztebl. (1989) 86: B 33–34

Potts D G: Critical Review: Cerebral Venous Angiomas Imaged by MR. Investigative Radiology (1988) 23: 71

Pozzati E, Giuliani G, Ferracini R, Gaist G: Facial Nerve Palsy Secondary to a Dural Cavernous Angioma of the Middle Cranial Fossa Eroding the Tegmen Tympani. Neurosurgery (1988) 22: 245–247

Ringelstein E B, Biniek R, Weiller C, Ammeling B, Nolte P N, Thron A: Type and extent of hemisperic brain infarctions and clinical outcome in early and delayed middle cerebral artery recanalization. Neurology (1992) 42: 289–298

Ringelstein E B, Zeumer H, Schneider R: Der Beitrag der cerebralen Computertomographie zur Differentialtypologie und Differntialtherapie des ischämischen Großhirninfarktes. In: Fortschr. Neurol. Psychiatrie (1985) 53: 315

Ringelstein E B: Ischämische Insulte im Karotisstromgebiet. In: Kunze K (Hrsg.): Lehrbuch der Neurologie. Thieme 1992: 452–462

Scharf J, Bräuherr E, Forsting M, Sartor K: Significance of haemorrhagic lacunes on MRI in patients with hypertensive cerebrovascular disease and intracerebral haemorrhage. Neuroradiology (1994) 21: 504–508

Schmiedeck P: Cerebrale Ischämie: Neuansatz für die mikrochirurgische Behandlung. Dt. Ärztebl. (1990) 87: B 1518–1523

Schütz H: Spontane intrazerebrale Hämatome. Patophysiologie, Klinik und Therapie. Springer 1988

Scott B A, Weinstein Z, Pulliam M W: Computed Tomographic Diagnosis of Ruptured Giant Posterior Cerebral Artery Aneurysms. Neurosurgery (1988) 22: 553–558

Shokunbi M T, Vinters H V, Kaufmann J C E: Fusiform Intracranial Aneurysms. Clinipatologic Features. Surg Neurol (1988) 29: 263–270

Sue D E, Brant-Zawadzki M N, Chance J: Dissection of cranial arteries in the neck: correlation of MRI and arteriography. Neuroradiology (1992) 34: 273–278

Thron A, Voigt K: Vaskuläre kraniozerebrale Erkrankungen. In: W, Dihlmann W, Stender H-St, (Hrsg):Schinz Radiologische Diagnostik in Klinik und Praxis Band V-Teil 1: Schädel-Gehirn. Thieme 1986

Toole J F: Cerebrovascular Disorders, 3rd ed.. Raven Press 1984

Tsuruda J S, Sevick R J, Halbach V V: Three-Dimensional Time -of -Flight MR Angiography in the Evaluation of Incranial Aneurysms Treated by Endovascular Balloon Occlusions. AJNR (1992) 13: 1129–1136

Vighetto A, Lisovoski F, Revol A, Trillet M, Aimard G: Internal carotid artery dissection and ipsilateral hypoglossal nerve palsy. Journal of Neurology, Neurosurgery, and Psychiatry (1990) 53: 530–531

Vogl G, Pohl P, Willeit J, Aichner F: Morphologie und klinische Wertigkeit von Plaques der A. carotis in einem gesunden und kranken Kollektiv. Der Nervenarzt (1987) 58: 685–688

Voldby B: Pathophysiology of Subarachnoid Haemorrhage. Acta Neurochirurgica (1988) 45: 1–6

von Reutern G M, Büdingen H J: Ultraschalldiagnostik der gehirnversorgenden Arterien. Thieme 1989

Weiller C, Ringelstein E B, Reiche W, Thron A, Buell U: The Large Striatocapsular Infarct. A Clinical and Patophysiological Entity. Arch Neurol (1990) 47: 1085–1091

Widder B: Doppler-und Duplex-Sonographie der hirnversorgenden Arterien, 3. Aufl. Springer 1991

Wienhard K, Wagner R, Heiss W-D: PET-Grundlagen und Anwendungen der Positronen-Emissions-Tomographie. Springer 1989

Willinsky R A, Lasjaunias P, Terbrugge K, Burrows P: Multiple cerebral arteriovenous malformations (AVMs). Review of our experience from 203 patients with cerebral vascular lesions. Neuroradiology (1990) 17: 207–210

Winter R, Aschoff A: Spontane intrazerebrale Hämatome. Dt. Ärztebl. (1991) 88: B 587–594

Wood C H, Jeans W D, Coakham H B: Case Report. Moyoma Disease: An Unusual Cause of Cerebral Infarction. Clinical Radiology (1986) 37: 289–292

Yamada I, Matsushima Y, Suzuki S: Childhood moyamoya disease before and after encephalo-duro-arterio-synangiosis: an angiographic study. Neuroradiology (1992) 34: 318–322

Yamashita M, Oka K, Tanaka K : Histopatholoy of the brain network in Moyamoya disease. Stroke (1983) 14: 50

Yip P K, Liu H M, Hwang B S, Chen R C: Subclavian steal phenomenon: a correlation between duplex sonographic and angiographic findings. Neuroradiology (1992) 34: 279–282

Zülch K J: The Cerebral Infarkt: Patology, Pathogenesis and Computed Tomography, 1st ed.. Springer 1985

6 Hirntumoren

Barkovich J A, Edwards M S B: Brain Tumors of Childhood. In: Barkovich J A (Hrsg): Pediatric Neuroimaging, Raven Press 1990

Barnes P D, Kupsky W J, Strand R D: Cranial and Intracranial Tumors. In: Wolpert S M, Barnes P D (Hrsg): MRI in Pediatrc Neuroradiology. Mosby 1992

Bleehen N M: Tumors of the Brain. Springer 1986

Bradley Jr. W G: Magnetic resonance imaging of the posterior fossa and brainstem. Semin. Neurol (1986) 16: 8–16

Brant-Zawazki M, Kelly W: Brain Tumors. In: Brand-Zawadzki M, Norman D (Hrsg): Magnetic Resonance Imaging of the Central Nervous System. Raven Press 1987

Fahlbusch R, Marguth F: Raumfordernde Prozesse der Hypophyse und des sellanahen Bereichs. In: Hopf H Ch, Poeck K, Schliack H (Hrsg.): Neurologie in Praxis und Klinik, 2. Aufl. Bd. II. Thieme 1992

Gado M, Sartor K: Bildgebende Verfahren in der Diagnostik intrakranieller Tumoren. In: Röntgenpraxis (1985) 38: 173–188

Huk W J, Heindel W: Intracranial Tumors. In: Huk W J, Gademann G, Friedmann G (Hrsg): MRI of Central Nervous Diseases. Springer 1990

Jänisch W: Pathologie der Geschwülste des Nervensystems. In: Cervós-Navarro J, Ferszt R. (Hrsg.): Klinische Neuropathologie. Thieme 1989

Kazner E, Wende S, Grumme Th, Stockdorph D, Felix R, Claussen C: Computertomographie und Kernspintomographie intrakranieller Tumoren. Springer 1988

Kucharczyk W: The Pituitary Gland and Sella Turcica. In: Brand-Zawadzki M, Norman D (Hrsg): Magnetic Resonance Imaging of the Central Nervous System. Raven Press 1987

Landolt A M: Advances in Pituitary Adenoma Research. Pergamon 1987

Marquardt B, Voigt K: Entzündliche kraniozerebrale Erkrankungen. In: W, Dihlmann W, Stender H-St, (Hrsg):Schinz Radiologische Diagnostik in Klinik und Praxis Band V-Teil 1: Schädel-Gehirn. Thieme 1986

Schörner W, Laniado M, Kornmesser W, Felix R: Comparison of multi echo and contrast-enhanced MR scans: Image contrast and delineation of intracranial tumors. Neuroradiology (1989) 31: 140–147

Seeger W, Metzel E: Raumfordernde Prozesse der Schädelbasis (mit Ausnahme der hinteren Schädelgrube und des sellanahen Bereichs), der Ventrikel und der Stammganglien. In: Hopf H Ch, Poeck K, Schliack H (Hrsg.): Neurologie in Praxis und Klinik, 2. Aufl. Bd. II. Thieme 1992

Wessel K, Thron A, Linden B, Petersen J, Dichgans: Pseudotumor cerebri. Clinical and neuroradiological findings. Europ. Arch Psychiat. Neurol. Sci. (1987) 237: 54–60

Wüllenweber R, Wassmann H: Raumfordernde Prozesse der Großhirnhemisphären. In: Hopf H Ch, Poeck K, Schliack H (Hrsg.): Neurologie in Praxis und Klinik, 2. Aufl. Bd. II. Thieme 1992

Zülch K J: Brain Tumors, 3rd ed. . Springer 1986

Zülch K J: Histological typing of tumours of the central nervous system. International histological classification of tumours (1979), 21, World Health Organization, Genf

7 Degenerative Hirnerkrankungen

Berding G, Gratz K F, Kolbe H, Meyer G J, Dengler R, Knoop B O, Hundeshagen H: 123-J-IBZM SPECT: Reconstruction Methodology and Results in Parkinsonism and Dystonia. NuklearMedizin (1994) 33: 194–199

Bird T D, Hughes J P et al.: A proposed classification of familial Alzheimer's disease based on analysis of 32 multigeneration pedigrees. In: Maurer K, Riederer P, Beckmann H: Alzheimer's disease. Springer 1990

Boller F, Mizutani T, Roessmann U: Parkinson disease, dementia and Alzheimer disease: Clinicopathological correlation. In: Ann.

Brücke T, Podreka I, Angelberger P, Wenger S, Topitz A, Küfferle B, Müller Ch, Deecke L: Dopamine D2 Receptor Imaging with SPECT: Studies in Different Neuropsychiatric Disorders. Journal of Cerebral Blood Flow and Metabolism (1991) 11: 220–228

Burns A, Philpot M P, Costa D C, Ell P J, Levy R: The investigation of Alzheimer's disease with single photon emissions tomography. Journal of Neurology (1989) 52: 248–253

Deisenhammer E, Hoell K: Brain-SPECT – it's clinical application. In: Aichner F, Gertenbrand F, Grcevi'c (Hrsg): Neuroimaging II Gustav Fischer 1989

Deuschl G, Oepen G, Wolff G: Die Huntingtonsche Krankheit: Klinik, Beratung, Diagnostik, Therapie. Springer 1988

Drayer B P: Degenerative Brain Disorders and Brain Iron. In: Brant-Zawadzki M, Norman D (Hrsg): Magnetic Resonance Imaging of the Central Nervous System. Raven Press 1987

Drayer B P: MR Imaging of White Matter Disease in Adults. In: Kressel H Y, Modic M T; Murphy W A (Hrsg): Syllabus Special Course: MR 1990. RSNA 1990

Duvoisin R C, Plaitakis A: The olivocerebellar atrophies. Advanc. Neurol. (1984) 41

Harding A E: The Hereditary Ataxias and Related Disorders. Churchill Livingstone 1984

Herholz K, Heiss W-D, Wienhard K: Glucose metabolism and blood flow measurement by PET in cerebral vascular disease. In: Aichner F, Gertenbrand F, Grcevi'c (Hrsg): Neuroimaging II Gustav Fischer 1989

Hierholzer J, Cordes M, Schelosky L, Barzen G, Poewe W, Henkes H, Keske U, Horowski R, Felix R: Bestimmung der zerebralen Dopamin-(D2)-Rezeptoren-Dichte mit der 123-Jod-IBZM-SPECT bei Patienten mit Morbus Parkinson. Fortschr. Röntgenstr. (1992) 157: 390–398

Holland B: Diseases of White Matter. In: Brand-Zawadzki M, Norman D (Hrsg): Magnetic Resonance Imaging of the Central Nervous System. Raven Press 1987

Holman B L, Johnson K A, Gerada B, Carvalho P A, Satlin A: The Scintigraphic Appearance of Alzheimer's Disease: A Prospective Study Using Technetium-99m-HMPAO SPECT. J Nucl Med (1992) 33: 181–185

Karbe H, Grond M, Huber M, Herholz K, Kessler J, Heiss W-D: Subcortical damage and cortical dysfunction in progressive supranuclear palsy demonstrated by Positron Emission Tomography. (1992) J Neurol 239; 98

Karbe H, Kertesz A, Davis J, Kemp B J, Prato F S, Nicholson R L: Quantification of functional deficit in Alzheimer's disease using a computer-assisted mapping program for 99m Tc-HMPAO SPECT. Neuroradiology (1994) 36: 1–6

Klintworth G K: Huntington's chorea – morphologic contribution of a century. In: Barbeau A, Chase T N (Hrsg): Advances in Neurology, Raven Press 1973

Lauter H, Kurz A: Demenzerkrankungen im mittleren und höheren Lebensalter. In: Kisker K P, Lauter H, Meyer J E, Müller C, Strömgren E (Hrsg): Alterspsychiatrie. Springer 1989

Mazziotta J C, Phelps M E, Pahl J J, Huang S C, Baxter L R, Riege W A et al: Reduced cerebral glucose metabolism in asymptomatic subjects at risk for Huntington's disease. (1987) New J Med 316; 357

Miller B L, Cummings J L, Villanueva-Meyer J, Boone K, Mehringer CM, Lesser I M, Mena I: Frontal lobe degeneration: Clinical, neuropsychological and SPECT characteristics. Neurology (1991) 41: 1374–1382

Ohnishi T, Hoshi H, Nagamachi S, Jinnouchi S, Futami S, Watanabe K, Mitsuyama Y: Regional Cerebral Blood Flow Study with 123I-IMP in Patients with Degenerative Dementia. AJNR (1991) 12: 513–520

Perry T L: Four biological different types of dominantly inherited olivopontocerebellar atrophy. Advanc. Neurol. (1984) 41: 205–216

Przuntek H: Pathogenese, Diagnose und Therapie des Morbus Parkinson. Edition Medizin 1992

Schwarz J, Tatsch K, Arnold G, Gasser T, Trenkwalder C, Kirsch C M, Oertel W H: 123-J-iodobenzamide-SPECT predicts dopaminergic responsiveness in patients with de novo parkinsonism. Neurology (1992) 42: 556–561

Tatsch K, Schwarz J, Oertel W H, Kirsch C M: SPECT imaging of dopamine D2 receptors with 123I-IBZM: initial experience in controls and patients with Parkinson's syndrome and Wilson's disease. Nuclear Medicine Communication (1991) 12: 699–707

Tomlinson B E, Corsellis J A N: Ageing and the dementias. In: Adams J H, Corsellis J A N, Duchen L W (Hrsg): Greenfield's Neuropathology. Arnold 1984 (p. p. 952–1024)

Vorstrup S, Boysen G, Brun B, Engell H C: Evaluation of the regional cerebral vasodilatory capacity before carotid endarterectomy by the acetazolamide test. Neurological Research (1987) 9: 10–18

Werdelin L: Hereditary ataxias. Occurence and clinical features. Acta neurol. scand. (1986) 73, 1–124

Wiegand M, Möller A A, Schreiber W, Lauer C, Krieg J-C: Brain Morphology and Sleep EEG in Patients with Huntington's Disease. Eur Arch Psychiatry Clin Neurosci (1991) 240: 148–152

Wolpert S M, Anderson M L, Kaye E M: Metabolic and Degenerative Disorders. In: Wolpert S M, Barnes P D (Hrsg): MRI in Pediatric Neuroradiology. Mosby 1992

8 Metabolische und toxische ZNS-Erkrankungen

Barwich D: Symmetrische Stammganglienverkalkungen (Morbus Fahr) und ihr familiäres Vorkommen. Nervenarzt (1976) 74: 253–257

Bernardi B, Fonda C, Franzoni E, Marchiani V, Della Giustina E, Zimmerman R A: MRI and CT in Krabbe's disease: car report. Neuroradiology (1994) 36: 477–479

Böcker F H, Weitbrecht W N, Neundörfer B: Lipodystrophia progressiva: Differentialdiagnose und Klinik. Fortschr. Neurol. Psychiat. (1986) 54: 59–67

Bremer H J, Duran M, Kamerling J P, Przyrembel H, Wadman S K: Disturbances of Amino Acid Metabolism. Clinical Chemistry and Diagnosis. Urban und Schwarzenberg 1981

Caparros-Lefebvre D, Pruvo J P, Josien E, Pertuzon B, Clarisse J, Petit H: Marchiafava-Bignami disease: use of contrast media in CT and MRI. In: Neuroradiology (1994) 36: 509–511

Cornblath M, Schwartz R: Disorders of Carbohydrate Metabolism in Infancy. Saunders 1976

Erbslöh F, Kunze K, Gottstein U: Metabolische Enzephalopathien. In: Differentialdiagnose neurologischer Krankheitsbilder, 4. Aufl.. Thieme 1984

Erbslöh F, Kunze U K: Dystrophische Prozesse des ZNS. In: Bodechtel, G: Differentialdiagnose neurologischer Krankheitsbilder, 4. Aufl.. Thieme 1984

Feuerlein W: Akute und chronische Alkoholschäden einschließlich Entzugssymptome. In: Hopf H Ch, Poeck K, Schliack H (Hrsg.): Neurologie in Praxis und Klinik, 2. Aufl. Bd. II. Thieme 1992

Finch S C, Finch C A: Idiopathic haemochromatosis, an iron storage disease. In: Medicine (Baltimore) (1955) 34: 381–430

Goetze P, Kuehne D, Hansen J, Knipp H P: Hirnatrophische Veränderungen bei chronischem Alkoholismus. Eine klinische und computertomographische Studie. Arch. Psiachiat. Nervenkr. (1978) 226: 137–156
Greulich W, Kutta W, Knieling G, Wenning K, Gehlen W: Parkinson-Symptomatik nach suizidaler Kohlenmonoxidintoxikation. In: Fischer P A (Hrsg): Parkinson-Krankheit und Nigraprozeß. Editiones Roche 1991
Heepe P, Nemeth L, Brune F, Grant J W, Kleihues P: Marchiafava-Bignami disease. Europ. arch. Psychiat. Neurol. Sci. (1988) 237: 74–79
Magalhaes A C A, Caramelli P, Menezes J R, Lo L S, Bacheschi L A, Barbosa E R, Rosenberg L A: Wilson's disease: MRI with clinical correlation. In: Neuroradiology (1994) 36: 97–100
Martin P J: Wilson's disease. In: Vinken P J, Bruyn G W: Handbook of Clinical Neurology, vol. 6. North-Holland 1968
Palmeri S, Battisti C, Federico A, Guazzi G C: Hypoplasia of the corpus callosum in Niemann-Pick type C disease. In: Neuroradiology (1994) 36: 20–22
Prange H W, Schipper H J, Guseo A: Exzessive intrazerebrale Verkalkungen bei Hypopatyreoidismus. Nervenarzt (1982) 53: 721–724
Ron W A, Acker W, Shaw G K, Lishmann W A: Computerized tomography of the brain in chronic alcoholism. A survey and follow up study. (1981) Brain 105; 497
Ule G: Aktuelle Aspekte alkoholischer Encephalopathien. In: Frydl V: Neuropathologisches Symposium. Tropon Werke 1982
Victor M: The Wernicke-Korsakoff syndrome. In: Vinken P J, Bruyn G W: Handbook of Clinical Neurology, vol. 28. North-Holland 1976
Vinken P J, Bruyn G W: Metabolic and Defiency Diseases of the Nervous System. In: Handbook of Clinical Neurology, vol. 27. North-Holland 1976
Volk B: Intoxikationen des Nervensystems. In: Cervós-Navarro J, Ferszt R (Hrsg.): Klinische Neuropathologie. Thieme 1989

9 Fehlbildungen des Rückenmarks und seiner Häute

Balériaux-Waha D, Osteaux M, Terwinghe G, de Meeus A, Jeanmart L: The Management of Anterior Sacral Meningocele with Computed Tomography. Neuroradiology (1977) 14: 45–46
Barkovich J A, Naidich Th P: Congenital Anomalies of the Spine. In: Barkovich J A (Hrsg): Pediatric Neuroimaging. Raven Press 1990
Barnes P D: Delvelopmental Abnormalities of the Spine and Spinal Neuroaxis. In: Wolpert S M, Barnes P D (Hrsg): MRI in Pediatrc Neuroradiology. Mosby 1992
Brain W R, Knight G, Bull J W D: Discussion rupture of intervertebral disc in cervical region. Proc. Roy. Soc. Med. (1948) 41: 509
Dieckmann H: Neurologische Syndrome bei knöchernen Fehlbildungen der zervikooccipitalen Übergangsregion. In: Trostort E, Stender H St (Hrsg): Wirbelsäule und Nervensystem. Thieme 1979
Flannagan-Sprague B D, Modic M T: The Pediatric Spine: Normal Anatomy and Spinal Dysraphism. In: Modic M T, Masaryk Th J, Ross J S (Hrsg): Magnetic Resonance Imaging of the Spine. Year Book Medical Publishers 1989
Gullotta F: Neuropathologische Befunde bei zervikalen Myelopathien. In: Delank H W, Schmitt E (Hrsg): Zervikale Myelopathien – Aktuelle Aspekte. Hippokrates 1991

Hamer J: Fehlbildungen der Wirbelsäule und des Rückenmarks. In: Hopf H Ch, Poeck K, Schliack H (Hrsg.): Neurologie in Praxis und Klinik, 2. Aufl. Bd. II. Thieme 1992
Hoffmann H J, Epstein F: Disorders of the Developing Nervous System. Diagnosis and Treatment. Blackwell 1986
Holtzman R N, Stein B M: The Tethered Spinal Cord. Thieme 1985
Klaus E: Die basiläre Impression. Hirzel 1969
Kohmen E, Marsch W R: Magnetic resonance imaging in syringomyelia. Neurosurgery (1985) 17: 267–270
Kühne D: Möglichkeiten moderner Bildgebender Verfahren zur Diagnostik der zervikalen Myelopathie In: Delank H W, Schmitt E (Hrsg): Zervikale Myelopathien – Aktuelle Aspekte. Hippokrates 1991
Matthias F R, Lausberg G: Klinik und Differentialdiagnose der cranialen Migrationshemmung des Rückenmarks. In: Z. Kinderheilk. (1970) 108, 238–257
Merx J L, Bakker-Niezen S H, Thijssen H O M, Walder H A D: The tethered spinal cord syndrome: a correlation of radiological features and peroperative findings in 30 patients. Neuroradiology (1989) 31: 63–70
Oppel F: Störungen des craniovertebralen Überganges. In: Dietz H, Umbach W, Wüllenweber R (Hrsg): Klinische Neurochirurgie, Bd. II. Thieme 1984
Peter J C, Sinclair-Smith C, de Villiers J C: Midline Dermal Sinuses and Cysts and Their Relationship to the Central Nervous System. Eur J Pediatr Surg (1991) 1: 73–79
Ross J S, Kaufman B: Cervicomedullary and Craniovertebral Junction. In: Modic M T, Masaryk Th J, Ross J S (Hrsg): Magnetic Resonance Imaging of the Spine. Year Book Medical Publishers 1989
Schliep G: Syringomyelia and syringobulbia. In: Vinken P J, Bruyn G W (Hrsg): Handbook of Clinical Neurology, vol. 32. North-Holland 1978 (p. p. 255–327)
Schmidt K, Sartor H, Heckl R W: Bone malformations of the craniocervical region. In: Vinken P J, Bruyn G W (Hrsg): Handbook of Clinical Neurology, vol. 32. Elsevier 1978
Sigal R, Denys A, Halimi Ph, Shapeero L, Doyon D, Boudghène F: Ventriculus Terminalis of the Conus Medullaris: MR Imaging in Four Patients with Congenital Dilatation. AJNR (1991) 12: 733–737
v. Torklus D, Gehle W: Die obere Halswirbelsäule 2. Aufl., Thieme 1975

10 Degenerative, metabolisch/toxische und entzündliche Rückenmarkserkrankungen

Adams R D, Victor M: Degenerative diseases of the nervous system. In: Principles of Neurology. McGraw-Hill 1981
Altenkirch H: Neurotoxikologie – eine Übersicht über klinische und experimentelle Ansätze. Nervenheilkunde (1989) 8: 60–66
Biondi A, Dormont D, Weitzner Jr. I, Bouche P, Chaine P, Bories J: MR Imaging of the Cervical Cord in Juvenile Amyotrophy of Distal Upper Extremity. AJNR (1989) 10: 263–268
Choon H C, Patten B M: Amyotrophic Lateral Sclerosis: Abnormalities of the Tongue on Magnetic Resonance Imaging. Annals of Neurology (1989) 25: 468–472
Chou S M, Gilbert E F, Chun R W M, Laxova R, Tuffli G A, Sufit R L, Krassikot N: Infantile Olivopontocerebellar atrophy with spinal muscular atrophy (infantile OPCA + SMA). Clinical neuropathology (1990) 9: 21–32
Goodin D S, Rowley H A, Olney R K: Magnetic Resonance Imaging in Amytrophic Lateral Sclerosis. Annals of Neurology (1988) 23: 418–420

Hatazawa J, Brooks R A, Dalakas M C, Mansi L, Di Chiro G: Cortical Motor-Sensory Hypermetabolism in Amyotrophic Lateral Sclerosis: A PET Study. Journal of Computer Assisted Tomography (1988) 12: 630–636

Iwasaki Y, Kinoshita M, Ikeda K, Takamiya K: Central Nervous System Magnetic Resonance Imaging Findings in Amyotrophic Lateral Sclerosis. Eur Arch Psychiatr Neurol Sci (1989) 239: 125–126

Klockgether T, Petersen D, Grodd W, Dichgans J: Early Onset Cerebellar Ataxia with Retained Tendon Reflexes. Brain (1991) 114: 1559–1573

Konietzko H: Neurotoxizität von Arbeitsstoffen. Verh. dtsch. Ger. Arbeitsmed. (1984) 24

Ludolph A C, Langen K J, Regard M, Herzog H, Kemper B, Kuwert T, Böttger I G, Feinendegen L: Frontal lobe function in amyotrophic lateral sclerosis: a neuropsychologic and positron emission tomography study. Acta Neurol Scand (1992) 85: 81–89

Mitchell C L: Nervous System Toxicology. Raven Press 1982

Muldner D W: The diagnosis and treatment of Amyotrophic Lateral Sklerosis. Houghton-Mittlin 1980

Rosen S A, Wang H, Cornblath D R, Uematsu S, Hurko O: Compression syndromes due to hypertrophic nerve roots in hereditary motor sensory neuropathy type I. Neurology (1989) 39: 1173–1177

Werner W, Rössler B: Die neurologischen Folgen des Vit. B12-Mangels – funikuläre Spinalerkrankung (Myelon) und funikuläre Syndrome. Fortschr. Neurol. Psychiat. (1973) 41: 301–326

Wessel K, Schroth G, Diener H C, Müller-Forell W, Dichgans J: Significance of MRI-Confirmed Atrophy of the Cranial Spinal Chord in Friedreich's Ataxia. Eur Arch Psychiatr Neurol Sci (1989) 238: 225–230

11 Traumatische Schäden des Rückenmarkes

Aebi M, Nazarian S: Klassifikation der Halswirbelsäulenverletzungen. In: Orthopädie (1987) 16: 27–36

Anderson L D, D'Alonzo R T: Fractures of the Odontoid Process of the Axis. In: Journal of Bone and Joint Surgery (1974) 56: 1663–1674

Biegelmeier G: Wirkungen des elektrischen Stromes auf Menschen und Nutztiere. VDE-Verlag 1986

Brinkmann K, Schaefer H: Der Elektrounfall. Springer 1986

Delank H W: Das Schleudertrauma der HWS – Eine neurologische Standortsuche. Unfallchirurg. (1988) 91: 381–387

Gehweiler J A, Osborne R L, Becker R F: The Radiology of Vertebral Trauma. Saunders 1980

Holdorff B: Spätschäden des zentralen und peripherischen Nervensystems durch ionisierende Strahlen. In: Hopf H Ch, Poeck K, Schliack H (Hrsg.): Neurologie in Praxis und Klinik, 2. Aufl. Bd. I. Thieme 1992

Jellinger K: The neuropathology of spinal cord trauma. In: Herrico T J et al (Hrsg): Spinal Trauma. Philadelphia 1990

Kutzner M, Delank H W: Rückenmarkstraumen. In: Südenwirth R M A, Wolt G (Hrsg.): Neurologische Begutachtung. Fischer 1987

Levitt M A: MRI and Neurologic Examination in Acute Spinal Column Injury. MedicalCare International (1992) March/April: 23–25

Masaryk Th J: Spine Trauma. In: Modic M T, Masaryk Th J, Ross J S (Hrsg): Magnetic Resonance Imaging of the Spine. Year Book Medical Publishers 1989

Meinecke F W: Verletzungen der Wirbelsäule und des Rückenmarks. In: Baumgartl F, Kremer K, Schreiber H W (Hrsg): Spezielle Chirurgie für die Praxis. Haltungs- und Bewegungsapparat-Traumatologie, Bd. III, Teil 2. Thieme 1980

Sartor K: Verletzungen der Wirbelsäule. In:Frommhold W, Stender H St, Thurn P (Hrsg): Schinz-Radiologische Diagnostik in Klinik und Praxis. Thieme 1985

v. Torklus D, Gehle W: Die obere Halswirbelsäule 2. Aufl., Thieme 1975

Vogelsang H: Spezielle Röntgenuntersuchungen bei Verletzungen von Wirbelsäule, Rückenmark und Nervenwurzeln. In: Zenker R, Deucher F, Schink W (Hrsg): Chirurgie der Gegenwart, Bd. IV/A:Unfallchirurgie. Urban und Schwarzenberg 1983

Wilske J: Rückenmarkstrauma. In: Cervós-Navarro J, Ferszt R (Hrsg.): Klinische Neuropathologie. Thieme 1989

12 Raumfordernde intraspinale Prozesse

Anderson D J, Stambough J L, Rothman R H: A Rare Intradural Tumor Simulating Spondylosthetic Radiculopathy. Clinical Orthopaedics and Related Research (1990) Nr. 252: 136–138

Barkovich A J: Neoplasms of the Spine. In: Barkovich J A (Hrsg): Pediatric Neuroimaging. Raven Press 1990

Bell G R, Ross J S: Diagnosis Of Nerve Root Compression. Myelography, Computed Tomography, and MRI. Orthopedic Clinics of North America (1992) 23: 405–419

Bonneville J-F, Runge M, Cattin F, Potelon P, Tang Y-S: Extraforaminal lumbar disc herniations: CT demonstration of Sharpey's fibers avulsion. Neuroradiology (1989) 31: 71–74

Castro W H M, Bongarts G, Schulitz K P: Stellenwert der CT-Diskographie in der differenzierten Therapie des Bandscheibenvorfalls. (1995) Dt. Ärztebl. 92, 6; 352

Dahmen G, Bernbeck R: Entzündungen und Tumoren der Wirbelsäule. Thieme 1987

Dihlmann W: Lumbale Computertomographie. DMW (1984) 109: 796–800

Djukic S, Vahlensieck M, Resendes M, Genant H K: The Lumbar Spine: Postoperative Magnetic Resonance Imaging. Bildgebung (1992) 59: 136–146

Faiss J H, Schroth G, Grodd W, Koenig E, Will B, Thron A: Central Spinal cord lesions in stenosis of the cervical canal. Neuroradiology (1990) 32: 117–123

Fessler R G, Johnson D L, Brown F D, Erickson R K, Reid S A, Kranzler L: Epidural Lipomatosis in Steroid-Treated Patients. SPINE (1992) 17: 183–188

Friedmann G, Prömper K-H: Bedeutung der Computertomographie bei der Diagnostik spinaler Tumoren in: Bingas B (Hrsg) Spinale Computertomographie Schering AG 1984

Grenier N, Gréselle J-F, Douws C, Vital J-M, Sénégas J, Broussin J, Caillé J-M: MR-Imaging of Foraminal and Extraforaminal Lumbar Disk Herniations. Journal of Computer Assisted Tomography (1990) 14: 243–249

Hartston P K: Spinal Epidural Abscess as a Complication of Duodenolumbar Fistula. SPINE (1992) 17: 593–596

Jänisch W, Schreiber D, Güthert H: Neuropathologie: Tumoren des Nervensystems. Fischer 1988

Jinkins J R, Matthes J C, Sener R N, Venkatappan S, Rauch R: Spondylolysis, Spondylolisthesis, and Associated Nerve Root Entrapment in the Lumbosacral Spine: MR Evaluation. AJR (1992) 159: 799–803

Kaiser M C, Ramos L: Stellenwert der Kernspintomographie (KST) in der Diagnostik des Bandscheibenleidens. Medizin im Bild (1994): 21–27

Köster O: Die „hochauflösende" CT in der Wirbelsäulen- und Rückenmarksdiagnostik. Röntgenpraxis (1985) 38: 165–172

Lackner K, Prömper H: Bandscheibenprolaps in: Thurn P, Friedmann G (Hrsg): Computertomographie der Wirbelsäule und des Spinalkanals. Enke 1986

Lehman L B: Cervical spondylotic myelopathy: A diagnostic challenge in aging patients. Cervical Spondylosis (1990) 88: 240–243

Lunardi P, Mastronardi L, Puzzilli F, Missori P: Gas-Containing Lumbar Disc Herniation. SPINE (1993) 18: 2533–2536

Majewski A, Pedrosa P, Schuth M, Higer H P: Die Kernspintomographie mit Gadolinium-DTPA beim Diskektomie-Syndrom – eine zuverlässige Methode zur Identifizierung eines Rezidivprolapses im Narbengewebe. Röntgen-Blätter (1989) 42: 493–532

Masaryk Th: Spine Tumors. In: Modic M T, Masaryk Th J, Ross J S (Hrsg): Magnetic Resonance Imaging of the Spine. Year Book Medical Publishers 1989

Modic M T: Degenerative Disorders of the Spine. In: Modic M T, Masaryk Th J, Ross J S (Hrsg): Magnetic Resonance Imaging of the Spine. Year Book Medical Publishers 1989

Nagata K, Kiyonaga K, Ohashi T, Sagara M, Miyazaki S, Inoue A: Clinical Value of Magnetic Resonance Imaging for Cervical Myelopathy. SPINE (1990) 15: 1088–1096

Neuhold A, Stiskal M, Platzer Ch, Pernecky G, Brainin M: Combined use of spin-echo and gradient-echo MR-imaging in cervical disk disease. Neuroradiology (1991) 33: 422–426

Sartor K: Spinal tumours. Magnetic resonance imaging. Advanc. Neurosurg. (1986) 14: 72

Schroeder S: Lumbale Spinalstenose-knöcherne Kompressionen im Lumbalbereich. in: Thurn P, Friedmann G (Hrsg): Computertomographie der Wirbelsäule und des Spinalkanals. Enke 1986

Schroth G, Thron A, Guhl L, Voigt K, Niendorf H-P, Garces L R-N: Magnetic Resonance imaging of spinal meningiomas and neurinomas. J Neurosurg (1987) 66: 695–700

Schultz K P, Schöppe K: Die neuroradiographische Diagnostik degenerativer Bandscheibenerkrankungen – Das Düsseldorfer diagnostische Diskusprogramm. (1994) Z Orthop 132; 25

Stöhr M, Riffel B: Diagnostik der „Ischialgie". Deutsches Ärzteblatt (1989) 86: B-1146–1149

Weiss Th, Treisch J, Kazner E, Claussen C, Schörner W, Fiegler W: Intravenöse Kontrastmittelgabe bei der Computertomographie der operierten Lendenwirbelsäule. RöFo (1984) 141: 30–34

Weiss Th, Treisch J, Köhler D, Claussen C: Spondylolysis und -listhesis. RöFo (1985) 143: 68–73

Wilson D W, Pezzuti R T, Place J N: Magnetic Resonance Imaging in the Preoperative Evaluation of Cervical Radiculopathy. Neurosurgery (1991) 28: 175–179

Winkler D, Herrmann H D: Tumoren des Rückenmarks. In: Kunze K (Hrsg.): Lehrbuch der Neurologie. Thieme 1992

13 Entzündliche Erkrankungen der Wirbelsäule und des Rückenmarkes

Antunes J L: Infections of the Spine. Acta Neurochir (1992) 116: 179–186

Babu R, Jafar J J, Huang P P, Budzilovich G N, Ransohoff J: Intramedullary Abscess Associated with a Spinal Cord Ependymoma: Case Report. Neurosurgery (1982) 30: 121–124

Bartels R H, De Jong T R, Grotenhuis J A: Spinal subdural abcsess. J Neurosurg (1992) 76: 307–311

Bollensen E, Prange H W: Epiduraler Spinaler Abszeß als letale Komplikation einer Periduralanaesthesie. Reg Anaesth (1991) 14: 101–103

Burke D R, Brant-Zawadzki M: CT of pyogenic spine infection. Neuroradiology (1985) 27: 131–137

Cars M E M, Anciones B, Castro A, Lara M, Isla A: Intramedullary spinal cord abscess. J Neurol., Neurosurg and Psychiatry (1992) 55: 225–226

Castor W R, Miller J D, Runel A S, Chiu P, Grace M, Hanson I: Computertomography of the Craniocervical junction in rheumatoid arthritis. Journal of Computer Assisted Tomography (1983) 7: 31–36

Chang K H, Han M H, Choi Y W, Kim I O, Han M C, Kim C-W: Tuberculous Arachnoiditis of the Spine: Findings on Myelography, CT and MR Imaging. AJNR (1989) 10: 1255–1262

Cumming W J K: Myelitis and toxic, inflammatory and infectious disorders. Current Opinion in Neurology and Neurosurgery (1992) 5: 549–553

Curling Jr. O D, Gower D J, McWhorter J M: Changing Concepts in Spinal Epidural Abscess: A Report of 29 Cases. Neurosurgery (1990) 27: 185–192

Erlich J H, Rosenfeld J V, Fuller A, Brown G V, Wodak J, Tress B P: Acute Intramedullary Spinal Cord Abscess: Case Report. Surg Neurol (1992) 38: 287–290

Firsching R, Frowein R A, Nittner K: Acute Spinal Epidural Empyema. Observations from seven cases. Acta Neurochirurgica (1985) 74: 68–71

Frank B, Dörr F, Penkert G, Vogel E, Tidow G: Epiduraler spinaler Abszeß mit Kaudasymptomatik als Komplikation eines Morbus Crohn. DMW (1991) 116: 1313–1316

Galbrath I G, Barr V W: Epidural abscesses and subdural empyema. Advanc. Neurol. (1974) 6: 257–267

Golimbu C, Firooznia H, Rafii M: CT of Osteomyelitis of the Spine. Amer J Roentgenol (1984) 142: 159–163

Gupta R K, Gupta S, Kumar S, Kohli A, Misra U K, Gujral R B: MRI in intraspinal tuberculosis. Neuroradiology (1994) 36: 39–43

Hagena F W, Kroedel A: Zervikale Instabilität und Myelopathie bei chronischer Polyarthritis. In: Delank H W, Schmitt E (Hrsg): Zerrikale Myelopathien. Hippokrates 1991

Hanigan W C, Asner N G, Elwood P W: Magnetic Resonance Imaging and the Nonoperative Treatment of Spinal Epidural Abscess. Surg. Neurol (1990) 34: 408–413

Hartl P W: Ankylosierende Spondylitis. Bauaschewski 1982

Hlavin M L, Kaminski H J, Ross J S, Ganz E: Spinal Epidural Abscess: A Ten-Year Perspective. Neurosurgery (1990) 27: 177–184

Iqbal Q M, Khan O: Brucellosis of the spine. J. R. Coll. Surg. Edinb. (1990) 35: 395–397

Kesselring I: Multiple Sklerose. Kohlhammer 1989

Kramer J, Stiglbauer R, Wimberger D, Imhof H: MRI of Spondylitis. Bildgebung (1992) 59: 147–151

Kricun R, Shoemaker E I, Chovanes G I, Stephens H W: Epidural Abscess of the Cervical Spine: MR Findings in Five Cases. AJR (1992) 158: 1145–1149

Lukes S A, Crooks L E, Aminoff M J, Kaufman L, Panitch H S, Mills C, Norman D: Nuclear Magnetic Resonance Imaging in multiple sclerosis: Ann. Neurol. (1983) 13: 592

Malzberg M S, Rogg J M, Tate C A, Zayas V, Easton J D: Poliomyelitis: Hyperintensity of the Anterior Horn Cells on MR Images of the Spinal Cord. In: AJR (1993) 161: 863–865

McArthur J C, Griffin J W, Cornblath D R, Griffin D E, Tesoriero T, Kuncl R, Gibbs C-J, Farzadegan H, Johnson R T: Steroid Responsive myeloneuropathy in a man dually infected with HIV-1 and HTLV-I. Neurology (1990) 40: 938–944

Poser S, Ritter G: Multiple Sklerose in Forschung, Klinik und Praxis. Schattauer 1980

Post M J D, Bowen B C, Sze G: Magnetic Resonance Imaging of Spinal Infection. Rheumatic Disease Clinics of North America (1991) 17: 773–794

Post M J D, Sze G, Quencer R M, Eismont F J, Green B A, Gahbauer H: Gandolinium-Enhanced MR in Spinal Infection. J Comput Assist Tommography (1990) 14: 721–729

Redekop G J, Del Maestro R F: Diagnosis and Management of Spinal Epidural Abscess. Can. J. Neurol. Sci (1992) 19: 180–187

Ropper A H, Poskanzer D C: The prognosis of acute and subacute transverse myelopathy based on early signs and symptoms. Ann. Neurol. (1978) 4: 51–59

Ross J S : Inflammatory Disease. In: Modic M T, Masaryk Th J, Ross J S (Hrsg): Magnetic Resonance Imaging of the Spine. Year Book Medical Publishers 1989

Sadato N, Numaguchi Y, Rigamonti D, Kodama T, Nussbaum E, Sato S, Rothman M: Spinal epidural abscess with gandolinium-enhanced MRI: serial follow-up studies and clinical correlations. Neuroradiology (1994) 36: 44–48

Sandhu F S, Dillon W P: Spinal Epidural Abscess: Evaluation with Contrast-Enhanced MR-Imaging. AJNR (1991) 12: 1087–1093

Schirmer M: Querschnittslähmungen. Springer 1985

Schmidt K L: Neue pathologische Aspekte der ankylosierenden Spondylitis. Z. Rheumatol. (1991) 50: 65–73

Schrader A, Stammler, Stickl H: Infektiös-entzündliche Erkrankungen des ZNS. In: Neundörfer B, Schimrigk K, Soyka D (Hrsg): Praktische Neurologie. edition medizin , VCH 1988

Seifert V, Stolke D, Vogelsang H: Die postoperative Discitis intervertebralis lumbalis. Aktuel. Neurol. (1983) 10: 161

Sharp I, Purser O W: Spontaneous atlontoaxial dislocation in ankylosing spondilitis and rheumatoid arthritis. Ann. Rheum. Dis (1961) 20: 47

Smith A S, Blaser S I: MR of Infectious and Inflammatory Diseases of the Spine. Critical Reviews in Diagnostic Imaging (1991) 32: 165–189

Teman A J: Spinal Epidural Abscess. Early Detection With Gadolinium Magnetic Resonance Imaging. Arch Neurol (1992) 49: 743–746

Tewari K, Devi B I, Thakur R C, Pathak A, Khandelwal N, Kak V K: Intramedullary spinal cord abscess: a case report. Child's Nerv Syst (1992) 8: 290–291

Wheeler D, Keiser P, Rigamonti D, Keay S: Medical Management of Spinal Epidural Abscesses: Case Report and Review. Clinical Infectious Diseases (1992) 15: 22–27

14 Zirkulatorische Rückenmarkserkrankungen

Berenstein A, Lasjaunias P: Surgical Neuroangiography 5, Endovascular Treatment of Spine and Spinal Cord Lesions. Springer 1992

Berenstein A, Lasjaunias P: Surgical Neuroangiography 3, Functional Vascular Anatomy of Brain, Spinal Cord and Spine. Springer 1990

Böck J C, Molse H P, Sander B, Felix R: Magnetresonanztomographie zur Verlaufskontrolle nach Embolisation arteriovenöser Malformationen des Zentralnervensystems. RöFo (1992) 157: 471–476

Bourgouin P M, Tampieri D, Johnston W, Steward J, Melancon D, Ethier R: Multiple occult vascular malformations of the brain and spinal cord: MRI diagnosis. Neuroradiology (1992), 34: 110–111

Di Chiro G, Doppman J L, Dwyer A J, Patronas N J, Knop R H, Bairamian D, Vermess M, Oldfield E H: Tumors and Arteriovenous Malformations of the Spinal Cord: Assessment Using MR. Radiology (1985) 156: 689–697

Doppman J L, Di Chiro G, Oldfield E H: Origin of Spinal Arteriovenous Malformation and Normal Cord Vasculature from a Common segmental Artery: Angiographic and Therapeuthic Considerations. Radiology (1985) 154: 687–689

Ferszt R: Vasculäre Rückenmarkkrankheiten. In: Cervós-Navarro J, Ferszt R (Hrsg): Klinische Neuropathologie. Thieme 1989

Firsching R, Zanella F, Lanfermann H: The dynamics of magnetic resonance findings in patients with a spinal haematoma. Paraplegia (1993) 31: 000–000

Fontaine S, Melanson D, Cosgrove R, Bertrand G: Carvernous hemangiomas of the spinal cord. Radiology (1988) 166: 839–841

Fujigaki Y, Kimura M, Shimizu T, Ikegaya N, Arai T, Hishida A, Kaneko E, Hachiya T: Acute aortic thrombosis associated with spinal cord infarction in nephrotic syndrome. Clinic. Investig. (1992) 70: 606–610

Hassler W, Thron A, Grotte E H: Hemodynamics of spinal dural arteriovenous fistulas. J Neurosurg (1989) 70: 360–370

Kendall B E, Logue V: Spinal Epidural Angiomatous Malformations Draining into Intrathecal Veins. Neuroradiology (1977) 13: 181–189

Koenig E, Thron A, Schrader V, Dichgans J: Spinal arterienous malformations and fistulae: clinical, neuroradiological and neurophysiological findings. Neurology (1989) 236: 260–266

Lee J-P, Wang A D-J, Wai Y-Y, Ho Y-S: Spinal Extradural Cavernous Hemangioma. Surg Neurol (1990) 34: 345–351

Masaryk T J, Ross J F, Modic M T, Ruff R L, Selman W R, Ratcheson R A: Radiculomeningeal Vascular Malformations of the Spine: MR Imaging. In: Radiology (1987) 164: 845–849

Morimoto T, Yoshida S, Basugi N: Dural Arteriovenous Malformation in the Cervical Spine Presenting with subarachnoid Hemorrhage: Case Report. Neurosurgery (1992) 31: 118–121

Parsons M: Vascular diseases of the spinal cord. In: Russel R W: Vascular disease of the Central Nervous System, 2nd ed. Churchill-Livingstone 1983

Partington M D, Rüfenacht D A, Marsh W R, Piepgras D G: Cranial and sacral dural arteriovenous fistulas as a cause of myelopathy. J Neurosurg (1992) 76: 615–622

Piscol K: Die Blutversorgung des Rückenmarks und ihre klinische Relevanz. Springer 1972

Plate K, Hellwig D, Roßberg C, Mennel H D: Spinale und angiomatöse Fehlbildung: Klinischer Verlauf und Grenzen der apparativen Diagnostik. Zent bl. Neurochir. (1990) 51: 49–52

Reinsel T E, Goldberg E, Granato D B, Wilkinson S, Penn R: Spinal Subdural Hematoma: A Rare Cause of Recurrent Postoperative Radiculopathy. Journal of Spinal Disorders (1993) 6: 62–67

Reuther R: Spinale Durchblutungsstörungen. In: Hopf H Ch, Poeck K, Schliack H (Hrsg): Neurologie in Praxis und Klinik, 2. Aufl. Bd. III. Thieme 1993

Ross J F, Masaryk T J, Modic M T, Carter J R, Mapstone T, Dengel F H: Vertebral Hemangiomas: MR Imaging. In: Radiology (1987) 165: 165–169

Schrader V, Koenig E, Thron A, Dichgans J: Neurophysiological characteristics of spinal arteriovenous malformations. Electromyogr. clin. Neurophysiol. (1989) 29: 169–177

Thorpe J W, Kendall B E, MacManus D G, McDonald W I, Miller D H: Dynmic gandolinium-enhanced MRI in the detection of spinal arteriovenous malformations. Neuroradiology (1994) 36: 522–529

Thron A, Dichgans J: Spinale Gefäßfehlbildungen. In: Hopf H Ch, Poeck K, Schliack H (Hrsg): Neurologie in Praxis und Klinik, 2. Aufl. Bd. III. Thieme 1993

Thron A, Peiffer P, König E, Roßberg Ch: Dural vascular anomalies of the spine – an important cause of progressive radiculo-myelopathie. In: Cervós-Navarro J (Hrsg): Brain Microcirculation. Raven Press 1987

Williams Jr. F C, Zabramski J M, Spetzler R F, Rekate H L: Anterolateral transthoracic transvertebral resection of an intramedullary spinal arteriovenous malformation. In: Neurosurg (1991) 74: 1004–1008

Wirth Jr. F P, Post K D, Di Chiro G, Doppman J L, Ommaya A K: Foix-Alajouanine disease. Spontaneous thrombosis of a spinal cord arteriovenous malformation: A case report. Neurology (1970) 20: 1114–1118

15 Nervenwurzelerkrankungen

Aasly J, Nilsen G: Cerebral atrophy in Lyme disease. Neuroradiology (1990) 32: 252

Baran G A, Sowell M K, Sharp G B, Glasier C M: MR Findings in a Child with Guillain-Barré Syndrome. AJR (1993) 161: 161–163

Canellas A R, Torres C S, Isern E G, Font J C, Fierro E C, Planas J G: Ramsay-Hunt Syndrome and High-Resolution 3 DFT MRI. Journal of Computer Assisted Tomography (1993) 17: 495–497

Cavaletti G, Bogliun G, Tagliabue M: MRI evaluation of a case of herpes zoster ophtalmicus with delayed contralateral hemiplegia. Ital. J. Neurol. Sci. (1990) 11: 297–300

Delank H W, Schmitt E (Hrsg): Vertebragene Radikulopathien und Pseudoradikulopathien. Hippokrates 1988

Delank H W: Das Schleudertrauma der HWS. Eine neurologische Standortsuche. Unfallchirurg (1988) 91: 381–387

Esposito M B, Arrington J A, Murtaugh F R, Coleman J M, Sergay S M: MR of he Spinal Cord in a Patient with Herpes Zoster. AJNR (1993) 14: 203–204

Farrell T A, Wolf M D, Folk J C, Pulido J S, Yuh W T: Magnetic Response Imaging in a Patient with Herpes Zoster Keratouveitis and Contralateral Acute Retinal Necrosis. American Journal of Ophthalmology (1991) 112: 735–736

Fernandez R E, Rothberg M, Ferencz G, Wujack D: Lyme Disease of the CNS: MR Imaging Findings in 14 Cases. AJNR (1990) 11: 479–481

Friedman D P: Herpes Zoster Myelitis: MR Appearance. AJNR (1992) 13: 1404–1406

Galetta S L, Sergott R C, Wells G B, Atlas S W, Bird S J: Spontaneous Remission of a Third-Nerve Palsy in Meningeal Lymphoma. Ann Neurol (1992) 32: 10–102

Geny C, Yulis J, Azoulay A, Brugieres P, Saint-Val C, Degos J D: Thalamic infarction following lingual herpes zoster. Neurology (1991) 41: 1846

Haglund M M, Schumacher J M, Loeser J D: Spinal stenosis: An annotated bibliography. Pain (1988) 35: 1–37

Herzer P: Lyme-Borreliose. Epidemyologie, Ätiologie, Diagnostik, Klinik und Therapie. Steinkopff 1989

Kennedy G E, Johnson R T: Neurological complications of varicella-zoster virus. In: Infections of the Nervous System. Butterworth 1987

Korzec K, Sobol S M, Kubal W, Mester S J, Winzelberg G, May M: Gadolinium-Enhanced Magnetic Resonance Imaging Of The Facial Nerve In Herpes Zoster Oticus and Bell's Palsy: Clinical Implications. American Journal of Otology (1991) 12:163–168

Krämer I: Bandscheibenbedingte Erkrankungen, 2. Aufl. Thieme 1986

Krüger H, Heim E, Schuknecht B, Scholz S: Acute and chronic neuroborreliosis with and without CNS involvement: a clinical, MRI, and HLA study of 27 cases. J Neurol (1991) 238: 271–280

Lawson J P, Rahn D W: Lyme Disease and Radiologic Findings in Lyme Arthritis. AJR (1992) 158: 1065–1069

Lentz D, Jordan J E, Pike G B, Enzmann D R: MRI in Varicella-Zoster Virus Leukoencephalitis in the Immunocompromised Host. Journal of Computer Assisted Tomography (1993) 17: 313–316

Li J, Xiong L, Jinkins J R: Gadolinium-Enhanced MRI in a patient with AIDS and the Ramsay-Hunt Syndrome. Neuroradiology (1993 35: 269

Mumenthaler M: Der Schulter-Arm-Schmerz, 2. Aufl. Huber 1982

Nadkarni N, Lisak R P: Guillain-Barré Syndrome (GBS) with bilateral optic neuritis and central white matter disease. Neurology (1993) 43: 842–843

Nelson J A, Wolf M D, Yuh W T C, Peeples M E: Cranial nerve involvement with Lyme borreliosis demonstrated by magnetic resonance imaging. Neurology (1992) 42: 671–673

Osumi A, Tien R D: MR Findings in a Patient with Ramsay-Hunt Syndrome. Journal of Computer Assisted Tomography (1990) 14: 991–993

Patel H, Garg B P, Edwards M K: MRI of Guillain-Barré Syndrome. Journal of Computer Assisted Tomography (1993) 17: 651–652

Rafto S E, Milton W J, Galetta S L, Grossman R I: Biopsy-Confirmed CNS Lyme Disease: MR Appearance at 1.5 T. AJNR (1990) 11: 482–484

Tien R D, Hesselink J R, Szumowski J: MR Fat Suppression Combined with Gd-DTPA Enhancement n Optic Neuritis and Perineuritis. In: Journal Of Computer Assisted Tomography (1991) 15: 223–227

Tien R, Dillon W P, Jackler R K: Contrast-Enhanced MR Imaging of the Facial Nerve in 11 Patients with Bell's Palsy. AJNR (1990) 11: 735–741

Vogt K: Stellenwert der neueren Bildgebenden Verfahren CT und MR bei vertebragenen Radikulopathien. In: Delank H W, Schmitt E (Hrsg): Vertebragene Radikulopathien in Pseudoradikulopathien. Hippokrates 1988

Yanagida M, Ushiro K, Yamashita T, Kumazawa T, Katoh T: Enhanced MRI in Patients with Ramsay Hunt's Syndrome. Acta Otolaryngol (Stockh) (1993) Suppl. 500: 58–61

16 Plexuserkrankungen

Hase U, Reulen H J: Läsionen des Plexus brachialis. De Gruyter 1985

Huftmann G: Neurologische Schultermyatrophie, Klinik und Verlauf. Z. Neurol. (1973) 206: 79–83

Manz F: Periphere Nervenschäden. In: Suchenwirth R M A, Wolf G: Neurologische Begutachtung. Fischer 1987

Mumenthaler M, Schliack H: Läsionen peripherer Nerven, Diagnostik und Therapie, 6. Auf. Thieme 1993

Pang D: Thoracic outlet syndrome. Neurosurgery (1988) 22. 105–121

Seytert S: Läsionen des Plexus Lumbosacralis. In: Hopf H Ch, Poeck K, Schliack H Hrsg): Neurologie in Praxis und Klinik, 2. Auflage, Bd. III. Thieme 1993

Stöhr M, Riffel B: Nerven- und Nervenwurzelläsionen. In: Ed. Medizin 1988

17–19 Erkrankungen des peripheren Nerven

Buchberger W, Judmaier W, Birbamer G, Hasenöhrl K, Schmidauer Ch: Der Stellenwert von Sonographie und MR-Tomographie in Diagnose und Therapiekontrolle des Karpaltunnelsyndroms. Fortschr Röntgenstr (1993) 159: 138–143

Buchberger W, Judmaier W, Birbamer G, Lener M, Schmidauer Ch: Carpal Tunnel Syndrome: Diagnosis with High-Resolution Sonography. AJR (1992) 159: 793–798

Delfini R, Innocenzi G, Ciapetta P, Domenicucci M, Cantore G: Meningiomas of Meckel's Cave. Neurosurgery (1992) 31: 1000–1007

Difazio F A, Barth R A, Frymoyer J W: Acute Lumbar Paraspinal Compartment Syndrome. J Bone Joint Surg (1993) 73: 1101–1103

Echtermeyer V: Das Kompartment-Syndrom. H. Unfallheilk. (1985) 169: 410–416 und Springer 1985

Geske B, Jerosch J, Reifenrath M: Kompartment-Syndrom nach Stoßstangen-Anpralltrauma. DMW (1991) 116: 375–378

Heuck A, Hochholzer Th, Keinath Ch: Die MRT von Hand und Handgelenk bei Sportkletterern. Radiologe (1992) 32: 248–254

Jänisch B: Tumoren des peripheren Nervensystems. In: Cervós-Navarro J, Ferszt R (Hrsg): Klinische Neuropathologie. Thieme 1989

Martin N, Sterkers O, Mompoint D, Nahum H: FAcial nerve neuromas: MR imaging. Neuroradiology (1992) 34: 62–67

May M: The Facial Nerve. Thieme 1986

Mubarek S J, Hargens A R: Compartment syndromes and Volkmann's contracture. In: Saunders monographs in Clinical Orthopaedics. Vol. III . Saunders 1981

Mumenthaler M, Schliack H: Läsionen peripherer Nerven, 6. Aufl. Thieme 1993

Nagaseki Y, Horikoshi T, Omata T, Ueno T, Uchida m, Nukui H, Tsuji R, Sasaki H: Oblique sagittal magnetic resonance imaging visualizing vascular compression of the trigeminal or facial nerve. J Neurosurg (1992) 77: 379–386

Ogleznev K Ya, Grigoryan Yu A, Slavin K V: Parapontine Epidermoid Tumours Presenting as Trigeminal Neuralgias: Anatomical Findings and Operative Results. In: Acta Neurochir (Wien) (1991) 110: 116–119

Patzold U: Läsionen des Nervus trigeminus. In: Hopf H Ch, Poeck K, Schliack H (Hrsg): Neurologie in Praxis und Klinik, 2. Aufl., Bd. III. Thieme 1993

Sevick R J, Dillon W P, Engstrom J, Bergman W G, Harnsberger H R: Trigeminal Neuropathy: Gd-DTPA Enhanced MR Imaging. Journal of Computer Assisted Tomography (1991) 15: 605–611

Shintani S, Shiigai T: Repeat MRI in Acute Rhabdomyolysis: Correlation with Clinicopatological Findings. Journal of Computer Assisted Tomography (1993) 17: 786–791

Stewart I D, Aguayo A J: Compression and entrapment neuropathies. In: Dyck P J, Thomas P K, Lambert E H, Bunge R: Peripheral Neuropathy . Saunders 1984 (p. p. 1435–1457)

Stöhr M: Iatrogene Nervenläsionen. Thieme 1989

Strohmaier A, Friedrich M: Nicht-traumatisches Compartmentsyndrom beider Unterschenkel infolge einer akuten Rhabdomyolyse. Fortschr. Röntgenstr (1991) 155: 277–279

Sunderland S: Nerves and Nerve Injuries. Churchill-Livingstone 1978

Tackmann W, Richter H-P, Stöhr M: Kompressionssyndrome peripherer Nerven. Springer 1989

Tien R D, Wilkins R H: MRA Delineation of the Vertebral-Basilar System in Patients with Hemifacial Spasm and Trigeminal Neuralgia. AJNR (1993) 14: 34–36

Zeiss J, Fenton P, Ebraheim N, Coombs R J: Magnetic Resonance Imaging for Ineffectual Tarsal Tunnel Surgical Treatment. Clinical Orthopaedics and Related Research (1991) Nr.264: 264–266

Zeiss J, Guilliam-Haidet L: MR Demonstration of a Persistent Median Artery in Carpal Tunnel Syndrome. Journal of Computer Assisted Tomography (1993) 17: 482–484

Zeiss J, Jakab E, Khimji T, Imbriglia J: The Ulnar Tunnel at the Wrist (Guyon's Canal): Normal MR Anatomy and Variants. AJR (1992) 158: 1081–1085

Zwipp H: Rekonstruktive Maßnahmen am Fuß nach Kompartmentsyndrom. Unfallchirurg (1991) 94: 274–279

20–24 Muskelerkrankungen

Ahrens P, Gross-Fengels W, Bovelet K: Zur Differentialdiagnose maligner Weichteiltumoren: Pyomyositis. Akt. Radiol. (1991) 1: 40–42

Bürgi H, König H P: Endokrine Ophthalmopathie. Schweiz. med. Wschr. (1975) 105: 1101

Cattelaens N, Gerckens U, Steudel A, Grube E: Kardiomyopathie bei progressiver Muskeldystrophie. DMW (1990) 115: 1507–1510

de Visser M, de Visser B W O, Verbeeten Jr. B: Electromyographc and Computed Tomographic Findings in Five Patients with Monomelic Spinal Muscular Atrophy. Eur. Neurol. (1988) 28: 135–138

Delank K W: Das Olfaktoriusneuroblastom – Tumorentität oder klinischer Formenkreis? (1990) Laryngo-Rhino-Otol 69; 426

Engel A G, Banker B L: Myology. McGraw-Hill 1986

Fujino H, Kobayashi T, Goto I, Onitsuka H: Magnetic Resonance Imaging of the Muscles in Patients with Polymyositis and Dermatomyosis. Muscle & Nerve (1991) 14: 716–720

Haensch C A, Menger H, Jörg J: Familiäres Ligh-Syndrom: Verlaufsbeobachtung von zwei Schwestern mit juveniler Manifestation. (1994) Verhz. Dt Ges Neurol 8; 80

Heininger K, Toyka K V: Myasthenia gravis. In: Hopf H Ch, Poeck K, Schliack H (Hrsg): Neurologie in Praxis und Klinik, 2. Aufl, Bd. III. Thieme 1993

Hernandez R J, Keim D R, Chenevert T L, Sullivan D B, Aisen A M: Fat-suppressed MR Imaging of Myosistis. Radiology (1992) 182: 217–219

Jerusalem F, Ziez St: Muskelerkrankungen. Klinik-Therapie-Pathologie, 2. Aufl. Thieme 1991

Kransdorf M J, Meis J M, Jelinek J S: Myositis Ossificans: MR Appearance with Radiologic-Pathologic Correlation. AJR (1991) 157: 1243–1248

Mortier W: Progressive Muskeldystrophien. In: Hopf H Ch, Poeck K, Schliack H (Hrsg): Neurologie in Praxis und Klinik, 2. Aufl, Bd. III. Thieme 1993

Naumann M, Toyka K V, Goebel H H, Hofmann E, Reichmann H: Focal Myositis of the Temporal Muscle. Muscle & Nerve (1993) 16: 1374–1376

Pongratz D E, Reimers C D, Hahn D, Naegele M, Müller-Felber W: Atlas der Muskelkrankheiten. Urban und Schwarzenberg 1990

Reimers C D, Naegele M, Frenzl G, Witt Th N, Müller W, Reimers K, Mautner D, Pongratz D E: Bildgebende Verfahren an der Skelettmuskulatur. Psycho (1988) 9: 665–679

Robeck S, Stefan H, Engelhardt A, Neundörfer B: Klinischer Verlauf des MELAS-Syndroms. (1994) Verhz. Dt Ges Neurol 8; 71

Rodiek S-O: CT, MR-Tomographie und MR-Spektroskopie bei neuromuskulären Erkrankungen. Enke 1987

Schimrigk K: Metabolische Myopathien. In: Hopf H Ch, Poeck K, Schliack H (Hrsg): Neurologie in Praxis und Klinik, 2. Aufl, Bd. III. Thieme 1993

Schröder I M: Pathologie der Muskulatur. Springer 1982

Träber F, Kaiser W A, Reiser M F, Nägele M: MRI and MRS of the Skeletal Muscle. Bildgebung (1992) 59: 156–158

Winkler G, Beese M, Kunze K: Magnetresonanztomographie in der Diagnostik neuromuskulärer Erkrankungen. In: Nervenheilkunde (1993) 12: 411–414

Winkler G, Beese N, Stürenburg H J, Kneschke K, Kunze K: Quantifizierung der Muskelquerschnitte mit der Magnetresonanztomographie – ein diagnostisches Kriterium bei neuromuskulären Erkrankungen. (1994) Verhz. Dt Ges Neurol 8; 147

Register

A. carotis, Aneurysma 48
A. carotis, Verletzungen 48
A. cerebri posterior-Infarkt, traumatischer 44
A. radicularis magna, Infarkte im Versorgungsbereich 196
A. sulco-commissularis-Syndrom 196
A. vertebralis, Thrombose 164
Abszeß, epiduraler 183, 190ff
– extramedullärer 191
– intramedullärer 192
– intraspinaler 190ff, 206
– retroperitonealer 212
Abszeßkapsel 46
Abtropfmetastase 98, 102, 165
ACTH-Zell-Adenom 113
Adenoma sebaceum 25
Ästhesioneuroblastom 221
Agyrie 6
Aicardi-Syndrom 6
AIDS, Fazialisparese bei 220
AIDS-Enzephalopathie, subakute 58
Akustikusneurinom 24, 104
– bilaterales 24
Alkohol-Embryopathie 132
ALS (amyotrophische Lateralsklerose) 149f
Aminosäurestoffwechsel-Erkrankungen, hereditäre 127
Amnesie, globale episodische 87
Amyloidangiopathie 68, 77
– zerebrale 90
Anenzephalie 2
Aneurysma 68, 77f
– A. communicans anterior 81
– fusiformes 81
Aneurysma spurium 81
Aneurysmaruptur 62, 78ff
Angioblastom 10, 109
Angioblastose, retino-zerebellare 27
Angiom 68
– arterio-venöses 16, 78
– kavernöses 202
Angioma racemosum 17
Angiomatose, enzephalo-trigeminale 26
Angiomyolipom, Niere 26
Ankylosezeichen 188
Ankylosierung 188
Anorexia nervosa 130
Aorta, Übersichtsangiographie 197
Aortendissektion 196
Aquäduktkompression 18, 112
Aquäduktstenose 16
Arachnitiden, spinale 192, 206
Arachnitis adhaesiva, posttraumatische spinale 163
Arachnoidalzyste 10, 21
– sekundäre 21

Arhinenzephalie 3
Armplexuslähmung, obere (Erb) 210
– untere (Klumpke) 210
Armplexusneuritis 211
Arnold-Chiari-Malformation 10ff
Arnold-Chiari-Syndrom 141, 143
Arteriitis cranialis 86
Arthritis psoriatica 188
Arthritis, rheumatoide 187
Astrozytom 99, 101, 166
– Grad I 95
– höhergradiges 96
– niedergradiges 94
– pilozytäres 10, 96, 108, 165f
– Riesenzell- 26
– verkalkendes 97
– II in Höhe TH12 167
Ataxie, hereditäre spinale 149
Atlanto-Dental-Abstand 187
Atlas, anteriore Dislokation 187
– Okzipitalisation 141, 143
Atlas-Assimilation 143, 145
Atlasblockade 155
Atrophie cérébelleuse tardive Marie, Foix und Alajouanine 124, 130
– kortikale 127
Attacke, transiente ischämische (TIA) 76, 86, 89
Autoimmun-Myositiden 228
AV-Malformation 82
Axiskörperfraktur 153

Balkenagenesie 6, 112
Balkenlipom 5, 112
Balkenmangel 5, 9
Bambusstab 189
Bandscheibenerkrankung, degenerative 175ff
– – Einteilung 176
Bandscheibenhernie 176, 206
Bandscheibenoperation, Diagnostik nach 181
Bandscheibenprolaps, medialer 177
Bandscheibensequester, Topographie 177
Bandscheibenvorfall 179
– extraforaminaler 180
– – frei sequestrierter 179
– intraforaminaler 179f
– – frei sequestrierter 178f
– traumatischer 162
Bandscheibenvorwölbung („bulging") 176, 206
Basalganglien, Dichtewerte, erniedrigte bei Morbus Wilson 129
Basal-Linie bei basilärer Impression 142
Basalmeningitis 52
Basilariskopfaneurysma 79

Bathrozephalus 31
Battle-Zeichen 33
Beinplexusneuritis 212
benign intracranial hypertension 116
Berstungsfraktur 31, 156
Bimastoid-Linie bei basilärer Impression 142
Biventer-Linie bei basilärer Impression 142
Blockwirbelbildung 145
blow-out-fracture 34
Blutung, epidurale, Neugeborene 15
– intrakranielle, Neugeborene 13
– – Topographie 37
– intrazerebrale 71, 77ff
– – spontane 43
– – subakute 78
– mit Ventrikeleinbruch 14
– subdurale, Neugeborene 15
Bogenfraktur, rettende 156
Bogenwurzelfraktur 156
Bonnet-Dechaume-Blanc-Syndrom 17
Bornholm-Krankheit 230
Borreliose 208, 220, 230
Brevicollis 142, 145
Bulbärparalyse 149
– progressive 150
burst suppression (EEG) 43

Caisson-Krankheit 159
Cavum Meckeli, Meningeom 219
C1/2-Instabilität 143
Chorea major (Huntington) 119f
Claudicatio intermittens spinalis 195
Commotio spinalis 159
Communicans-anterior-Aneurysma 79
Compressio spinalis 160
Condylus tertius 143
Contre coup (Kontusionsblutung) 41
Contusio spinalis 159
Corpora mamillaria, Blutungen 131
Corpus callosum, Agenesie 5
Corpus callosum, Atrophie 66f, 127, 132
Corpus callosum, Blutung 44
Corpus pineale, Kalzifikation 99
Costen-Syndrom 219
Coup (Kontusionsblutung) 41
Craniorachischisis 2
Creutzfeldt-Jakob-Krankheit 64
CT mit Kontrastmittel-Bolus-Injektion 40
CT-Diskographie 181
CT-Myelographie 161, 174, 180, 183, 193, 202

Dandy-Walker-Syndrom 5, 8, 10
Degeneration, hepatolentikuläre 128

Demenz vom Alzheimer-Typ (SDAT) 117
Dens, Arrosion 187
Dens axis, Fehlen des 128
– – Fraktur 152, 154
– – – Klassifikation nach L.D. Anderson und R.T. D'Allonzo 153
Dens, Deformierung 188
Densaplasie 144
Denshypoplasie 143f
Dermalsinus 136
Dermatomyositiden 228
Dermoidzyste 110, 137, 167, 170
Dialysebehandlung, Hirnatrophie bei 130
Diastematomyelie 137
Diathese, hämorrhagische bei Hämatomyelie 200
Diskushernie s. Bandscheibenhernie
Dislokation, atlanto-axiale 143, 187
– atlanto-okzipitale 155
Dissektion, arterielle 91
Distanz, atlanto-dentale 144
Diszitis, rheumatische 188
Dopaminmangelsyndrom 120
Dornfortsatzfraktur 156
Dorsum sellae, Entkalkung 105
Duralsack, leerer 193
Dysplasie, fibromuskuläre 89, 91
– neurokutane 22
– septo-optische 3
Dysraphie, Wirbelsäule 136
Dystonie 121

Echinokokkose 61
EEG
– Rademecker-Komplexe 57
Eisenkinetik 128
Eisenstoffwechsel, nuklearmedizinische Untersuchungen 128
Empty delta-Zeichen 83
Empty-Sella 116
Empyem 52
– subdurales 46
Encephalitis disseminata s. Multiple Sklerose
Engpaß-Syndrome 216
Enhancement, angiomähnliches 83
– gyrales 83
Entbindungslähmungen 212
Enzephalitiden 54
Enzephalomeningozystozele 8
Enzephalopathie, chronisch-hypertensive 85
– hypertensive 87
– (multi)zystische 52
– subakute spongiogorme 64
– subkortikale arterio-sklerotische 85
– vaskuläre 85f
– zystische 15
Enzephalozele 7
– zerviko-okzipitale 12
Ependymitis 15, 52
Ependymoblastom 165
Ependymom 10, 97f, 165f
– Rückenmark 24
– ventrikuläres 98
Epidermoid 107, 110f, 137, 167, 170

Epiduralabszeß 170, 190, 192
Epiduralhämatom 162
Epistaxis 221
Erdheim-Tumor 109
Escher, Einteilung von frontobasalen Frakturen 32
Exophthalmus bei Carotis-Sinus-cavernosus-Fistel 49

Facettengelenkshypertrophie 170, 182, 206
Falxmeningeom 105
Falxzeichen 83
Fazialisparese
– periphere 220, 222
Feeder bei Hirnangiomen 81
Fehlbildung, kongenitale arteriovenöse 49
Felsenbein, Destruktion 110
Felsenbeinfraktur 34, 220
Fibrom 226
Filmtomographie 184, 187
Filum terminale, Fibrolipom 139f
Fistel, karotido-kavernöse 32, 48ff
flexion teardrop fracture-dislocation 156
Fontanelle, gespannte 19
– große, pulsierende 18
Foramen arcuale 143
Foramen laterale bei Atlasassimiliation 143
Foramen magnum (Ringbrüche) 34
Fraktur, fronto-basale 32
– okzipitale 34
– temporo-basale 33
– wachsende 30
Friedreich-Krankheit 149f
Funktionsmyelographie 147, 180

Ganglioneuroblastom 173
Garrin-Bujadoux-Bannwarth-Syndrom 207
Gefäßmißbildung, spinale 200
Gefäßwanddissektion 48
Gefäßwandulzeration, Nachweis 70
Gelenkdachwinkel, atlanto-okzipitale 142
Gelenkpfeilerfraktur bei Wirbelbrüchen 156
Gesichtsschädelfraktur 34
GH-Zell-Adenom 113
Glioblastoma multiforme 96, 101f
Gliom 165
Globalinfarkt 12
Glomus caroticum-Tumor 222
Glomus jugulare-Tumor 223
Glomus tympanicum-Tumor 222
– Embolisation, präoperative 222
Glomustumor 222
– intrakranieller 222
– peripherer 222
Glykogenosen 127
Grenzstrang, lumbosakraler, Läsion 212
Grenzzone, hämodynamische bei zirkulatorischen Rückenmarkerkrankungen 194
Grenzzoneninfarkt 75, 90
GT-Zell-Adenom 113

Hämangioblastom 27, 108, 166
Hämangiom 226
Hämangiosarkom 219
Hämatom, chronisch-subdurale 39
– epidurales 37ff, 44
– – spinales 161, 198
– infratentorielles epidurales 38
– intrakranielles, traumatisches 37
– intrazerebrales 43
– – Kontusionsblutung 41ff
– retroperitoneales 212
– subdurales 20, 39ff, 44, 53
– – spinales 199
Hämatomyelie 199f
Hämatosinus 31, 35
Hämatotympanon 33f
Hämochromatose, idiopathische 128
Halsrippe 145, 212, 216
Hamartom, kortikales 25f
hang-man-fracture 153f
Hard-Plaques als zerebrale Emboliequelle 70
Haubenmeningitis 51, 52
Herdenzephalitiden, embolische, bakterielle 62
– metastatische 54
– – bei Wurmerkrankungen 59
Heredoataxie, zerebellare 123
Herpes simplex-Enzephalitis 16, 55f
Herpes simplex-Virus-Typ II 15
Herpes zoster 207f, 220
Heterotopie 6, 112
high density phenomenon bei Hirngefäßverschlüssen 72
Hirnabszeß 33, 46, 62
– multipler 59
Hirnarterienaneurysma 43
– Diagnostik 79
Hirnatrophie
– alkohol-toxische 130
– generalisierte (Formen) 125
Hirnblutung bei zerebralen Angiomen 17
Hirnerkrankung, vaskuläre 68ff
Hirninfarkt 71ff
– multipler 53
Hirninsult, ischämischer 68ff
Hirnschwellung, posttraumatische 44f
Hirnsklerose, tuberöse 59
Hirntumor 93
– metastatischer 59, 115ff
Hirnvenenthrombose 82f
Hirnverletzungen, offene 46
Holoprosenzephalie 3
– alobare 3
– lobare 3
– semilobare 3
Hunt- und Hess-Schema bei SAB 79
HWS-Instabilität 187
HWS, Schleudertrauma 48, 91, 155, 164, 208
Hydrocephalus aresorptivus 19f, 121, 125
Hydrocephalus e vacuo 19
Hydrocephalus externus 124
Hydrocephalus internus 59, 124
Hydrocephalus internus occlusus 52f
Hydrocephalus obstructivus et aresorptivus 79

Hydrocephalus occlusus 10, 21, 61, 72, 108, 111, 125
Hydromyelie 140
Hydrozephalus 14, 16f, 21, 98, 103
– drainierter 20
– Formen 124
– Frühgeborene 19
– hypersekretorischer 98
– kommunizierender 124
– nichtkommunizierender 124
– posttraumatischer 42
Hygrom 42
Hygrom, subdurales 39, 52f
Hyperflexionsluxation mit einer sog. Tränentropfenfraktur 156
– – Gelenkverhakung (HWS) 156
Hypernephrom-Metastase 172
Hypoparathyreoidismus 129, 188
Hypophysenadenome, plurihormonale 113
Hypophysenapoplexie 113, 115
Hypophysenvorderlappen, Tumoren 113ff
Hypotelorismus 3
Hypotension, orthostatische 123

Iliosacralarthritis rheumatica 188
Immunvaskulitiden, zerebrale 86
Impression, basiläre 10, 141f
Impressiones digitatae, vermehrte 19, 98, 103, 125
Impressionsfraktur 31
Infarkt, Hirn- 71ff
– hämorrhagischer 76
Infarktrisiko 76
Irishamartom 23
Ischämie, akute, zerebrale 76
– vasoseptische (Hirninfarkt) 79

Jefferson-Fraktur 152
Jochbeinfraktur 35
Jochbogenfraktur 35f
Jochbogenvergleichsaufnahme (Henkeltopf) 36

Kalkeinlagerung bei Myositiden 229
Kalzifikation bei Hirntumoren 99, 109
– girlandenartige 26
– schalenförmige 62
Karotis-Aneurysma 49
Karotisgabel, Stenosen im Bereich der 71
Karotislumen, Verschluß 92
Karotis-Sinus-cavernosus-Fistel 48, 50
Karotis-Thrombose, traumatische 48
Karpaltunnel-Aufnahme 216
Karpaltunnel-Syndrom 216
Kaudaverletzung, gedeckte 158
Kavernom, intramedullär gelegenes 202
Keilbeindysplasie 23
Keilbeinflügelmeningeom, Hyperostosen 105
Kernspin-Angiographie (MRA) 81
Kleinhirnatrophie, degenerative 122f
Kleinhirnbrückenwinkel, Neurinom 103f
Kleinhirnbrückenwinkel, Tumor 220
Kleinhirnhypoplasie, angeborene 123

Kleinhirninfarkt 69
Kleinhirnrindenatrophie, sporadische Spätatrophie 124
Klinoidfortsätze, hintere, Entkalkung 105
Klippel-Feil-Anomalie 11
Klippel-Feil-Syndrom 9, 144f
Knochenzyste, aneurysmatische 173ff
Koenen-Tumor 25
Kolloidzyste 107, 111f
Koma, protrahiertes 43
Kompartment-Syndrome 218, 226
Komplex, diskoligamentärer, Verletzung 162
Kontrastmittel-Bolus-Injektion 48
Kontusionszonen, hämorrhagische 43
Kraniopharyngeom 107, 109f
Kraniosynostose 20
Krise, hydrozephale bei Kolloidzysten 111

Lähmung, progressive supranukleäre 123
Läsion, hypoxisch-ischämische, Neugeborene 12
Landry-Guillain-Barré-Syndrom 207f
Lateralsklerose, amyotrophe (ALS) 149f, 163, 183, 198
Le Fort I-Fraktur 36
Le Fort II-Fraktur 36
Le Fort III-Fraktur 36
Leigh-Syndrom 232
Leptomeningitiden, neonatale 15
Leukodystrophien 126f
Leuko-Enzephalitiden 54
Leukoenzephalopathie 85
Leukomalazie, periventrikuläre 13
Lindau-Syndrom 108
Lipidose 126
Lipidspeicherkrankheit 126
Lipidstoffwechselerkrankungen, heriditäre 126
Lipom 107, 111f, 167, 226
– intradurales 139
– spinales 138ff
Lipomyelomeningozele 139
Lipomyelozele 139
Liquorfluß, transependymaler 20
Liquorflußmessung, kernspintomographische 125
Liquormetastase 98, 102, 165
Liquorraum, Erweiterung (Formen) 124
Liquorraumszintigraphie 124f
– dynamische 20
Liquorszintigraphie 33
Lissenzephalie 6f
Listhesis 206
Locked in-Syndrom 74
Luft-Zisterno-Computertomogramm 103f
Lufteinschluß, intrakranieller 31
Lumbalisation 146
Lumen, falsches bei arterieller Dissektion 92
Lupus erythematodes disseminatus 86, 228
Luxation, atlanto-axiale 155
Lyme-Borreliose 207

Lymphangiom 226
Lymphom 107
– malignes 219
– primär-maligne 107
Makroadenom der Hypophyse 113f
Makrozephalus 15, 19, 22f, 102, 125
Malformation, spinale arterio-venöse 200ff
– zerebrale arterio-venöse 81f
Mandibulargelenks-Syndrom(Costen-) 219f
Marchiafava-Bignami-Erkrankung 132
Markphlegmone 46, 54
Massenblutung, hypertensive 78
Mastoidfortsätze, Aufnahme 52
Mastoiditis 52
Maxilla, Sagittalfraktur 36
McArdel-Krankheit 127
McGrae-Linie 142
McGregor-Linie 142
Mediainfarkt 72, 91
Mediatrifurkationsaneurysma 43
Medulloblastom 10, 99, 102f, 108
MELAS-Syndrom 232
Meningeom 24, 97, 101, 104ff, 169f
– intraspinales 172
Meningitiden 32f, 46, 51
– akute eitrige (bakterielle) 51
– nichteitrige 53
– spinale 162
Meningitis syphilitica 52
Meningitis tuberculosa 52f, 220
Meningoenzephalitiden 15
Meningoenzephalozele 7f
Meningomyelozele 137
Meningomyelozystozele 137
Meningozele 7f, 137f
– laterale 24
MERRF-Syndrom 232
Metastase (als Rückenmarktumor) 169f
– (als Hirntumor) 59, 115ff
Mikroadenom 113f
Mikroangiopathie, zerebrale 75
Mikrozephalie 3, 5, 12, 16, 132
Mißbildungstumor 19, 107
Mitochondrienstoffwechsel, Störungen 232
Mittelgesichtsfraktur 36
Mononeuropathie 215
Monoventrikel 3
Morbus Alexander 127
Morbus Alzheimer 117ff, 121
Morbus Bechterew 188f
Morbus Behçet 188f
Morbus Binswanger 85
Morbus Bourneville-Pringle 24
Morbus Cushing 130
Morbus Fahr 26, 129
Morbus Krabbe 127
Morbus Leigh 130
Morbus Moschkowitz 86
Morbus Paget 142
Morbus Parkinson 120
Morbus Pick 118f, 121
Morbus v. Recklinghausen 23, 103
Morbus Wilson 128
Moya-Moya-Syndrom 23, 68, 79, 86, 89f

MR-Angiographie 71, 81
Mukopolysaccharidose 127
Multiinfarktdemenz 85
Multiple Sklerose 65f, 86, 183, 189f, 198, 208
Muskelatrophie, spinale 149, 163
Muskeldystrophie, progressive 231
Muskelriß 226
Muskelverletzung 226
Myalgia epidemica 230
Myasthenia gravis 232
Myelinolyse, zentrale pontine 131f
Myelitiden, eitrige 162
Myelitis transversa 189, 191
Myelo-CT 193, 199, 202, 207
Myelomalazie 163, 194
Myelopathie, aszendierende zystische 163
– toxische 150
– vaskuläre chronisch-progrediente 198
– zervikale 181f
– – spondylogene 198
Myelose, funikuläre 150, 183
Myoblastenmyom 226
Myofaziales-Syndrom 219
Myoglobinurie, idiopathische paroxysmale 231
Myoklonusepilepsie-Unverricht-Lundberg-Krankheit 127
Myositiden 228
– bakterielle 230
– parasitäre 229
Myositis, okuläre 228
Myositis ossificans circumscripta 229
Myositis ossificans progressiva generalisata 229

Nahtsprengung (Kalottenfraktur) 31
Nasenbein, Aufnahme, seitlich ausgeblendete 36
– Fraktur 36
Nasennebenhöhlen, Aufnahme 52
Nasopharynx, Karzinom 219
Nc. caudati, Parenchymschwund bei Chorea Huntington 120
Neuralrohrdefekt, spinaler 136
Neurinom als juxtamedullärer Tumor 169f
– des 5. Hirnnerven 219f
Neuroblastom 221
Neurofibrom 103, 169f, 221
– paraspinales 24, 169
– plexiformes 23f
Neurofibromatose 22ff, 171
– generalisierte 221
– NF-I 23, 171
– NF-II 24
Neurofibrosarkom 103
Neuromyelitis optica 189
Neurosarkom 221
Neurosyphilis 62ff
Nidus 81, 108, 200, 202
– fistulöser 16
– gemischter 16
– plexiformer 16
Niereninsuffizienz, chronische 130
NNH-Aufnahme (okzipito-mentaler Strahlengang) 7, 35f

Nonne-Pierrre-Marie-Krankheit 123f
Normal-pressure-Hydrozephalus 20, 125
Oligodendrogliom 96f
Olivo-ponto-zerebelläre Atrophie (OPCA) 121f
Ophthalmopathie, endokrine 229
Ophthalmoplegie, internukleäre 74
Optikusgliome 23
Orbitaaufnahme (Brillenaufnahme) 36
Orbitabodenfraktur 35
Orbitaemphysem 35
Orbitalphlegmone, sinugene 34
Orbitawände, Fraktur 34
Os odontoideum 141, 143f
Os sacrum, Teilagenesie bei Lipomyelozele 139
Ossiculum terminale Bergmann 144
Osteoblastom 173, 175
Osteochondrose 175
Osteogenesis imperfecta 142
Osteophyten bei zervikaler Myelopathie 182f
Osteosarkom, teleangiektatisches 175
Otoliquorrhoe 33

Pachygyrie 6
Pachymeningeosis haemorrhagica interna 39
Palato-Okzipital-(Chamberlain-)Linie 142
Pancoast-Tumor 211f
Pan-Enzephalitis, subakute sklerosierende (SSPE) 57
Panorama-Zonogramme 220
Paralyse, supranukleäre progressive 121
Parotis, Tumor 220
Pfannkuchenhämatom 39
Phakom (Tuberom) 25
– subependymales 25
Phakomatosen 22ff
Phlebitis, sklerosierende 229
Pick-Krankheit 118
Pierre-Marie-Krankheit 149
Pinealisregion, Tumor 99
Pinealisverlagerung 30
Pinealoblastom 99f
Pinealozytom 99
Plasmozytom, diffuses der WS 175
PL-Zell-Adenom (prolaktinproduzierendes) 113
Plexus brachialis-Läsion 210
Plexus cervicalis-Läsion 210
Plexus chorioideii, ipsilaterale, Hypertrophie bei Sturge-Weber-Syndrom 26
Plexus lumbosacralis-Läsion 212
Plexuskarzinom 98f
Plexuspapillom 19, 97ff
Pneumatozele, orbitale 34
Pneumatozephalus 32
Polio-Enzephalitiden 54
Poliomyelitis anterior acuta 190
Polyarthritis, chronische (Zervikalarthritis) 187f
Polyneuropathie 215
– toxische 220
Polypen, blutende bei Ästhesioneuroblastom 221

Polyradikuloneuritis, akute idiopathische 207
Polytomographie bei Felsenbeinfrakturen 34
Pompe-Krankheit 127
Pons, Gliom 95
Ponsregion, atrophischer Prozeß bei OPCA 122
Ponticulus posterior 143
Posteriorinfarkt, traumatischer 44
Processus epitransversus 143
Processus paracondylicus 143
Projektion, submento-okzipitale 7
Prolaktinom 113
Prolaps, partiell sequestrierter 176
Protrusion der Bandscheibe 176
Pseudobulbärparalyse 86
Pseudoprogenie 36
Pseudoradikulopathie 206
Pseudospondylolisthese (Junghanns) 146
Pseudotumor cerebri 87, 116
Putamen, Signalabnahme bei Shy-Drager-Syndrom 123
Pyramidenlängsfraktur 33
Pyramidenquerfraktur 33f

Querfortsatzfraktur 156

Radikulopathie, kompressionsbedingte 206
– traumatogene 208
Randfraktur des Wirbels 156
Rankenangiom 17
Raumforderungen, intraspinale 165ff, 198
Reiter-Syndrom 188
Rete mirabile 90
Rhabdomyolyse 218, 231
Rhabdomyom 226
Rhabdomyosarkom 226
Rhinoliquorrhoe 32
Riesenaneurysma 80f, 115
Riesenzell-Astrozytom 26
Rindenprellungsherd 41
Ring-Enhancement bei Sinusvenenthrombose 83
Romanus-Läsion (anteriore Spondylitis) 188
Rotationsluxation, atlanto-axiale 155f
Roussy-Levy-Syndrom 149
Rückenmark, Blutversorgung 194
– Durchblutungsstörungen, intermittierende 195
– Elektrotrauma 163
Rückenmarkabszeß 162, 183, 190
Rückenmarkerkrankungen, degenerative 149
Rückenmarkinfarkt 195ff
Rückenmarkverletzung, gedeckte 158ff
– offene 162
– Spätkomplikationen 163f

Sakralisation 146
Sanduhrgeschwulst 24, 169
Schädel, Aufhellungslinien (Differentialdiagnose bei Schädelfrakturen) 31
Schädelasymmetrie 12

Schädelbasisbruch 31ff
Schädelfrakturen 30ff
Schädelnähte, verbreiterte bei Medulloblastom 103
Schädelvergrößerung bei Plexustumoren 98
Schlaganfall 68ff
Schmetterlingswirbel 139
Schüller, Aufnahmen nach 34, 52, 220
Schußverletzungen des Kopfes 47f
Schwannom 23f, 103, 221
– melanozytische 221
Schwarzacher Markblutung 41
Sella turcica, Aufname 113
Sellaboden, Absenkung 109, 113
– Destruktion 113f
Sellalumen, Ausweitung 109
– Erweiterung 113
Sellastruktur, Destruktion, 113, 125
Senkungsabszeß 191
Septo-optische Dysplasie 3f
Septum pellucidum, Agenesie 4
Septum pellucidum-Zyste 4
Sequester, freier bei Bandscheibenprolaps 176
Shearing injury 43
Shunt-Infektion bei drainiertem Hydrozephalus 20
Shuntogramm 21
Shy-Drager-Syndrom 121, 123
Sinus rectus-Zeichen bei Sinusvenenthrombose 83
Sinus sagittalis superior, Füllungsdefekt (filling defect) 84
Sinus sagittalis superior, Thrombose 84
Sinus transversus-Zeichen bei Sinusvenenthrombose 83
Sinusitis ethmoidalis 52
Sklerodermie 228
Sklerose, tuberöse 24
Slit-Ventricle-Syndrome 20f
Soft-Plaques als zerebrale Emboliequelle 70
Spätmyelomalazie, posttraumatische 163
Sphingolipidose 126
Spina bifida aperta 138
Spina bifida atlantis 141
Spina bifida cystica 137
Spina bifida dorsalis 136ff
Spina bifida occulta 136
Spinalarterien, Angiographie (DSA), selektive und superselektive 28, 194ff
Spinalerkrankungen, funikuläre 198
Spinalgefäßschaden, traumatischer 164
Spinalis anterior-Syndrom 196
Spinalkanal, Einengung 148, 158
Spinalkanal, enger 206
– Sagittaldurchmesser 147
Spinalkanalstenose 180
– lumbale 181
Spinalparalyse, spastische 149
Splenum corpuris callosi, Aplasie 12
Spondylarthritis ankylopoetica 188
Spondylarthrose 176
Spondylisthesis 146f
Spondylitis 184, 186, 191

Spondylitis tuberculosa 183, 186
Spondylodiszitis 145, 170, 183ff, 188, 191
Spondylolyse 146
Spondylophyten bei Bandscheibenerkrankungen 176
Spondylose 175, 206
Spongioblastom 165
SSPE (subakute sklerosierende Pan-Enzephalitis) 57
Stammganglieninfarkt, eingebluteter 77
– multipler 85
Stammganglienverkalkung bei Morbus Fahr 129
Stenvers, Aufnahmen nach 34, 103, 110
Stift-Gliom 165
Strahlenmyelopathie 159
Sturge-Weber-Syndrom 26, 97
Subarachnoidalblutung (SAB) 78, 89, 202
– spinale 199
Subclavian-Steal-Syndrome 87ff
Subduralerguß 22f
Subduralhämatom, chronisches 46
Syndesmophyten bei Morbus Bechterew 188
Syringobulbie 140
Syringomyelie 11, 24, 27, 140f, 166, 183
– kommunizierende 140
– nichtkommunizierende 140, 163
– posttraumatische 159
Systematrophien, spinale 149f

Tentoriummeningeom 105
Territorialinfarkt 74f
tethered cord 138f
Tetrade von Sabin 16
thoracic-outlet-syndrome 210, 216
Thymom 232
Thymushyperplasie 232
Tibialis anterior-Syndrom 218, 231
Tischtennisballimpression 31
Tomogramme bei Mittelgesichtsfrakturen 37
Towne, Aufnahme nach 34
Toxoplasma-Enzephalitis 58f
– Erwachsene 58
– konnatale (frühkindliche) 58
Toxoplasmose 15, 26, 230
– konnatale 16, 62
Trauma, axonales, diffuses 43
Trichinose 229
Trigeminusneuralgie 219
– symptomatische 219
Tropfen, hängende bei Orbitabodenfraktur 35
Trümmerfraktur, periorbitale 32
TSH-Zell-Adenom 113
Tuber cinerium, Hamartom 112
Tuberom 25
Tuberöse Sklerose 24ff, 59
Tumor, astrozytärer 94
– embryonaler 167, 169
– extraduraler 170
– gliomatöser 165
– intramedullärer 165, 200

– intraspinaler 206
– juxtamedullärer 169
– meningealer 220
– zerebraler 93ff
Uhrglasphänomen (Ausdünnung der Schädelkalotte) 21, 61
Unterkieferfraktur 220

V. cerebri magna (Galeni), Aneurysma 17
– Thrombose 19
– Erweiterung 18
Vakuumphänomen bei Bandscheibendegeneration 178f
Ventrikeleinbruch bei intrazerebraler Blutung 14, 77ff
Ventrikulitis 52
Ventrikulomegalie 14
Verkalkungen (intrakraniell) 105
– girlandenartige 112
– hakenförmige 97
– kommaförmige 97, 229
– schalenförmige 112
– schollige 97
– striato-nigrale 129
Verletzung, diskoligamentäre 157
Verschlußhydrozephalus 108, 111
Volkmannsche ischämische Kontraktur 218
von Hippel-Lindau-Krankheit 27, 108, 166, 168

Wallenberg-Syndrom 69
Wassmund-Fraktur I-IV 36
Wegenersche Granulomatose 86
Wernicke-Enzephalopathie 130
whiplash-injury s. HWS-Schleudertrauma
white-spots bei Morbus Wilson 129
Wirbelfraktur 157f
Wirbelkanal, Röntgenometrie 148
– Stenose 147f, 181
Wirbelkörper, Berstungsfraktur 158
Wirbelmetastase 172
Wirbelosteomyelitis 186
Wirbelsäule, Fraktur 152
– Luxation 152
– Plasmozytombefall 175
Wirbelsäulenerkrankung, degenerative 208
Wolkenschädel 9, 15, 19, 98, 103
Wurzelausrisse 208
Wurzeltasche, leere 209
Wurzelzysten 206

Zerebritis 15, 54, 62
Zervikalarthritis 187f
Zisterno-Computertomographie bei Rhinoliquorrhoe 33
Zyste, glioependymale 10, 21
– retrozerebräre 22
– syringomyelische 170
Zystizerkose 26, 59f, 229
– abgeheilte 61
Zytomegalie 15, 26, 61
– konnatale 16, 59, 62
Zytomegalie-Enzephalitis 61